Joel W. Beam

（第 3 版）

骨科贴扎、绷带、支具和防护衬垫技术

Orthopedic Taping, Wrapping, Bracing and Padding　**Third Edition**

〔美〕乔尔·W.比姆　编著

常　祺　魏秋华　主译

天津出版传媒集团

天津科技翻译出版有限公司

著作权合同登记号：图字：02-2017-230

图书在版编目（CIP）数据

骨科贴扎、绷带、支具和防护衬垫技术/（美）乔尔·
W.比姆（Joel W. Beam）编著；常祺，魏秋华主译. —天津：
天津科技翻译出版有限公司，2022.3
书名原文：Orthopedic Taping, Wrapping, Bracing and
Padding（3rd）
ISBN 978-7-5433-4187-6

Ⅰ.①骨… Ⅱ.①乔… ②常… ③魏… Ⅲ.①骨疾病—
治疗 Ⅳ.①R681.05

中国版本图书馆 CIP 数据核字（2021）第 247879 号

中文简体字版权属天津科技翻译出版有限公司。

授权单位：F. A. Davis Company
出 版：天津科技翻译出版有限公司
出 版 人：刘子媛
地 址：天津市南开区白堤路 244 号
邮政编码：300192
电 话：(022)87894896
传 真：(022)87893237
网 址：www.tsttpc.com
印 刷：天津海顺印业包装有限公司
发 行：全国新华书店
版本记录：889mm×1194mm 16 开本 28.5 印张 500 千字
2022 年 3 月第 1 版 2022 年 3 月第 1 次印刷
定价：280.00 元

（如发现印装问题，可与出版社调换）

主译简介

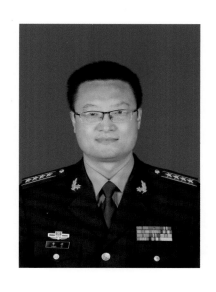

    常　祺　技术大校，医学博士，骨外科硕士研究生导师，军事训练医学博士后导师，全军军事训练医学研究所所长，中国人民解放军联勤保障部队第九八九医院骨科主任。担任军委后勤保障部军事训练伤防控指导专家组副组长，国家临床重点专科"军事训练医学"第一负责人，河南省医学重点专科创伤外科主任，河南省创伤与运动康复医学重点实验室主任。获得全军科技进步一等奖、二等奖各1项，河南省科技进步二等奖2项、三等奖1项，洛阳市科技进步一等奖2项。目前主持国家、军队及省部级以上课题12项。以第一或通讯作者发表SCI论文10余篇，发表国内核心期刊论文50余篇，出版专著13部，获得专利30余项。获得郑州联勤保障中心第五届"出彩联勤人"称号，入选中国人民解放军联勤保障部队首届"三才一队"人才工程。擅长领域为军事训练伤防治及骨关节软组织创伤修复。

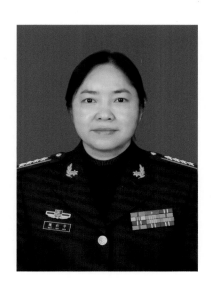

    魏秋华　医学博士，中国人民解放军疾病预防控制中心消毒与感染控制科主任，军事科学院、安徽医科大学、中国医科大学、北京大学医学部外聘硕士研究生导师，副研究员。担任国家卫生标准委员会消毒标准专业委员会委员，中国卫生监督协会消毒与感染控制分会副主任委员，中华预防医学会消毒分会委员，《中国消毒学杂志》常务副主编兼编辑部主任，《中华医院感染学杂志》编委。从事消毒学理论、新技术、新方法研究以及消毒效果评价工作20余年，承担国家自然科学基金、国家传染病重大专项分题、军队课题等近20项，负责起草国家、行业、团体等各类标准5项，申请国家发明专利5项。负责编写专著5部，发表论文50余篇。

译者名单

主　译

常　祺　魏秋华

副主译

唐　亮　王好锋

译　者（按姓氏汉语拼音排序）

柴东博　陈国立　贺　杰　胡银花　黄　梅　李德昭

李欢乐　李晓慧　李艳丽　李仪宁　马冬冬　任洪峰

王　申　王琦丹　薛志超　闫宇龙　杨晓雨　袁心仪

翟连刚　张　亮　张伟旭　张现师　朱履刚

（魏秋华工作单位为中国人民解放军疾病预防控制中心，其他翻译人员工作单位均为中国人民解放军联勤保障部队第九八九医院）

中文版前言

所谓运动损伤是指在体育运动中发生的损伤,分为急、慢性损伤,并以慢性过劳损伤多见。损伤的组织涉及骨、软骨、神经、肌肉、肌腱和韧带等。对于经常参加健身运动的人来说,扭伤、摔伤、撞伤和拉伤等各种各样的意外伤害随时都可能发生,因此,运动中的自我保护不可忽视。同时,身体损伤后,如何避免损伤进一步加重,逐渐恢复伤前运动水平,也是困扰人们的重要难题。

本书旨在解决以上提出的问题,即如何使用合理防护设备预防损伤,以及损伤发生后如何使用合理防护设备对损伤部位加以保护来促进康复。

多年来,体育领域工作的卫生专业人员一直在使用贴扎、绷带、支具和防护衬垫等技术来预防和治疗运动损伤。对于有陈旧性损伤者,可以通过运用贴扎技术来缓解损伤部位的疼痛、减轻肿胀,同时并不影响肢体活动,在使用贴扎技术的状态下参加运动或比赛。对于损伤程度较重者,可以通过应用弹性绷带和支具来进行肢体、关节部位的支撑保护,减少受力负荷,同时进行局部加压,促进损伤恢复。对于损伤更为严重者,如存在肌腱、韧带甚至骨关节严重损伤者,可利用支具和高分子绷带等强力固定器具,实现关节坚强保护,直至损伤部位康复。

我们多年来一直从事特种行业运动损伤的防治研究工作,本书所介绍的支持保护技术是整个运动损伤治疗康复体系的重要支撑技术和组成环节。我们运动医学领域医务工作者应深入贯彻全民大健康理念和战略方针,以最大限度地降低运动损伤致残率、提高康复整体化水平及能力为目标,切实实现体医结合,完整地建立和健全运动损伤诊疗长效机制,这样才能培养出更多的精通运动损伤诊疗的基层医务工作者,让更多患者受益。

历时两年的翻译、审校工作终于结束了。由于人力有限,本书时至今日才与读者见面。同时由于水平所限,本书原著的个别内容在翻译中表述可能不够准确,我们对此深表歉意,希望广大读者不吝指正。

最后,再次对在本书翻译、审校工作中给予帮助的众多同仁表示感谢。

前　言

　　本书的第3版确立了几个新的编写目标。第一个目标是全面介绍贴扎、绷带、支具和防护衬垫。第二个目标是将循证医学的案例纳入创伤的预防、治疗和康复的临床决策框架中。第三个目标是增加可供教师和学生利用的资源权重,在适应不同策略的同时,更好地协助读者们进行组织、演示和提升技术水平和能力。我相信这些目标已经实现,这也得益于之前有过第2版阅读经验的读者们的大量建议。

　　本书的总体编写目标是促进认知的学习、心理活动和情感的交流,以便更有效地治疗患者。本书主要的读者对象为运动训练专业的学生、运动教练员和其他负责技术应用的医疗保健专业人员。针对学生,本书首先用于教学环境,然后带到临床环境进行实践和提高技能。想要全面地、循序渐进地掌握本书的技术要点,需要具备一定的解剖学、生物力学、损伤评估、治疗和康复相关的知识。这些知识可以通过运动训练的基础课程或实践课程来获得。循证实践过程中的几个步骤需要一定的研究知识和技能;因此,学生有时可能需要导师的指导。本书涵盖了认证委员会角色界定研究,以及实践分析与国家运动训练师协会相关贴扎、绷带、支具和防护衬垫教育能力的内容。书中针对运动教练和其他医疗保健专业人员,提供了基于循证医学的实践指导。

　　第3版的内容大体与第2版一致,并在前两版的基础上做了一定的修订与更新。第1章介绍了贴扎、绷带、支具和防护衬垫的种类、使用目的和相关应用的推荐。基于循证医学和循证实践进行新的总结,提出了在临床中应用贴扎、绷带、支具和防护衬垫5个步骤的概述和案例。第2章介绍了在临床应用中,患者短期和长期治疗的需求和身体结构变化相关的内容。第3章介绍了在足部和足趾中的应用。第4章介绍了在踝关节中的应用。第5章介绍了在小腿中的应用。第6章介绍了在膝关节中的应用。第7章介绍了在大腿、髋部和骨盆中的应用。第8章介绍了在肩部和上臂中的应用。第9章介绍了在肘部和前臂中的应用。第10章介绍了在腕部中的应用。第11章介绍了在手部的应用。第12章介绍了在胸部、腹部和脊柱中的应用。这些章节均从身体相应部位常见的损伤和病症的回顾开始。接下来,各章节还介绍了在身体常见疾病的预防、治疗和康复中使用贴扎、绷带、支具和防护衬垫的方法。第13章讨论了责任、标准和检验的问题,以及NCAA和NFHS的标准设备和防护衬垫的结构和应用。

为了更好地帮助读者将循证医学应用到实践中,本书将新的、具有拓展性的教学理念贯穿于各章节内容中。

损伤与病症

第 3 章至第 12 章简要讨论了身体特定部位的常见损伤和病症,以使读者进一步了解每种治疗技术针对不同病症和损伤的应用目的。

彩色图片及示意图

每一章节中的彩色图片可更为形象和直观地帮助读者理解各技术的应用。示意图展示了人体各个部位的基本解剖结构,以帮助读者理解每种技术对骨骼和软组织的作用。新的病理生理学示意图、诊断示意图和损伤图片,有助于读者对损伤和病症的直观理解,更好地将技术和理论从教学模式转变为临床实践模式。

注意事项

以下图示所示的"注意事项",提供快捷提示及其他"专业技巧",有助于读者进行各项技术的应用。

证据总结框

修订的证据总结框提供了来自文献中关于每项技术效用的证据。这些证据与学生、教师、医疗保健专业人员对技术学习、患者的治疗目标和应用循证实践的价值相结合。

情景引导框

"如果……则……"句式可以指导学生选择在给定的情景下使用最合适的技术。

要点框

"要点"提供了技术的来源、构成和应用等方面的详细信息。

批判性思维框

批判性思维框贯穿于每一章,让读者有机会批判性地综合运用技巧。教师还可以与学生进行额外的讨论,将循证实践与实际临床情况相结合,以进一步将疾病情景下相应技术的应用合理化。

循证实践

为了使读者更好地应用 5 个基于循证的渐进式的实践步骤,本书在每个章节中提供了针对损伤相关临床案例的预防、治疗和康复流程。教师还可以针对每一步对学生的判读进行评估。

结语

结语包括了每章节中最重要的内容。

相关链接

修订和更新的资料提供了关于创伤相关的预防、治疗和康复的补充信息,包括在线期刊、手术过程、照片和其他资料等。

扩展阅读

扩展阅读提供了针对选定部分更深层次的探讨信息。

参考文献

每章后都附有被引用的参考文献列表,以便读者查找额外的信息和证据。

肌内效®贴扎

第 3 版新增加的贴扎附录包括了该技术的概述、生理作用、贴布类型、一般使用说明、禁忌证和预防措施等。图片提供了上肢和下肢损伤情况下的 7 种肌内效贴扎技术的分步指导。证据总结中提供了文献中有关该技术有效性的可用证据。

专业词汇

在本书的最后列出了每章节的专业词汇。

通过本书,我主要想为运动训练专业的学生和专业的医疗保健人员提供包括贴扎、绷带、支具和防护衬垫技术的应用和替代疗法。各项研究结果、医疗保健专业人员的技能和经验水平、患者目标、损伤情况、可用物品,以及设施预算和规模,都需要在预防、治疗和患者康复方面实施不同的策略。我希望运动训练专业的学生和医疗保健人员在阅读本书后,可以更有效地使用书中介绍的技术,帮助人们预防损伤、为患者治疗损伤,有助于患者康复。欢迎读者提出不同的想法或建议,有助于本书以后的修订,我将不胜感激。

乔尔·W.比姆

致　谢

　　我要感谢许多人,感谢他们在第 3 版中奉献的时间和提供的帮助。感谢 F.A.Davis 出版社的 Dean DeChambeau 和 Quincy McDonald 为修订提供了指导。感谢 Jason Torres 用专业知识拍摄的图片,他奉献的这些图片将造福于每一位使用本书的体育训练人员和专业医疗人员。感谢模特 Michelle Charko、Marshay Greenlee、Dan James、Kara Janokowski、Courtney Schnorr 和 Jim Sommers 表现出的耐心和适应性,他们协助拍摄出成功的摄影作品。感谢 Bernadette Buckley 博士,她提供了教学知识和技能,指导了资料的开发。感谢 Nicole Lounsberry、Aaron Tillman 和 Radu Gheorghe 进行了文献检索,进行了证据摘要的修订。感谢 Michelle Boling 博士,在文字内容的几个方面提供了帮助,并提供了其他观点。在写这本书的过程中,许多医疗专业人员对章节内容提出了建议。我要感谢他们每个人所付出的时间和专业知识。他们的建议有助于提高本书的实用性。

　　如果没有众多制造商和其他与贴扎、绷带、支具和防护衬垫产品相关的制造商的帮助,本书是不可能完成的。我要感谢以下制造商和相关人员。

Johnson & Johnson

3M

BSN Medical

Active Ankle

Sports Health

Breg

DJO

Med Spec

Ultra Ankle

Douglas Protective Equipment

Pro-Gear

Hartmann

Andover Healthcare

Kinesio Taping Association International

Kinesio University

University of North Florida

Jacksonville University

Jacksonville Orthopaedic Institute

Episcopal High School

Hausmann Industries

Dr. Richard Salko

Western Michigan University

Stone Ridge School of the Sacred Heart

目 录

第 1 部分

概　述

图标	
注意事项	
贴布可从左侧或右侧定向粘贴	
循证实践	
证据总结	

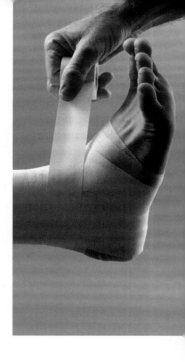

第 **1** 章

贴扎、绷带、支具和防护衬垫

学习目标

学习目标

　　1.解释并演示基于循证医学将贴扎、绷带、支具和防护衬垫技术实施到临床实践中并做出临床决策的过程。

　　2.讨论并解释在预防、治疗和康复过程中使用的贴扎、绷带、支具和防护衬垫技术的类型、目的和应用建议。

　　3.讨论并演示在预防、治疗和康复过程中可以选择合适类型的贴扎、绷带、支具和防护衬垫技术。

　　多年来,医疗保健专业人员一直在使用贴扎、绷带、支具和防护衬垫技术来对损伤进行预防、治疗和康复。运动指导者通常是应用该技术的专职医疗保健专业人员,其通过指导学生进行实践来熟练地综合运用这些技术。例如,1天之内,一位专业的运动指导者(AT)可能会贴扎20例踝关节损伤患者,包扎固定2例手部挫伤患者,应用3例膝关节支具,并制作2个防护衬垫。通过适当的解剖学、生物力学、损伤评估、治疗和康复的教学指导,学生可以熟练运用这些技术。事实上,临床实践可能是精通这些技术的唯一途径。

　　贴扎、绷带、支具和防护衬垫技术的应用应在循证医学(EBM)范围内实施。循证医学是将最佳可用的研究证据与个人临床专业知识及患者的目标、价值观和偏好相结合进行临床决策。证据来自临床治

疗中心[1],以及有关学科文献中发表的关于贴扎、绷带、支具和防护衬垫技术的临床研究[2]。对证据进行评估,以确定其质量和对日常临床实践的价值。这些证据可以支持或反驳以前认可的技术,也可以提出可以显著改善患者预后的新技术。EBM的临床专业知识取决于对解剖学、生物力学、损伤评估、治疗、康复和贴扎、绷带、支具和防护衬垫技术的知识掌握及熟练程度。重要临床判断是由临床培训、经验和实践发展而来的。由于运动类型、职业、生活方式和活动水平的不同,患者的康复目标、价值观和偏好必定会有所不同,我们必须确定这些内容并将其实施到EBM的实践中。

　　EBM实践或循证实践(EBP)可实现多个目标。EBP改善了患者的治疗水平,拓展了临床医生的思维,并促进了运动员的职业发展。EBP[2]具有5个步骤:①提出与临床相关的问题;②寻找最佳证据;③评估和评价证据;④将证据应用于患者的临床实践中;⑤评估干预措施对患者预后的影响。这些步骤都需要科研技能训练、知识和技能培训、大量的时间、财务和人力资源投入来作为成功保障[1-3]。有关EBM和EBP的更详细讨论,请参阅本章末尾的扩展阅读。

　　对于损伤的预防、治疗和康复的临床决策应基于可获得的医学证据、临床专业知识和患者的目标及偏好。目前,对贴扎、绷带、支具和防护衬垫技术的有效性进行研究的相关文献中总体上只能提供有限的证据。尽管已经研究了一些足踝贴扎、绷带和膝关

节支具的技术，但许多技术缺乏对患者疗效的进一步研究。存在研究证据并不一定意味着该技术已被证明是金标准，因为证据的质量和在临床实践中的适用性有所不同。此外，专家的意见和临床经验通常是使用贴扎、绷带、支具和防护衬垫技术指导临床决策的唯一证据来源。

证据或研究数据是从不同的来源产生的，对这些来源的层次结构进行简要概述可以帮助确定研究结果的重要性或优势，并将其应用于临床实践。层次结构中最高级别的证据来自系统性回顾的荟萃分析（Meta 分析）。Meta 分析是使用统计学方法对符合预定资格标准的临床研究数据进行组合和分析，以得出有关个体治疗或技术有效性的结论。系统综述是对一个主题的相关研究进行全面综述，并将研究结果综合为大量的定性证据。随机对照试验是使用统计学方法比较随机分配的试验组（接受治疗组）与随机分配的对照组（未接受治疗组）的研究，以确定两组之间的数据差异。队列研究是比较不同情况的两组患者，即一组接受治疗，另一组不接受治疗，以评估治疗效果。病例对照研究回顾过去，将有特定情况的一组与没有这种情况的一组进行比较，以检查组间的差异。系列病例报告是收集或报告有特定情况或接受特定治疗的患者。病例报告与系列病例报告相似，但仅报告 1 名患者。系列病例报告和病例报告不构成对照组。专家意见是最低层次的证据，其基于权威机构或专家团体的意见、惯例或临床经验。

证据层次结构可能有助于确定发现的数据或建议对临床实践的重要性。在后面的各章中，"证据总结"框将显示来自审查和研究的相关数据，并配合特定的贴扎、绷带、支具和防护衬垫技术。现在，让我们看一下 EBP 流程的一个虚拟示例，以及临床医生如何将这些信息用于临床决策。

对于 Sigmund 来说，昨日进行的第四场女足校际比赛是非常紧张的。这是因为，对比赛中发生的受伤评估和治疗，属于 Beaver 骨科诊所的运动训练治疗师在 SRT 高中所从事的拓展工作职责范围内。这场比赛是在雨中于一处破旧的人工草皮场地上进行的。球场因下雨而变得湿滑，球员们很难保持鞋底与草皮的良好接触。在下半场 10 分钟内，接连有 2 名中场球员冲刺拦截对方的传球。在她们做急停动作

要点

用研究类型或研究领域的模拟示例快速查看证据层次结构。最高层次的证据是 Meta 分析，最低层次的证据是专家意见。

- Meta 分析：收集了 10 项精心设计的类似研究，旨在检验半刚性矫形器在降低男女大学生篮球运动员足底筋膜炎发生率中的有效性。
- 系统综述：对 50 项研究的综合文献进行综述，研究肱骨外上髁绑带支具对患肱骨外上髁炎网球运动员握力的影响。
- 随机对照试验：健康的女性高中排球运动员，研究佩戴小腿氯丁橡胶腿套对垂直跳高的影响，随机分为试验组（穿着氯丁橡胶腿套）和对照组（不穿着氯丁橡胶腿套）。
- 队列研究：基于视频为基础的教学方法与 5 种类似的运动项目相比，训练项目采用传统的指导（讲座和试验），为期 2 年。
- 病例对照研究：预防性使用功能型膝关节支具对一组健康的校际橄榄球队员的侧向运动的影响，并与一组不戴支具的健康校际橄榄球队员进行比较。
- 系列病例报告：对梅森县高中的所有病历进行回顾，其中包括校际橄榄球项目，记录男性和女性运动员耻骨炎的诊断，以描述常见受伤机制。
- 病例报告：在高中曲棍球运动员中，使用独特的贴扎技术治疗"猎人拇指"。
- 专家意见："始终将贴布重叠 1/2 的宽度，以避免出现间隙和不一致的分层"。

时，湿滑的草皮使她们失去身体平衡跌倒，躯干压在外展的手臂上造成腕关节过度伸展。几分钟后，门将向内侧门柱方向扑救时，与对手相撞，手腕被动过度伸展。几次进攻之后，前锋在向对方球门前突破并准备射门时，被铲倒在地，手腕被动过度屈曲。上述运动员受伤后都被替换下场，由 Sigmund 在场外进行伤情评估和治疗，而且没有继续参加比赛。

今天，队医在办公室对运动员进行评估。X 线片显示没有骨性损伤。队医诊断每位运动员的手腕都

有二度过度伸展或过度屈曲的扭伤。Sigmund 和队医为每位运动员制订了治疗方案，并讨论了各种腕部贴扎和支具技术的应用，以防止运动员在恢复活动后进一步受伤。

Sigmund 和队医结合他们 40 年来在运动员中使用腕部贴扎和支具技术的经验，考虑对足球运动员应用哪种技术治疗。要想找到最适合的技术，需要确定一个重点突出并与临床相关的问题(步骤 1)。Sigmund 和队医提出了一个与临床相关的问题："对于有手腕过度伸展或过度屈曲扭伤的足球运动员来说，在运动中用贴扎或支具来提供支撑和保护，使运动员免受进一步伤害是否更有效?"该问题包括以下标准[4]。

患者群体：足球运动员手腕过度伸展或过度屈曲扭伤。

干预措施：贴扎技术。

对照干预措施：(如果相关)支具技术。

临床兴趣点：提供支撑和保护，防止在运动中进一步受伤。

Sigmund 回到 Beaver 骨科诊所，并招募几位同事组成小组协助他搜索最佳证据(步骤 2)，以解答临床相关问题。该小组在诊所和当地大学通过使用互联网电子数据库开始搜索，也对许多订阅书目数据库进行访问。他们发现，一些医学数据库可以免费使用，而另一些医学数据库则需要订阅。

针对 Sigmund 的临床问题，该小组用特定的搜索方法对每个数据库进行搜索，以搜索出最匹配的研究和综述。他们在数据库中使用的单个搜索词或术语词包括腕部贴扎、腕部绷带、腕部支具、护腕、腕部足球损伤、腕部扭伤、腕部损伤治疗、腕部过度屈曲、腕部过度伸展、随机对照试验、Meta 分析、系统综述、随机试验、临床试验、双盲、单盲和病例报告。该小组使用额外的标准来进一步缩小搜索范围，以获得最具相关性的结果。该小组将搜索范围限制在随机对照试验或准随机对照试验、在过去 7 年内发表、纳入者年龄在 12 岁及以上，并以英文发表的研究之中。

搜索工作持续数周，产生了 30 份可供参考的资料供小组审核。大多数电子数据库只提供文章引文，而其他数据库则在引文中包括摘要。当地大学的数据库提供了几篇完整的全文文章。该小组开会讨论搜索到的引文、摘要和全文文章，根据临床问题和选择标准，再次将研究范围缩小到最相关的研究。最终确定的名单涉及 11 项研究，全文文章在大学通过期刊复印、馆际互借服务、免费网络查阅期刊等方式获得。

Sigmund、队医和招募的小组现在的任务是评估和评价证据(步骤 3)。对每项研究进行评估，以确定其对临床实践的价值。这是在 EBP 过程中最需要进行决断的一步。有几种评分表可用于定量评估个别研究[2]，但许多评分表需要研究培训和经验。

要点

关于评级量表的更多完整的信息，请参见本章末尾的扩展阅读。

由于他们的培训和经验有限，无法使用正式的评分表和定量方法来评估证据。因此，该小组在鉴定时对每项研究提出 3 个问题[3]。第 1 个问题是，"研究结果是否有效?"研究结果应该是真实的，并通过文中描述的精心设计的研究方法来证明。第 2 个问题是，"实际结果是什么?"研究结果应该是可靠的；在临床实践中使用时，会产生相似的结果。第 3 个问题是，"研究结果是否与自己的患者有临床相关性?"研究结果应该对面临的患者群体——高中女足运动员是重要而且具有适用性的。

该小组经过多次会议完成评估和鉴定，确定 11 项研究对高中足球运动员具有不同程度的有效性、可靠性和临床意义。在这 11 项研究中，有 6 项是在大学研究实验室进行的精心设计的随机对照试验(RCT)，研究对象为非运动员和运动员。这些研究考察了各种贴扎和支具技术对腕部主动屈伸的影响。这 6 项研究表明，与支具技术相比，贴扎技术明显更受欢迎(屈伸活动幅度受限较小)。两项比较腕部贴扎和支具技术的独立研究考察了校际足球运动员的损伤率。与使用贴扎技术相比，在一个赛季的比赛中，使用支具技术的运动员手腕损伤的发生率显著降低。一项小型研究考察了 8 所高中在各种运动项目中扭伤的运动员中使用腕部贴扎和支具技术的成本效益。研究结果显示，在 2 年的时间里，与使用贴扎技术相比，使用支具技术治疗手腕扭伤更具成本效益。两份病例报告显示，专业冰球运动员主观上认为某种新型腕部支具技术在练习时的舒适度、易用性和保护性(减少屈伸动作)方面更胜一筹。

Sigmund 和队医开会讨论将循证证据落实到患者的临床实践中(步骤 4)。应该以证据、临床专业知识和患者的目标、价值观及偏好来决定为足球运动员选择贴扎或支具技术干预措施。6 项 RCT 的证据支持使用贴扎技术来减少手腕的屈伸。3 项研究的其他证据表明,与使用贴扎技术相比,使用支具技术降低了损伤率,并且具有成本效益。病例报告结果显示,患者对新型支具技术的满意度良好。仅仅根据证据层次结构,似乎应该对运动员使用贴扎技术。Sigmund 和队医在腕部贴扎和支具技术方面有多年的经验。队医在治疗手腕扭伤的过程中,使用支具技术对患者的治疗效果非常好,Sigmund 对贴扎技术的应用也很熟练。不过,Sigmund 不会前往参加本赛季剩余的 5 个客场比赛,同时,购买额外贴扎用品的预算也有限。对运动员进行贴扎或支具干预的目的是提供稳定性和保护,限制手腕过度屈伸。贴扎或支具干预措施需要易于使用、调整和移除,佩戴舒适,重量轻,并符合体育协会的规定。根据 Sigmund 的经验,他认为,足球运动员会更乐于接受支具技术。Sigmund 和队医仔细研究了证据、临床专业知识和患者人群,决定使用支具技术来保护受伤的中场球员、守门员和前锋,防止他们进一步受伤。运动员在治疗计划中进展顺利。在他们开始在球场上进行训练时,为他们安装了功能型腕部支具,并指导他们如何使用。

在治疗计划的最后阶段,Sigmund 会密切关注运动员恢复活动的进展,评估干预措施对患者结果的影响(步骤 5)。运动员反映,佩戴 2 周的支具后,完全恢复了训练和比赛,支具易于使用和调整,佩戴舒适,结构轻巧。运动员表示,支具提供了稳定性,增加了他们的信心,使他们的表现达到了受伤前的水平。在没有进一步受伤的情况下,运动员们继续使用支具,完成了本赛季的足球比赛。

在结束如前例的临床案例分析时,应对 EBP 过程进行评估。通过询问是否解答了临床问题,询问是否及时找到了高质量的证据,询问是否对证据进行了适当的评估,询问是否整合了证据、临床专业知识和患者的目标及偏好,从而做出可接受的临床决策[4]。

> **要点**
>
> 关于成果评估的详细讨论,请参见本章末尾的拓展阅读。

在这种情况下,Sigmund 能够利用 EBP 为受伤的足球运动员找到并实施适当的干预。面对独特的情况,Sigmund 和他的小组创建了一个与临床相关的问题来指导搜索答案。依据特定的术语和标准在医学数据库中进行搜索,以关注临床问题的相关研究和评论。该小组对证据进行了评估,以确定其对临床情况的有用性和应用性。虽然证据显示支持应用贴扎和支具技术,但 6 项 RCT 中最有力的证据表明,贴扎技术是足球运动员的适当干预。然而,其他支持支具技术的证据,以及 Sigmund 和队医的临床专业知识、干预的目标及运动员的需求被整合到了使用支具干预的临床决策中。赛季结束时的评估表明,临床结果是,运动员的手腕没有进一步受伤。

贴扎

在损伤和病症的预防、治疗和康复方面使用贴布一直受到医疗保健专业人员的欢迎。校际和专业运动医疗人员经常将其预算的很大一部分用于贴布和相关应用所需的用品。有许多不同类型的贴布可供选择。购买和使用哪种类型的贴布,应基于技术的预期目标。

类型

贴布可分为三大类:非弹性贴布、弹性贴布和高分子绷带(图 1-1)。非弹性贴布和弹性贴布的背胶可以直接粘贴在皮肤和其他材料上。

非弹性贴布

顾名思义,非弹性贴布不具备弹性特性,因此很难贴合身体轮廓。非弹性贴布有多种尺寸和颜色。最常用的是白色,有 0.5 英寸、1 英寸、1.5 英寸、2 英寸和 3 英寸(1 英寸=2.54 厘米)宽,10~15 码(1 码=91.44 厘米)长的产品(见图 1-1A)。

有些类型的贴布具有高黏性背胶,可直接贴在皮肤上。每平方英寸纵横交错的纤维数量决定了贴布的质量[5],高质量的贴布每平方英寸有 85 个或更多的纵向纤维和 65 个垂直纤维;质量较差的贴布每平方英寸有 65 个或更少的纵向纤维和 45 个垂直纤维。贴布的质量将决定黏性背胶的数量和耐用性及滚动张力。胶黏剂质量应能满足承受潮湿、汗水、身体和关节的运动,并允许身体轻松移动。高质量的贴布通常具有最大量的黏性背胶。滚动张力是指贴布从卷筒上脱落时所产生的力。从卷筒上取下贴布时,理想的张力应该是均匀的和流畅的。

弹性贴布

弹性贴布俗称弹力带,有重型和轻型两种产品设计。带子有 0.5 英寸、1 英寸、1.5 英寸、2 英寸、3 英寸和 4 英寸宽,5 码长的,有两种常用的颜色:白色和褐色(见图 1-1B)。

弹性贴布由加捻的棉布制成,背面有黏性。弹性贴布的质量是以类似于非弹性贴布的方式来确定的。重型的贴布比轻型的贴布更厚,贴在身上时,能提供更多的拉伸强度和支撑力。几种重型设计的贴布在应用时,需要用绷带剪刀将贴布从卷筒上剪下来。弹性贴布在提供支撑的同时,还能贴合身体的轮廓。

高分子绷带

与非弹性和弹性贴布不同,高分子绷带(也叫石膏夹板)是一种含有聚氨酯树脂的玻璃纤维织物,它与水和空气接触,引起化学反应。这种反应使玻璃纤维凝固,从而变得坚硬。绷带按卷生产,有半刚性和刚性两种,有 1 英寸、2 英寸、3 英寸、4 英寸、5 英寸宽,4 码长的产品(见图 1-1C)。半刚性绷带在提供支撑的同时,允许身体部位有一定的活动范围;刚性绷带则提供完全的固定。两种类型的绷带都贴合身体的轮廓。剪断高分子绷带时,需要使用绷带剪刀。

目的

使用贴扎技术可以:

- 提供支撑,减少活动范围,防止受伤。
- 在对现有损伤进行治疗和康复时,提供支撑并限制活动范围。
- 在对损伤进行预防、治疗和康复时,确保弹性

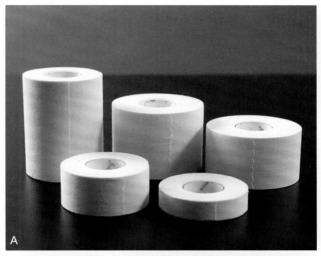

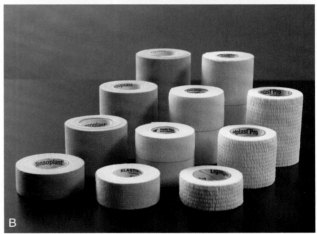

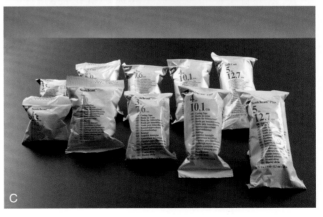

图 1-1 (A)各种非弹性贴布。(B)重型与轻型弹性贴布。(C)半刚性与刚性高分子绷带。

包扎。

- 固定护垫,预防和治疗损伤。
- 固定处理伤口时的安全敷料。

应用建议

使用贴布不仅仅是"将黏性的一面朝下"那么简单。以下建议将有助于有效地应用贴布技术。

个人的准备工作

清洁并干燥个人的皮肤。沾有汗液、乳液和污垢等的体表油脂会降低贴布的黏性。在某些情况下，为了有效地使用和去除贴布，请将体毛剃掉。在应用过程中，姿势很重要。一般来说，在应用非弹性贴布和高分子绷带时，应将关节限制在稳定的运动范围内。应用弹性贴布时，关节的位置会随贴布的伸缩而变化。这些规则也有例外，将在后面的章节中说明。

撕开贴布

学习如何撕开非弹性和弹性贴布，是熟练掌握技术应用的第一步。撕开贴布的方法有很多，但都有两个共同点：首先是这种方法让患者感到舒适，其次是可通过练习变得熟练。下面介绍一种成功的方法，它可以根据个人的喜好进行改变（图 1-2）。

练习这种方法，可以熟练地撕开各种规格的非弹性贴布。如果没有这种技能，就不可能顺利、高效地应用非弹性贴布。在使用过程中，贴布卷应保持在一只手里，以节省将贴布反复放下再拿起所花费的时间。

撕开各种尺寸的轻型弹性贴布的技能与撕开非弹性贴布的技能相同。而撕开重型弹性贴布需要经验，以及手和手指在卷筒上位置的变化来完成（图 1-3）。如果撕开重型弹性贴布有困难，不要过分担心，大多数医护人员都会使用绷带剪刀剪断重型弹性贴布。如果患者处于合适的位置，在应用该技术时，可以让患者用剪刀来剪断贴布，这样可以缩短时间，并提高患者的参与度。

> **注意事项**
>
> 用一只手握住弹性贴布卷，不要用手指穿过贴布卷（见图 1-3A）。不要将延展的贴布放在拇指和示指的指尖之间，而要将贴布抓在拇指远端和示指、中指之间（见图 1-3B）。用手指将绷带推入手掌。拉紧贴布以消除弹性，并将手向相反方向旋转（见图 1-3C）。当双手旋转时，用前臂和上臂辅助旋转运动。

非弹性贴布与弹性贴布的应用

这些一般性建议将指导非弹性和弹性贴布贴扎技术的应用（图 1-4）。每一章都会具体介绍这些技术的不同技巧。

一旦将患者需要治疗的部位置于贴扎台或工作台上，只要皮肤清洁干燥，就可以开始进行贴扎操作。需要决定的是，将非弹性或弹性贴布直接贴在皮肤上，还是贴在皮肤膜上。将贴布直接贴在皮肤上，可以提供最大的防护，但每天使用可能会对皮肤造成刺激。无论使用哪种方法，都可以在贴扎前使用黏性贴布喷剂，以减少贴布的移位（见图 1-4A）。皮肤膜是一种薄的、多孔的泡沫材料，包裹在 3 英寸的卷筒上（见图 1-4B）。然后，以重叠的方式敷上一层保鲜膜覆盖身体部位。

在骨性突出和摩擦部位应用贴扎技术时应格外注意。在足跟和系带部位可使用皮肤膜与足踝部技术。对于需要每天贴扎的患者，通过使用皮肤润滑剂和皮肤膜提供额外的保护。在骨性突出部位和高摩擦力部位使用皮肤膜，以减少刺激，这是因为其可能导致皮肤的割伤或水疱（见图 1-4C）。

如前所述，技术的目标和部位的大小将决定使用的贴布类型。非弹性贴布没有弹性，会以特定的角度粘贴在身体上。非弹性贴布也比弹性贴布更稳定。然而，在身体轮廓上粘贴非弹性贴布可能会很困难，特别是对于小关节。随着实践和经验的积累，将获得正确的应用角度。不要勉强使用非弹性贴布贴合身体轮廓。将非弹性贴布小心地贴在肌肉的肌腹部，避免造成收缩。重点关注影响步态等限制正常身体运动的范围。在此情况下，使用弹性贴布提供保护的同时，允许正常的身体活动。

使用贴布时，可能会出现过敏反应和皮肤创伤。对贴布材料的反应，如黏附性贴布囊剂或氧化锌，可能会在接触后立即或几天内出现。发红、肿胀和瘙痒可表明是过敏反应。在这种情况下，应保护该区域，避免发生进一步的伤害，并进行相应的处理。如果证明是贴布材料引起的，则应停止使用。例如，用系带式踝关节支具（见图 4-15）代替闭锁式编篮贴扎法（见图 4-4），以限制内翻、外翻、足底屈曲和背屈，直至皮肤无症状。如果症状持续存在，请求助医生。

第 1 步： 用一只手握住非弹性贴布,将手的中指穿过贴布卷以提供稳定性(见图 1-2A)。卷筒应放在手指的近端指骨上,并稍稍放在手掌上。

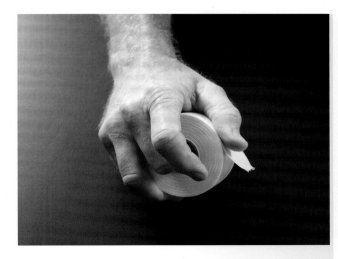

图 1-2A

第 2 步： 将从卷筒中延伸出来的贴布放在拇指和示指尖之间(见图 1-2B)。

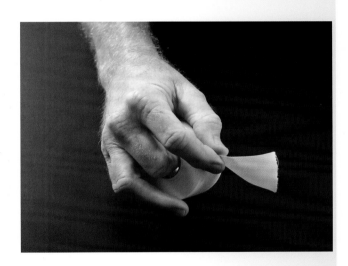

图 1-2B

第 3 步： 用另一只手的拇指和示指,将延伸的贴布握在指尖之间,靠近第一只手的手指(见图 1-2C)。

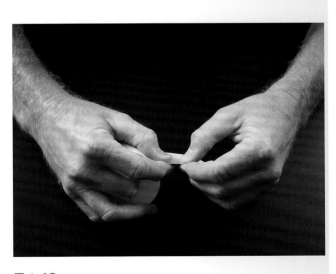

图 1-2C

(待续)

第4步： 在这个位置之后，双手在相反的方向拉直，并轻轻向下用力(见图1-2D)。这个动作对指尖的压力将开始撕开贴布的水平纤维。

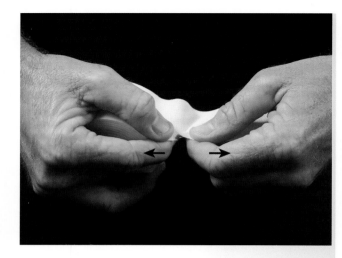

图1-2D

第5步： 当开始撕开贴布时，握住贴布卷的手迅速上旋，并以撕开的动作超过另一只手(见图1-2E)。这时，手要向相反的方向旋转，避免扭曲或卷曲贴布。通过练习，将这两个动作同步成一个动作。

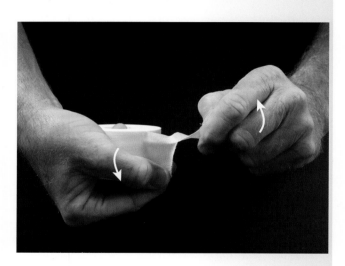

图1-2E

水疱和撕裂伤通常由技术应用过程中出现的缝隙、褶皱和不一致的张力造成。伤口的正确处理包括清洁、清创和包扎。如果伤口是开放性的，要保持一个有利于愈合的最佳环境(湿润、清洁和温暖)。

> **要点**
>
> 　关于水疱和撕裂伤处理的更多完整的信息，请参见本章末尾的扩展阅读。

在贴扎过程中，粘贴时使用泡沫、毛毡垫、润滑剂或水凝胶垫来保护水疱或撕裂伤。在伤口敷料上应用这些材料。剪下毛毡垫或泡沫圈垫(见图3-26)，以减少伤口上的压力和冲击。在圈垫下面或上面涂抹皮肤润滑剂以进一步减少摩擦。也可以应用水凝胶垫来减少摩擦。还可以使用黏性纱布材料(见图3-15)将圈垫固定在皮肤上。

在使用非弹性贴布和弹性贴布时，请遵循以下建议：

* 在开始技术应用之前，收集所需的设备和用品(可能包括黏性贴布喷剂、皮肤膜、绷带剪刀和各种贴布、绷带及防护衬垫)。

* 一般来说，每种技术都是以固定点为起点和终点。

* 为避免出现缝隙，每条贴布至少重叠1/2的宽度。

* 为避免出现褶皱，在粘贴时，用手指或手抚平

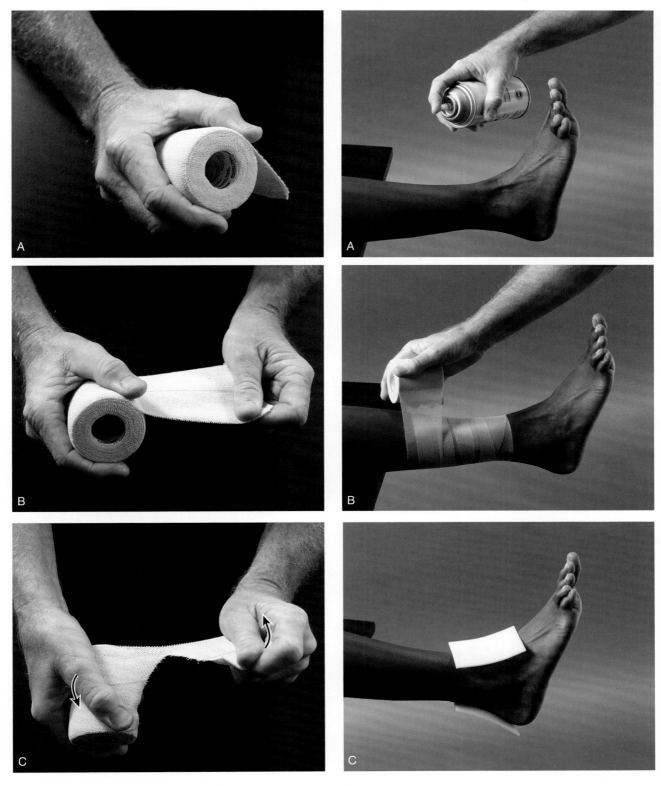

图 1-3

图 1-4

每条贴布。

　　● 避免出现缝隙、褶皱、滚动张力不一致,导致皮肤受到刺激,如割伤、水疱等。

　　● 按照每种技术中的条带顺序,避免贴布在肌肉或关节周围多次缠绕或旋转。

　　● 对皮肤破损、皮疹或对贴布材料过敏的患者,使用贴布时要小心。

要点

在足、足趾、手和手指上使用宽度为1/2英寸和1英寸、长度为5码和15码的非弹性和弹性贴布。在足踝、小腿、膝盖、大腿、臀部/骨盆、上臂、肘部、前臂、手腕、手和手指上使用宽度为1.5英寸和3英寸、长度为5码和15码的贴布。在膝盖、大腿、臀部/骨盆、肩部、上臂、肘部、胸部/腹部和脊柱上使用宽度为3英寸和4英寸，长度为5码和15码的贴布。

注意事项

如果没有1/2英寸或1英寸非弹性贴布或弹性贴布，请用1.5英寸或2英寸非弹性贴布或2英寸弹性贴布卷成一卷轴。在所需宽度的贴布延伸端开始纵向撕开。继续围绕卷轴撕开这条带子，让另一条带子固定在卷轴上。可以在同一卷非弹性贴布和弹性贴布上制作相同(3/4英寸或1英寸)或不同(1/2英寸和1英寸)宽度的带子。

高分子绷带的应用

刚性高分子绷带通常由骨科专业人员或医生在急性骨折后应用，其应用指南不在本书范围内，可在其他书中找到。另一方面，当不需要完全固定时，半刚性高分子绷带被许多医疗保健专业人员使用。技术目标和应用部位将决定使用的绷带类型和宽度。在运动环境中，半刚性高分子绷带通常在治疗各种损伤时提供支撑和保护。半刚性高分子绷带的使用可能会受到国家资格认证和执业范围法律的限制。在使用半刚性高分子绷带之前，运动教练应仔细审查适用的执业法。

使用刚性高分子绷带需要几件物品：手套、剪刀、水、自粘性绷带、长筒袜或衬垫材料。

一般来说，刚性高分子绷带是在长筒袜和软铸型填充物、Gore-Tex填充物或自粘性绷带上使用的。在一层直接接触皮肤的长筒袜上贴上刚性高分子绷带，再覆盖2~3层的软铸填充物。这种技术常用于需要长

时间佩戴的刚性高分子绷带技术。要保护刚性高分子绷带下的填充材料不受过度潮湿影响，以防止皮肤浸渍和瘙痒。与刚性高分子绷带一起使用的另一种选择是Gore-Tex铸型填充物，它可以防水，允许任何类型的水上活动，洗澡时也可以使用。刚性高分子绷带下面的水分会蒸发，皮肤会完全干燥。在运动环境中，在半刚性高分子绷带下面用3~4层自粘性衬垫，以便在拆除绷带时重复使用。

应用半刚性高分子绷带需要经验和技巧(见图11-17)。以下建议适用于高分子绷带技术。

- 戴上涂有凡士林或硅胶的检查手套或手术手套，以保护手部不受绷带树脂的影响，并防止绷带在使用过程中黏附在手套上。

- 打开密封的铝箔袋，取出绷带卷。大多数刚性和半刚性绷带需要浸泡在21~23.8℃的水中才能开始化学反应。在浸入水中时，用力挤压绷带卷3次。在固化之前，有3~5分钟的时间来应用、模制和成形绷带。

- 用轻微的张力，将绷带卷成螺旋形或圆形。

- 将每层绷带宽度重叠1/3~2/3。应用的层数将决定支撑的程度。

- 避免出现缝隙、褶皱、滚动张力不一致、绷带与皮肤直接接触，以减少刺激。

- 用绷带剪刀在材料上进行局部裁剪，以适应身体的轮廓。将衬垫置于骨性突出部位，以减少刺激。

- 将最后8~12英寸的绷带放在身体上，不需要拉紧。用手将绷带抚平并成形到身体部位，以达到各层黏合。

- 从胶带袋中取出绷带卷后10~15分钟，固化完成。

要点

在足趾和手指上使用1英寸宽、4码长的高分子绷带；在足、足踝、前臂、手腕和手部上使用2英寸宽、4码长的高分子绷带；在足踝、小腿、上臂、肘部和前臂上使用3英寸宽、4码长的高分子绷带。在足踝、小腿、膝盖、大腿、臀部/骨盆、肩部、上臂、肘部、胸部/腹部和脊柱上使用4英寸宽、4码长的高分子绷带；在足踝、膝盖、大腿、臀部/骨盆、肩部、胸部/腹部和脊柱上使用5英寸宽、4码长的高分子绷带。

移除贴布

移除贴布可能会对患者造成伤害，应该以可控的方法进行。

非弹性和弹性贴布

有几种方法可以去除非弹性和弹性贴布(图 1-5)。

- 一只手抓住贴布，将其拉过皮肤，另一只手向相反方向拉动皮肤(见图 1-5A)。然后将贴布从皮肤上撕下来。
  - 也可以使用喷雾或液体的贴布去除溶剂。
  - 将去除溶剂涂在皮肤和贴布之间，以溶解黏合剂(见图 1-5B)。
  - 彻底清洗该区域，并监测皮肤对化学品可能产生的反应。
- 绷带剪刀和切割器使得贴布的移除可以独立完整。绷带剪刀的设计有一个钝头，可以伸到贴布下面，减少损伤皮肤的机会[5](见图 1-5C)。绷带切割器是一种成型的塑料工具，末端有一个单刃的金属刀片(见图 1-5D)。这些工具可以放在手中，并且有一个钝头。根据需要购买绷带切割器的替换刀片。
  - 移除贴布时，将绷带剪刀或切割器的钝端滑到贴布下面，并从近端到远端向远离身体的方向进行切割。保持绷带剪刀或切割器与皮肤平行，沿着身体轮廓，避开骨性突起(见图 1-5E)。

高分子绷带

用绷带剪刀、锯(见图 1-5F)和切割器来拆开半刚性高分子绷带。刚性高分子绷带需要使用石膏锯、切割器和绷带剪刀。石膏锯的使用指南可参见其他章。操作石膏锯时要小心。

批判性思维问题1

在训练期间，有几名球员开始抱怨后足跟部位有灼热感。在训练前，你对他们的足踝进行了预防性的贴扎。当你取下贴布时，发现每名球员的足跟皮肤都有发炎情况。

➡ 问题：如何治疗和预防皮肤发炎？

情景引导

如果绷带剪刀或切割器不能轻易地置于贴布和皮肤之间，则在剪刀或切割器的钝端涂上皮肤润滑剂，以帮助在狭窄的区域切割贴布。

绷带

绷带有多种用途，可以重复使用。与贴布类似，有许多不同类型的包装；它们的使用应根据技术的目的而定。

类型

绷带，类似于贴布，可分为 3 种基本类型：弹性、自粘性和布类(见图 1-6)。

弹性绷带

弹性绷带可以在使用过程中调整压力，还能很好地贴合身体轮廓，提供多方向的压力。使用尼龙搭扣、金属夹或胶带来固定绷带。每次使用后，请将弹性绷带清洗并晾干，然后重复使用。与弹性绷带类似，弹性套筒绷带也能为四肢提供压力，不需要用额外的固定物。弹性绷带由棉布、橡胶乳胶或尼龙制成，颜色有白色和褐色两种。白色的宽度为 2 英寸、3 英寸、4 英寸和 6 英寸，长度为 5 码；褐色的宽度为 4 英寸和 6 英寸，长度为 10 码(见图 1-6A)。弹性套筒绷带由棉布和橡胶乳胶制成，宽度为 2 英寸、2.5 英寸、3 英寸、3.5 英寸、4 英寸、5 英寸、6 英寸、7 英寸和 8 英寸，长度为 11 码(见图 1-6B)。

自粘性绷带

自粘性绷带具有弹性，能够自行黏附，对头发和皮肤无刺激。这种绷带有多种颜色，可以手动撕开。自粘性绷带容易贴合身体轮廓，并提供可调节的压力。本产品为一次性使用，由弹性纱线制成，宽度为 1 英寸、1.5 英寸、2 英寸、2.5 英寸、3 英寸、4 英寸、6 英寸，长度为 6 码(见图 1-6C)。

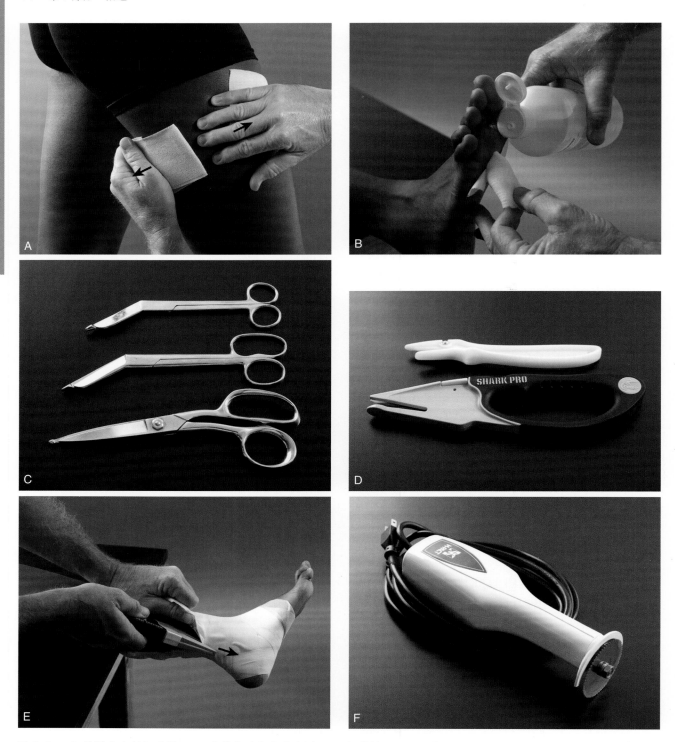

图 1–5 (A)从贴布上松解皮肤。(B)液体的贴布去除溶剂。(C)绷带剪刀。(上)单环;(中)双环;(下)重型绷带。(D)绷带切割器。(E)用绷带切割器去除绷带。(F)石膏锯。

布类绷带

布类绷带,又称为足踝绷带,由宽度为 2 英寸,长度为 36 码或 72 码的坚固的棉织品制成。从卷筒上剪下 72~96 英寸长的单个卷(见图 1–6D)。使用布类绷带可以预防踝关节内侧和外侧扭伤。其可提供轻度的支撑。每次使用后,请将布类绷带清洗并晾干,然后重复使用。

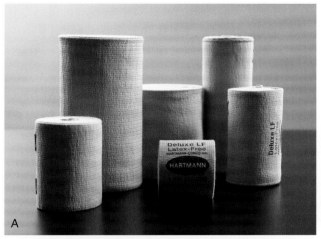
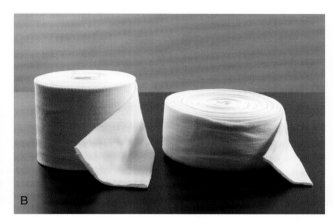
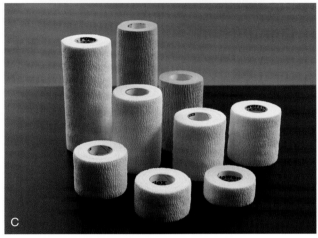
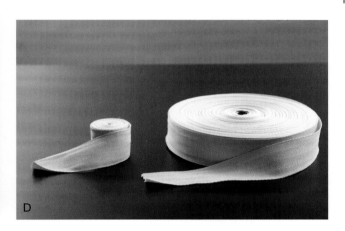

图 1-6　(A)各种弹性绷带。(B)弹性套筒绷带。(C)自粘性绷带。(D)布类绷带。(左)单个绷带;(右)卷筒。

目的

使用绷带技术可以:

- 在对损伤进行治疗和康复时，提供压力以减少积液和肿胀。
- 在对损伤进行预防、治疗和康复时,提供支撑并限制活动范围。
- 在对损伤进行预防和治疗时,保证衬垫的稳定。
- 处理伤口时,固定敷料。

应用建议

以下建议普遍适用于所有绷带技术。

个人的准备工作

绷带技术的应用目的将决定患者的体位。例如,在肌肉部位进行包扎时，让患者在包扎过程中保持肌肉收缩,以减少肌肉受限。为了提供支撑和减少活动范围,将关节定位在能稳定关节的活动范围内。由于绷带不具有黏合性,所以可以直接应用在皮肤上。如果是布类绷带,可以套在袜子上。

在确定了技术目标和患者体位后，选择合适的绷带类型。

弹性绷带的应用

弹性绷带有可能造成损伤,使用时应谨慎。不正确的使用可能会导致患者血液循环障碍、异常的肿胀、积液或皮肤刺激。在使用弹性绷带时,可参考以下建议进行辅助。

- 应用牢固、持续的张力进行弹性贴扎。
- 每一圈连续缠绕的宽度以其宽度的 1/2 重叠,同时要注意消除缝隙、褶皱和不一致的张力,以免造成皮肤刺激。

> **要点**
>
> 　　在脚、脚趾、手腕、手、手指上用2英寸宽、5码长的弹性绷带；在脚、脚踝、手腕、手上用3英寸宽、5码长的弹性绷带；在脚、脚踝、小腿、上臂、肘部、前臂、手腕上用4英寸宽、5码长的弹性绷带；在小腿、膝盖、大腿、肩膀、上臂、肘部、胸腹上用6英寸宽、5码长的弹性绷带；在膝盖、大腿、臀部/骨盆、肩膀、胸腹、脊柱上用4英寸宽、10码长的弹性绷带；在膝盖、臀部/骨盆、肩膀、胸腹、脊柱上用6英寸宽、10码长的弹性绷带。

　　● 按照从远端到近端的顺序应用加压贴扎技术，以帮助静脉血回流（见图3-17）。切勿用绷带覆盖四肢远端。保持手指和足趾尖的可见度，并监测血液循环是否受阻。

　　● 用尼龙搭扣、金属夹或非弹性贴布或弹性贴布固定弹性绷带。

　　● 将绷带的末端固定在身体部位的背侧或前侧，以保证舒适性和便于拆卸。

　　详细的弹性绷带应用技术在下面的各章中都有介绍。

　　弹性绷带的移动、滑落或束缚可能会降低技术的有效性（图1-7）。为了防止这种情况的发生，请使用以下几种方法之一。

　　● 进行包扎前，先在该区域喷上黏性贴布喷剂。

　　● 包扎时，也可以将非弹性或弹性贴布直接贴在绷带下的皮肤上。

　　○ 撕下一条6~8英寸长的贴布，将贴布对折，使贴布两面暴露。

　　○ 将贴扎带直接放在皮肤的纵向位置，然后进行包扎（见图1-7A）。

　　● 调整固定点位置也可以减少位移、滑落和束缚。开始包扎时，将绷带的松散端放在皮肤上。

　　○ 在身体部位进行第一次包扎或转圈时，将松散的一端向下折叠到绷带的上半部（见图1-7B）。

　　○ 当应用下一个绷带或在绷带转折时，覆盖住所折叠的一端，并继续使用该技术（见图1-7C）。

　　● 另一种方法是将弹性贴布直接贴在皮肤上。

　　○ 包扎技术完成后，以重叠的方式将弹性贴布部分应用在绷带上，部分应用在皮肤上（见图1-7D）。

　　为了适应身体的不同部位，从卷筒上剪下不同

长度的弹性套筒绷带。通过简单地将套筒拉到肢体末端，把弹性套筒绷带直接置于皮肤上（见图6-16）。可在运动、工作和休闲活动中使用弹性套筒。

> **情景引导**
>
> 　　如果弹性绷带失去了它的伸缩性，不能贴合身体轮廓（这是反复使用和清洁时的常见现象），则仅在治疗期间使用弹性绷带，以用其将冰袋固定在身体部位。

自粘性绷带的应用

　　自粘性绷带是在卷筒上制造的，应用的技术与弹性贴布相同。自粘性绷带的用途与弹性贴布相似。在许多贴扎技术中，自粘性绷带可以用来作为皮肤膜，以避免刺激并给关节提供额外的支持。

　　● 依照身体的轮廓，用牢固、持续的张力进行包扎。

　　● 紧固时，不需要用紧固件、夹子或额外的贴布，这是自粘性绷带的优点。

　　● 避免出现缝隙、褶皱和张力不一致的情况。

　　关于自粘性绷带的使用，将在下面个别章中进一步讨论。

布类绷带的应用

　　使用布类绷带来为足踝提供支撑。在袜子上使用布类绷带（见图4-14）。在布类绷带下的高摩擦区域放置薄薄的泡沫垫，以减少刺激。在使用这些布类绷带时，应保持牢固、持续的张力，并在双手之间传递布类绷带时保持恒定的压力。

解除包扎

　　使用后，解除包扎的方法是先用绷带剪刀剪断绷带的固定物，然后向远端方向拉弹性套筒绷带，直至将其取下。可使用绷带剪刀去除自粘性绷带。每次使用后，将弹性套筒绷带和布类绷带洗净晾干，可重复使用。

支具

　　支具技术的研究和发展为人们提供了在各种类型中进行选择的机会。支具是为特定的损伤和病症

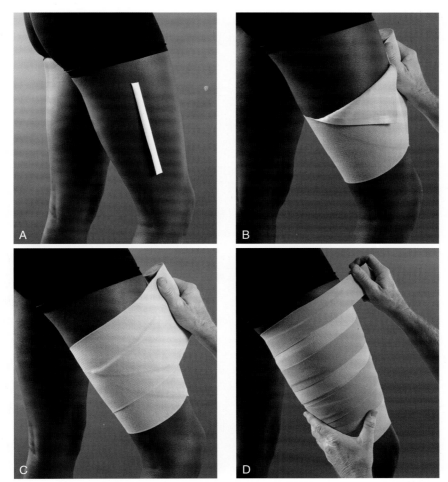

图 1-7

要点

在足趾和手指上使用 1 英寸宽、6 码长的自粘性绷带。在足、足踝、手腕和手部上使用 1.5 英寸和 2 英寸宽、6 码长的自粘性绷带。在足、足踝、小腿、上臂、肘部、前臂和手腕上使用 2.75 英寸和 3 英寸宽、6 码长的自粘性绷带。在小腿、膝盖、大腿、上臂、肘部和前臂上使用 4 英寸宽、6 码长的自粘性绷带。在膝盖、大腿、臀部/骨盆、肩部、胸部/腹部和脊柱上使用 6 英寸宽、6 码长的自粘性绷带。

批判性思维问题 2

当地一所大学的一名教授在参加校内篮球联赛时,左足踝受到一级内翻扭伤。他被带到运动训练馆进行治疗。在使用冰袋后,你决定使用绷带进行压迫以减少积液和肿胀。

➡️ 问题:你可以使用什么类型的绷带?

情景引导

如果有少量的非弹性和(或)弹性贴布、皮肤膜和(或)自粘性绷带留在卷轴上,则将未使用的卷装在盒子中。足球运动员使用贴布固定护腿板;其他人使用皮肤膜等将头发扎起来;还有一些人使用弹性贴布和弹性绷带来制作保护装置(见图 6-11)和泪滴状拇指"人"字形绷带支持(见图 11-14)。

而设计的,适用于大多数身体部位和关节。

类型

支具可根据其适体性、用途和身体部位设计进行分类(图 1-8)。

适体性

支具的适体性是指尺寸和制作,可以是通用的,也可以是定制的。通用的支具有预定的尺寸,如小号、中号、大号和特大号(见图 1-8A)。通用的支具在购买后就可以使用,一般来说其比定制的支具价格便宜。虽然支具是按预定尺寸生产的,但许多公司都在包装上提供身体部位的周长测量值,以帮助正确佩戴。大多数通用的支具在佩戴过程中可以进行小幅度调整。

定制的支具(见图 1-8B)是为特定的个人设计和制作的。制造商代表或矫形技师通常会在制作支具之前先完成适体性程序。受伤类型、手术过程、康复情况及个人的肢体周长、身高、体重、运动/职业等因素往往决定了购买哪种型号的支具。由于支具是定制的,可能需要考虑因力量发展而增加的肌肉周长或因生长期而增加的骨骼长度。

用途

支具应用是动态性的,可分为预防型、康复型和功能型 3 种[6]。预防型支具是为了保护未受伤的关节和周围的软组织结构,如使用踝关节支具作为踝关节贴扎的替代品,以防止异常的活动范围[7](见图 1-8C)。

康复型支具用于在手术后提供固定功能。许多设计通过使用可调节的铰链来控制个人的活动范围,如在尺骨外侧韧带重建后的康复过程中,使用铰链式肘部支具进行被动和主动的屈伸运动(见图 1-8D)。

功能型支具用于为现有损伤或手术后修复或重建提供支持和保护[6]。使用通用的和定制的支具设计,如减少胫骨在股骨上的前移,以保护受伤的前交叉韧带(ACL)或移植重建后的 ACL[8](见图 1-8E)。

身体部位

支具的设计目的是为身体的特定部位提供压力、保护、支撑和限制活动范围,例如:

- 支具用于治疗许多足部损伤和疾病。
- 通常被称为步行靴的支具,为足部和踝关节骨折和扭伤提供固定并控制活动范围。
- 夜用夹板作为夜用支具,通过保持足部背屈来辅助治疗足底筋膜炎。
- 用于踝关节的预防型、功能型和康复型支具,采用系带式、半刚性、气囊/凝胶囊和包裹式设计,提供支撑并限制活动范围。
- 氯丁橡胶套筒是在橡胶材料上普遍涂有弹性尼龙,为小腿肌肉拉伤提供压力和支撑。
- 膝关节的支具有预防型、功能型和康复型 3 种设计。
- 氯丁橡胶套袖和短裤可支撑大腿、臀部和骨盆的肌肉拉伤。
- 佩戴在身体上的功能型支具或连接在橄榄球肩垫上的支具,可以减少盂肱关节不稳定和限制肩袖病变的活动范围。
- 功能型支具用于减轻肘部韧带损伤时的内侧和外侧应力和活动范围。康复型肘部支具用于术后。
- 氯丁橡胶或半刚性材料制成的腕部支具有预防型、功能型和康复型设计。
- 手部和手指的支具可以提供固定、支撑和压力。
- 胸部、腹部和脊柱的功能型和康复型支具可以为各种损伤和疾病提供支撑和固定。

关于这些支具和其他支具的说明和进一步的讨论见后面各章。

支具是由各种材料构成的。很多支具材料是飞机制造中所使用的铝和碳复合材料。其他一些支具使用半刚性塑料、分层尼龙、聚酯莱卡和凝胶囊。氯丁橡胶、多孔尼龙和聚酯材料也被用于许多支具设计中。

目的

使用支具技术可以:

- 提供支持和保护防止受伤。
- 在对现有损伤进行治疗和康复时,提供支撑和保护。
- 在对损伤进行治疗和康复时,提供压力以减少积液和肿胀。
- 在对损伤进行治疗和康复时,提供运动范围的控制。

应用建议

支具设计的目的是:在运动、工作和休闲活动中,为使用者提供压力、支撑和保护。以下建议将有助于实现这些目的。请记住,佩戴新的支具与穿新鞋

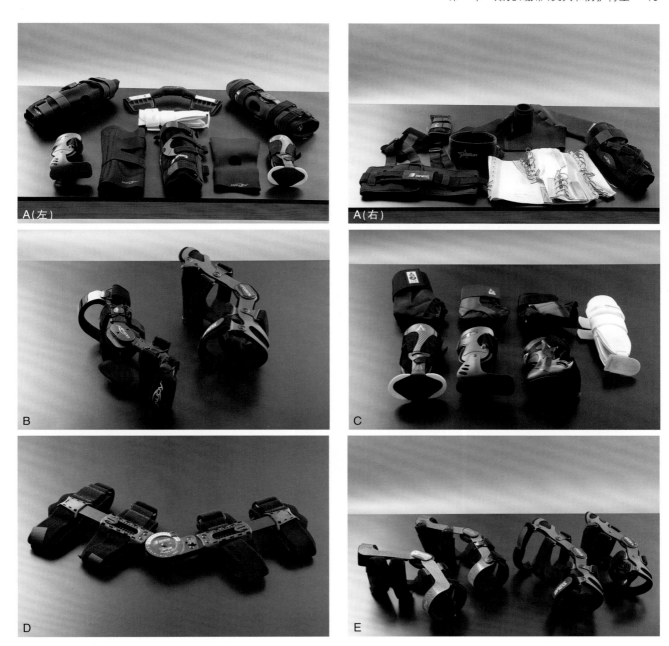

图 1-8 (A)左面是各种通用的下肢支具;右面是各种通用的上肢支具。(B)定制支具。(C)预防型支具。(D)康复型支具。(E)功能型支具。

一样,需要几天的磨合期。

个人的准备工作

清洁并擦干皮肤,以备使用支具。佩戴时的体位由支具类型决定。例如,使用足踝支具时,患者取坐位;使用肩部支具时,患者取站立位。

支具的应用

购买时,每个支具都会有具体的使用说明。为了正确使用和配合,请仔细按照步骤进行操作。偏离步骤可能会对使用者造成伤害。支具技术的一个优点是可以教使用者应用程序,这将减少医疗保健专业人员协助使用所需的时间。一些支具设计允许调整外壳或框架、带子、内垫和铰链,以达到适当的配合。在对支具进行任何调整时,请遵循制造商提供的指南。

支具移位是一个常见的问题,即使配合得当也可能发生。纠正移位的最简单方法是停止活动,并按步骤重新佩戴支具。在支具下使用氯丁橡胶套筒也有助于减少移位。然而,套筒的额外周长可能会影响支具的原始贴合尺寸。在与支具接触的身体部位喷上黏性贴布喷剂也可以减少移位。如果使用黏性贴布喷剂,要监测支具上的束带是否受到喷剂中的化学成分的损害。支具的这一缺点(移位),反过来也是其优点之一,这就是允许调整和重复使用支具。

校际和高中体育协会规定了关于在练习和比赛中使用支具的规则。全国大专院校体育协会(NCAA)[9]和州高中协会全国联合会(NFHS)[10]允许在没有金属或不可弯曲物暴露的情况下佩戴支具。如果有金属或不可弯曲物暴露在外面,则必须用至少 1/2 英寸厚的闭孔、慢回弹泡沫或类似材料覆盖这些区域。许多支具的软垫覆盖物可以通过制造商购买。关于 NCAA 和 NFHS 规则的更全面的讨论,见第 13 章。

拆除支具

大多数支具在使用后可由个人取下。松开束带,将支具从身体部位拆除。有几种支具,如针对肩部不稳定和用贴布直接贴在皮肤上的设计,则确实需要他人协助拆除。

护理

清洁支具,并在两次使用之间,将支具放在通风良好的地方晾干。定期清洁和检查护具。用干净的清水冲洗刚性支具的框架和铰链,然后沥干并晾干。铰链通常不需要润滑。如果需要润滑,请使用聚四氟乙烯干性润滑剂。氯丁橡胶和其他材料的软支具用温和的洗涤剂在冷水中手洗,然后冲净并晾干。不要在烘干机中对背带、衬垫或氯丁橡胶材料的支具进行烘干。监控铰链螺丝和活动部件是否松动和过度磨损。可为许多支具设计提供替换束带和框架内衬。

批判性思维问题 3

一名金属制造者在右膝手术和康复后重返工作岗位。外科医生为其定制了一个功能型膝关节支具,以满足所有工作活动的需要。在过去一周的下午,支具逐渐向远处移位。

➥ 问题:你能做些什么来防止移位?

情景引导

如果个人不再需要支具来提供保护、支撑和(或)固定,则应清洗并保留支具,以便将来使用,或按照制造商的建议作为备件使用。

防护衬垫

防护衬垫(也称为护垫)可用来保护个人免受伤害或进一步伤害。许多运动项目在比赛过程中都需要使用防护衬垫。防护衬垫技术包括从简单的毛毡垫或泡沫到先进的保护装备,如橄榄球员的头盔。

类型

防护衬垫可分为两种基本类型:由柔软的低密度材料制成的衬垫和由硬质的高密度材料制成的衬垫[6](图 1-9)。柔软的低密度材料由于材料中含有空气,所以佩戴轻盈、舒适。这些材料仅在低强度水平上保护个人免受冲击力的影响。相比之下,硬质的高密度材料对身体的舒适度较低,但可以保护个人免受高强度冲击力的影响。这些材料有能力通过变形吸收能量,从而减少冲击力。

柔软的低密度衬垫

医疗保健专业人员使用的柔软的低密度衬垫包括棉布、纱布、斜纹棉布、毛毡垫、泡沫和黏弹性聚合物。这些衬垫有不同的长度、宽度和厚度(见图 1-9A)。大多数衬垫中都有棉布,用于提供温和的填充效果。应用不同厚度的纱布以减少摩擦力或冲击力[5]。使用宽度为 2 英寸、4 英寸、6 英寸,长度为 2 码和 10 码的黏性纱布材料来减少摩擦,覆盖伤口敷料,并将衬垫固定在身体上。斜纹棉布有重型和轻型的弹性与非弹性设计,宽度为 1 英寸、1.5 英寸、2 英寸、3 英寸、7 英寸、9 英寸和 12 英寸,长度为 1 码、4 码、5 码和 25 码。在高摩擦区域使用该材料,以减少对皮肤的刺激。斜纹棉布也可用于许多贴扎技术,以提供额外的支撑。毛毡垫是由羊毛和人造纤维制成,厚度有 1/16 英寸、1/8 英寸、1/4 英寸和 1/2 英寸的片材和 36~108 英寸的卷材。有许多类型可供选择,有的带背胶,有的不带背胶,以提供支撑、保护和压力。毛毡

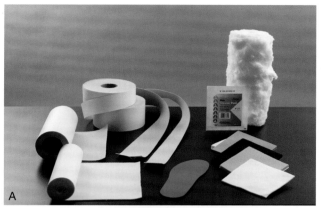

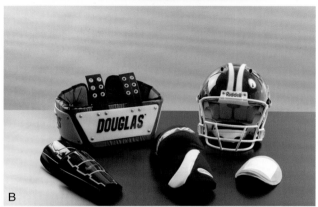

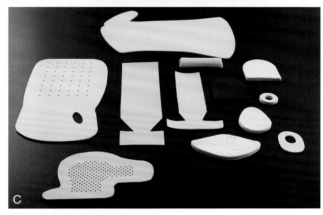

图 1-9　(A)各种柔软的低密度衬垫。(B)各种硬质的高密度衬垫。(C)各种预切割和预成的衬垫。

垫具有吸收性,使材料在活动过程中能够保持不变。

泡沫的厚度为 1/8 英寸、1/4 英寸、3/8 英寸、1/2 英寸、5/8 英寸、3/4 英寸和 1 英寸的片材和 36~108 英寸的卷材,有背胶和无背胶两种。泡沫可能是应用最广泛的填充材料。允许空气从一个空隙转移到另一个空隙的泡沫材料被称为开孔泡沫。这些泡沫在受到压力时能迅速变形或压缩,提供最低限度的减

震性能[6]。开孔泡沫通常用作定制衬垫的内衬。闭孔泡沫不允许空气从一个空隙转移到另一个空隙。这些泡沫对身体的舒适度作用不高,但材料在受到冲击后会迅速恢复原状。闭孔泡沫在低冲击力时提供的缓冲作用比高冲击力时要小[6]。制造商将开孔泡沫和闭孔泡沫结合起来制造各种衬垫。这些衬垫技术将在第 13 章中讨论。

热塑性泡沫是一种可以根据个人情况定制保护的材料。这种材料有 3/16 英寸、1/4 英寸、3/8 英寸、1/2 英寸和 5/8 英寸厚的片材。首先在传统的烘箱中加热材料,然后将其贴合在身体部位。冷却后,材料能保持其形状。必要时,可重新加热和重塑。这些泡沫可用于身体的任何部位,特别是作为刚性铸型的外填充物。

黏弹性聚合物,用于设计内底,防止压力和摩擦力。其中一些鞋垫有黏性背胶,以减少活动时的移位。使用黏弹性聚合物来预防和治疗各种损伤和疾病。

硬质的高密度衬垫

硬质的高密度衬垫由聚碳酸酯、塑料、热塑性塑料和铸造材料制成(见图 1-9B)。许多头盔设计中都使用聚碳酸酯材料来建造外壳。通用的衬垫设计(如肩垫)使用高密度塑料作为外壳。这些材料都可以在通用的设计中使用,也可以用于定制的衬垫技术。

对于定制的衬垫,购买厚度为 1/16 英寸、3/32 英寸、1/8 英寸和 3/16 英寸的塑料或橡胶制成的热塑性材料。将这些材料在 65.5~76.6℃的温度下加热 35 秒~1 分钟,使材料变得柔韧,以便与身体部位成型。使用水、微波炉或加热枪作为加热源,最常用的热源是水胶机。专业人员有 1~5 分钟的时间来塑造材料,然后热塑性塑料才会冷却并变硬。制造过程中使用的材料和材料厚度将影响加热和成型时间。使用热塑性塑料来保护、支撑和用夹板固定身体的多个部位。

由玻璃纤维或高分子绷带制成的铸造材料也可以用来保护、支撑和用夹板固定身体的各个部位。玻璃纤维材料比高分子材料更受大多数保健专业人员的青睐,这是因为其使用方便,清理时间少。

许多柔软的低密度衬垫和硬质的高密度衬垫都是通用的设计。斜纹棉布、毛毡垫、泡沫、黏弹性聚合

物和热塑性材料有预切割和预成型衬垫设计(见图1-9C)。例如,制造商可提供各种尺寸和厚度的斜纹棉布制成的足底筋膜和足趾绷带、毛毡足跟垫和足弓垫、泡沫垫、黏弹性聚合物矫形器,以及热塑性拇指穗形绷带和腕背伸夹板。这些预切割和预成型的衬垫可以减少应用和制造时间,或许还可以减少材料的浪费。

回弹力

软硬材料的不同回弹力将决定其承受冲击力的能力[6]。在冲击后,高弹性材料的衬垫会恢复其形状。因此,在经常受到冲击的身体部位使用这些高弹性材料的衬垫为宜。而恢复速度慢、不回弹材料的衬垫,可用于偶尔受到冲击的身体部位。

目的

使用防护衬垫技术可以:

- 受伤时,提供支撑和保护。
- 在对损伤进行治疗和康复时,提供支撑和保护。
- 在对损伤进行治疗和康复时,提供压力以减少积液和肿胀。

应用建议

以下建议将有助于应用防护衬垫技术。

个人的准备工作

由于大多数防护衬垫技术需要用贴布和(或)绷带来将衬垫固定在身体上,因此个人的准备工作应遵循贴布和绷带应用指南。

防护衬垫的应用

通用的衬垫和定制的衬垫可以用各种方法连接到身体上。这里简要讨论的 3 种技术将在后面的章节中详细介绍。当使用贴布时,衬垫被放置在皮肤膜或自粘性绷带上。弹性贴布是用来将衬垫以圆形或螺旋形的方式固定在身体部位(见图9-12)。非弹性贴布也可以松散地缠绕在衬垫周围作为固定点。弹性绷带也可以用来贴上衬垫(见图8-14)。衬垫的大小和涉及的身体部位将决定绷带的宽度和长度。弹性贴布用于固定绷带。在某些技术下,直接将衬垫贴在皮肤上(见图8-10)。使用黏性贴布喷剂和重型弹

性贴布可以减少活动时衬垫的移动或滑落。每天将贴布直接贴在皮肤上时要小心,因为可能发生过敏反应和皮肤创伤。

定制防护衬垫

衬垫的设计可以针对不同的身体部位进行定制。为了避免材料的浪费,请先用纸样(图1-10)。

有些厂家在材料中提供纸样,以帮助制作。衬垫的设计也可以直接在材料上勾勒出身体部位形状,然后用绷带剪刀剪修。例如,人踩在一块毛毡垫或泡沫上,以勾勒出足的轮廓。

制作一个定制的热塑性衬垫需要几种材料和物品(图1-11)。首先,根据形状、阻力和厚度来选择合适的热塑性材料。然后,使用柔软的低密度泡沫来填充衬垫的内部。额外的物品包括绷带剪刀、加热源、1英寸或 1.5 英寸的非弹性贴布、2 英寸或 3 英寸的弹性贴布、弹性绷带、1/4 英寸或 1/2 英寸的毛毡垫和黏性贴布喷剂。

> **情景引导**
>
> 如果在设计和(或)制作定制的热塑性材料的衬垫时出现错误,导致产品与患者不匹配,则请保存这些材料,以便在设计另一个衬垫时使用。

强制性的防护衬垫

全国大学生体育协会(NCAA)[9]和 NFHS[10]制订了规则,规定在练习和比赛中使用强制性防护装备。需要使用强制性防护装备的运动项目,包括棒球、击剑、曲棍球、橄榄球、冰上曲棍球、长曲棍球、步枪、足球、滑雪、垒球、田径(撑杆跳箱上的衬垫)、水球和摔跤。目前,篮球、体操、游泳和跳水、排球没有关于强制性防护装备的规定。在第 13 章中,将对防护装备进行更深入的讨论。

防护衬垫[9-10]禁止使用玻璃纤维、熟石膏、金属或其他不柔韧的材料,除非它们被至少 1/2 英寸厚的闭孔、慢回弹泡沫或类似材料覆盖。此外,这些坚硬的、无柔韧性的材料只能用于防护现有的损伤,必要时可能需要医生的书面证明。防护衬垫不能对运动员或其对手造成危险。现场裁判员或官员有权判断是

否允许在比赛中使用防护衬垫。在比赛开始前,找裁判员或官员获得防护衬垫的批准。这样一来,如果发现不能使用衬垫,就有时间在比赛前进行必要的修改。

移除防护衬垫

强制性防护衬垫的移除通常由运动员在使用后

| 第1步: | 用纸盖住要填充的区域(见图 1-10A)。 |

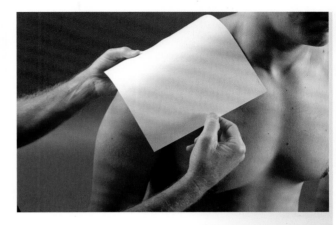

图 1-10A

| 第2步: | 根据该技术的目标绘制、裁剪和成型(见图 1-10B)。 |

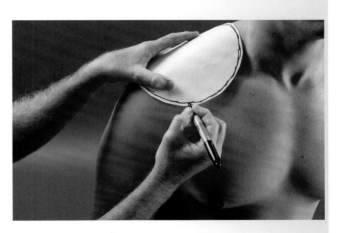

图 1-10B

| 第3步: | 将纸铺在填充材料上,用尖笔勾勒出图案(见图 1-10C)。 |

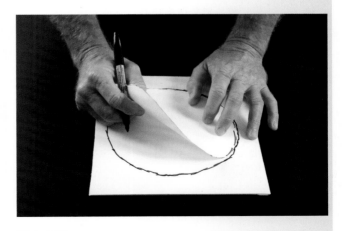

图 1-10C

第1步： 剪下一块比受伤部位稍大的 1/4 英寸或 1/2 英寸的毛毡垫(见图 1–11A)。

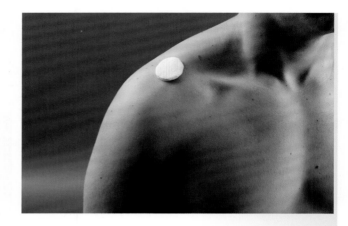

图 1–11A

第2步： 采用非弹性贴布将毛毡垫直接粘贴在受伤部位(见图 1–11B)。

　　若没有纸样可用,可直接在衬垫上设计图案。然后按照设计图案,裁剪一块热塑性材料。加热要用有利于裁剪的热塑性材料,一般按照制造商的说明进行加热即可。若使用水作为加热源,加热时需取下材料,置于毛巾上以去除多余的水分。

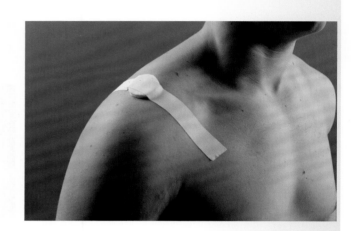

图 1–11B

第3步： 将加热好的热塑性材料放在衬垫上,用手轻轻按压衬垫四周使其与身体表面贴合(见图 1–11C)。

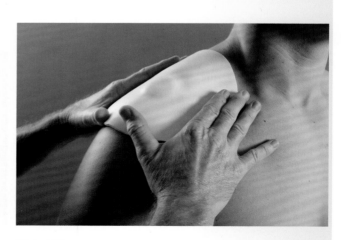

图 1–11C

第 4 步： 使用弹性绷带以圆形或螺旋形缠绕于患处来固定(见图 1-11D)。

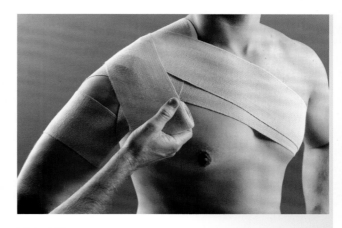

图 1-11D

第 5 步： 用双手将绷带轻压至身体上(见图 1-11E)。请注意热塑性材料冷却的时间，如过长，可在热塑性材料上敷加冰袋以缩短冷却时间。

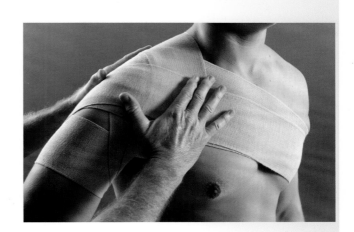

图 1-11E

第 6 步： 当热塑性材料冷却后，小心地取下弹性绷带。拆解前,先检查热塑性材料以保证其形状和轮廓。用记号笔在材料上标出需要修剪的区域(见图 1-11F)。

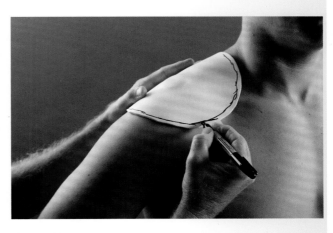

图 1-11F

(待续)

第 7 步：从身体表面取下热塑性材料。用绷带剪刀修剪材料，去除多余或毛糙的边缘（见图 1-11G）。再次将修剪过的材料放在身体部位上，以确保贴合。如果不贴合，可能需要再次进行修剪。

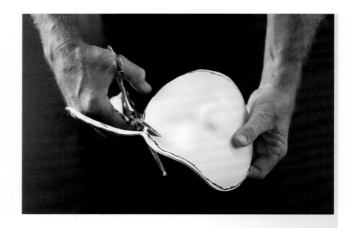

图 1-11G

第 8 步：当热塑性材料的内表面完全干燥后，将热塑性材料放在柔软的低密度泡沫上，并勾勒出比材料大 1/2 英寸的区域（见图 1-11H），然后剪下一块泡沫。

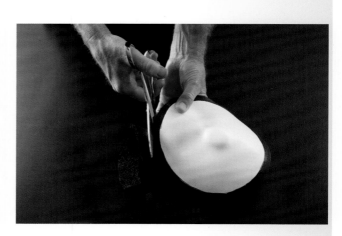

图 1-11H

第 9 步：如果使用黏性泡沫，则需要去除背衬，将泡沫贴在热塑性材料的内表面。此外，应在热塑性材料的内表面和与材料接触的泡沫侧涂抹橡胶胶泥或其他无毒胶泥。涂抹好胶泥后，将泡沫附着在材料的内表面（见图 1-11I）。泡沫应从热塑性材料的两侧向外延 1/2 英寸。这种额外的填充物可防止半刚性的热塑性材料对皮肤的刺激和可能造成的伤害。

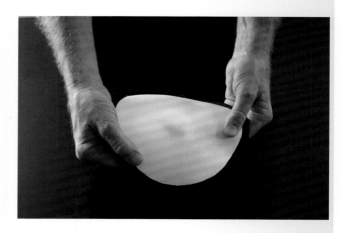

图 1-11I

第 10 步: 使用绷带剪刀将泡沫从毛毡垫的凸起区域剪开(见图 1-11J),这个凸起区域可以将冲击力从受伤部位分散到毛毡垫的外缘,防止受伤部位进一步的损伤。

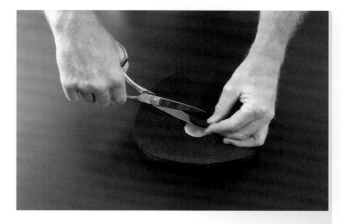

图 1-11J

第 11 步: 剪下弹性贴布来固定衬垫,并使其边缘平直。将弹性贴布以正方形的方式放在衬垫的上方,然后再放在底部边缘(见图 1-11K)。

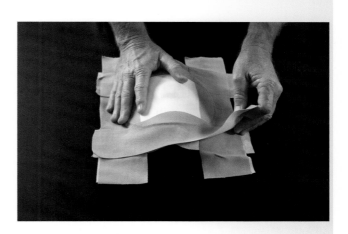

图 1-11K

第 12 步: 应将贴布条贴在热塑性材料上,并超出泡沫至少 1/4 英寸(见图 1-11L)。用手指将上、下贴布条粘在一起。

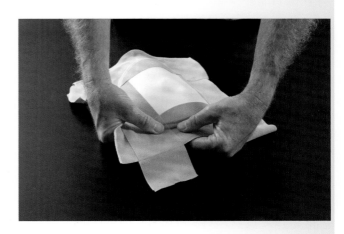

图 1-11L

(待续)

第 13 步： 修剪衬垫周围的贴布边缘，使其平滑，留出足够的贴布以保持黏合（见图 1–11M）。弹性贴布可防止泡沫在重复使用后与热塑性材料分离。

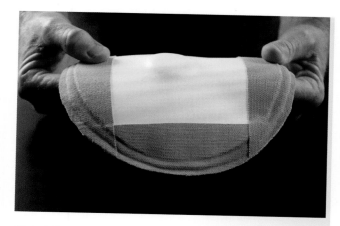

图 1–11M

完成，但拆除用贴布或弹性绷带固定在身体部位的特制防护衬垫可能需要助手帮助，使用绷带剪刀或切割器来剪断用来固定的贴布。拆开弹性绷带后，可重复使用。如前所述，取出直接贴在皮肤上的衬垫。斜纹棉布比其他材料粘贴地更紧密，尤其是在身体承重部位使用时。从足底表面去除时，要特别小心。移除方式与移除贴布的方式相同。使用去除贴布的溶剂可能会有帮助。

> **批判性思维问题 4**
>
> 　　一名足球运动员的左手拇指尺侧韧带二度扭伤。如果这名运动员将受伤的左手拇指置于半硬性拇指护具中，你的队医会允许他回到赛场吗？
>
> ➡ **问题：** 你应该怎么做才能符合 NCAA 和 NFHS 的规定？

关键点

　　这部分内容主要介绍了在应用贴扎、绷带、支具和防护衬垫技术时，"不应该做什么"或"需要注意的事情"。理解这些要点来避免常见的错误。

贴布

- 贴布一定要重叠 1/2 的宽度，以避免出现缝隙和不一致的张力。
  - 贴布之间的缝隙会夹住下面的皮肤，导致水疱或撕裂。这些伤口被称为贴布伤口。
  - 张力不一致会让底层皮肤透过贴布鼓起，造成水疱或撕裂。一般来说，至少贴两层贴布即可。
- 避免贴在皮肤旁边的贴布层出现褶皱。
  - 贴布中的褶皱会增加局部皮肤的张力，导致水疱或撕裂。
- 在粘贴布时，要重点注意粘贴角度的正确性。
- 粘贴角度必须遵循人体轮廓，防止软组织收缩异常或活动范围受限。
- 在应用过程中要持续监测滚动张力。学生经常会问，"贴布需要贴多紧？"从技术目标考虑，应该紧贴身体部位，并使个人感到舒适。例如，虽然正确应用肘部超伸贴扎技术会限制肘部的伸展，但弹性贴布固定点放在上臂近端周围，可能会导致肱二头肌的轻度收缩。

绷带

- 与贴布类似，将绷带重叠包扎，避免出现缝隙和不一致的张力。
- 缝隙或不一致的张力会影响受伤区域的机械压力，积液会在这些区域积聚导致肿胀，降低了技术的有效性。

支具

- 在使用支具时，要严格按照制造商的使用说明进行。

　　○在使用过程中遗漏或颠倒一个步骤，可能会改变支具的预期目的或适体性。例如，不适当地使用功能型膝关节支具可能会使活动范围超出愈合过程的极限，使个人容易受到进一步的伤害。

　　●在调整或改变支具时，要谨慎。

　　○剪断或重新定位带子、使用贴布固定或修剪支具外壳，可能会影响支具的结构设计。如有疑问，请咨询支具制造商。

防护衬垫

　　●在防护衬垫的设计和制作中，应使用适当的材料。根据密度、弹性和厚度选择材料。

　　○用于扭伤或挫伤后的肩关节衬垫需要几种类型的材料。衬垫的外壳可使用硬的高密度热塑性材料，而衬垫内侧则可使用低密度泡沫。这是因为仅使用低密度泡沫不能有效地防护高冲击力。

循证实践

　　正如本章所讨论的，循证实践(EBP)是通过5个步骤完成的，包括最佳证据，临床医生的专业知识，以及将患者的目标、偏好纳入对患者的临床决策中。理解并实践这些步骤是将你的发现有效地应用于临床实践的必要条件。与你的临床导师和团队成员一起利用这个实践来发展与EBP相关的知识和技能。在接下来的章节结尾，"循证实践"将提出一个临床案例，并为你提供在EBP过程中提高技能的机会。

　　EBP的步骤是：①制订临床相关的问题；②寻找最佳证据；③评估和评价证据；④将证据落实到患者的临床实践中；⑤评估干预措施对患者结局的影响。

临床问题

　　EBP过程的第一步是制订一个相关的临床问题并予以解答。在临床现场，仔细观察运动员和患者使用和应用的贴扎、绷带、支具和衬垫技术。问自己一些问题，如"哪种技术对预防踝关节内翻扭伤最有效？""氯丁橡胶护膝对半月板撕裂有益吗？""防止肩锁关节损伤的最佳方法是什么？"或"如何向对贴布和氯丁橡胶过敏的运动员的掌指关节提供保护？"利用这些例子或临床现场的具体情况或问题，制订3~5个与临床相关的问题，必须包括患者的群体情况和需要解决的问题、干预措施、对比干预措施(如果相关的话)及预期的临床结果。例如，"侧方约束支具能减轻壁球运动员的

慢性肱骨外上髁炎的疼痛吗？"在解决问题的过程中寻求你的导师和团队的帮助。

寻找证据

　　通过搜索现有的最佳证据，找到临床相关问题的答案。从临床出发而形成问题，并在你的导师和(或)图书馆工作人员的协助下制订一个搜索策略，该策略应包括搜索术语、搜索限制、电子数据库和在线及印刷期刊的搜索。以临床问题为例，"侧方约束支具能减轻壁球运动员的慢性肱骨外上髁炎的疼痛吗？"搜索词可以包括外上髁炎、肘带支具和减少疼痛。搜索限制可能包括随机对照试验、研究参与者的年龄限制以匹配你的患者人群，以及在过去3~5年内发表的研究。那些最相关、最容易获取的数据库和期刊数据库，可以搜索到高质量的证据来解决临床问题。使用策略并进行搜索，搜索的结果可能是多种多样的。并且记住，采用来自专家意见或临床经验的证据来指导临床决策。制订一份搜索引文、摘要和文章的清单，并对每篇文章进行彻底审阅，以确定那些与临床问题最相关的文章。审阅后，获取所选研究和综述的完整文章。

评估证据

　　需要进行严格的评估，以确定证据对临床实践的价值。从搜索中选择3项研究，并带着这些问题对每项研究进行评估，"研究结果是否有效？"例如，患者是否随机化？研究是否进行了盲法处理？

是否有完整的随访？"实际结果是什么？"例如，治疗效果如何？各项研究的结果是否相似？结果的临床和(或)统计学意义是什么？"这些研究结果与自己的患者是否有临床相关性？"例如，研究的纳入者是否与自己的患者群体相似？该干预措施是否具有成本效益？自己的患者是否能从干预措施中获益？寻求你的团队的帮助，因为这是 EBP 过程中最需要判断力和经验的一步。为每项研究准备一份问题答案的摘要。综合研究结果和评估，以确定对临床实践的影响。

落实证据

在评估之后，你必须决定是否能将证据落实到临床实践中。让你的导师和团队参与进来，并认真检查和整合现有的证据、你的临床经验和患者的目标及偏好，以确定在临床现场的临床行动方案。例如，一种新的贴扎、绷带、支具或衬垫技术有证据支持，但研究对象的年龄和身体状况与你的患者群体不匹配；因此，这项新技术不能加以实施，而是要考虑其他干预措施。另一种临床情况下，根据医生过去的经验和患者的成功结果，一些没有既往研究支持的贴扎、绷带、支具或衬垫技术可以继续对患者使用，并得到好的结果。

评估结果

EBP 过程的最后一步是评估干预措施对患者结果的影响。例如，EBP 过程的效果如何？临床问题是否得到了解答？搜索是否产生了高质量的证据，是否对证据进行了严格评估？是否整合了现有证据、临床医生的专业知识和患者的目标及偏好，做出了合理的临床决策？该临床决策是否为患者带来了成功的结果？你在 EBP 过程中的体验是什么？通过这些问题，并针对临床上患者提出的其他问题，找出每个问题的答案，评估你的表现和临床结果。让你的导师和团队成员参与讨论这些问题的答案，以及 EBP 如何提高你的技能来改善对患者的保护。

结语

- 找到的最佳证据、临床医生的专业知识和患者的目标及偏好，应指导患者临床的治疗决策。
- 应用非弹性、弹性贴布和高分子绷带来支撑和限制活动范围，并固定绷带、防护衬垫和敷料。
- 贴布是用手撕或用绷带剪刀剪断的。
- 贴布通常直接贴在皮肤上，或贴在皮肤膜、自粘性绷带或高分子绷带上。
- 用手或用绷带剪刀或切割器将贴布从身体上除下。
- 使用绷带来提供压力和支撑，限制活动范围，并固定防护衬垫和敷料。
- 有几种方法可以用来防止绷带的移位、滑落或过紧。
- 固定在体表的绷带，拆开或切开即可取下。
- 通用的和定制的支具可提供支撑、保护和固定，并限制活动范围。
- 使用支具时，请按照制造商提供的说明书进行操作。

- 柔软的低密度衬垫和硬质的高密度衬垫可提供支撑、保护和固定。
- 防护衬垫可通过多种方式应用于人体。
- NCAA 和 NFHS 的规定为，在练习和比赛中，所有暴露在外面的非柔韧材料都必须有防护衬垫。
- 在使用贴扎、绷带、支具和防护衬垫之前，清洁并擦干患者的皮肤，然后根据技术目标锚定应用部位。
- 重叠贴布和绷带，避免在使用过程中出现缝隙、褶皱和不一致的张力。

相关链接

Active Ankle Systems

http://www.activeankle.com

- 该网站是支具制造商在线目录的网站，并提供损伤的预防和处理、支具安装和订购信息。

Andover

http://www.andoverhealthcare.com/sports/sports_
medicine_ products.html

- 该网站提供有关各种贴布、自粘性绷带等演示和示范的信息，这些资源多用于大学教授和学生。

Breg

http://www.breg.com

- 该网站是一个为制造商提供在线目录的网站，并提供预防型、康复型和功能型支具的规格信息。

BSN Medical

http://www.bsnmedical.com/

- 该网站可以获取关于贴扎、绷带、支具、防护衬垫和伤口护理相关产品的信息。

DJO

http://www.djoglobal.com/

- 该网站是一个为制造商提供在线目录的网站，提供有关预防型、康复型和功能型支具及防护衬垫的研发以及安装信息。

Hartmann

http://us.hartmann.info

- 该网站是一个为制造商提供在线目录的网站，提供有关各种贴扎、绷带、支具、防护衬垫及伤口护理相关产品的信息。

Johnson和Johnson

http://www.jnj.com/

- 该网站为患者和学生提供了关于贴扎、绷带、防护衬垫和伤口护理产品及教育资源的信息访问。

Medco

http://www.medco-athletics.com/

- 该网站是运动医学产品在线目录的网站，包括贴扎、绷带、支具和防护衬垫。

MedSpec

http://www.medspec.com

- 该网站是一个为支具制造商提供在线目录的网站，并提供安装和订购信息。

Sports Health

http://www.sportshealth.com/

- 该网站是运动医学产品在线目录的网站，并提供安装、订购信息和教育材料及资源。

3M

http://www.3m.com

- 该网站提供了关于贴扎、绷带、防护衬垫、伤口护理产品和教育材料及资源的相关信息。

Ultra Ankle

http://www.ultraankle.com

- 该网站是一个为支具制造商提供在线目录的网站，并提供配件和订购信息。

扩展阅读

关于循证医学的补充信息

- Straus, SE, Glasziou, P, Richardson, WS, and Haynes, RB: Evidence-Based Medicine: How to Practice and Teach It, ed 4. Elsevier Churchill Livingstone, Philadelphia, 2011.
- Greenhalgh, T: How to Read a Paper: The Basics of Evidence-Based Medicine, ed 5. BMJ Books, UK, 2014.
- Centre for Evidence-Based Medicine (Toronto) http://ktclearinghouse.ca/cebm
- Duke University Medical Center Library & Archives, Evidence-Based Practice http://guides.mclibrary.duke.edu/ebm

关于评分表的补充信息

- Ebell, MH, Siwek, J, Weiss, BD, Woolf, SH, Susman, J, Ewigman, B, and Bowman, M: Strength of recommendation taxonomy (SORT): A patient-centered approach to grading evidence in the medical literature. Am Fam Physician 69:548-556, 2004.
- Jadad, AR, Cook, DJ, Jones, A, Klassen, TP, Tugwell, P, Moher, M, and Moher, D: Methodology and reports of systematic reviews and meta-analyses. JAMA 280:278-280, 1998.
- Moher, D, Cook, DJ, Jadad, AR, Tugwell, P, Moher,
- M, Jones, A, Pham, B, and Klassen, TP: Assessing the quality of reports of randomized trials: Implications for the conduct of meta-analyses. Health Technol Assess 3:i-iv, 1999.
- Jadad, AR, Moher, D, and Klassen, TP: Guides for reading and interpreting systematic reviews, II: How did the authors find the studies and assess their quality? Arch Pediatr Adolesc Med 152:812–817, 1998.

关于结果评估的补充信息

- Synder, AR, Parsons, JT, Valovich McLeod, TC, Bay, RC, Michener, LA, Sauers, EL: Using disablement models and clinical outcomes assessment to enable evidence-based athletic training practice, part I: Disablement models. J Athl Train 43:428–436, 2008.
- Valovich McLeod, TC, Synder, AR, Parsons, JT, Bay, RC, Michener, LA, Sauers, EL: Using disablement models and clinical outcomes assessment to enable evidence-based athletic training practice, part II: Clinical outcomes assessment. J Athl Train 43:437–445, 2008.

循证医学电子数据库免费访问

- Cochrane Library http://www.cochrane.org/
- MEDLINE/PubMed http://www.nlm.nih.gov/bsd/pmresources.html
- The Joanna Briggs Institute http://joannabriggs.org/
- PICO searching http://pubmedhh.nlm.nih.gov/nlmd/pico/piconew.php
- PubMed Health http://www.ncbi.nlm.nih.gov/pubmedhealth/
- PEDro http://www.pedro.org.au/
- Centre for Evidence-Based Medicine(Oxford) http://www.cebm.net/
- Google Scholar http://scholar.google.com/
- Agency for Healthcare Research and Quality http://www.ahrq.gov/
- Bandolier http://www.medicine.ox.ac.uk/bandolier/
- Hooked on Evidence http://www.hookedonevidence.com/
- Evidence-Based Medicine http://ebm.bmj.com/

循证医学电子数据库订阅服务

- CINAHL https://www.ebscohost.com/
- SPORTDiscus https://www.ebscohost.com/academic/sportdiscus-with-full-text
- DynaMed http://www.dynamed.com/home/
- ProQuest Health and Medicine http://www.proquest.com/libraries/academic/health-medicine/
- Taylor & Francis Online http://www.tandfonline.com/
- ScienceDirect http://www.sciencedirect.com/eBook Collection https://www.ebscohost.com/ebooks/academic/subscriptions/academic-ebook-subscriptions

Beam, JW: Recognition and management of soft tissue injuries. In Miller, MG, and Berry, DC (eds): Emergency Response Management for Athletic Trainers (eBook), ed 2. Wolters Kluwer, Philadelphia, 2016, pp 311–346.

参考文献

1. Sackett, DL, Rosenberg, WM, Gray, JA, Haynes, RB, and Richardson, WS: Evidence based medicine: What it is and what it isn't. BMJ 312:71–72, 1996.
2. Steves, R, and Hootman, JM: Evidence-based medicine: What is it and how does it apply to athletic training? J Athl Train 39:83–87, 2004.
3. Fineout-Overholt, E, Melnyk, BM, and Schultz, A: Transforming health care from the inside out: Advancing evidence-based practice in the 21st century. J Prof Nurs 21:335–344, 2005.
4. Straus, SE, and Sackett, DL: Using research findings in clinical practice. BMJ 317:339–342, 1998.
5. Prentice, WE: Arnheim's Principles of Athletic Training: A Competency-Based Approach, ed 15. McGraw-Hill, Boston, 2014.
6. Anderson, MK, and Parr, GP: Foundations of Athletic Training: Prevention, Assessment, and Management, ed 5. Lippincott Williams & Wilkins, Philadelphia, 2013.
7. Wilkerson, GB: Biomechanical and neuromuscular effects of ankle taping and bracing. J Athl Train 37:436–445, 2002.
8. Fleming, BC, Renstrom, PA, Beynnon, BD, Engstrom, B, and Peura, G: The influence of functional knee bracing on the anterior cruciate ligament strain biomechanics in weightbearing and nonweightbearing knees. Am J Sports Med 28:815–824, 2000.
9. National Collegiate Athletic Association: 2014–15 Sports Medicine Handbook, 25th ed. NCAA, Indianapolis, 2014. http://www.ncaapublications.com/productdownloads/MD15.pdf.
10. National Federation of State High School Associations: 2015 Football Rules Book. National Federation of State High School Associations, Indianapolis, IN, 2015.

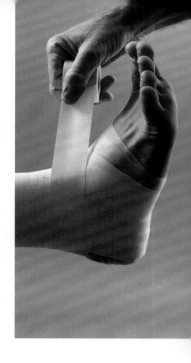

第 **2** 章

贴扎、绷带、支具和防护衬垫的工具设计

学习目标

1.阐述贴扎、绷带、支具和防护衬垫应用区域的人体工程学原理。

2.阐述贴扎、绷带、支具和防护衬垫应用区域的设计方案和结构时的注意事项。

3.解释并演示基于循证医学的实践,为设施中的应用区域选择合适的位置,用于应用贴扎、绷带、支具和防护衬垫。

在医疗保健机构中,应仔细考虑用于贴扎、绷带、支具和防护衬垫技术的空间。无论是在新的结构中还是在现有结构中开发空间,都需要解决几个设计方面的问题。在学校、校际和专业体育设施中,通常将此空间称为贴扎区。由于患者对此技术应用的需求降低,导致在其他医疗机构(如诊所)通常没有专用的空间来设置贴扎区。在我们的讨论中,应用区域指的是专门用于应用贴扎、绷带、支具和防护衬垫技术的设施空间。

应用区域的设计应基于循证医学,特别是人体工程学原则。在 Taber 的《医学大词典》(第 839 页)[1]中,人体工程学被定义为:"以提高人类效率和幸福感的方式,使工作符合人的解剖学、生理学和心理学特征的科学。"那些负责应用贴扎、绷带、支具和防护衬垫技术的医疗保健专业人员,有着诸多不同的身高和体型。因此,空间和桌子的设计应该适应这些差异。人体工程学的目的是提供一个高效、健康、安全的工作环境。通过对新设施建设或现有设施改造的精心规划,可以实现这一目的。

规划新的建设或改造设施的应用区域也应该直接考虑到当前和未来的项目需求及结构上的需求。项目需求,如需要日常技术应用的人数,可用的时间和人员及长期计划,将有助于决定家具和空间。学校、校际和专业体育设施的应用区域通常是最拥挤的空间,特别是在训练和比赛之前的高峰期。这些设施中的应用区域应靠近出入口的地方,以方便出入。完成贴扎、绷带、支具和防护衬垫技术的时间常常受到预定的练习、比赛和预约时间表的影响。需要注意的是,充分配备熟练应用这些技术的医疗保健专业人员也是一个重要的考虑因素。

在确定当前需求后,尝试根据制订的战略计划进行长期预测,如未来对设施进行的翻新或增加人员或运动队。随着活跃人群对医疗保健的兴趣不断增长,需要使用贴扎、绷带、支具和防护衬垫技术的空间也将增加。

评估项目需求后,要考虑应用区域的结构需求。结构因素包括:贴扎台设计、储物区、工作台、座位、地板、墙壁和天花板覆盖物,以及电气、管道、通风和照明系统的设计。

贴扎台和工作台

在应用区域使用的贴扎台和工作台可以购买或制成各种尺寸和形状,以适应个体差异和空间限制(图2-1)。

- 在没有空间限制的地方摆放多个单独的贴扎台或工作台(见图2-1A)。
- 在不规则或有限空间的区域使用定制的贴扎台或工作台,以适应墙壁之间的角落,或在多层设施中作为支撑梁(见图2-1B)。

在应用人体工程学原理时,贴扎台和工作台的高度应为30~40英寸,以适应不同高度的医疗保健专业人员和患者的位置。一些贴扎、绷带、支具和防护衬垫技术要求患者采取坐位,而其他技术则要求患者坐在贴扎台或工作台前。根据个人的需要进行设计,贴扎

情景引导

如果个别贴扎台的高度需要调整以适应不同高度的工作人员,则可以考虑在贴扎台下面放置木块或木板,以形成所需高度的稳定底座。

台和工作台的宽度应为2~3英尺(1英尺=30.48cm)。贴扎台和工作台面应该用耐用、易于清洁的材料。

许多设施使用乙烯基材料的防护衬垫来增加舒适度。

贴扎台和工作台的重要功能之一是为贴扎、绷带、支具和防护衬垫用品提供存储空间(图2-2)。

- 当使用单独的贴扎台和工作台时,两者下面的内置储物柜或放在台子之间的手推车可以方便地取用材料(见图2-2A)。
- 带抽屉的工作台位于独立的贴扎台和工作台之间,这是另一种选择(见图2-2B)。

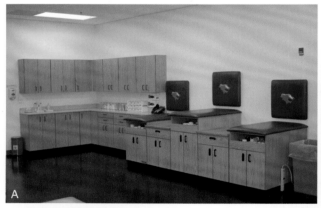

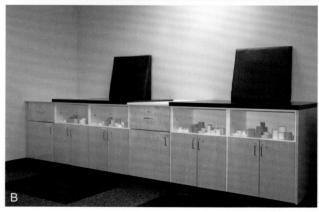

图2-1 (A)一个运动训练中心摆放的多个工作台。(Courtesy of Georgian Court University, Lakewood, NJ, and Hausmann Industries, Northvale, NJ.)(B)位于两堵墙之间的定制贴扎台。

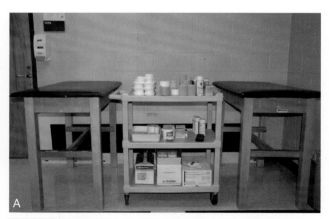

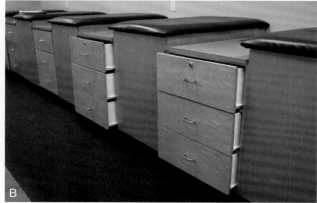

图2-2 (A)位于两个工作台之间的手推车。(B)带抽屉的工作台位于贴扎台之间。

在操作之前，充足的台面空间可以使我们提前准备并摆放好物品。通常来说，定制的贴扎台或工作台都有存储空间。在设计这些存储空间时，允许存储特定尺寸或类型的贴扎、绷带、支具和防护衬垫，以帮助及时、有效地应用技术。在设计贴扎台和工作台上的一切存储空间时，要考虑到易于使用。

在完成贴扎、绷带、支具和防护衬垫技术后，应立即对贴扎台或工作台进行清洁和消毒。虽然大多数医疗机构不在应用区域治疗开放性伤口，但是接触血源性病原体时，应对此加以考虑。职业安全与健康管理局(OSHA)[2]已制订了血源性病原体的标准，医疗机构应遵守这个通用的预防措施，以保护医疗保健专业人员和患者。

要点

OSHA[2]指南指出："雇主应确保工地保持清洁卫生。雇主应根据设施内的位置、待清洁表面的类型、现有土壤的类型和该区域内正在执行的任务或程序，确定一份合适的书面清洁时间表，并实施去污流程。受污染的工作区域表面，须在完成程序后用合适的消毒剂进行消毒。当工作区域表面被严重污染时或在任何血液或其他潜在感染性物质溢出后，须立即或在可行的情况下尽快消毒；如工作区域表面自上次清洁后可能受到污染，须在轮班结束时消毒。"

批判性思维问题1

你正在为设施中的应用区域的翻新制订计划。可用空间允许你考虑使用多个单独的贴扎台。
➡ 问题：在贴扎台的设计中，你应该考虑哪些循证医学和人体工程学原理？

储存

以下建议可有助于正确地储存贴布、绷带、支具和防护衬垫。

贴布

校际和专业运动队每年可能购买 100~500 箱贴布，这需要大量的存储空间。而存储空间的类型是关键。非弹性贴布和弹性贴布的储存和处理可以决定其在准备使用时的有效性(图 2–3)。应将贴布保存在阴凉、防潮的环境中。如本章后面所述，用于储存的房间或区域还应配备良好(足够)的通风系统。贴布通常是按箱购买，或者是根据类型和尺寸，每盒或每箱包括 16~24 卷。将贴布存放在原来的盒子或箱子里，并将盒子或箱子的顶部朝上，底部朝下堆放。若将盒子或箱子的侧面或底部朝上堆放，可能使贴布卷产生压痕。这些压痕可被视为"擦伤"，在使用过程中可能影响滚动张力。许多制造商在盒子或箱子中放置贴布隔板或卷筒支架，以保护单个卷筒在储存期间不受损坏(见图 2–3A)。当从盒子或箱子中取出贴布时，在使用前也会造成损坏。挤压或胡乱存放会造成卷筒侧面压力过大，产

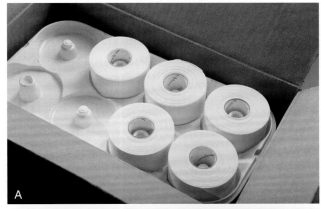

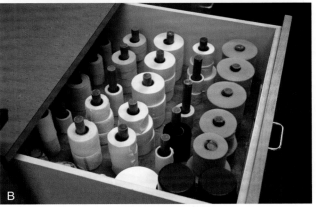

图 2–3　(A)用卷筒支架储存贴布。(B)用木楔储存贴布。

生压痕。将贴布堆放在单独的贴扎台和工作台上，或放置在定制的木楔上（见图 2-3B）。

当带着贴布旅行时，请将其存放在原包装盒或包装箱中，或存放在避免过大压力和高温的地方。许多校际和专业团队都使用专门用来存放贴布的箱子，以使医疗包中携带的贴布免受阳光直射。高温和潮湿也会损坏贴布。

非弹性贴布和弹性贴布的储存期限为 1 年。虽然贴布没有保质期，但时间长了会对胶黏剂质量和张力产生不利影响，导致使用困难。定期盘点存货，必要时更换存货。

将成卷的贴布保存在密封袋中，放置在阴凉干燥的地方。与非弹性贴布和弹性贴布不同，高分子绷带存在有效期。过期后，使用高分子绷带可能会导致固化时间缩短、固化不完全或卷筒上的玻璃纤维材料过早硬化。

绷带

弹性绷带和布类绷带通常存放在应用区域的贴扎台和工作台上。两者的抽屉可以按不同尺寸或长度分开存放绷带，以方便取用。储存和处理自粘性绷带的方式与非弹性贴布和弹性贴布相同。

按照 OSHA[2]血源性病原体的标准清洁弹性绷带和布类绷带。在适当的清洗和干燥后，将绷带卷起来以便下次使用。可以购买手动装置来卷绷带，建议将其用于布类绷带以防止褶皱。在我们手动来卷弹性绷带前，要确保绷带是完全干燥的。如果要清洗多个绷带，请将绷带绑在一起或将其放在网袋中，以防止缠结。

注意事项

收集用过的绷带，将其纵向放置在贴扎台或工作台的表面。用 1 英寸的非弹性贴布，将绷带的一端紧紧缠绕。每增加 24~36 英寸，则继续用贴布缠绕绷带。因为绷带的长度很可能不一样，所以要尽可能多地将其缠绕在一起。然后将其洗干净晾干。等快晾干时，剪断贴布，晾干贴扎区。

还可以用一个大小合适的网袋将绷带装进去，系牢后与毛巾等其他物品一起清洗干净，再晾干。

支具

支具一般放在储藏室或柜子里，然后带到应用区域使用。储存区域应通风、防潮，以防止支具损坏。许多贴扎台和工作台的设计尺寸限制了它们的存储空间。

防护衬垫

柔软的低密度衬垫可以存放在应用区域的贴扎台和工作台上。将防护衬垫按厚度和长度排列在抽屉里。硬质的高密度衬垫和贴布应存放在阴凉、干燥的地方。将小块热塑性材料存放在贴扎台和工作台上，以便在应用过程中方便取用，这可能是一个好主意。

批判性思维问题 2

你的设施中的存储区域有限，而且只有部分区域通风良好。

➡ 问题：你会在这个区域储存哪些贴布、绷带、支具、防护衬垫材料？

情景引导

如果存储空间允许，则将木制托盘直接放在地板上，并将贴布堆放在托盘上，使凉爽、干燥的空气在箱子周围自由流通。

座位

如果应用区域有足够的空间，可以在个人等待时使用贴扎台或工作台，这样应该可以减少人流量。较少的人流量为技术应用提供了额外的移动空间。建造工作台铰链，以便在下面存放用品。使用福米卡或其他耐用、易清洁的材料来建造贴扎台或工作台。

地板

应用区域的地面既要注意外观，又要注意卫生（图 2-4）。当人流量大时，使用附着力强的黏性贴布喷剂、玻璃纤维制造的贴布和水，都会迅速弄脏和损坏地面覆盖物。同时，连续应用技术 1~2 小时可能会

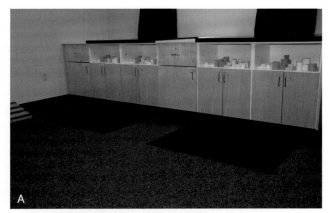

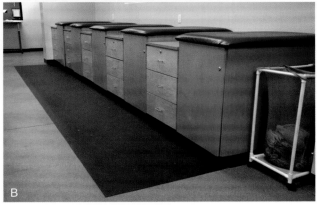

图 2-4　(A)在地毯上铺设防滑地毯垫。(B)铺在瓷砖上的防滑橡胶滑道。

导致背部和下肢疲劳。如果设施内已有地毯,请使用防滑的塑料、橡胶或地毯垫,以减少脏污和损坏,并提供一些缓冲(见图 2-4A)。也可以在瓷砖或乙烯基地板上使用防滑滑道或垫子(见图 2-4B)。

当滑道或垫子变脏或损坏时,请清洁或更换新的滑道或垫子。取下滑道或垫子,清洁地毯、瓷砖或乙烯基地板。用温和的洗碗液和温水清洁塑料和橡胶滑道和垫子。彻底冲洗以去除任何黏性残留物。用硬毛刷可以清除任何沟槽中的污垢。地毯可以用电动洗地机进行湿式或干式清洁。用电动洗地机或抛光洗涤器在 1 加仑水(美制中,1 加仑水为 3.78kg;英

情景引导

如果在使用技术的过程中,使用了地毯垫或滑道,但背部和下半身仍出现疲劳,则应将防护衬垫置于现有垫子或滑道的下面,或购买通用的垫子或滑道以增加缓冲。

制中,1 加仑水为 4.546kg)中加入 1/4 杯低泡沫洗涤剂来清洁瓷砖。要彻底冲洗。乙烯基材料可以用温和的洗碗液和拖把清洗,然后用毛巾擦干。

贴布和胶黏剂残留物会吸引更多的灰尘和碎屑,并会迅速堆积。要清除滑道、垫子和地板上的这些残留物,通常需要使用商业清洁产品和溶剂。其中一些产品含有刺激性化学品,可能会损坏这些表面。在使用商业产品之前,一定要测试一个点的损坏程度,如色牢度。

墙

墙可以用多种材料建造,如煤渣砖、石膏板或瓷砖。使用能够防潮并且易于清洁的油漆。许多人流量大的设施都会将有机玻璃或类似的材料直接贴在贴扎和工作台后面的墙上。当一个人坐在贴扎台或工作台上时,她或他的背部会靠在墙上。这种材料可以保护墙壁免受脏污,并且每天都可以清洁和消毒,而不会对实际墙面造成损害。

天花板

应用区域的天花板应易于清洁和防潮。天花板的高度必须为站立在贴扎台和工作台上的人提供间隙。例如,内收肌群劳损患者应用绷带技术需要取站立位。露出的水管或通风管道可能会降低天花板的高度。调整应用区域中贴扎台和工作台的位置,以找到能为站立者留出足够空间的天花板高度。规定的天花板高度取决于贴扎台、工作台和患者的高度。

电器

在卫生保健机构中,应用区域对电源插座的需求可能比其他专业区域少。当使用高分子绷带切割器、电动热风枪、辅助照明和清洁设备时,都需要使用插座。关于整个设施,Secor[3]建议每隔 4 英尺放置一个电源插座。插座通常放置在离地面 3~4 英尺的地方,以便在发生意外情况时,安全使用。如果参与了新建筑或设施翻新的前期设计,请规划好贴扎台和工作台之间插座的准确位置。在医疗设施的所有插座上安装接地故障断路器(GFI)(见图 2-5)。GFI

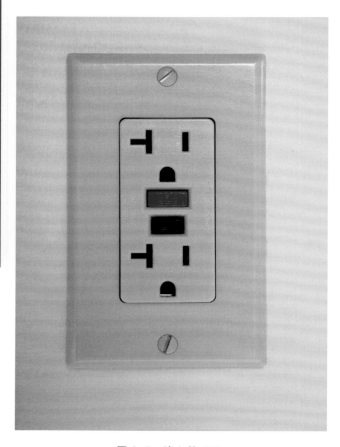

图 2-5 墙上的 GFI。

和医院级插头能保护患者、医疗专业人员和设备免受电气损坏。

管道

管道系统也许是卫生保健设施最昂贵的组成部分之一。在预设计过程中,重视当前和未来的用水需求非常重要。在应用区域中提供热水和冷水是方便的,但不是必要的。热塑性材料的使用、贴扎的应用,以及使用黏性贴布喷剂和贴布黏剂后的手部清洁都需要用水。有冷热水的洗手台是最理想的,可以有用脚踏板控制水的装置,以及洗手液和纸巾分配器,应该能满足应用区域的要求。

通风

由于应用区域往往人流量大,而且该区域经常

作为物资的储存设施,因此适当的通风是一个主要问题。Ray 和 Konin[4]指出,温度和湿度是两个最重要的通风问题。运动训练设施或门诊的单独恒温器控制允许在人流量大和季节性环境变化期间进行通风调整。在每个房间或设施的特定区域放置恒温器是控制温度和湿度的最佳方法。Penman[5]建议湿度为40%~50%。高湿度不仅会导致不舒适的工作环境,还可能促进细菌和真菌的生长,并可能阻断供应。而绷带、支具和防护衬垫需要储存在阴凉、干燥的地方。辅助的或便携式空调或风扇在人流量大时,有助于控制温度和湿度。

> **情景引导**
>
> 如果鞋类、课本或书包,以及运动器材经常弄乱应用区域,则让运动员将这些物品放在更衣室或运动训练设施的门外,以减少技术应用时的拥挤。

照明

在医疗机构中,应用区域不需要最强的照明。虽然该区域的照明应优于储藏室,但检查和治疗区域通常需要更多的照明。医疗卫生保健设施中常见的嵌入式照明对应用区域来说已经足够。如果需要额外的照明,可以使用不同强度的安装灯或落地灯。来自窗户或天窗的自然光线可以增强治疗区域的照明。然而,许多医疗保健设施位于建筑物内,远离自然照明。选择这样的位置往往是为了保护个人隐私和设备及供应的安全。

> **批判性思维问题3**
>
> 每天,你的应用区域都会变得拥挤,因为有几个运动队同时训练。教练们不愿意改变练习时间来缓解拥挤。
>
> ➡ 问题:你如何处理这种情况?

循证实践

Heather 是一名 AT，在镇上的 Boone 骨科诊所工作，该诊所刚刚与 Mogol 高中开始合作一个拓展项目。在过去 3 年里，该高中一直聘用一名 AT。最近，这位 AT 离开学校去接受另一个职位。虽然 Mogol 高中以其现代化的设施而闻名，但学校正在计划翻新设施。该高中的体育促进组织已经为该项目筹集了大量的资金，并支持向运动员提供保健服务。高中管理人员找到 Heather，希望其能协助学校翻新设施，特别是运动训练设施。Heather 与管理人员一起参观了该建筑。高中管理人员告诉 Heather，新的设施将大大扩展为独立的治疗、康复、水疗、贴扎、绷带、支具和防护衬垫、医生检查和办公区域。由于管道和通风系统的原始结构，新设施必须留在二楼。Heather 和学校管理者参观后开始讨论翻新的想法。Heather 在运动训练设施的设计、人流量和人体工程学方面有丰富的经验，并与管理人员一起制订了初步计划。管理人员还向 Heather 讲述了 Mogol 高中运动计划的未来计划和目标，其中包括明年增加 3 个新的运动项目。Heather 回到诊所，开始准备新体育训练设施的示意图。她认真考虑了以往设施中个别区域布置的优缺点，并与同事讨论了这些问题。该小组决定首先关注设施中的贴扎、绷带、支具和防护衬垫治疗区域的位置。Heather 和小组将考虑治疗区域的结构和各种系统需求，以有效地为高中运动员进行全年的预防和治疗干预。Heather 开始探索并寻找到应用区域的最合适位置和设计。

1.从案例中提出与临床相关的问题，以便为在设施中选择贴扎、绷带、支具和防护衬垫治疗区域的合适位置提供答案。问题应包括：人群或问题、干预措施、对比干预措施（如果相关）和感兴趣的临床结果。

2.设计一个搜索策略，通过搜索找到最佳证据来回答临床问题。该策略应包括相关的搜索词、电子数据库、线上期刊和报纸杂志以用于搜索。与你的教员、临床导师和其他医疗保健专业人员讨论可以为专家意见提供证据。

3.从你的搜索或文章参考文献中选择 3~5 篇进行全文研究。对每一篇文章进行评估，以确定其对案例的价值和有用性。针对每项研究提出以下问题：①研究结果是否有效？②实际结果是什么？③研究结果与自己的患者是否有临床相关性？根据第 1 章的证据等级，准备一份评估摘要，并回答问题和对文章进行排序。

4.将证据、你的临床经验和运动员应用区域的目标整合到临床决策中。考虑哪一个位置可能最适合作为贴扎、绷带、支具和防护衬垫治疗区域。

5.评估 EBP 过程和你在案例中的经验。在评估中考虑这些问题。这个临床问题有答案了吗？

6.搜索是否产生了高质量的证据？证据评估是否恰当，是否将证据、临床经验和应用领域的目标整合到临床决策中？干预措施（应用区域的位置）是否为 Heather 和运动员带来了成功的结果？EBP 的经历对 Heather 和高中有积极影响吗？

结语

- 应用区域的设计和建造应以人体工程学原理为基础。
- 应用区域的设计应包括当前和未来的项目需求和结构考虑。
- 使用不同高度的带有储存区的贴扎台和工作台进行技术应用。
- 将贴扎、绷带、支具和防护衬垫存放在通风良好的地方。
- 通过增加座位来减少人流量。
- 使用防滑塑料、橡胶或地毯或垫子保护地板。
- 在墙壁和天花板上使用防潮涂料。
- 天花板高度应允许患者站在贴扎台和工作台上。
- 将装有 GFI 的电源插座置于离地 3~4 英尺的地方。
- 洗手台应能满足应用区域的用水需求。
- 使用位于应用区域的独立温控器控制温度和湿度。
- 应用区域的照明可采用标准的嵌入式照明。
- 使用后用适当的消毒剂清洁和消毒贴扎台及工作台面。

相关链接

美国劳工部职业安全与健康管理局：人体工程学

http://www.osha.gov/SLTC/ergonomics/

- 该网站为医疗保健设施提供人体工程学指南和解决方案。

美国劳工部职业安全与健康管理局：血源性病原体

http://www.osha.gov/SLTC/bloodbornepathogens/index.html

- 该网站为医疗保健设施提供人体工程学指南和解决方案。

商业运动

http://www.athleticbusiness.com

- 该网站提供月刊和数字杂志的访问权限，其中包含有关设施规划的信息。

Hausmann公司

http://www.hausmann.com

- 该网站是一个为制造商提供在线目录的网站，提供各种运动医学设备的信息，包括贴扎台和工作台。

参考文献

1. Taber's Cyclopedic Medical Dictionary, ed 22. F.A. Davis, Philadelphia, 2013.
2. U.S. Department of Labor Occupational Safety and Health Administration: Bloodborne pathogens, 2015. https://www.osha.gov/SLTC/bloodbornepathogens/
3. Secor, MR: Designing athletic training facilities or "Where do you want the outlets?" Athl Train J Natl Athl Train Assoc 19:19–21, 1984.
4. Ray, R, and Konin, JG: Management Strategies in Athletic Training, ed 4. Human Kinetics, Champaign, IL, 2011.
5. Penman, KA, and Penman, TM: Training rooms aren't just for colleges. Athletic Purchasing and Facilities 6:34–37, 1982.

第 2 部分

下肢损伤

图标	
注意事项	
贴布可从左侧或右侧定向粘贴	
循证实践	
证据总结	

第 **3** 章

足部与足趾

1.认识足部和足趾的常见损伤及过劳损伤。

2.在对损伤进行预防、治疗和康复时,演示如何在足部和足趾上应用贴扎、绷带、支具及防护衬垫。

3.解释并演示在临床案例中对足部和足趾实施贴扎、绷带、支具及防护衬垫技术的循证实践。

损伤和病症

在运动、工作和休闲活动中,足部和足趾肌肉会对急性和慢性力量做出反应,因此,经常会出现损伤和过度使用的情况。走路时,足和足趾与地面之间在前后、外侧到内侧和垂直方向会产生持续的剪切力。在跑步过程中,随着速度的增加,这些剪切力也会增加。在运动中,突然的切割、扭转和减速动作会进一步增加压力。当橄榄球接球手减速并将右脚踩向左侧或快速转身时,足和足趾就可能发生挫伤、扭伤或骨折,这就给足和足趾带来了前后、外侧到内侧和旋转的压力。足和足趾的常见损伤包括如下。

- 挫伤。
- 扭伤。
- 拉伤。
- 骨折。

- 过劳损伤和疾病。
- 水疱。

挫伤

足部和足趾的挫伤主要由压迫力和负重活动引起。挫伤是指软组织的创伤。足背或足底表面的压迫可能会引起炎症和疼痛。例如,跳跃或突然改变方向的活动可能导致跟骨挫伤,即足跟挫伤(图 3-1)。错误的训练方式或穿戴设计不合理的鞋子都可能导致这种挫伤。

扭伤

足趾扭伤通常是由于触碰到某个不可移动的物体,导致关节活动异常。扭伤包括韧带创伤,或轻微疼痛,或完全丧失功能。扭伤通常分为Ⅰ级、Ⅱ级、Ⅲ级,其中Ⅲ级最为严重。跖趾关节(MTP)的被动过度伸展主要与运动鞋的不稳定性及在人工草地进行体育活动有关(见图 3-1 和图 3-2)。另一种跖趾关节扭伤由被动过度屈曲引起,可能发生在用足背击打足球时。跖趾关节和指间关节(IP)扭伤是由外翻和内翻应力引起的,并可导致侧副韧带的损伤(见图 3-1)。中足扭伤是由足过度跖屈、背屈或旋转应力而引起的,这些可能是由于踩到对方的脚或踩到凹凸不平处而发生的。

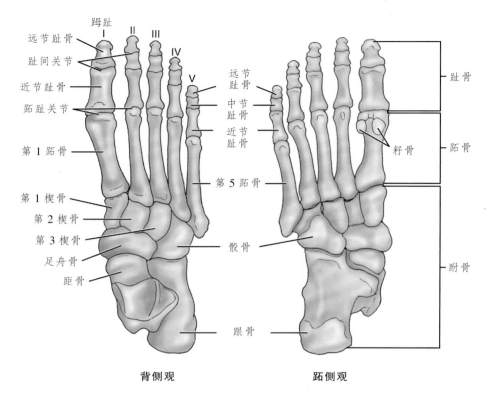

图 3-1 足和足趾的骨骼及关节。

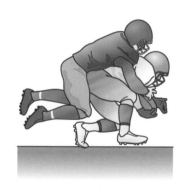

图 3-2 跨趾跖趾关节扭伤。注意该关节处的被动过伸。

拉伤

拉伤通常会影响到足的纵弓、跖弓或横弓(图 3-3)。拉伤可涉及肌肉或肌腱的创伤。这种损伤可能是由肌肉和韧带在刚性表面上的活动超负荷引起的[2]。如穿着没有拱形支撑的鞋在沥青或混凝土表面上的重复活动,会造成劳损。扁平足或高弓足也会导致足弓的改变。

骨折

足部和足趾骨折可能累及跗骨、跖骨或趾骨(见图 3-1 和图 3-4)。损伤机制通常包括过度内翻、外翻、背屈、跖屈、旋转和轴向负荷[1,2]。例如,当篮球运动员跳起来抢球时,可能发生骨折,如直接落在跟骨上,或者落在对方的足上,造成足过度的内翻或外翻。如果有骨折的可能,建议患者去就医。

过劳损伤

过劳损伤多由足部和足趾的过度、重复性的压力造成。而来自鞋后跟的压力可能导致跟骨后滑囊炎。

足跟内侧疼痛,通常由足底筋膜炎引起,可能由跑步技术差和(或)肌肉僵硬所致(图 3-5)。跨趾反复性的过伸可导致籽骨炎[2](见图 3-1)。跖骨疼痛可能由横弓损伤后引起。而不适当的穿鞋和足内翻可导致足底指间神经瘤。跨外翻和跨囊炎可能是穿鞋不合适造成的。

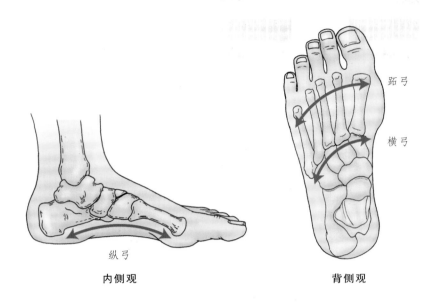

内侧观　　　　　背侧观　　　图 3-3　足弓。

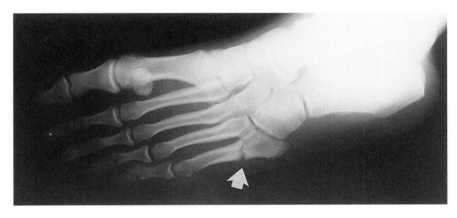

图 3-4　足部斜位 X 线片显示第 5 跖骨近端完全骨折。（Courtesy of McKinnis, LN. Fundamentals of Musculoskeletal Imaging, 4th ed. Philadelphia, PA: F.A. Davis Company: 2014.）

水疱

　　因为大多数的运动、工作和日常活动都需要穿某种类型的鞋子，所以剪切力引起的水疱很常见。在竞技运动赛季开始或穿新鞋或矫正鞋时，水疱尤其常见。利用磨合期，逐渐增加新鞋和半刚性、刚性矫形器的磨损时间，以减少剪切力和水疱的产生。

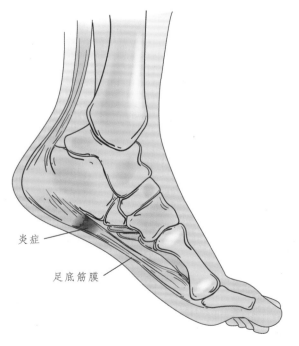

图 3-5　足底筋膜炎。

贴扎技术

　　有几种足弓贴扎技术可以为足弓和前足区域提供支撑。虽然一种技术可以为一个人提供足够的支撑，但由于受伤机制、足部结构、运动或活动的原因，在另一个有类似损伤的人身上应用同样的技术可能是无效的。

圆弓　图 3-6

➡ **目的**：圆弓贴扎技术为足的纵弓提供轻度支撑（图 3-6）。用这种简单的技术来治疗纵弓拉伤、高弓足和扁平足。

➡ **材料**：

- 1.5 英寸非弹性贴布。

选择：

- 皮肤膜或自粘性绷带，黏性贴布喷剂。
- 1/8 英寸或 1/4 英寸泡沫或毛毡垫，绷带剪刀。
- 2 英寸或 3 英寸弹性贴布。

➡ **体位**：患者坐在贴扎台或工作台上，将脚伸出工作台边缘，脚与工作台呈 90°。

➡ **准备**：直接在皮肤上操作贴扎技术。

选择：

先用黏性贴布喷剂，然后在足中部用皮肤膜或自粘性绷带贴扎，以增加附着力，减少刺激。

将泡沫或毛毡垫与圆弓贴扎结合，以提供额外的支撑。此技术在相关防护衬垫技术中有详细说明（见图 3-25）。

➡ **应用**：

第 1 步：　将 1 条 1.5 英寸的非弹性贴布固定于足内侧，即跗趾 MTP 的近端（图 3-6A）。

选择：　　使用 1 条 2 英寸或 3 英寸的弹性贴布代替非弹性贴布，以增加舒适性和顺应性。

第 2 步：　将贴布以自然拉力向足背延展，经足底延展至足背处（图 3-6B）。避免用过大的拉力，以免在负重时造成足部收缩。

第 3 步：　继续向近端方向添加 3~5 条额外的贴布（图 3-6C）。将每条贴布的宽度重叠 1/2。在背屈过程中，这些贴布不应引起近端足背部的收缩。

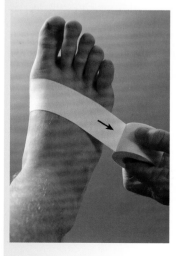
图 3-6A

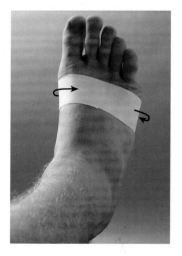
图 3-6B

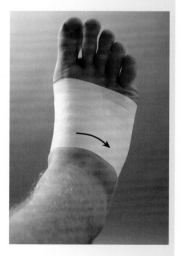
图 3-6C

"X"形弓　　图 3-7

➡ **目的**:应用"X"形弓贴扎技术,在治疗足弓拉伤、足底筋膜炎、高弓足和扁平足时,对足的纵弓和前足提供轻度至中度的支撑(图 3-7)。

➡ **材料**:

- 1 英寸和 1/2 英寸非弹性贴布,黏性贴布喷剂。

➡ **体位**:患者坐在贴扎台或工作台上,将脚伸出工作台边缘,脚与工作台呈 90°。

➡ **准备**:在足底前脚掌处使用黏性贴布喷剂。

➡ **应用**:

第 1 步：　将 1 条 1 英寸的非弹性贴布固定在跖骨头基底部的皮肤上(图 3-7A)。这条非弹性贴布可以缠绕足,但这不是必须的。

第 2 步：　将第 1 条"X"形的 1 英寸非弹性贴布固定在第 5 跖骨头基底部,然后用自然拉力以一定的角度,由足内侧经足跟延展至踇趾基底部(图 3-7B)。

第 3 步：　将另 1 条"X"形非弹性贴布固定在踇趾基底部,然后用自然拉力由足外侧经足跟延展至第 5 跖骨头基底(图 3-7C)。

第 4 步：　每条贴布再重复缠绕 2~3 次,在足底表面重叠,宽度为贴布的宽度(见图 3-7D)。当这些贴布缠过足后跟时,它们的重叠部分要尽量少。

第 5 步：　在跖趾关节处贴上 1 条贴面作为固定条(见图 3-7E)。

第 6 步：　如图 3-6 所示,然后,用 4~5 条 1 英寸非弹性贴布条覆盖足弓(见图 3-7F)。

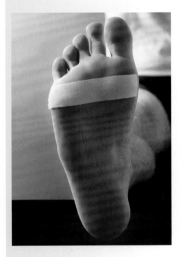

图 3-7A

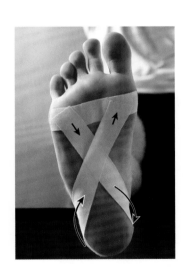

图 3-7B

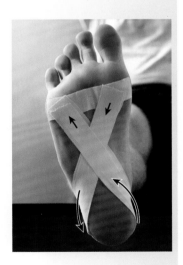

图 3-7C

(待续)

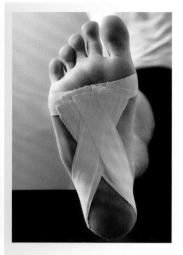

图 3-7D

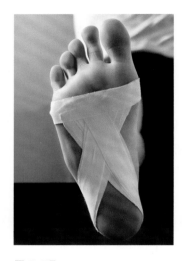

图 3-7E

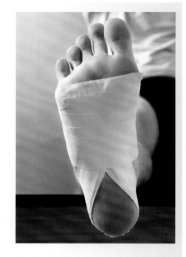

图 3-7F

环形弓　图 3-8

⇒ **目的**：环形弓贴扎技术可以为足纵弓和前足提供轻度至中度的支撑(图 3-8)。

⇒ **材料**：

- 1 英寸非弹性贴布,黏性贴布喷剂。

⇒ **体位**：患者坐在贴扎台或工作台上,将脚伸出工作台边缘,脚与工作台呈 90°。

⇒ **准备**：在足底前脚掌处使用黏性贴布喷剂。

⇒ **应用**：

第 1 步：　将 1 英寸的非弹性贴布固定于距骨头基底部,然后用自然拉力将 1 英寸的非弹性贴布从第 5 跖骨头基底开始由足外侧经足跟延伸至第 5 跖骨头基底(图 3-8A)。

第 2 步：　将另 1 条环形贴布固定在踇趾基底部,然后,用自然拉力从踇趾基底部开始由足内侧经足跟延伸至踇趾的基底部(图 3-8B)。

第 3 步：　每条贴布重复进行环形缠绕 2~3 次。粘贴时,每条贴布重叠宽度为贴布宽度的 1/3~1/2(图 3-8C)。足跟部重叠部分要尽量少。

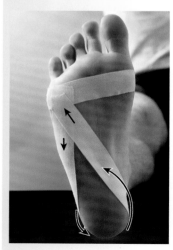

图 3-8A

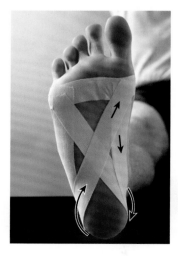

图 3-8B

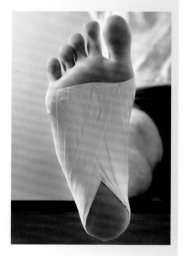

图 3-8C

第 4 步： 在足底贴布的末端贴上 1 条 1 英寸非弹性贴布进行固定。然后,再使用 1 条 1 英寸非弹性贴布以环形覆盖足弓(图 3–8D)。

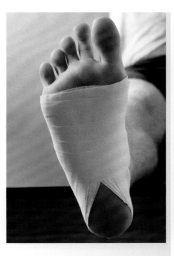

图 3–8D

要点

　　"X"形弓和环形弓贴扎技术是可以互换使用的,因为这两种技术都可以为纵弓和前足提供轻度到中度的支撑。究竟使用哪种技术,通常取决于医疗保健专业人员和患者的偏好。

编织环贴扎　图 3-9

➡ **目的：** 编织环贴扎技术可能是足弓贴扎技术中最有支撑力的技术,可以对纵弓和前足提供稳定的支撑 (图 3–9)。

➡ **材料：**
- 1 英寸和 1.5 英寸的非弹性贴布,黏性贴布喷剂。

➡ **体位：** 患者坐在贴扎台或工作台上,将脚伸出工作台边缘,足与工作台呈 90°。

➡ **准备：** 在足底前脚掌处喷上黏性贴布喷剂。

➡ **应用：**

第 1 步： 将 1 条 1 英寸非弹性贴布固定在跖骨头上。在第 3 跖骨头上再固定 1 条 1 英寸非弹性贴布,并向外侧缠绕过足跟,止于靠近第 3 跖骨头的起点外侧(图 3–9A)。

第 2 步： 将另 1 条非弹性贴布固定在第 2 跖骨头上,继续绕过足跟外侧,止于第 4 跖骨头(图 3–9B)。

第 3 步： 在第 4 跖骨头上再固定下 1 条非弹性贴布,继续绕过足跟外侧,止于第 5 跖骨头(图 3–9C)。

第 4 步： 最后 1 条非弹性贴布从第 1 跖骨头开始,继续绕过足跟外侧,止于第 1 跖骨头(图 3–9D)。以适度的张力粘贴贴布。贴布在足底形成类似于编织环的图案。这些贴布在足跟处的重叠程度要尽量小。

第 5 步： 按圆弓技术所示的方法,应用 1 英寸的非弹性贴布环形覆盖固定在编织环的图案上,以提供支撑(图 3–9E)。

(待续)

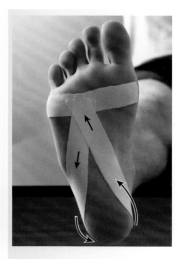

图 3-9A

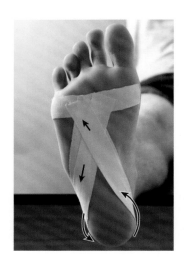

图 3-9B

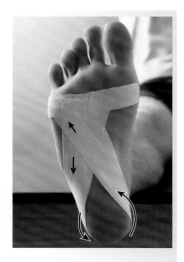

图 3-9C

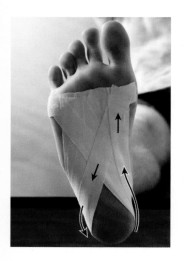

图 3-9D

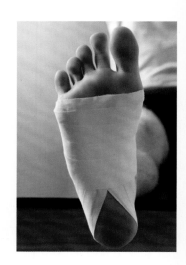

图 3-9E

"X"形弓、环形弓和编织环技术固定的变化

➡ **目的**："X"形弓、环形弓和编织环技术固定的变化需要应用一系列的贴布横跨足底。在治疗足弓拉伤、足底筋膜炎、高弓足和扁平足时,可考虑使用这些贴布为足底提供额外的支撑。

➡ **材料**:

 ● 1英寸非弹性贴布。

➡ **体位**:患者坐在贴扎台或工作台上,将脚伸出工作台边缘,足与工作台呈90°。

➡ **准备**:应用"X"形弓、环形弓和编织环技术,不包括圆弓覆盖。

➡ **应用**:

第1步：	将 1 英寸非弹性贴布撕成 3~5 条,将每条贴布固定在足的内侧和外侧边缘上,并向足底方向施加相同的张力。从足的近端开始,向远端方向继续粘贴其他贴布,直至覆盖整个足弓。粘贴时,重叠宽度为贴布宽度的 1/2(图 3-9F)。
第2步：	应用圆弓技术,如图 3-6 所示,覆盖足弓。

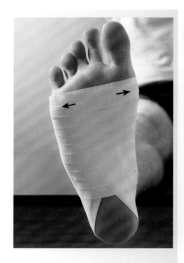

图 3-9F

要点

对于圆弓、"X"形弓、环形弓和编织环贴扎技术,为了患者舒适度和顺应性,可以用 1 英寸宽的弹性贴布代替非弹性贴布,但弹性贴布对足弓和前足的支撑作用较小。1 英寸宽的非弹性贴布最常用于这些技术,但对于较大的足来说,需要应用 1.5 英寸宽的非弹性贴布。如果每天使用其中一种技术,需要监测足跟部位的皮肤刺激情况。在粘贴贴布之前,将皮肤膜、薄泡沫垫或黏性纱布材料直接放在足跟上,可以减轻刺激。

Low-Dye 贴扎　　图 3-10

➡ **目的:**Low-Dye 贴扎技术常用于治疗足弓韧带拉伤、足底筋膜炎和小腿损伤,以提供适度的支撑和纠正结构异常,如过度旋前。

贴扎技术

➡ **材料:**
   ● 1 英寸和 2 英寸非弹性贴布,2 英寸弹性贴布,黏性贴布喷剂。
➡ **体位:**患者坐在贴扎台或工作台上,将脚伸出工作台边缘,足处于中立位。
➡ **准备:**在足的外侧和内侧喷上黏性贴布喷剂。
➡ **应用:**

第1步：	将 1 英寸非弹性贴布直接固定在第 5 跖趾关节外侧的皮肤上,绕过足跟,并止于第 1 跖趾关节的内侧面(图 3-10A)。
第2步：	重复第 1 步操作两次。粘贴时,重叠宽度为贴布宽度的 1/2(图 3-10B)。用适度的滚动张力在内、外踝粘贴贴布。
第3步：	将 1 条 2 英寸的非弹性贴布固定于足背外侧近端,绕过足底,止于足背内侧(图 3-10C)。
第4步：	以第 3 步同样的方式,用中度的滚动张力再贴 2 条贴布。粘贴时,重叠宽度为贴布宽度的 1/2(图 3-10D)。这些贴布,应该覆盖 1 英寸的贴布(见图 3-10A 和图 3-10B),但不环绕足。接下来,如图 3-10A 所示,应用 1 英寸非弹性贴布粘贴。
第5步：	用 2 英寸的弹性贴布固定在足背外侧,继续绕过足底,止于足背外侧,用轻度到中度的滚动张力环绕足弓来粘贴(见图 3-10E)。

(待续)

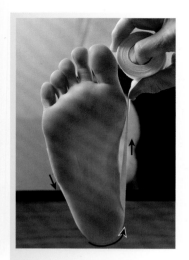

图 3-10A

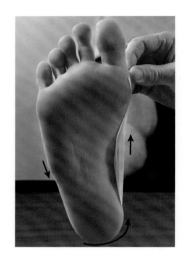

图 3-10B

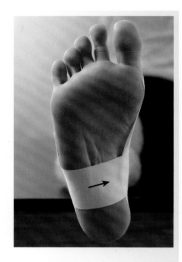

图 3-10C

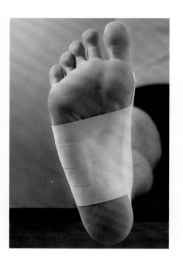

图 3-10D

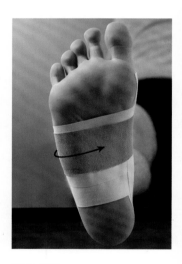

图 3-10E

证据总结

足弓贴扎技术用于支撑足纵弓和前足，纠正结构异常，预防和治疗下肢损伤和疾病。2011年的一项循证医学研究表明，在跑步机和室外跑步、步行和静止站立的条件下，治疗性贴扎比运动控制鞋类和定制及通用矫形器在控制足内翻方面更有效。然而，绷带、鞋类和矫形器干预措施在控制足内翻方面的差异很小，可能没有临床意义。在本书所述的 Low-Dye 贴扎和马鞍形贴扎技术中，Low-Dye 贴扎在控制内翻方面效果最差。而马鞍形贴扎技术则可延伸到小腿上，这可能比 Low-Dye 贴扎提供更大的压力来控制内翻。

在步行和跑步过程中，对各种足弓贴扎技术的生物力学效应的研究已经有了一致性的结论。过去的研究报道显示，舟骨悬吊、Low-Dye 贴扎和"X"形贴扎技术可以立即提高舟骨的高度，但在运动过程中会出现短时间内失去支撑能力。研究人员已经证明，使用 Low-Dye 贴扎技术改良后的 reverse-6 增加了足弓的高度，减少了中足宽度，支撑力可持续数小时。其他研究人员发现，Low-Dye 贴扎、舟骨悬吊和增强 Low-Dye 贴扎技术(Low-Dye、跟骨悬吊和 reverse-6)增加了中足外侧的足底压力，降低了前足内侧和外侧的足底压力。

这些结果似乎支持这样的理论，即贴扎有助于维持足纵弓的形状和高度，限制距下关节和跗骨间关节的运动，并通过减少前足的压力和将压力转移到中足外侧区域来影响足底压力，以防止或减少过度的内翻。

一些对小腿肌电图的研究表明，足弓贴扎技术可以减少肌肉活动。研究人员在检查有扁平足者时发现，增强型 Low-Dye 贴扎技术减少了胫骨前肌、胫骨后肌和腓骨长肌的活动。其他研究人员发现，在不同足型的人中，使用增强型 Low-Dye 贴扎技术后，胫骨前肌和胫骨后肌的活动减少。胫骨前肌和胫骨后肌活动增加与过度内翻有关，使用增强型 Low-Dye 贴扎技术可以有效减少内翻。

总的来说，一些证据支持使用足弓贴扎技术来暂时减轻过度内翻。研究结果表明，更复杂的贴扎技术，如增强型 Low-Dye 贴扎，涉及小腿的贴扎，以及使用加强型的弹性贴布，可能比非弹性贴布的低曲线贴扎技术提供更强的支持(参见"扩展阅读"，了解增强型 Low-Dye 贴扎的应用步骤)。需要进一步的研究来检验不同技术之间的差异，以及在运动中对足部的生物力学影响，为医护人员在临床实践中实施最有效的技术提供更多的证据。

足底筋膜贴扎带　图 3-11

➡ **目的**：使用足底筋膜贴扎带技术为纵弓提供适度支撑，减轻足底筋膜炎的相关症状。
该技术在治疗足底筋膜炎时，所需耗材比 Low-Dye 贴扎技术少。

➡ **材料**：
- 2 英寸或 3 英寸宽的加强型斜纹贴布(预先剪好的贴布)，绷带剪刀。

选择：
- 黏性贴布喷剂。
- 2 英寸弹性贴布。

➡ **体位**：患者坐在贴扎台或工作台上，将脚伸出工作台边缘，足处于中立位。

⟹ **准备:**制作 1 个贴布,其方法是将 2 英寸或 3 英寸宽的加强型斜纹贴布剪成 9~11 英寸长。根据足的大小决定制作贴布的长度。从贴布一端测量 1~1.5 英寸并画一条直线。然后,从这条直线再测量 1~1.5 英寸,再画一条直线。

选择:在足底前足上喷黏性贴布喷剂,以提供额外的黏性。

⟹ **应用:**

| 第 1 步: | 从第 2 条线开始,在斜纹贴布的每一侧,向第 1 条线做一个有角度的切口,并要与第 1 条线的切口之间至少留出 1 英寸间隙(图 3-11A)。 |

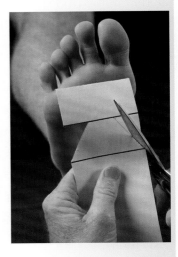

图 3-11A

| 第 2 步: | 将斜纹贴布的宽部直接固定在足后跟的皮肤上(图 3-11B)。将斜纹贴布上的切口定位在足底表面的上方。 |

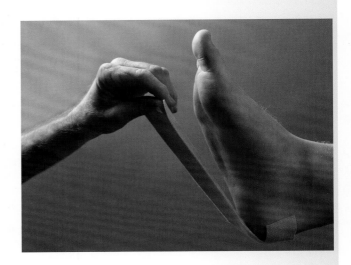

图 3-11B

第 3 步: 将斜纹贴布稍稍拉向跖骨头并固定(图 3-11C)。检查斜纹贴布的张力,可让患者下地走几步。适当的张力能够支撑纵弓,并减轻负重运动时的疼痛。如有必要,取下跖骨头处的贴布一端,然后重新固定斜纹贴布的位置。

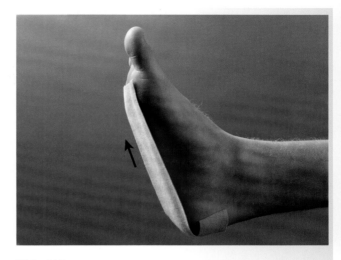

图 3-11C

第 4 步: 用手将斜纹贴布直接压平到皮肤上,并从跖骨头处剪去多余的斜纹贴布(图 3-11D)。

选择: 可在跖骨头周围沿外侧向内侧方向贴上 2 英寸的弹性贴布以固定斜纹贴布,但这不是必须的。

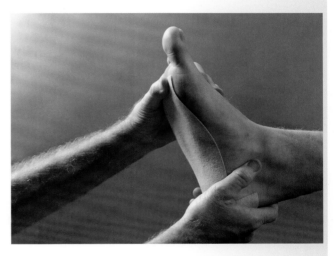

图 3-11D

情景引导

如果使用圆弓、"X"形弓和(或)环形弓贴扎技术不能为足纵弓提供足够的支撑,则可以考虑使用编织环技术、Low-Dye 贴扎或足底筋膜贴扎带或矫形器技术,这可以为足纵弓提供更强的支撑。

批判性思维问题 1

赛季末,一名校际垒球外野手开始表现出足跟内侧疼痛。你怀疑是足底筋膜炎,并且可以熟练地应用几种贴扎技术来治疗损伤。但是,你可用的材料很少,只剩下非弹性贴布。

➠ 问题:治疗足底筋膜炎还可以用什么贴扎技术?

捆绑贴扎　　图 3-12

➡ **目的**：在足趾扭伤、脱位和骨折后使用捆绑贴扎技术，为侧副韧带提供轻度到中度的稳定性。将受伤的足趾与相邻最大的足趾用贴布捆绑在一起（图 3-12）。在治疗姆囊炎或姆外翻时，捆绑贴扎技术通常与足趾楔入技术一起使用，以减少足趾在跖趾关节处的内侧偏移。

➡ **材料**：

- 1/2 英寸非弹性贴布，1/8 英寸泡沫或毛毡垫，黏性贴布喷剂和绷带剪刀。

选择：

- 1 英寸非弹性贴布或弹性贴布，自粘性绷带。

➡ **体位**：患者坐在贴扎台或工作台上，将脚伸出工作台边缘，足处于中立位。

➡ **准备**：将黏性贴布喷剂喷在相关的足趾上。为了保持解剖学上的一致性，切一块 1/8 英寸的泡沫或毛毡垫，长度与要粘贴的最短的足趾相同。不要直接在关节上粘贴布。在足趾上粘贴布时，要注意相邻足趾的皮肤是否受到刺激。

注意事项

　　在贴布上和相邻的足趾上涂抹皮肤润滑剂，如凡士林。这是因为润滑剂可以减少贴布和皮肤之间的摩擦，防止水疱和擦伤的发生。

➡ **应用**：

第 1 步：　将泡沫或毛毡垫放在足趾之间，并在其近端贴上 1 条 1/2 英寸的非弹性贴布（图 3-12A）。

第 2 步：　在跖趾关节和近趾间关节（PIP）之间用固定贴布缠绕捆绑足趾（图 3-12B）。贴布带的方向并不重要 ◀━━━━▶。

注意事项

　　固定贴布可以防止泡沫或毛毡垫在活动过程中脱落和松动，因为汗水和湿气可以影响贴布黏合性。

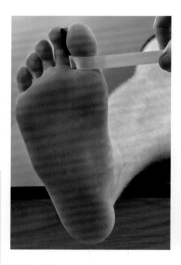

图 3-12A

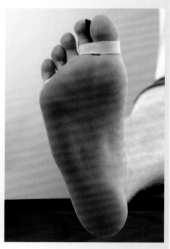

图 3-12B

| 第 3 步：| 保持足趾对齐,并在 MTP 和 PIP 关节,以及 PIP 和远指间关节(DIP)之间,环形贴上 3~5 条 1/2 英寸的非弹性贴布,并保持轻度到中度的滚动张力 ◀▥▥▶(图 3-12C)。贴布止于足趾的背面,以减少活动时因接触鞋底而散开。|

选择：在足趾上使用 1 英寸非弹性贴布或弹性贴布或自粘性绷带,以提供足够的支撑。

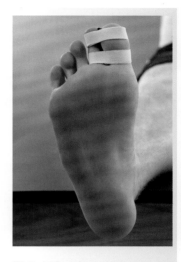

图 3-12C

足趾贴扎　图 3-13

➠ **目的**：在过度伸展或过度屈曲扭伤后,使用足趾贴扎技术,以提供轻度到中度的支撑,并减少 MTP 的活动范围(图 3-13)。根据具体的损伤,可以减少过伸、过屈或多向运动范围。

➠ **材料**：
- 1 英寸非弹性贴布或弹性贴布,2 英寸弹性贴布或自粘性绷带,黏性贴布喷剂。

➠ **体位**：患者坐在贴扎台或工作台上,将脚伸出工作台边缘,足处于中立位。通过稳定足中部,以距骨头为基准,确定疼痛的活动范围。将手指放在近端足底趾骨上,慢慢移动足趾进入背伸状态,以确定疼痛的背伸范围。一旦确定疼痛的活动范围后,将足趾置于无痛范围内,并在治疗过程中保持这一位置。

➠ **准备**：在足中部和足趾上喷上黏性贴布喷剂。

➠ **应用**：

第 1 步：将 1 英寸非弹性贴布或弹性贴布直接缠绕在足趾中远端周围的皮肤上。然后将 2 英寸弹性贴布或自粘性绷带缠绕在足中部周围,并保持轻度的滚动张力 ◀▥▥▶(图 3-13A)。

第 2 步：为了限制过度伸展,在足趾外侧足底面固定 1 条 1 英寸的非弹性贴布,并继续固定足中部(图 3-13B)。

第 3 步：再粘贴 3~4 条贴布。粘贴时,重叠宽度为贴布宽度的 1/2(图 3-13C)。

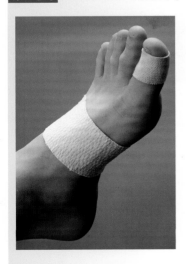

图 3-13A

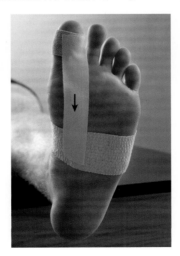

图 3-13B

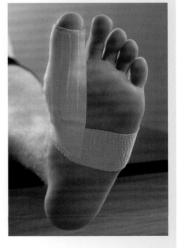

图 3-13C

(待续)

第 4 步： 为了限制过度屈曲,在足趾外侧足背表面固定 1 条 1 英寸的非弹性贴布条,并继续固定足中部(图 3-13D)。

第 5 步： 再粘贴 3~4 条贴布,并让每条贴布宽度重叠 1/2(图 3-13E)。

第 6 步： 为了限制多方向运动,将 1 英寸非弹性贴布固定在足底外侧的足趾上,在足内侧上方以一定角度进行缠绕,最后在足背中部固定(图 3-13F)。

第 7 步： 在足背外侧足趾上固定 1 条贴布,在足内侧上方以一定角度进行缠绕,最后在足底中部固定(图 3-13G)。

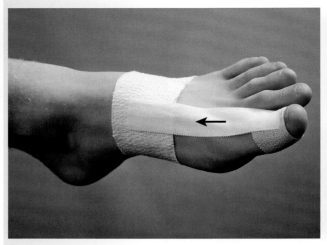

图 3-13D

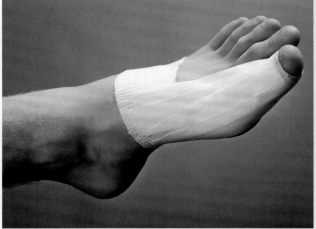

图 3-13E

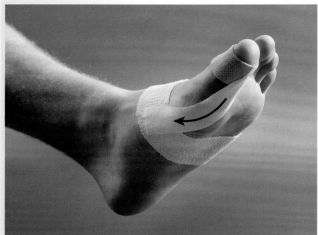
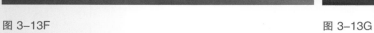

图 3-13F

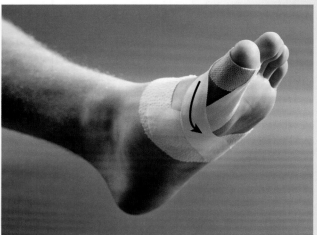

图 3-13G

第 8 步：在足趾上放置 3~4 条额外的贴布,然后交替固定在足趾上,形成编织环图案(图 3-13H)。

第 9 步：将 1 英寸的非弹性贴布或弹性贴布环形固定在足趾的中远端周围,然后将 2 英寸的弹性贴布环形固定在足中部周围,并保持轻度的滚动张力 ◀▬▬▶(图 3-13I)。将贴布止于足趾背侧和足背侧。

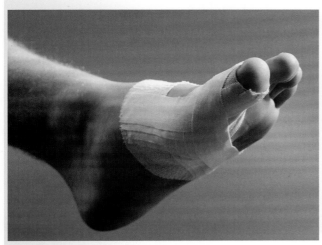

图 3-13H

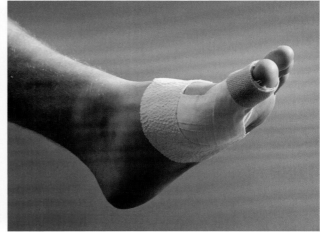

图 3-13I

足趾贴扎技术的变化

➡ **目的**：限制多方向运动的足趾贴扎技术,可以应用贴布,将足趾缠绕起来。这种技术适用于与 MTP 扭伤相关的疼痛性过度屈曲和过度伸展。

➡ **材料**：
- 1 英寸非弹性贴布或弹性贴布,2 英寸弹性贴布或自粘性绷带,黏性贴布喷剂。

➡ **体位**：患者坐在贴扎台或工作台上,将脚伸出工作台边缘,足处于中立位。一旦确定疼痛的活动范围后,将患者足趾放在无痛的范围内,并在治疗过程中保持这个位置。

➡ **准备**：在足中部和足趾上喷上黏性贴布喷剂。

➡ **应用**：

第 1 步：将 1 英寸的非弹性贴布或弹性贴布直接固定在足趾中远端和足趾周围的皮肤上,然后将 2 英寸的弹性贴布或自粘性绷带固定在足中部,并保持轻微的滚动张力 ◀▬▬▶。从足趾底部外侧开始,应用单个 1 英寸非弹性贴布,固定在足中部。继续以同样的方式在足趾周围放置单个贴布。粘贴时,重叠宽度为贴布宽度的 1/2。将最后 1 条贴布贴在足趾的背外侧表面(图 3-13J)。

第 2 步：将 1 英寸非弹性贴布或弹性贴布环形固定在足趾的中远端,然后将 2 英寸的弹性贴布环形固定在足中部 ◀▬▬▶(图 3-13K)。贴布止于足趾和足的背侧。

(待续)

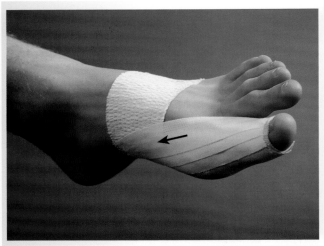

图 3-13J

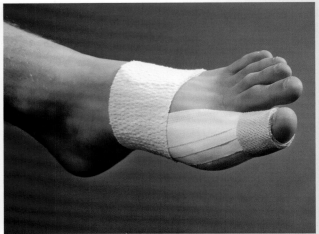

图 3-13K

▍足趾穗状贴扎

➡ **目的:**足趾穗状贴扎技术在治疗足趾扭伤的过程中,对踇趾的跖趾关节提供轻度支撑。

▍跖趾关节被动过度伸展带　　图 3-14

➡ **目的:**跖趾关节被动过度伸展带贴扎技术为足趾提供适度的支持,并限制过度的活动范围,通常是限制过度伸展(图 3-14)。该技术在治疗跖趾关节扭伤时,所需耗材比足趾贴扎技术少。

➡ **材料:**
- 2 英寸或 3 英寸宽的加强型斜纹贴布(预先剪好的贴布或卷筒),1 英寸非弹性贴布或弹性贴布,绷带剪刀。

选择:
- 黏性贴布喷剂。
- 2 英寸弹性贴布。

➡ **体位:**患者坐在贴扎台或工作台上,将脚伸出工作台边缘,足处于中立位。确定疼痛的活动范围。一旦确定后,将足趾放在无痛的范围内,并在治疗过程中保持这个位置。

➡ **准备:**按照图 3-6 所示的方法,将 2 英寸或 3 英寸宽的加强型斜纹贴布裁剪成"T"形。

选择:在足趾和前足足底涂上黏性贴布喷剂,以提供额外的黏附力。

➡ **应用:**

第 1 步:　将"T"形贴布直接固定在足趾中远端的足底皮肤上(图 3-14A)。

第 2 步:　检查足趾的位置,再将"T"形贴布稍稍拉紧,固定在足底靠近胫骨的位置(图 3-14B)。让患者下地行走,检查贴布的张力是否合适。适当的张力应限制过度伸展,并减少负重运动时的疼痛,必要时,重新定位足底的固定点。最后将皮肤上的"T"形贴布贴好。

第 3 步:　将 1 英寸非弹性贴布或弹性贴布环形固定在足趾中远部的"T"形贴布周围,并施加轻度的滚动张力 ◄▥▥▥► (图 3-14C)。将贴布止于足趾的背侧。

选择:　可以在足中部以环形贴上 2 英寸的弹性贴布对"T"形贴布进行固定,但这不是必须的 ◄▥▥▥►。

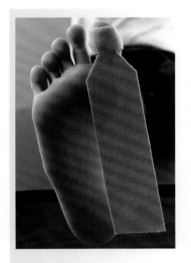

图 3-14A

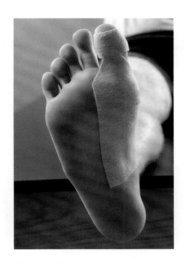

图 3-14B

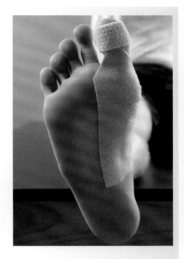

图 3-14C

弹性材料　图 3-15 和图 3-16

➡ **目的**：在治疗伤口、挫伤和水疱时，使用弹性材料覆盖伤口上的敷料，并将衬垫贴在足部（图 3-15）和足趾上（图 3-16）。材料应当轻巧，并且不限制活动范围。由于弹性材料的外形很薄，黏附性很强，所以用该材料代替贴布。

➡ **材料**：
- 黏性纱布材料，1/2 英寸非弹性贴布，绷带剪刀。

选择：
- 2 英寸或 3 英寸弹性贴布。

➡ **体位**：患者坐在贴扎台或工作台上，俯卧或仰卧，将脚伸出工作台边缘，足处于中立位。

➡ **准备**：将黏性纱布材料直接贴在皮肤上，使用时，不用黏性贴布喷剂。

➡ **应用**：

第 1 步：在使用无菌敷料或衬垫包扎伤口后，剪下一块黏性纱布材料。该黏性纱布材料应有 0.5~1 英寸部分延伸到敷料或衬垫之外，以准确地黏附在皮肤上（图 3-15）。再将黏性纱布材料平滑地贴在足上。

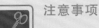 **注意事项**

将黏性纱布材料的所有边角磨圆，以防止边缘与衣服接触时松动。

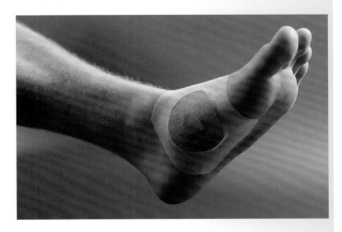

图 3-15

（待续）

第 2 步： 对于足趾,再裁剪一块黏性纱布材料,以覆盖从足趾尖到内侧或外侧关节近端的区域。其中心应位于足趾上(图 3-16A)。

选择： 如果没有黏性纱布材料,可使用 2 英寸或 3 英寸弹性贴布。

第 3 步： 将黏性纱布材料的两边折叠在足趾上,避免出现褶皱,然后将黏性纱布材料压向足趾上(图 3-16B)。

第 4 步： 将多余的黏性纱布材料从两侧去除,留下足够的黏性纱布材料来保持粘连(图 3-16C)。如果足趾足够大,用 1/2 英寸的非弹性贴布在远端、中间或近端趾骨周围确定固定点◀▦▦▦▶。把贴布贴在足趾背侧。

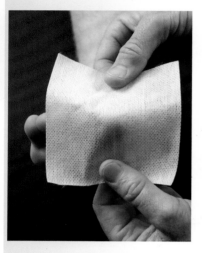

图 3-16A

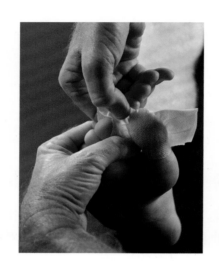

图 3-16B

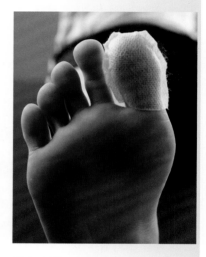

图 3-16C

批判性思维问题 2

　　你正在用捆绑贴扎技术治疗一名第三跖骨远端骨折的慢跑者。在应用该技术几次后,相邻的足趾出现皮肤擦伤。

➠ 问题:如何处理擦伤,并防止日后水疱和擦伤的发生?

绷带技术

　　在受伤部位周围施加机械压力的加压包扎有助于减少肿胀的空间。在足和足趾上使用弹性绷带和自粘性绷带及弹性贴布来治疗炎症,该炎症包括伴随挫伤、扭伤、拉伤和过度使用的慢性损伤(图 3-17)。

足踝部加压包扎 　图 3-17

➠ **目的**：足踝部加压包扎技术有助于减轻轻度、中度或重度肿胀。

➠ **材料**：

- 根据足的大小选择 2 英寸、3 英寸或 4 英寸宽，5 码长的弹性绷带，金属夹，1.5 英寸非弹性贴布或 2 英寸弹性贴布，绷带剪刀。
- 对足趾使用 1 英寸弹性贴布或自粘性绷带。

选择：

- 1/8 英寸或 1/4 英寸泡沫或毛毡垫。
- 2 英寸、3 英寸或 4 英寸宽的自粘性绷带或弹性贴布，皮肤膜，薄泡沫垫。

➠ **体位**：患者坐在贴扎台或工作台上，将脚伸出工作台边缘，足位于无痛性背屈位。

➠ **准备**：该贴扎技术可直接应用于皮肤上。

选择：切一块 1/8 英寸或 1/4 英寸的泡沫或毛毡垫，将其直接放置在炎症部位，以帮助静脉血回流。

用贴布将一层皮肤膜直接贴在皮肤上，并在鞋跟和系鞋带的区域使用薄泡沫垫，防止刺激皮肤（见图 4-4A）。

➠ **应用**：

| 第 1 步： | 握住弹性绷带，将其延伸端固定在足远端足底皮肤上，然后环绕着固定点旋转包扎 ◀▬▬▶（图 3-17A）。 |

选择： 当没有弹性绷带时，也可以使用 2 英寸、3 英寸或 4 英寸自粘性绷带或弹性贴布。

| 第 2 步： | 继续以螺旋方式进行缠绕，并以重叠贴布宽度的 1/2 来改变包扎角度，并向近端方向移动（图 3-17B）。 |

| 第 3 步： | 将足跟固定技术（见图 4-5）与螺旋方式缠绕相结合，以包扎足跟 ◀▬▬▶（图 3-17C）。避免在远端到近端的应用中出现间隙、褶皱和不一致的滚动张力。 |

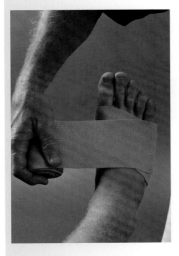

图 3-17A

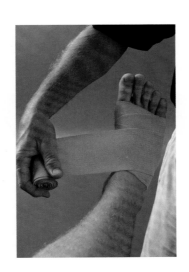

图 3-17B

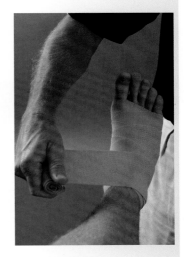

图 3-17C

注意事项

在负重运动时，将弹性绷带、自粘性绷带或弹性贴布固定在足底皮肤上，可以防止绷带或贴布的移位。

（待续）

第4步： 继续采用螺旋方式,用金属夹或1.5英寸非弹性贴布或2英寸弹性贴布将其固定在小腿远端◀▦▦▶(图3-17D)。在固定时,向远端施加最大的滚动张力,并随着向近端继续固定而减小张力。

第5步： 对于足趾,应用1英寸弹性贴布或自粘性绷带,在足趾上从远端到近端以环形方式进行缠绕◀▦▦▶(图3-17E)。在足趾的背侧结束贴布或绷带的固定。一般情况下,在远端施加的压力较大,向近端施加的压力较小,而且趾尖应保持暴露,以监测循环。不需要用额外的固定物。

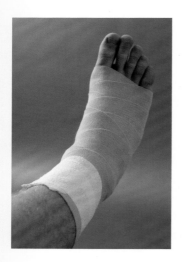

图 3-17D

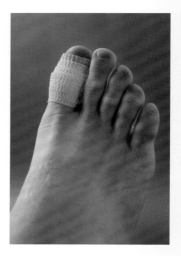

图 3-17E

情景引导

如果弹性材料不能为足部周围提供足够的压力,导致足背中段挫伤后的肿胀向远处转移,则可以考虑使用自粘性绷带或弹性贴布。这是因为它们具有更强的适应足部轮廓的能力,以提供足够的压力。

支具技术

支具技术可以提供固定或支撑,或者纠正异常结构,以预防和治疗足及足趾的损伤和疾病。这些技术中的许多技术也适用于其他下肢的损伤和病症。

矫形器

矫形器的使用和构造一直是保健医疗中的常见做法。矫形器被设计用于矫正和支撑足部的异常结构,如过度上翻和前倾及足底空洞症。目前,可以购买通用的矫形器,也可以用许多不同类型的材料单独制作各种形状的矫形器。一般来说,矫形器可分为3种类型:软性、半刚性和刚性。

软性矫形器

软性矫形器的设计目的是为了吸收冲击,减少足部的摩擦和压力,其由多种材料构成,如毛毡垫、泡沫、塑料、橡胶、硅胶和黏弹性聚合物(图3-18)。这些软性矫形器中很多可以买到通用的,不需要铸造模具或专门制作。

毛毡垫和泡沫经常被用于制作软性矫形器。其在治疗膝关节炎、跖骨痛、指间神经瘤、足跟挫伤和姆囊炎时的应用,将在本章的衬垫技术部分进行讨论。下面将讨论软性矫形器的类型。

足跟杯　图 3-18A

➡ **目的**：采用足跟杯治疗挫伤、骨刺、足底筋膜炎，以及小腿、膝盖和足背部损伤等疾病相关的疼痛。

➡ **设计**：

- 硬足跟杯由塑料制成，以提供支撑；软足跟杯由乳胶橡胶、硅胶和黏弹性聚合物制成，以提供支撑和减震。
- 根据个人的足型或体重设计足跟杯。
- 有些足跟杯有可调节的插件，以提供个人的贴合和支撑。
- 为防止使用一个足跟杯而产生适应性变化，请在每只鞋中各放置一个足跟杯。可用肥皂和水清洗足跟杯，然后重复使用。

➡ **应用**：

第 1 步：　将足跟杯放入每只鞋的后跟部位，置于鞋垫上方。通常不需要额外的黏合剂来防止足跟杯的移动（图 3-18A）。

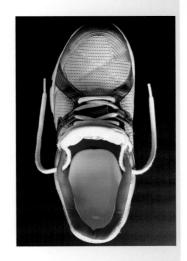

图 3-18A

软性鞋垫　图 3-18B

➡ **目的**：软性鞋垫为全长氯丁橡胶、硅胶、热塑性橡胶、聚氨酯泡沫和黏弹性聚合物制成的鞋垫，其为整个足底表面提供减震。

➡ **设计**：

- 购买特定鞋码的现成鞋垫，或者从一些产品中裁剪出来。
- 一些设计允许定制成型和装配。
- 在通用的鞋垫上使用软性鞋垫或作为替代品。

➡ **应用**：

第 1 步： 使用绷带剪刀对软性鞋垫进行修剪以使其更贴合足底。通常不需要额外的黏合剂来固定软性鞋垫。最后，松开鞋带，将软性鞋垫滑向鞋头，让其与鞋垫贴合好(图 3–18B)。

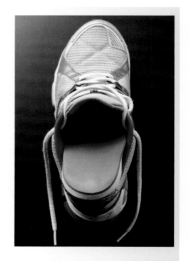

图 3–18B

半刚性矫形器

　　半刚性矫形器由热塑性塑料、软木、皮革和泡沫材料制成。这些半刚性矫形器的设计目的是吸收冲击，减少摩擦和压力，并支撑和纠正前足和(或)后足的不同结构[30](图 3–19)。由于半刚性矫形器的适应性、支撑性、控制性和灵活的结构，让其成为运动人群中使用最广泛的类型。

➡ **目的：** 使用半刚性矫形器预防和治疗许多后足和前足的损伤和疾病，如 MTP 扭伤、足弓拉伤、指间神经瘤、籽骨骨折、跖骨痛、踇趾炎和足底筋膜炎等。

➡ **设计：**
- 这些半刚性矫形器通常由一个半刚性的外壳和一个柔软、耐用的覆盖层组成。
- 通用的设计是根据鞋的尺寸制造的，为纵弓和跖弓提供缓冲和支撑(图 3–19A)。有些设计允许定制成型和装配。
- 其他通用的设计是由钢、石墨、碳纤维或热塑性材料组成，限制前足掌和足趾的活动范围，如足趾过伸造成的损伤(图 3–19B)。
- 定制设计是在取足印或模型后制作的(图 3–19C)。

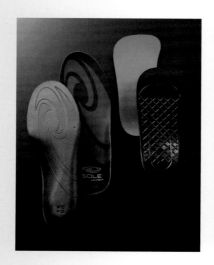

图 3–19A

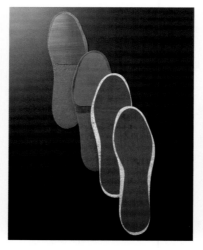

图 3–19B

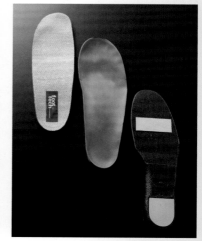

图 3–19C

> **要点**
>
> 　　在定制的半刚性矫形器中,柱子是用来矫正异常结构的,可以是内在柱,也可以是外在柱。外在柱由泡沫或软木材料制成,多用于半刚性矫形器,可通过添加或移除材料进行简单的修改。

刚性矫形器

　　刚性矫形器是在损伤或病情需要对结构异常进行绝对生物力学控制时使用的[30](图 3-20)。材料的刚性特性使得制作过程非常耗时,而且不允许出现错误。许多医护人员将铸件或模具送到矫形器实验室进行制作。一般固有柱通常用于刚性矫形器。

　　关于刚性矫形器的使用,需要关注以下几点内容:

- 由于材料的不灵活,使用刚性矫形器的运动员较少[29]。
- 这种设计经常被用于治疗青少年的结构异常,但效果有限[31]。
- 使用刚性矫形器来预防和治疗 MTP 扭伤、足弓拉伤、过度前倾或后仰。
- 刚性矫形器由足部石膏、硬质丙烯酸塑料或石墨材料制成(图 3-20)。

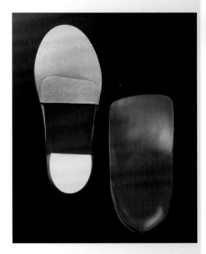

图 3-20

 证据总结

　　矫形器用于治疗和预防多种损伤和疾病。几项循证综述调查了矫形器在治疗下肢和背部损伤和疾病方面的疗效。2007 年的一项回顾研究[32]发现,在混合人群中,确定半刚性矫形器和软性矫形器在预防和治疗背痛方面的有效性的数据不足。其还显示,使用半刚性矫形器和软性矫形器不能预防新兵的背痛。

　　其他的综述主要集中在矫形器和下肢损伤及疾病方面。在研究趾间神经瘤的干预措施时,一项研究[33]显示,没有证据支持使用矫形器来减轻成年人的疼痛程度。2008 年的一篇综述[34]研究了矫形器对减少与几种足部疾病相关的足底疼痛的影响。在一个患有足底病的混合人群中,半刚性矫形器比假矫形器能减少更多的疼痛。与不治疗相比,

半刚性矫形器能减少更多与半脱位相关的疼痛,但手术比矫形器更有效。一项矫形器对减少与足底筋膜炎相关足跟疼痛影响的研究发现,在不同人群中产生了相互矛盾的结果。一些研究人员发现,使用软性矫形器并不比消炎针更有效,半刚性矫形器也不比消炎针、不治疗、下肢伸展、软矫形器和假矫形器及夜间夹板更有效[34,35]。其他研究表明,消炎针比半刚性矫形器更有效,在减轻疼痛方面,拉伸比软性矫形器和半刚性矫形器更有效[34,35]。在治疗下肢过劳损伤和病症方面,一项综述[36]显示,使用定制和通用的矫形器与不使用矫形器在控制疼痛程度上没有差异。此外,定制和通用设计之间的疗效也没有差异。

　　矫形器在预防下肢损伤和病症方面的使用已

在一些循证审查中进行了研究。2011年的一项研究[37]显示，支持使用定制和通用设计的证据很少。研究中对新兵进行的个别试验结果显示，与不使用矫形器相比，使用定制矫形器者显著降低了胫骨内侧应力综合征(MTSS)的发生率。然而，定制矫形器对降低踝关节、跟腱和膝关节软组织损伤没有效果。对于足球裁判来说，在5天的比赛中，与不用跟垫的裁判相比，穿软跟垫的裁判能显著减少下肢酸痛。与这些研究结果相反，在网球鞋中用泡沫橡胶跟垫并不能降低MTSS在一个单独的新兵人群中的发生率。其他试验显示，在新兵中使用定制和通用的半刚性矫形器，踝关节扭伤和足部损伤的发生率没有差异。在新兵中进行的3项试验分析了软性矫形器的效果，发现与非软性矫形器相比，下肢软组织损伤的发生率没有显著差异。一项单独的研究[36]调查了使用定制和通用矫形器与不使用矫形器的效果，发现在新兵中使用矫形器后，下肢过劳损伤显著减少。检查矫形器设计，该综述显示定制和通用的矫形器在减少过劳损伤方面没有差异。2013年的一篇综述[38]研究了跑步者发生MTSS的危险因素。在3项研究中，研究结果显示，之前使用矫形器是MTSS的重要危险因素。然而，该综述所包含的研究中没有充分描述具体的矫形器设计和材料。

矫形器对足部结构和力学的影响可能有助于医护人员在设计方面做出合理的临床决策。一项基于证据的综述[3]比较了减少足部外翻的干预措施，发现定制和通用的矫形器在跑步机和地面行走、跑步和静止站立条件下有效，但不如粘贴布和控制鞋有效。研究结果表明，定制设计比通用设计在控制内旋方面更有效。另一项研究[39]表明，在慢跑过程中，与对照组相比，未受伤受试者的后足外翻和胫骨内翻减少。在非受伤的受试者中，有或没有贴片的定制矫形器比有贴片的通用设计和对照组在负荷率上有显著的减少。与通用设计相比，定制设计也使垂直冲击力的降低幅度明显增大。其他研究者[40]对使用矫形器的足底压力进行了研究，发现通用设计与原始设计相比，足趾、前足内侧和外侧的定制在半月板下、前足内侧和外侧中使下方的压力显著降低。

有关休闲跑步者的鞋垫研究结果还显示，定制矫形器比通用设计更能降低足跟内侧的压力。在评估矫形器对低足弓受试者足部运动学的影响时，研究人员发现[41]，定制的设计增加了重心后足复杂的背屈，可能提供了结构异常的矫正。其他研究人员证明[42]，在对有下肢过劳损伤症状的跑步者进行为期8周的定制半刚性矫形器干预后，从活动开始到首次触地，腓骨长肌的预活动性显著增加。研究人员提出[42]，这种前期活动可能导致踝关节稳定性的动态控制增强。

尽管Nigg、Nurse和Stefanyshyn[43]都表示矫形器对准骨骼的想法是基于大量的不确定性，但矫形器仍然被医疗保健专业人员使用。支持或反驳使用矫形器治疗和预防损伤及疾病的证据在文献中并不一致。已经进行了一些基于证据的研究，并提供了最好的证据。尽管研究参与者对设置、结果测量、干预持续时间和损伤及矫形器设计的定义存在差异，但医疗保健专业人员可以实施基于证据的实践来指导临床决策和个人护理。需要精心设计在不同人群中使用较长的干预时间和矫形器的标准定义的随机对照试验，为矫形器在临床实践中的实施提供更有力的证据。

批判性思维问题3

一名建筑工人在工作中，整个足底有疼痛。他的鞋底是钢制的。

➡ 问题：你会用什么支撑技术来治疗他的疼痛？

通用的夜间夹板 图 3-21

➡ **目的**:夜间夹板的设计是使踝关节和足部保持 5°的弯曲,而足趾轻微背屈,在患者睡眠时为足底筋膜和跟腱提供静态应力,以减轻治疗足底筋膜炎所带来的疼痛(图 3-21)。

➡ **设计**:
- 通用的夜间夹板是根据鞋的尺寸设计的。
- 这些夜间夹板是按照小腿和足的轮廓设计的,由硬质塑料制成,上面覆盖着柔软的泡沫材料。
- 一些设计是从小腿前部延伸到足趾,一些设计是从小腿后部延伸到足趾。
- 许多设计包括一个可拆卸的泡沫楔子,用于调整足和足趾背部空间。其他设计则使用绑带来调整足踝和足趾不同程度的背屈。
- 通常使用尼龙搭扣将夜间夹板固定在小腿和足上。

➡ **体位**:患者坐在贴扎台或工作台上。

➡ **应用**:

第 1 步: 应用大多数设计时,要先松开绑带,随后将夜间夹板放在小腿和足上,然后系上绑带并固定(图 3-21)。

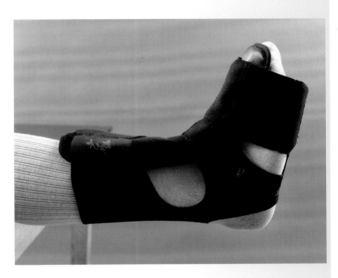

图 3-21

定制的夜间夹板

➡ **目的**:当没有通用的夜间夹板时,也可用热塑性材料制作夜间夹板。定制的夜间夹板可覆盖小腿和足的后侧,包括腓肠肌、小腿骨、足底和中足趾远端。

证据总结

在治疗足底筋膜炎时，单独使用夜间夹板或与其他保守干预措施结合使用，可减轻疼痛和改善功能结果。2003 年的一项循证综述发现[35]，当夜间夹板与定制和通用的半刚性矫形器及刚性矫形器相比，或与用消炎药和小腿拉伸相比，在减轻疼痛方面没有差异。该综述还表明，与不治疗相比，夜间夹板在减轻疼痛方面是有效的。该综述[35]为指导临床决策提供了有限的证据，但其已被 Cochrane 图书馆认为是过时的。自 2003 年以来，很少有小组研究夜间夹板的有效性。两项小型研究考察了夜间夹板对疼痛和功能的主观评估的影响。研究人员发现[44]，与单独使用通用的矫形器相比，通用的软性矫形器和夜间夹板的组合在使用 2 周和 8 周后减轻了疼痛水平。其他研究人员[45]已经表明，夜间夹板和小腿拉伸及本体感觉治疗方案比单独的小腿治疗方案更有效地降低整体疼痛和醒后疼痛，并改善正常日常活动的功能。这些有限的研究结果和足底筋膜炎是自限性的[46]，随着时间的推移会有自发性的改善，这表明需要更多的证据来指导临床决策和治疗干预。

要点

系带式支具也许不如通用的热塑性夜间夹板有效，但其可以为足底筋膜和跟腱提供一些静态拉伸（见图 4-15）。正确佩戴的系带式支具不包括足趾，这是使用这种技术作为夜间夹板的一个缺点。然而，系带式支具通常在医疗机构中很常见，如果其他夜间夹板不适用，也可以使用它。关于系带式支具的完整讨论详见第 4 章。

步行靴　　图 3-22

➡ **目的**：步行靴或助行器在治疗扭伤、拉伤、稳定的急性和应力性骨折及涉及足部以及足趾的术后程序中，提供完整的支持和固定（图 3-22）。步行靴可以替代传统的石膏或玻璃纤维铸件。与传统铸件相比，步行靴的优势在于设计轻巧，成本较低，可拆卸以利于治疗和康复，可调节活动范围，对步态运动学和动力学模式的不良影响较小[47]。

➡ **设计**：
- 步行靴是根据鞋码按预定尺寸制作的。
- 步行靴的外壳、内侧和外侧及支柱由铝、模制塑料或轻钢材料制成。
- 靴底由软橡胶或硬橡胶组成，底部为平面。
- 在外壳内，尼龙泡沫衬垫或可调节的气囊系统包裹着小腿和足，以提供缓冲。
- 用搭扣、尼龙绑带将步行靴固定在小腿和足上。
- 步行靴有长的设计，可延伸到小腿的上部；也有短的设计，只延伸到小腿的中部（图 3-22A）。
- 一些步行靴的设计包含了允许调整活动范围的刻度盘（图 3-22B）。

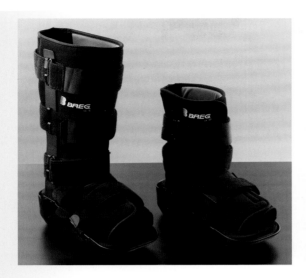

图 3-22A

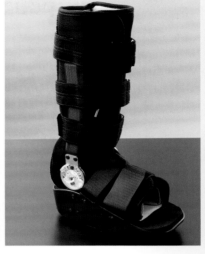

图 3-22B

➡ **体位**：患者坐在贴扎台或工作台上。

➡ **应用**：

第 1 步： 使用时，首先要松开绑带和分离衬垫。然后将足放入步行靴中，再将足后跟靠在鞋跟盒上(图 3-22C)。

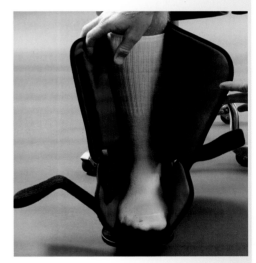

图 3-22C

第 2 步： 将步行靴内的尼龙绑带缠绕在足部和小腿上，并系紧每条尼龙绑带以固定(图 3-22D)。通过收紧或松开尼龙绑带来调整配合。

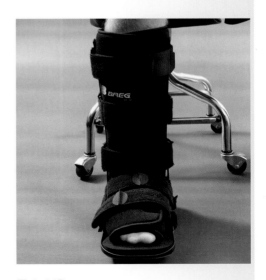

图 3-22D

石膏铸件靴　　图 3-23

➡ **目的**：石膏铸件靴作为一种带有小腿石膏的凉鞋，也可以术后单独使用，以增加缓冲，并提供轻度支撑，使患者步态正常（图 3-23）。

➡ **设计**：

- 石膏铸件靴由帆布鞋面和乙烯–醋酸乙烯酯（EVA）底构成，前足和后足跟采用尼龙绑带固定。EVA 是一种热塑性材料，可用于制作靴底。
- 可根据鞋码购买预定尺寸的石膏铸件靴。

➡ **体位**：患者坐在贴扎台或工作台上。

➡ **应用**：

| 第 1 步： | 使用时，只需将尼龙绑带松开，将足放在石膏铸件靴内，然后再用尼龙绑带固定（图 3-23）。 |

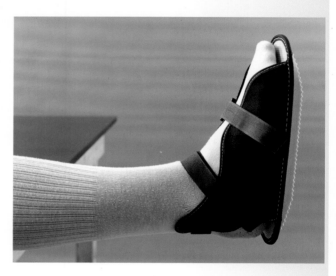

图 3-23

术后靴　　图 3-24

➡ **目的**：术后靴的设计与石膏铸件靴相似，但有木质或硬质 EVA 靴底（图 3-24）。靴底的刚性降低了足部和足趾的活动范围。其可用于治疗跖骨、足底应力性骨折、足和足趾扭伤及术后疼痛。

➡ **体位**：患者坐在贴扎台或工作台上。

➡ **应用**：

第 1 步： 用与石膏铸件靴相同的方式穿鞋和操作（图 3-24）。

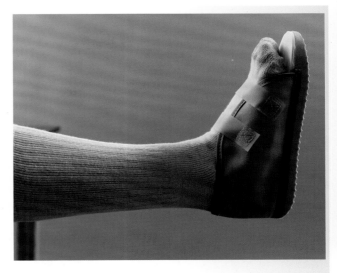

图 3-24

批判性思维问题 4

　　一名警察在做完左足手术后，回到自己岗位去工作。外科医生允许其负重活动，但强调，如果为他的足提供支撑，则可以保持正常的术前步态。

➡ 问题：请问你可以使用什么样的支具来进行治疗，同时让他的步态恢复正常？

情景引导

　　如果通用的半刚性矫形器能有效地矫正后足或前足的畸形，但在短期使用后就失去了结构和支撑力，则可以考虑定制设计。由于在制作过程中，定制设计使用了更耐用的材料，所以其可能会在较长的时间内保持结构和支撑力。

防护衬垫技术

　　毛毡垫和泡沫可以提供支撑、减震和保护，并减轻足和足趾受伤及病症的压力。由于毛毡垫和泡沫很容易获得，许多医疗保健专业人员使用这些材料来制作软性矫形器，以治疗足底炎、跖骨痛、趾间神经瘤、足跟挫伤和蹈趾炎等。

纵弓垫　图 3-25

➡ **目的：** 使用纵弓垫技术对纵弓进行轻度到中度的支撑，从而治疗足弓拉伤、足底筋膜炎和足底炎等（图3-25）。

▶ **材料：**

- 选用 1/8 英寸或 1/4 英寸的泡沫或毛毡垫（预先剪好或从卷筒中取出），绷带剪刀。

▶ **体位：**患者坐在贴扎台或工作台上，将脚伸出工作台边缘，足部呈屈曲姿势。

▶ **准备：**用 1/8 英寸或 1/4 英寸的泡沫或毛毡制作衬垫或者购买预先切割好的有黏性的衬垫。

▶ **应用：**

| 第 1 步： | 切割 1/8 英寸或 1/4 英寸的泡沫或毛毡制作衬垫，使其从第 1 跖骨头的底部到第 3 跖骨头，延伸到远端的小腿骨，并沿着足的内侧置入（图 3-25A）。|

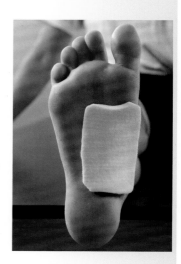

注意事项

为了获得适当的贴合性，用毡尖笔勾勒出纵向足弓（图 3-25B）。然后，在足弓轮廓上喷上黏性贴布喷剂，再将切割好的衬垫按在轮廓上，并保持 5~10 秒。将切割好的衬垫与轮廓完全吻合（图 3-25C）。取下切割好的衬垫，按轮廓再进行修剪（图 3-25D）。

图 3-25A

| 第 2 步： | 用环形贴扎技术将衬垫固定在足上（见图 3-6 和图 3-25E）。|

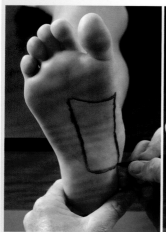
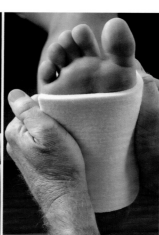
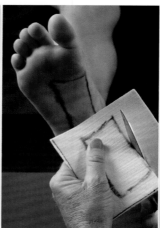
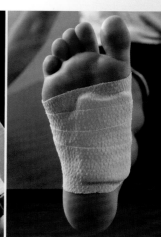

图 3-25B　　　　　　图 3-25C　　　　　　图 3-25D　　　　　　图 3-25E

圆形圈垫　图 3-26

➠ **目的**：使用圆形圈垫，通过向外分散压力、冲击力来减轻疼痛部位的压力和冲击力，以治疗足部和足趾水疱、足踝后滑囊炎、蹬囊炎、胼胝和足跟挫伤等（图 3-26）。

➠ **材料**：

- 1/8 英寸或 1/4 英寸的泡沫或毛毡垫（预先切割或从卷筒中取出），绷带剪刀。

➠ **体位**：患者可在贴扎台或工作台上取坐位、俯卧或仰卧位，将脚伸出工作台边缘，足呈屈曲姿势。

➠ **准备**：可以用 1/4 英寸或 1/8 英寸的泡沫或毛毡制作衬垫，也可以购买预先切割好的有黏性的衬垫。衬垫的制作首先要确定疼痛部位。如果足部或足趾的面积允许，可将衬垫切开，向各个方向延伸 0.5~1 英寸，使其超出疼痛区域。如有必要，还可喷上黏性贴布喷剂。

➠ **应用**：

第 1 步：　将一块泡沫或毛毡剪成适当大小的衬垫，然后，在其上标明疼痛部位（图 3-26A）。

第 2 步：　将标明疼痛部位的衬垫折叠成一块，并以半圆形的方式用绷带剪刀将该部位剪下，形成一个圆孔（图 3-26B）。这个孔可以保护疼痛部位免受压力和冲击。

第 3 步：　将剪好的衬垫放在足部或足趾上，使孔覆盖疼痛部位。如果是足踝后滑囊炎、蹬外翻和胼胝等病症，可使用黏性纱布材料或 2 英寸的自粘性绷带或弹性贴布以足跟固定技术粘贴（见图 4-5 和图 3-26C）。

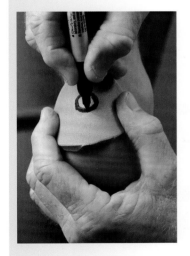

图 3-26A

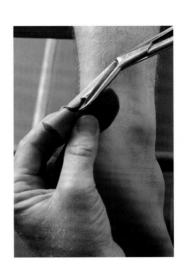

图 3-26B

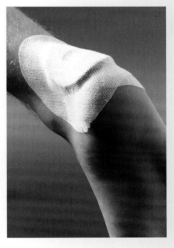

图 3-26C

足跟垫　图 3-27

➠ **目的**：在治疗足底筋膜炎时，使用足跟垫，通过压迫小腿骨下的脂肪垫来起到减震和缓解疼痛的作用[2]（图 3-27）。在治疗跟骨后滑囊炎时，也可使用足跟垫，以减轻跟腱的压力。足跟垫常用于不能使用足跟杯时。

➠ **材料**：

- 1/4 英寸、1/2 英寸的柔软闭孔泡沫（预切割或卷筒）或 1/4 英寸、1/2 英寸的毛毡垫（预切割或卷筒），绷带剪刀。

选择：橡胶泥。

➡ **体位**：患者坐在贴扎台或工作台上，将脚伸出工作台边缘，足部呈屈曲姿势。

➡ **准备**：用1/4英寸、1/2英寸的柔软闭孔泡沫，或1/4英寸、1/2英寸的毛毡制作衬垫。在足后跟或鞋里放置衬垫，以适应需求。如有必要，可使用黏性贴布喷剂。

➡ **应用**：

| 第1步： | 将足跟垫裁剪成能覆盖整个鞋跟区域的尺寸(图3-27A)。然后用绷带剪刀将足跟垫的远端剪成锥形。 |

> **注意事项**
>
> 将足跟垫的远端边缘向足趾方向修剪，使其渐渐变薄(图3-27B)。用手将足跟垫拉开成3个相等的部分(图3-27C)。将这些部分向着足跟垫的弯曲端分开大约1英寸。剪下中间部分(图3-27D)。将上下两部分压在一起，形成一个锥形的边缘(图3-27E)。

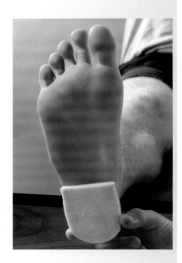

图3-27A

| 第2步： | 用黏性纱布材料或用2英寸的自粘性绷带、弹性贴布以足跟固定技术将足跟垫固定在足后跟上(见图4-5和图3-27F)。 |

选择：　橡胶泥可将足跟垫永久固定在鞋垫上，而且不需要用额外的固定物。

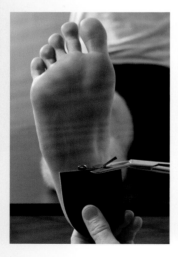

图3-27B

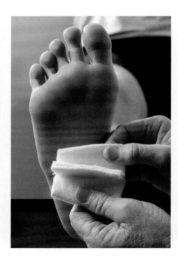

图3-27C

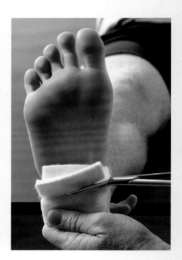

图3-27D

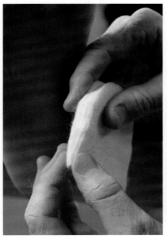
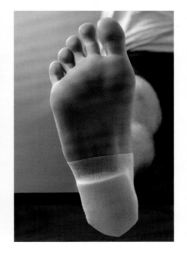

图 3-27E　　　　　　　　图 3-27F

跖骨垫　　图 3-28

➡ **目的**:跖骨垫在治疗足底炎和跖骨痛时,可减轻跖骨头的压力和负荷(图 3-28)。

➡ **材料**:

- 1/8 英寸或 1/4 英寸毛毡垫(自卷),1 英寸非弹性贴布,2 英寸自粘性绷带或弹性贴布,皮肤膜,绷带剪刀。

➡ **体位**:患者坐在贴扎台或工作台上,将脚伸出工作台边缘,足部呈屈曲姿势。

➡ **准备**:将 1/8 英寸或 1/4 英寸毛毡剪成条形。跖骨垫的长度横跨跖骨头的足底表面,宽约 3/4 英寸。

➡ **应用**:

第 1 步:用 1 英寸非弹性贴布将跖骨垫暂时贴在跖骨头,让患者行走,确保合适,以减轻疼痛(图 3-28A)。如有必要,重新放置跖骨垫。

第 2 步:先用黏性纱布或 1~2 条 2 英寸自粘性绷带或弹性贴布直接将跖骨垫固定,在皮肤上再用 1 条自粘性绷带或弹性贴布固定。然后,绕足背前行,最终固定在足底或足背表面,并环绕足部 ◀▥▥▶(图 3-28B)。

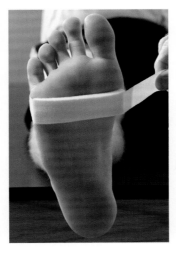
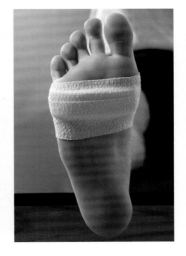

图 3-28A　　　　　　　　图 3-28B

泪珠形足垫　图 3-29

➡ **目的：** 泪珠形足垫技术在治疗趾间神经瘤时，可对跖弓提供轻度到中度的支撑（图 3-29）。趾间神经瘤最常见的位置是在第 3 跖骨和第 4 跖骨之间[2,48]。随着跖弓的对齐，使用泪珠形足垫可减轻炎症和疼痛。

➡ **材料：**
- 1/8 英寸或 1/4 英寸的毛毡垫（预先剪好或卷好），1 英寸非弹性贴布，绷带剪刀。

➡ **体位：** 患者坐在贴扎台或工作台上，将脚伸出工作台边缘，足部呈屈曲姿势。

➡ **准备：** 用 1/8 英寸或 1/4 英寸的毛毡垫裁剪成泪珠形足垫。

➡ **应用：**

第1步： 将泪珠形足垫贴在足底第 3 跖骨和第 4 跖骨头之间（图 3-29A）。然后，用 1 英寸非弹性贴布暂时贴上泪珠形足垫，让患者行走，以确保合适。

第2步： 在确保合适后，以疼痛减轻为标准，然后用黏性纱布材料或 1~2 条 2 英寸自粘性绷带或弹性贴布将泪珠形足垫直接贴在皮肤或皮肤膜上（图 3-29B）。

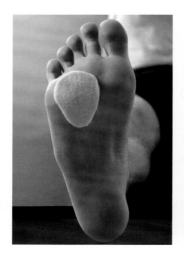
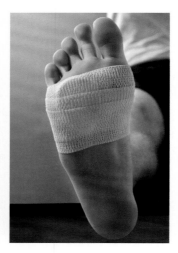

图 3-29A　　　　　图 3-29B

椭圆形跖骨垫　图 3-30

➡ **目的：** 椭圆形跖骨垫在设计和功能上与泪珠形足垫相似（图 3-30）。椭圆形跖骨垫用于治疗跟腱不灵活、跟腱炎、趾间神经瘤和跖弓拉伤等引起的跖骨疼痛。最常见的疼痛部位是在第 2 跖骨或第 3 跖骨头下。椭圆形跖骨垫的作用是通过将跖骨头调整到一个正确的位置来减轻压力。

➡ **材料：**
- 1/8 英寸或 1/4 英寸的毛毡垫（预先剪好或卷好），1 英寸非弹性贴布，绷带剪刀。

➡ **体位：** 患者坐在贴扎台或工作台上，将脚伸出工作台边缘，足部呈屈曲姿势。

➡ **准备：** 用 1/8 英寸或 1/4 英寸的毛毡垫制成椭圆形跖骨垫，或购买预先切割好的椭圆形跖骨垫。

➡️ **应用：**

第1步：　将椭圆形跖骨垫放在足底跖骨头的近端（图 3-30A）。用 1 英寸非弹性贴布暂时贴上椭圆形跖骨垫，然后单独行走。

第2步：　在正确放置和减轻疼痛后，用黏性纱布材料或 1~2 条 2 英寸自粘性绷带或弹性贴布直接将其粘贴在皮肤或皮肤膜上（图 3-30B）。

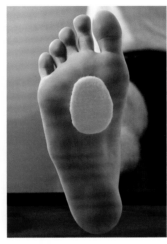
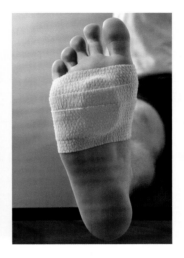

图 3-30A　　　　　　　　　图 3-30B

"J"形垫　图 3-31

➡️ **目的：** 使用"J"形垫治疗骨膜炎等，以解除或减轻该区域的应力[30,49]（图 3-31）。

➡️ **材料：**
- 1/8 英寸或 1/4 英寸的毛毡垫（预剪或自卷），绷带剪刀。

➡️ **体位：** 患者坐在贴扎台或工作台上，将脚伸出工作台边缘，足部呈屈曲姿势。

➡️ **准备：** 用 1/8 英寸或 1/4 英寸毛毡垫制成一个"J"形衬垫，也可使用预先切割设计。将"J"形垫从第 2 跖骨和第 3 跖骨开始延伸，继续向近端前行，并向内侧方向转到近端的籽骨。"J"形垫为 1~1.5 英寸宽（图 3-31A）。

➡️ **应用：**

第1步：　用黏性纱布材料或 2~3 条 2 英寸自粘性绷带或弹性贴布直接将其贴在皮肤或皮肤膜上（图 3-31B）。

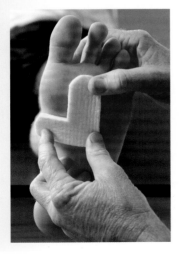
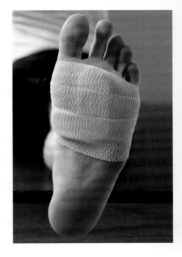

图 3-31A　　　　　　　　　图 3-31B

足趾楔形垫

➡ **目的**：在治疗蹈外翻或半脱位时，使用足趾楔形垫作为间隔物，以减少 MTP 处蹈趾的内侧偏离。该技术与贴扎技术类似，但足趾间要有足够的间距是关键。

批判性思维问题 5

训练结束后，一名高中足球运动员脱掉防滑鞋，光着脚走向更衣室。他踩在一块石头上，导致右足活动受限。第二天，他在进行负重活动时出现中度疼痛。

➡ 问题：你可以用什么支具或衬垫技术来治疗他的疼痛？

情景引导

如果用非弹性或弹性贴布和(或)自粘性绷带固定，太过笨重和不舒服，为了减少摩擦，则可以考虑使用黏性纱布材料固定。

循证实践

篮球训练第二周结束，Tbny 的足跟疼痛没有任何缓解。Tbny 是球队的前锋，他的双侧足跟疼痛。他第一次报告疼痛是在 3 周前的季前赛训练中。Jason 在过去的 3 周里一直在用冰块、按摩、电刺激、超声波、非处方药、非甾体类抗炎药、小腿拉伸和加强练习来治疗 Tbny。

这些治疗让 Tbny 可以参加大部分的训练，但是他的疼痛却越来越严重。Tbny 抱怨说，他的疼痛发生在双腿的小腿前侧、内侧，并报告说，最严重的疼痛是在早上最初负重时和团队会议后出现的。通过评估，Jason 通过对 Tbny 触诊跟骨前、内侧和足远端，以及让 Tbny 的足趾被动背屈，发现会引起 Tbny 双足的疼痛。Jason 让 Tbny 去找队医，进行疑似足底筋膜炎的评估。在评估过程中，队医发现其跟骨上有触痛，但没有发现畸形或神经系统症状。队医还注意到其双足足底有多汗症。X 线片显示其没有骨性病变，队医建议 Jason 继续对 Tbny 进行双足底筋膜炎的治疗。

Jason 认为，Tbny 可以从治疗计划中使用贴布和(或)支具技术中受益，但不确定哪种技术在这种情况下是最好的。Jason 的目标是让 Tbny 无痛地回到所有的训练、练习和比赛中。

1. 根据案例制订一个与临床相关的问题，为 Tbny 选择贴布和(或)支具技术提供答案。问题应包括人群或问题、干预措施、对比干预措施(如果相关)和感兴趣的临床结果。

2. 设计一个搜索策略，通过搜索找到回答临床问题的最佳证据。该策略应包括相关的搜索词、电子数据库、在线期刊和印刷期刊，用于搜索。与你的教练、队医和其他医疗保健专业人员的讨论，可以为专家意见提供证据。

3. 从你的搜索或章节参考文献中选择 3~5 篇全文研究或评论。对每篇文章进行评估和评价，以确定其价值和有用性。对每篇研究提出这些问题：①研究的结果是否有效？②实际结果是什么？③研究结果是否与患者有临床相关性？根据第 1 章的证据层次结构，准备一份包含问题答案的评估摘要，并对文章进行排序。

4.将证据、临床经验和 Tbny 的目标及偏好整合到 Tbny 的治疗方案中。考虑哪些贴布和(或)支具技术可能适合 Tbny。

5.评估 EBP 流程和你在案例中的经验。在评估中考虑这些问题。

临床问题是否得到了回答？

搜索是否产生了高质量的证据？是否对证据进行了适当的评估？是否将证据、临床经验、Tbny 的目标和偏好整合在一起,以做出临床决策？

干预是否给 Tbny 带来了成功的临床结果？

EBP 的经验对 Jason 和 Tbny 来说是积极的吗？

结语

- 足部和足趾的急性和慢性损伤可能是压力、异常活动范围、过度使用的结果。
- 圆形、"X"形、环形、编织环、Low-Dye 和足底筋膜贴扎带技术支持纵向足弓和前足。
- 捆绑贴扎、足趾贴扎和跖趾关节被动过度伸展带技术提供支撑并减少足趾的活动范围。
- 加压包扎技术和远端到近端的螺旋方式应用,有助于减轻肿胀和炎症。
- 矫形器可分为 3 种类型:软性、半刚性和刚性。
- 软性、半刚性和刚性矫形器可用于预防和治疗急慢性损伤及疾病。
- 矫形器可在内部或实验室根据足印或直接在足上制作。
- 夜间夹板、术后靴、步行靴和石膏铸件靴可提供支撑并限制活动范围。
- 纵弓、跖骨垫、泪珠形足垫、椭圆形跖骨垫、"J"形和足趾楔形垫技术为矫正结构异常提供支持。
- 圆形圈垫和足跟垫技术可作为减震器,减少压力和摩擦。

相关链接

美国矫形师和修复师学会

http://www.oandp.org/

- 该网站提供《假肢和矫形器杂志》和《科学现状会议成果》的访问权限,其中包含临床和教育手稿。

美国足踝外科医生学院

http://www.acfas.org/

- 该网站允许读者搜索有关足和踝关节损伤疾病的病因及治疗的信息。

美国足病医学协会

http://www.apma.org/

- 该网站提供各种足损伤和足部健康信息。

扩展阅读

Hunter, S, Dolan, MG, and Davis, JM: Foot Orthotics in Therapy and Sport. Human Kinetics, Champaign, IL, 1995. Detailed examination of the indications for orthotics and step-by-step fabrication techniques.

Vicenzino, B, McPoil, T, and Buckland, S: Plantar foot pressures after the augmented low dye taping technique. J Athl Train 42:374-380, 2007. Detailed steps for application of the augmented Low-Dye taping technique.

参考文献

1. Anderson, MK, and Parr, GP: Foundations of Athletic Training: Prevention, Assessment, and Management, ed 5. Lippincott Williams & Wilkins, Philadelphia, 2013.
2. Prentice, WE: Arnheim's Principles of Athletic Training: A Competency-Based Approach, ed 15. McGraw-Hill, Boston, 2014.
3. Cheung, RTH, Chung, RCK, and Ng, GYF: Efficacies of different external controls for excessive foot pronation: A meta-analysis. Br J Sports Med 45:743-751, 2011.
4. Newell, T, Simon, J, and Docherty, CL: Arch-taping techniques for altering navicular height and plantar pressures during activity. J Athl Train, Epub ahead of print, 2015.
5. Ator, R, Gunn, K, McPoil, TG, and Knecht, HG: The effect of adhesive strapping on medial longitudinal arch support before and after exercise. J Orthop Sports Phys Ther 14:18-23, 1991.
6. Del Rossi, G, Fiolkowski, P, Horodyski, MB, Bishop, M, and Trimble, M: For how long do temporary techniques maintain the height of the medial longitudinal arch? Phys Ther Sport 5:84-89, 2004.
7. Vicenzino, B, Franettovich, M, McPoil, T, Russell, T,

and Skardoon, G: Initial effects of anti-pronation tape on the medial longitudinal arch during walking and running. Br J Sports Med 39:939-943, 2005.

8. Yoho, R, Rivera, JJ, Renschler, R, Vardaxis, VG, and Dikis, J: A biomechanical analysis of the effects of low-Dye taping on arch deformation during gait. Foot 22:283-286, 2012.

9. Cornwall, MW, McPoil, TG, and Fair, A: The effect of exercise and time on the height and width of the medial longitudinal arch following the modified reverse-6 and the modified augmented low-dye taping procedures. Int J Sports Phys Ther 9:635-643, 2014.

10. Cornwall, MW, Lebec, M, DeGeyter, J, and McPoil, TG: The reliability of the modified reverse-6 taping procedure with elastic tape to alter the height and width of the medial longitudinal arch. Int J Sports Phys Ther 8:381-392, 2013.

11. Jamali, B, Walker, M, and Hoke, B: Windlass taping technique for symptomatic relief of plantar fasciitis. J Sport Rehabil 13:228-243, 2004.

12. Holmes, CF, Wilcox, D, and Fletcher, JP: Effect of a modified, low-dye medial longitudinal arch taping procedure on the subtalar joint neutral position before and after light exercise. J Orthop Sports Phys Ther 32:194-201, 2002.

13. Radford, JA, Burns, J, Buchbinder, R, Landorf, KB, and Cook, C: Does stretching increase ankle dorsiflexion range of motion? A systematic review. Br J Sports Med 40:870-875, discussion 875, 2006.

14. Whitaker, JM, Augustus, K, and Ishii, S: Effect of the low-Dye strap on pronation-sensitive mechanical attributes of the foot. J Am Pod Med Assoc 93:118-123, 2003.

15. Franettovich, M, Chapman, A, Blanch, P, and Vicenzino, B: Continual use of augmented low-Dye taping increases arch height in standing but does not influence neuromotor control of gait. Gait Posture 31:247-250, 2010.

16. Lange, B, Chipchase, L, and Evans, A: The effect of low-dye taping on plantar pressures, during gait, in subjects with navicular drop exceeding 10 mm. J Orthop Sports Phys Ther 34:201-209, 2004.

17. O'Sullivan, K, Kennedy, N, O'Neill, E, and Ni Mhainin, U: The effect of low-dye taping on rearfoot motion and plantar pressure during the stance phase of gait. BMC Musculoskelet Disord 9:111-119, 2008.

18. Nolan, D, and Kennedy, N: Effects of low-dye taping on plantar pressure pre and post exercise: An exploratory study. BMC Musculoskelet Disord 10:40, 2009.

19. Russo, SJ, and Chipchase, LS: The effect of low-Dye taping on peak plantar pressures of normal feet during gait. Austral J Physiotherapy 47:239–244, 2001.

20. Vicenzino, B, McPoil, T, and Buckland, S: Plantar foot pressures after the augmented low dye taping technique.

J Athl Train 42:374-380, 2007.

21. Kelly, LA, Racinais, S, Tanner, CM, Grantham, J, and Chalabi, H: Augmented low dye taping changes muscle activation patterns and plantar pressure during treadmill running. J Orthop Sports Phys Ther 40:648-655, 2010.

22. Franettovich, MM, Murley, GS, David, BS, and Bird, AR: A comparison of augmented low-Dye taping and ankle bracing on lower limb muscle activity during walking in adults with flat-arched foot posture. J Sci Med Sport 15:8-13, 2012.

23. Franettovich, M, Chapman, A, and Vicenzino, B: Tape that increases medial longitudinal arch height also reduces leg muscle activity: A preliminary study. Med Sci Sports Exerc 40:593-600, 2008.

24. Franettovich, M, Chapman, AR, Blanch, P, and Vicenzino, B: Augmented low-Dye tape alters foot mobility and neuromotor control of gait in individuals with and without exercise related leg pain. J Foot Ankle Res 3:5, 2010.

25. Gray, EG, and Basmajian, JV: Electromyography and cinematography of leg and foot ("normal" and flat) during walking. Anat Rec 161:1-15, 1968.

26. Gray, ER: The role of leg muscles in variations of the arches in normal and flat feet. Phys Ther 49:1084-1088, 1969.

27. Hunt, AE, and Smith, RM: Mechanics and control of the flat versus normal foot during the stance phase of walking. Clin Biomech 19: 391-397, 2004.

28. Murley, GS, Menz, HB, and Landorf, KB: Foot posture influences the electromyographic activity of selected lower limb muscles during gait. J Foot Ankle Res 2:1-9, 2009.

29. Prentice, WE: Rehabilitation Techniques for Sports Medicine and Athletic Training, ed 5. McGraw-Hill, Boston, 2011.

30. Hunter, S, Dolan, MG, and Davis, JM: Foot Orthotics in Therapy and Sport. Human Kinetics, Champaign, IL, 1995.

31. Penneau, K, Lutter, LD, and Winter, RD: Pes planus: Radiographic changes with foot orthoses and shoes. Foot Ankle 2:299–302, 1982.

32. Sahar, T, Cohen, MJ, Ne'eman, V, Kandel, L, Odebiyi, DO, Lev, I, Brezis, M, and Lahad, A: Insoles for prevention and treatment of back pain. Cochrane Database Syst Rev (4);CD005275, 2007.

33. Thomson, CE, Gibson, JNA, and Martin, D: Interventions for the treatment of Morton's neuroma. Cochrane Database Syst Rev (3);CD003118, 2004.

34. Hawke, F, Burns, J, Radford, JA, and du Toit, V: Custom-made foot orthoses for the treatment of foot pain. Cochrane Database Syst Rev (3);CD006801, 2008.

35. Crawford, F, and Thomson, CE: Interventions for treating plantar heel pain. Cochrane Database Syst Rev (3);CD000416, 2003.

36. Collins, N, Bisset, L, McPoil, T, and Vicenzino, B: Foot orthoses in lower limb overuse conditions: A systematic review and meta-analysis. Foot Ankle Int 28:396-412, 2007.

37. Yeung, SS, Yeung, EW, and Gillespie, LD: Interventions for preventing lower limb soft-tissue running injuries. Cochrane Database Syst Rev (7);CD001256, 2011.

38. Newman, P, Witchalls, J, Waddington, G, and Adams, R: Risk factors associated with medial tibial stress syndrome in runners: A systematic review and meta-analysis. Open Access J Sports Med 4:229-241, 2013.

39. Mills, K, Blanch, P, Chapman, AR, McPoil, TG, and Vicenzino, B: Foot orthoses and gait: A systematic review and meta-analysis of literature pertaining to potential mechanisms. Br J Sports Med 44:1035-1046, 2010.

40. Lucas-Cuevas, AG, Pérez-Soriano, P, Llana-Belloch, S, Macián-Romero, C, and Sánchez-Zuriaga, D: Effect of custom-made and prefabricated insoles on plantar loading parameters during running with and without fatigue. J Sports Sci 32:1712-1721, 2014.

41. Cobb, SC, Tis, LL, Johnson, JT, Wang, Y, and Geil, MD: Custom-molded foot-orthosis intervention and multisegment medial foot kinematics during walking.

J Athl Train 46:358-365, 2011.

42. Baur, H, Hirschmüller, A, Müller, S, and Mayer, F: Neuromuscular activity of the peroneal muscle after foot orthoses therapy in runners. Med Sci Sports Exerc 43:1500-1506, 2011.

43. Nigg, BM, Nurse, MA, and Stefanyshyn, DJ: Shoe inserts and orthotics for sport and physical activities. Med Sci Sports Exerc 31:S421–S428, 1999.

44. Lee, WCC, Wong, WY, Kung, E, and Leung, AKL: Effectiveness of adjustable dorsiflexion night splint in combination with accommodative foot orthosis on plantar fasciitis. JJRD 49:1557-1564, 2012.

45. Wheeler, PC: The effectiveness and tolerability of tension night splints for the treatment of patients with chronic plantar fasciitis—A case-series study. Int Musculoskelet Med 36:130-136, 2014.

46. Singh, D, Angel, J, Bentley, G, and Trevino, SG: Plantar fasciitis. BMJ 315:172-175, 1997.

47. Fabian, EP, Gowling, TL, and Jackson, RW: Walking boot design: A gait analysis study. Orthopedics 22:503–508, 1999.

48. Wu, KK: Morton's interdigital neuroma: A clinical review of its etiology, treatment, and results. J Foot Ankle Surg 35:112–119, 1996.

49. Hockenbury, RT: Forefoot problems in athletes. Med Sci Sports Exerc 31:S448–S458, 1999.

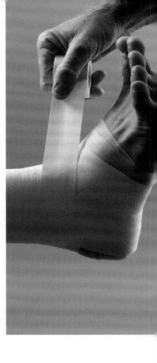

第 **4** 章

踝关节

损伤和病症

在任何负重活动中,过度的运动和重复的压力,都可能导致踝关节的损伤。踝关节的骨骼和韧带结构损伤可能是因为行走时从路边踏空或运动时突然改变方向而导致踝关节过度运动。在不平坦或维护不善的表面上进行的休闲和运动活动也可能导致损伤。踝关节常见的损伤包括如下。

• 扭伤。

• 骨折。

• 水疱。

扭伤

踝关节扭伤是最常见的运动相关损伤之一[1]。踝关节扭伤是由足底关节活动过度、突然内翻或外翻引起的,可能与足底屈曲或距骨关节背屈有关(图4-1和图4-2)。足的旋转,无论是内旋还是外旋,都会导致损伤。例如,当一名棒球击球手踩在一垒角,同时向前直跑去击打二垒手的投球时,可能会造成足过度内翻、外翻、旋转或背屈,从而导致各种扭伤。内翻扭伤比较常见,可导致距腓前韧带、跟腓韧带或距腓后韧带的损伤。外翻扭伤可导致三角韧带损伤,常伴有胫骨远端撕脱性骨折。过度的背屈和外旋可引起胫腓前、后韧带的综合征扭伤。例如,在足球比赛中,由于球员在被抢球的过程中,足踝可能因被迫发生背屈和外旋而出现韧带联合损伤。

骨折

胫骨远端或腓骨骨折可与踝关节扭伤同时发生。严重的内翻机制可引起腓骨(外侧小腿骨)撕脱性骨折,有时也可伴有胫骨(内侧小腿骨)骨折,称为双小腿骨折(图4-3)。

当距骨活动至末端时,腓骨远端可能会发生骨折,如果外翻机制持续下去,胫骨远端可发生撕脱性骨折,导致双臼骨折。胫骨和腓骨远端骨折的损伤机制包括暴力内翻、外翻、背屈和内旋等。

水疱

运动鞋、工作鞋、休闲鞋都会对足部皮肤造成刺激。应用贴扎、绷带、支具技术本身就会在足跟、束带、骨性突出区域(如内侧和外侧的跖趾关节处)因反复应力性摩擦而引起水疱。

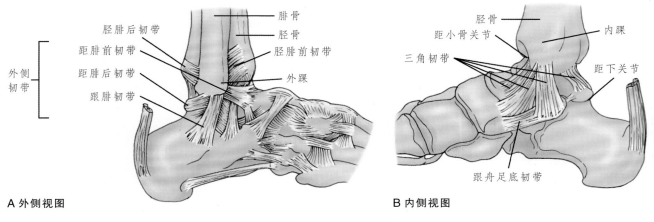

外侧韧带

胫腓后韧带
距腓前韧带
距腓后韧带
跟腓韧带

腓骨
胫骨
胫腓前韧带
外踝

A 外侧视图

胫骨
距小骨关节
三角韧带

内踝
距下关节

跟舟足底韧带

B 内侧视图

图 4-1 距下关节和距骨关节韧带。

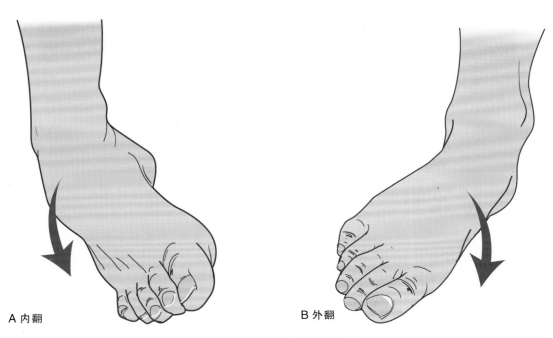

A 内翻

B 外翻

图 4-2 踝关节扭伤的损伤机制。

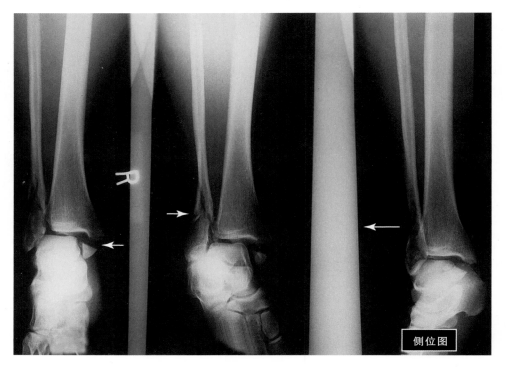

图 4-3 双臼骨折。注意,该患者腓骨远端粉碎性骨折,胫骨骨膜撕脱性骨折,侧位图可见腓骨前脱位,推断为胫腓骨撕裂综合征。

贴扎技术

一些贴扎技术可以减少足下关节的内翻和外翻,减少足底屈曲和距骨关节的背屈,防止活动范围过大。其中,有些技术用于预防扭伤,有些技术用于在恢复活动时为受伤的踝关节提供支撑。在扭伤和骨折的急性治疗中,有几种技术是专门用来固定踝关节的。应根据预期目的、伤情、个人和活动来选择合适的技术。

闭锁式编篮贴扎法　图 4-4～图 4-6

➠ **目的:**闭锁式编篮贴扎法既可用于预防又可用于治疗内翻和外翻扭伤(图 4-4)。它为足底关节和距骨关节提供适度的支撑,并减少活动范围。为了便于理解,我们首先回顾一下基本的闭锁式编篮贴扎法,然后说明几种用于提供额外支撑的贴扎类型。

要点

不同的医护人员在应用时可能存在不同的编篮贴扎法,但大多数技术都来源于 Gibney 在 100 多年前撰写的贴扎方法。

➠ **材料:**
- 1.5 英寸或 2 英寸非弹性贴布,绷带剪刀。

选择:
- 皮肤膜或自粘性绷带,黏性贴布喷剂,薄泡沫垫,皮肤润滑剂。

➠ **体位**：患者坐在贴扎台或工作台上，将脚伸出工作台边缘，足背屈 90°。

➠ **准备**：直接在皮肤上应用闭锁式编篮贴扎法。

选择：应用皮肤膜或自粘性绷带、黏性贴布喷剂、薄泡沫垫和皮肤润滑剂，以改善皮肤的黏附性，减少摩擦引起的炎症。使用自粘性绷带还可以为足踝提供一些额外的支撑[3]。

➠ **应用**：

| 第 1 步： | 在此示例中，应用一层皮肤膜 ◀▥▥▥▶（图 4-4A）。 |

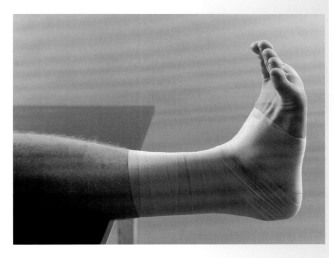

图 4-4A

| 第 2 步： | 使用 1.5 英寸或 2 英寸的自粘性绷带在小腿腓肠肌腹下方进行小范围的环绕"锚点"贴扎，不需要过度绷紧，留下一定的肌肉活动范围 ◀▥▥▥▶（图 4-4B）。可以在足中部近端到第 5 跖骨头的周围贴一个固定贴布 ◀▥▥▥▶，但这不是必须的。如果使用该固定贴布，就要监测贴布张力，以防止足部拉力方向改变。 |
| 选择： | 使用 1.5 英寸或 2 英寸宽度自粘性绷带，以防止在承重时收缩。 |

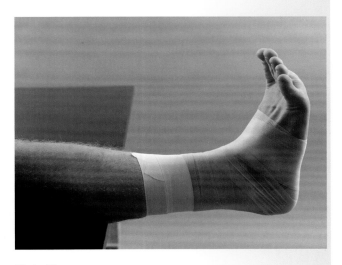

图 4-4B

（待续）

第 3 步： 预防和治疗内翻扭伤时，从小腿内侧开始，将 1.5 英寸或 2 英寸的非弹性贴布向下覆盖胫骨下端(图 4-4C)，环绕足底表面，继续向上覆盖腓骨下端，并保持适度的张力(图 4-4D)。

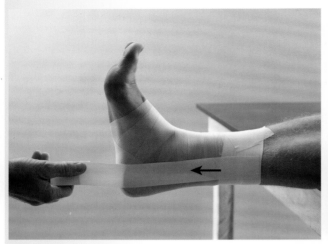

图 4-4C

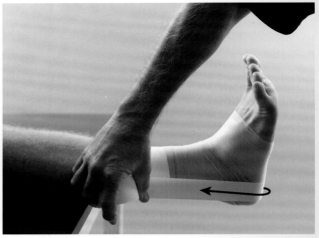

图 4-4D

第 4 步： 完成对小腿侧面的固定(图 4-4E)。

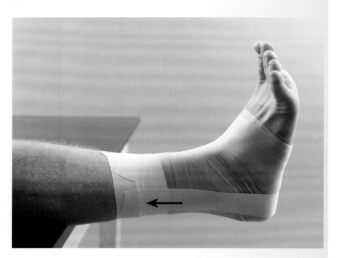

图 4-4E

第 5 步： 在预防和治疗外翻扭伤时，在小腿外侧固定非弹性贴布，并形成马蹄形带。按照同样的步骤，也在小腿内侧固定非弹性贴布，形成第 2 条马蹄形带(图 4-4F)。不要用过大的拉力，以免造成胫距关节的内翻。

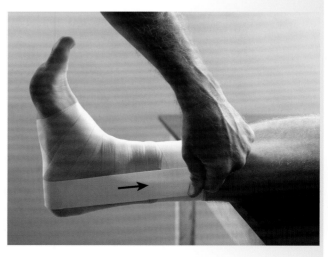

图 4-4F

第 6 步: 从足中部开始固定第 1 条马蹄形带(图 4-4G),绕过跟腱远端,环绕至小腿外侧远端,以适中的拉力在足中部外侧固定,同时止点固定在基底部第 5 跖骨(图 4-4H)。

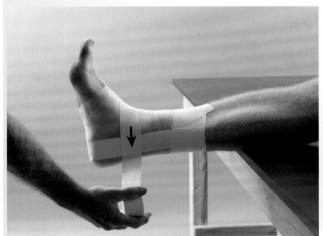

图 4-4G

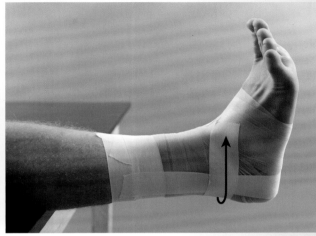

图 4-4H

第 7 步: 从小腿内侧固定第 2 条马蹄形带,并将第 2 条马蹄形带与第 1 条马蹄形带重叠 1/2 宽度,继续向下沿小腿内侧(图 4-4I),穿过足底,向上环绕小腿外侧,最后固定在小腿外侧(图 4-4J)。

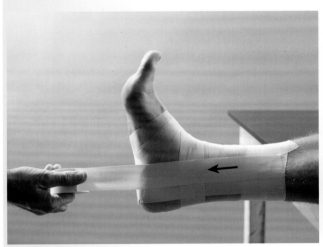

图 4-4I

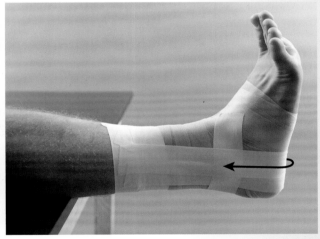

图 4-4J

(待续)

第 8 步： 在足跟内侧固定第 2 条横向马蹄形带，与第 1 条马蹄形带重叠 1/2 的马蹄形带宽度(图 4-4K)。

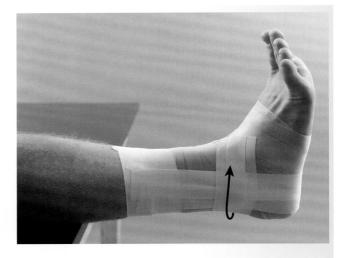

图 4-4K

第 9 步： 在小腿内侧固定第 3 条马蹄形带，与第 2 条马蹄形带重叠，并覆盖小腿的内侧和外侧(图 4-4L)。

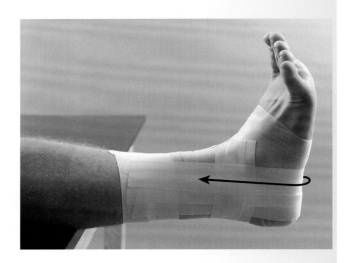

图 4-4L

第 10 步： 在足跟内侧固定第 3 条横向马蹄形带并与第 2 条马蹄形带重叠(图 4-4M)。

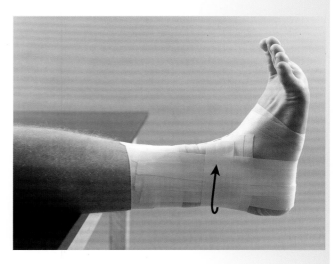

图 4-4M

第 11 步： 从第 3 条马蹄形带开始，以适度的张力，向近端方向环形固定绷带，绷带间相互覆盖 ◀▥▥▥▶（图 4-4N）。将最后 1 条绷带环形固定在"锚点"处。固定时，将每条绷带斜向近端，以防止出现缝隙或褶皱。

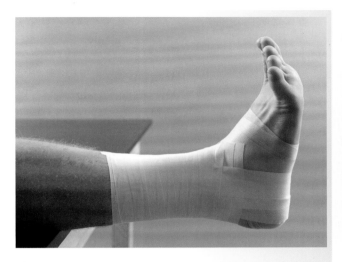

图 4-4N

第 12 步： 在足中段的第 5 跖骨基底部，从足内侧向外侧以轻度到中度的张力环形固定 2~3 条绷带（图 4-4O）。

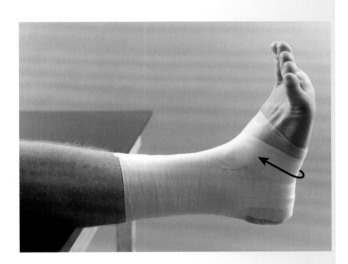

图 4-4O

足跟固定

➡ **目的：** 足跟固定的应用可以为距下关节提供额外的支撑，并使用闭锁式编篮贴扎法（图 4-5）。根据个人喜好，可以采用独立或连续的方式进行闭锁式编篮贴扎法固定足跟。许多医护人员在应用闭锁式编篮贴扎法时，为了节省时间，多采用连续足跟固定技术。

➡ **材料：**
- 1.5 英寸或 2 英寸非弹性贴布。

➡ **体位：** 患者坐在贴扎台或工作台上，将脚伸出工作台边缘，足背屈 90°。

➡ **准备：** 应用闭锁式编篮贴扎法。

独立足跟固定

▶ **应用：**

采用独立足跟固定技术，用 1.5 英寸或 2 英寸非弹性贴布横跨足跟外侧，沿纵弓方向倾斜固定（图 4–5A）。

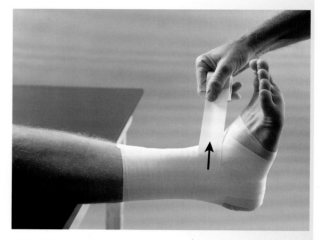

图 4–5A

第 2 步： 继续绕过足弓，然后将非弹性贴布向上倾斜，用适度的拉力通过小腿外侧（图 4–5B），绕过足跟，最后在外侧区域结束（图 4–5C）。

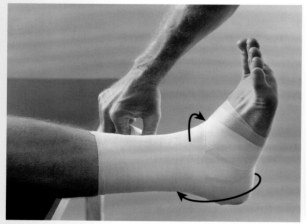

图 4–5B

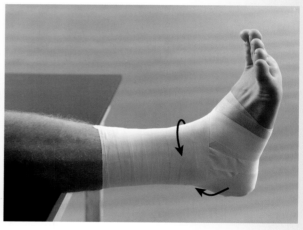

图 4–5C

第 3 步： 足跟内侧固定始于足跟内侧上方，斜向小腿外侧（图 4–5D），并继续横跨足后跟。

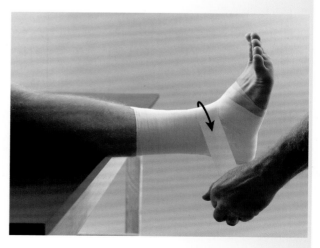

图 4–5D

第 4 步： 将非弹性贴布向下倾斜,用适度的拉力绕过小腿内侧(图 4-5E),下拉至足跟,最后在内侧区域结束(图 4-5F)。通常情况下,外侧和内侧足跟固定是重复进行的。

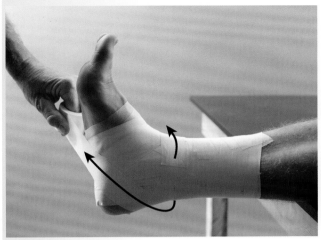

图 4-5E

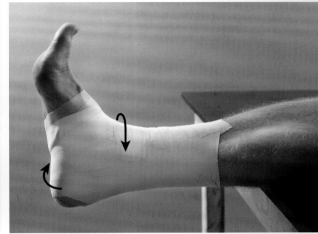

图 4-5F

连续足跟固定

➠ **应用：**

第 1 步： 连续足跟固定技术结合了独立足跟固定技术优势,并以"8"字形方式应用,具有中度拉力。如图 4-5A~图 4-5C 所示,应用横向足跟固定。

第 2 步： 完成后,不要撕开非弹性贴布,而是继续绕着跟腱远端前行(图 4-5G)。

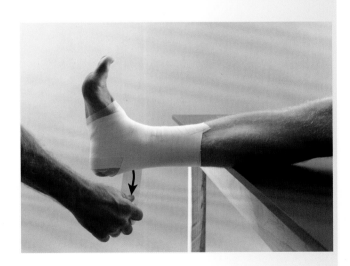

图 4-5G

（待续）

第 3 步：将非弹性贴布向下倾斜,并拉过小腿内侧(图 4–5H)。

第 4 步：继续绕过足底,然后向上跨过足背,直到小腿内侧(图 4–5I),再绕过小腿后侧,并在小腿前侧结束(图 4–5J)。连续足跟固定技术也常重复进行。

因为非弹性贴布不具有弹性,所以使用时保持合适的角度是很重要的。

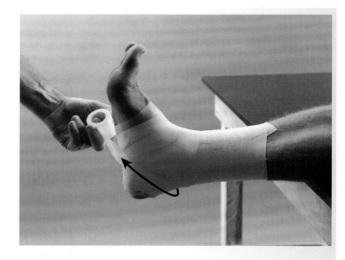

图 4–5H

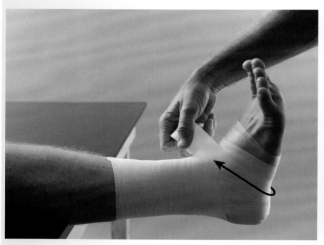

图 4–5I

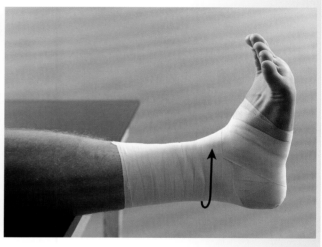

图 4–5J

注意事项

如果贴布宽度的中心覆盖了足踝部的外侧和内侧,就会形成适当的角度。连续足跟固定技术可将贴布的中心直接从小腿外侧以一个合适的角度拉向纵弓。将贴布中心放置在小腿的外侧会将贴布导向对应的足跟外侧固定。而将贴布中心放置在小腿的内侧则将贴布拉向对应的足跟内侧固定。

情景引导

如果应用连续足跟固定技术和正确的角度仍然存在问题,则在实施前进行相同方法的预包扎,或进行自我练习。

闭锁式编篮贴扎法变化 1

➡ **目的**：几种基本的闭锁式编篮贴扎法的变化为距下关节提供了额外的支撑，并减少了活动范围(图 4-6)。这些技术的变化用于治疗内翻、外翻、扭伤和骨折患者，为其恢复活动或工作时提供支撑。

➡ **材料**：
- 1.5 英寸或 2 英寸的弹性贴布。
- 2 英寸或 3 英寸半刚性高分子绷带，手套，绷带剪刀。

➡ **体位**：患者坐在贴扎台或工作台上，将脚伸出工作台边缘，足背屈90°。

➡ **准备**：应用闭锁式编篮贴扎法。

➡ **应用**：

第 1 步：使用闭锁式编篮贴扎法固定后，用 1.5 英寸或 2 英寸弹性贴布以独立或连续足跟固定技术固定(图 4-6A)。非弹性贴布的足跟固定技术可以应用在弹性贴布上，以提供额外的支撑。

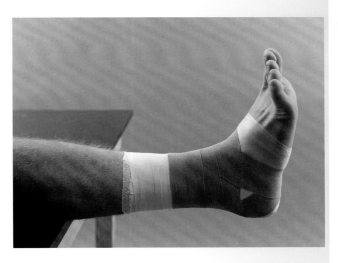

图 4-6A

第 2 步：如果需要更大的支撑，可以使用 2 英寸或 3 英寸宽度的半刚性高分子绷带作为足跟固定材料(图 4-6B)。应用闭锁式编篮贴扎法使用非弹性或弹性贴布进行足跟固定。将半刚性高分子绷带固定在小腿远端，并继续以适度的拉力使用连续足跟固定。保持半刚性高分子绷带平滑成型，并使其与足踝相贴服。给予 10~15 分钟，让半刚性高分子绷带固化。不需要在半刚性高分子绷带上附加额外的固定物。

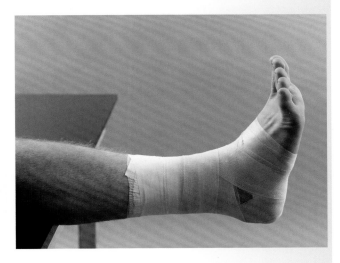

图 4-6B

闭锁式编篮贴扎法变化 2

➡️ **目的**:另一种变化技术是厚毛头斜纹棉布或热塑性材料在闭锁式编篮贴扎法上的应用。这种变化技术使用半刚性材料,为距下关节提供最大的支撑,特别是内翻和外翻时。

➡️ **材料**:

- 2 英寸或 3 英寸宽的毛头斜纹棉布,绷带剪刀。
- 纸,毡尖笔,1/8 英寸热塑性材料,加热源,弹性绷带。

➡️ **体位**:患者坐在贴扎台或工作台上,将脚伸出工作台边缘,足背屈 90°。

➡️ **准备**:应用闭锁式编篮贴扎法。

➡️ **应用**:

第 1 步: 将 2 英寸或 3 英寸厚毛头斜纹棉布剪成 25~30 英寸长的带子。

第 2 步: 将带子中间折叠并剪成一定角度,以便更好地贴合足底(图 4-6C)。

第 3 步: 贴布固定后,抓住带子的两端,将贴布中部固定在足底(图 4-6D)。

第 4 步: 以同样的力度将贴布两端拉向小腿(图 4-6E)。贴布中心应覆盖内踝和外踝。贴布也可直接固定在皮肤上。继续应用闭锁式编篮贴扎法和足跟固定技术进行固定。

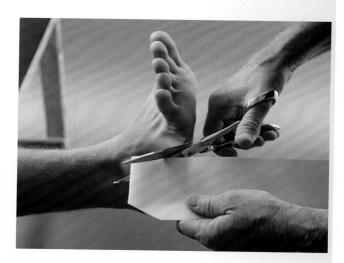

图 4-6C

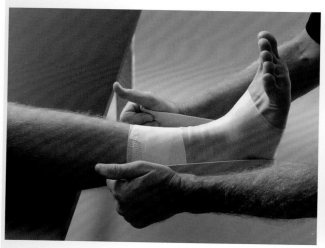

图 4-6D

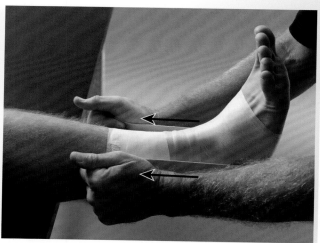

图 4-6E

第5步： 也可将 1/8 英寸的热塑性材料根据个人情况切割成 3~4 英寸宽的绷带。将材料（见图 1-10 和图 1-11C~图 1-11G）设计、切割、加热和塑形，从小腿外侧开始，经过外踝，在跟骨下方，再经过内踝，最后在小腿内侧固定。也可以用厚毛头斜纹棉布作为衬垫（图 4-6F），同时应用闭锁式编篮贴扎法和足跟固定技术。

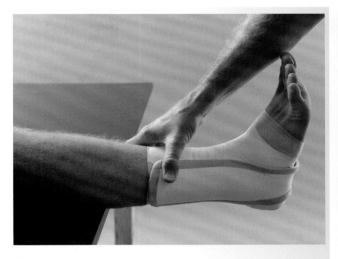

图 4-6F

第6步： 将热塑性绷带置于足踝上，再用 1.5 英寸或 2 英寸弹性贴布以适度的张力通过足跟固定技术缠绕小腿远端，并施加适度的张力以连接热塑性绷带（图 4-6G）。

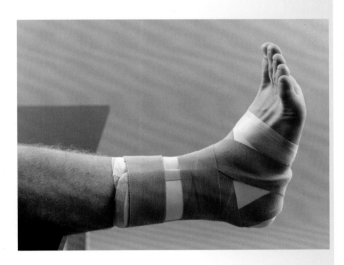

图 4-6G

批判性思维问题 1

篮球队的一名中锋目前正处于二级习惯性足踝扭伤康复计划的第三阶段。这个阶段包括特定位置的投篮、篮板和敏捷性练习。应用闭锁式编篮贴扎法对患者提供支撑和保护。在练习过程中，重点问题是能否提供额外的支撑。另外，所有的足踝支具都已被其他队员使用了，只剩下绷带可供使用。

➡ 问题：在这种情况下，你该怎么做？

弹性绷带　　图 4-7

➡ **目的**：弹性绷带技术是闭锁式编篮贴扎法的替代方法，应用便捷（图 4-7）。由于该技术对距下关节提供的力度轻微，所以其通常只用于预防非损伤患者的内翻和外翻扭伤。

➡ **材料**：

● 1.5 英寸或 2 英寸非弹性贴布，1.5 英寸或 2 英寸弹性贴布，皮肤膜或自粘性绷带，薄泡沫垫，皮肤润滑剂，绷带剪刀。

选择：

● 黏性贴布喷剂。

➡ **体位**：患者坐在贴扎台或工作台上，将脚伸出工作台边缘，足背屈 90°。

➡ **准备**：在足跟和贴扎部位放置皮肤膜或进行自粘性绷带、薄泡沫垫及涂抹皮肤润滑剂处理。

选择：在皮肤膜或自粘性绷带下喷上黏性贴布喷剂，以增加黏附性。

➡ **应用**：

第 1 步：　首先将 1.5 英寸或 2 英寸非弹性贴布直接贴在皮肤上或者贴在皮肤膜或自粘性绷带上，然后固定在小腿远端。

第 2 步：　用 1.5 英寸或 2 英寸非弹性贴布在小腿的内侧到外侧向上施加 3 条马蹄形带，从内踝和外踝后方的第 1 条开始，以马蹄形带宽度的 1/2 重叠（图 4-7A）。

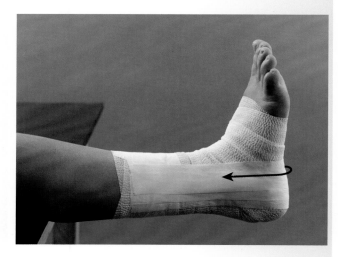

图 4-7A

第 3 步：　使用 1.5 英寸或 2 英寸的弹性贴布，通过两个连续足跟固定技术将贴布固定在外踝区（图 4-7B）。

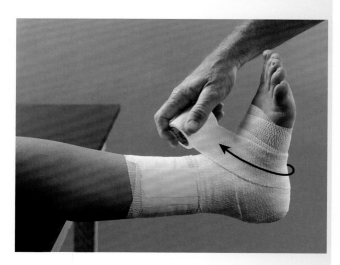

图 4-7B

| 第 4 步： | 从小腿前部开始，以适度的拉力继续以环形或螺旋形方式固定弹性贴布(图 4-7C)，每次重叠 1/2 的弹性贴布宽度，并在小腿结束(图 4-7D)。 |

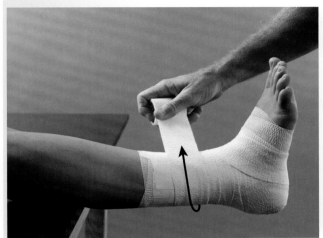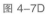

图 4-7C

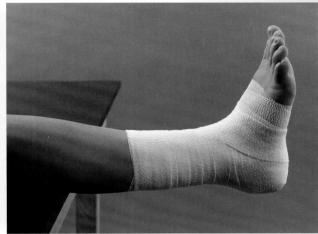

图 4-7D

| 第 5 步： | 用 1.5 英寸或 2 英寸非弹性贴布，以适度的拉力进行足跟固定(图 4-7E)。 |
| 选择： | 用 1.5 英寸或 2 英寸非弹性贴布将弹性贴布固定在小腿远端。 |

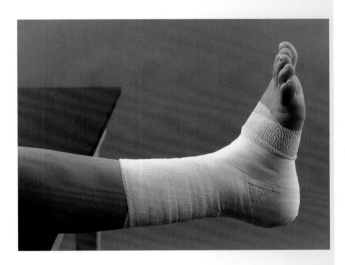

图 4-7E

情景引导

    如果选择一种贴扎技术来支撑未受伤者的距下关节，而且时间有限，则可以考虑使用这项技术，这种技术比闭锁式编篮贴扎法的步骤更少，应用更快捷。

斯巴达拖鞋　图 4-8

➠ **目的**：斯巴达拖鞋技术与闭锁式编篮贴扎法相结合，可用于治疗内翻、外翻和复合型扭伤患者，为其恢复活动或工作时提供额外的支撑（图 4-8）。

➠ **材料**：
- 1.5 英寸、2 英寸和 3 英寸非弹性贴布。

选择：
- 皮肤膜或自粘性绷带，黏性贴布喷剂，薄泡沫垫，皮肤润滑剂。

➠ **体位**：患者坐在贴扎台或工作台上，将脚伸出工作台边缘，足背屈 90°。

➠ **准备**：直接用在皮肤上。

选择：在足跟和贴扎部位使用皮肤膜或自粘性绷带、黏性贴布喷剂、薄泡沫垫和皮肤润滑剂进行处理，以提供黏附性并减少刺激。

➠ **应用**：

第 1 步：　在小腿远端固定 1.5 英寸或 2 英寸非弹性贴布。

第 2 步：　撕开 1 条 3 英寸非弹性贴布作为马蹄形带。然后，握住贴布的两端，将其固定在足跟表面（图 4-8A）。

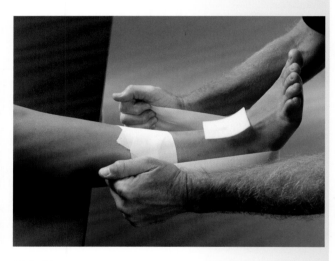

图 4-8A

第 3 步：　用同样的拉力将非弹性贴布末端拉向小腿远端，并固定（图 4-8B）。贴布中心应覆盖小腿的内侧和外侧。

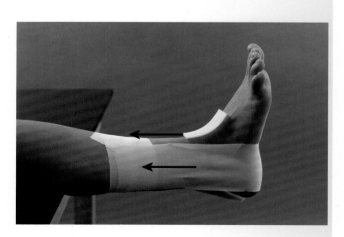

图 4-8B

第 4 步： 再撕下 1 条比第 1 条稍长的 3 英寸非弹性贴布。将其固定在第 1 条马蹄形带上。然后，从两端开始，沿贴布中部撕开或纵向剪开，缠绕至内踝和外踝的下方（图 4–8C）。

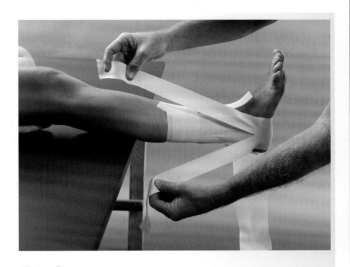

图 4–8C

第 5 步： 用适度的拉力将撕开或纵向剪开的贴布以螺旋形式在小腿上进行固定（图 4–8D），最后在小腿远端结束。

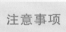 **注意事项**
当从足跟底开始应用贴布时，如有必要可将贴布压皱或捏紧，以保证足底和贴布贴实。

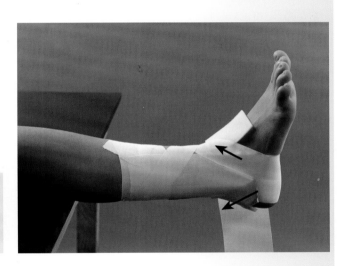

图 4–8D

第 6 步： 将内侧马蹄形带末端用适度的拉力以螺旋形式缠绕在小腿上，最后在小腿远端处固定，形成拖鞋状（图 4–8E）。

第 7 步： 继续采用斯巴达拖鞋技术，并配合闭锁式编篮贴扎法，用非弹性、弹性贴布进行足跟固定。另一种选择是使用额外的热塑性材料作为马蹄带。

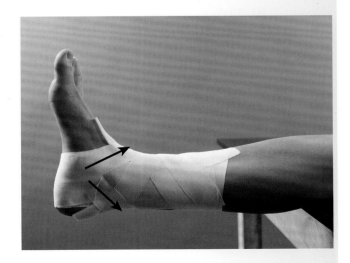

图 4–8E

距下吊带　图 4-9

➡ **目的**：在治疗内翻、外翻、复合型扭伤患者时[4-6]，距下吊带技术还可与闭锁式编篮贴扎法联合使用，为距下关节提供额外的支撑（图 4-9）。

➡ **材料**：
- 1.5 英寸或 2 英寸非弹性贴布。
- 2 英寸厚的弹性贴布，绷带剪刀。

选择：
- 皮肤膜或自粘性绷带，黏性贴布喷剂，薄泡沫垫，皮肤润滑剂。

➡ **体位**：患者坐在贴扎台或工作台上，将脚伸出工作台边缘，足背屈 90°。

➡ **准备**：直接用在皮肤上。

选择：在足跟或贴扎部位使用皮肤膜或自粘性绷带、黏性贴布喷剂，以及薄泡沫垫和皮肤润滑剂，以提供黏附性，并减少刺激。

➡ **应用**：

第 1 步：用 1.5 英寸或 2 英寸非弹性贴布粘贴，并使用闭锁式编篮贴扎法。

第 2 步：为防止足底内翻，使用横向吊带。将 2 英寸横向弹性贴布以一定角度固定在前足底内侧上，并斜向第 5 跖骨远端（图 4-9A）。

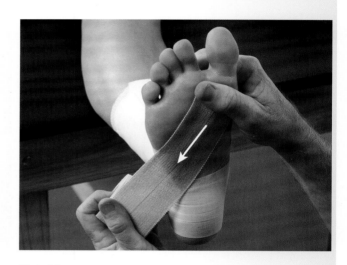

图 4-9A

第 3 步：继续用适度的拉力向上并越过中足外侧，拉向小腿外侧方向（图 4-9B），然后绕过小腿后侧，最后固定在小腿外侧（图 4-9C）。控制拉力，防止过度牵伸足中部外缘。

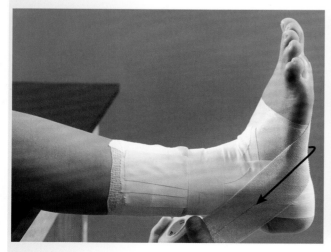

图 4-9B

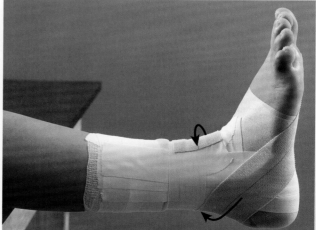

图 4-9C

第 4 步： 距下吊带技术用于防止足底外翻，也可用于治疗复合型扭伤。在前足底外侧用 2 英寸的弹性贴布向纵弓方向倾斜固定（图 4-9D）。

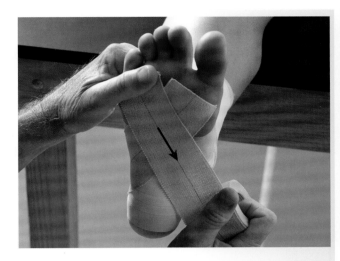

图 4-9D

第 5 步： 继续上行并横跨足弓，以适度的张力拉向小腿内侧（图 4-9E），绕过小腿后侧，并固定在小腿内侧（图 4-9F）。

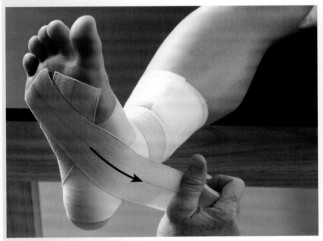

图 4-9E

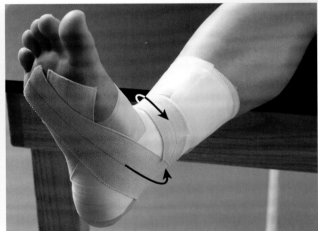

图 4-9F

第 6 步： 可以使用额外的距下吊带，固定在前足内、外侧更远的位置上（图 4-9G）。

第 7 步： 在使用距下吊带后，再将 1.5 英寸或 2 英寸非弹性贴布用闭锁式编篮贴扎法固定足跟。前足远端不需要用额外的固定物。

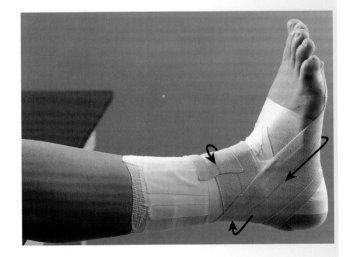

图 4-9G

要点

由于内翻扭伤的发生率较高,所以在使用距下吊带技术时,要应用外侧距下吊带以对抗内侧距下吊带的内翻张力[4]。

情景引导

如果在患者扭伤后恢复活动的过程中,应用基本的闭锁式编篮贴扎法不能有效地支撑踝关节,则可以考虑使用弹性或高分子绷带固定足跟,或使用厚毛头斜纹棉布或热塑性材料马蹄形带、斯巴达拖鞋和(或)距下吊带与闭锁式编篮贴扎法相结合,为距下关节提供更大的支撑。

支具

➡ **目的**:在运动鞋上粘贴贴布,以提供支撑并减小距下关节的活动范围。在类似橄榄球和足球等需要使用防滑钉鞋的运动中,该技术可以单独使用,也可与其他足踝贴扎技术和固定支持技术结合使用。

 证据总结

一项小型研究[7]分析了一组橄榄球运动员运动前后的对比,研究了单独使用踝关节贴扎、结合踝关节贴扎和支具、单独使用支具这 3 种情况对突发性踝关节负重内翻运动范围的有效性。在运动前的对比中,贴扎与不贴扎相比,进行贴扎的运动员的运动范围的减少幅度明显更大。贴扎和支具的联合使用可以达到运动范围的最大限制。运动 30 分钟后,贴扎、贴扎和支具组合比支具和不贴扎组合的运动范围的减少幅度更明显,而且贴扎和支具的组合在减少运动范围方面最有效。贴扎和支具单独使用时没有显著差异。需要进一步的研究来确定贴扎和支具联合使用对减少踝关节损伤的疗效。

后夹板　图 4-10

➡ **目的**:后夹板技术主要用于固定距下关节,治疗关节急性骨折和严重的内翻、外翻和复合型扭伤患者(图 4-10)。在医生进一步评估之前,使用后夹板作为临时固定,如在夜间等待医生诊治或随运动队从客场比赛回家时。

要点

固定期通常由医生对个人进行评估后决定。为了提供稳定的固定,可在内衬和石膏垫上贴上高分子绷带。

➠ **设计：**
- 固定型号的内衬硬塑夹板可为治疗骨折和扭伤患者时提供临时固定。夹板由多层硬质玻璃纤维材料构成，内衬层为织料和泡沫填充物，型号有 2 英寸、3 英寸、4 英寸、5 英寸宽，10 英寸、12 英寸、15 英寸、30 英寸、35 英寸和 45 英寸长。

后夹板技术

➠ **材料：**
- 合适型号的内衬夹板，手套，水，毛巾，2 条 4 英寸宽、10 码长的弹性绷带，金属夹，1.5 英寸非弹性贴布或 2 英寸自粘性绷带。

➠ **体位：**患者俯卧在贴扎台或工作台上，将脚伸出工作台边缘。如果疼痛和肿胀允许，可将踝关节置于足底中立位。

➠ **准备：**将合适型号的刚性夹板直接成型敷在皮肤上。

➠ **应用：**

| 第 1 步： | 将内衬夹板浸入 21~23.8℃的水中，待出现化学反应，将夹板取出浸入常温水中，然后挤压夹板 1~2 次。再取出夹板，将其纵向铺在毛巾上。 |

| 第 2 步： | 迅速将夹板和毛巾卷在一起，去除多余的水分（图 4-10A）。 |

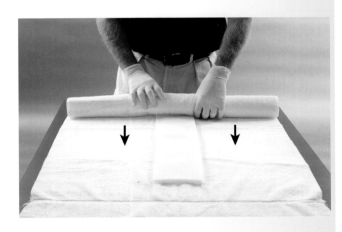

图 4-10A

| 第 3 步： | 将处理后的夹板沿小腿后侧从膝关节开始，经过足跟部，直到足趾远端（图 4-10B）。 |

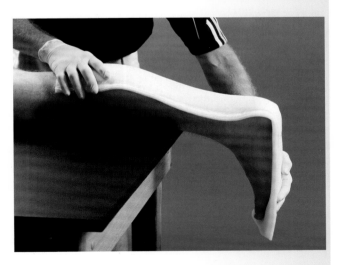

图 4-10B

（待续）

第4步：用1条4英寸宽、10码长的弹性绷带，以适度的张力，将夹板塑造成肢体轮廓◆ⅢⅢ➡（图4-10C）。继续用手塑造夹板使其更贴合形状。塑造好形状后，保证踝关节无痛。10~15分钟后，玻璃纤维固化，取下塑造好的弹性绷带。

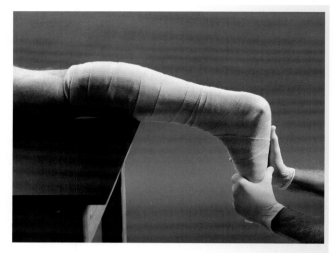

图 4-10C

第5步：使用另1条4英寸宽、10码长的弹性绷带，以适度的张力从肢体远端到近端呈螺旋形将夹板固定在小腿后侧、踝关节和足部◆ⅢⅢ➡（图4-10D）。用金属夹或1.5英寸非弹性贴布或2英寸自粘性绷带固定。

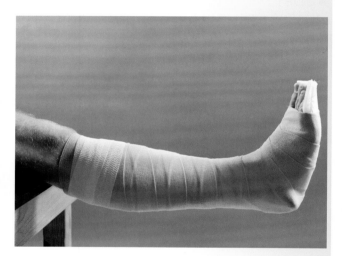

图 4-10D

批判性思维问题 2

　　通过骨科门诊，你可以与相关运动员进行合作，收集病例。其中一名运动员左踝出现了复合型扭伤。经过康复治疗后，医生允许该运动员在适当的踝关节支撑下恢复训练和比赛。

➡ 问题：在这种情况下，可以使用哪些贴扎技术？

绷带技术

　　绷带技术可提供压力以防止肿胀和积液，提供支撑，并减少活动范围。

足和踝加压包扎　　图 4-11

➡ **目的**：足和踝加压包扎技术用于内翻、外翻、复合型扭伤患者的急性治疗，控制轻度、中度或重度肿胀和积液（图4-11）。

➡ **材料：**

- 2英寸、3英寸或4英寸宽，5码长的弹性绷带，金属夹，1.5英寸非弹力贴布或2英寸弹性贴布，绷带剪刀。

选择：

- 1/4英寸或1/2英寸泡沫或毛毡垫。
- 2英寸、3英寸或4英寸自粘性绷带或弹性贴布，皮肤膜，薄泡沫垫。

➡ **体位：**患者坐在贴扎台或工作台上，将脚伸出台面边缘。

➡ **准备：**直接在皮肤上使用该技术。

选择：将1/4英寸或1/2英寸的泡沫或毛毡垫裁剪为马蹄形垫（见图4-19A-D）。利用弹性贴布直接在皮肤上绕一层，并在足跟和足背部位上使用薄泡沫垫。

➡ **应用：**

第1步： 在足和踝上使用加压绷带技术（与第3章图3-17中的足踝部加压包扎技术相同）。在远端施加最大的张力，并在近端继续包扎时，减小张力。

选择：将裁剪好的马蹄形垫放在足踝的内侧和（或）外侧，以提供额外的压力，帮助减轻肿胀和积液（图4-11）。如果没有弹性绷带，可以使用2英寸、3英寸或4英寸自粘性绷带或弹性贴布。

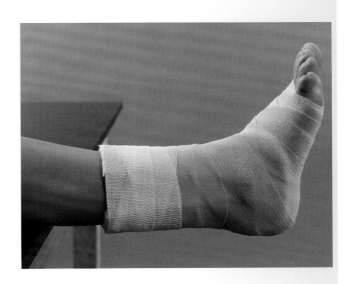

图4-11

情景引导

如果在足和踝上使用加压包扎后行走时有移位或滑脱的情况，则应从足背部位开始，贴上1.5英寸的非弹性或2英寸的弹性贴布或自粘性绷带，然后通过足底，并在足背部位结束，以固定弹性绷带◀▦▦▶。

足和踝加压套筒　图4-12

➡ **目的：**在治疗扭伤患者时，如果想要控制轻度、中度或重度肿胀和积液，可使用足和踝加压套筒技术进行加压（图4-12）。与弹性绷带不同的是，在正确的指导下，患者可以在无他人协助的情况下使用和取下套筒。

➡ **材料：**

- 2.5英寸、3英寸或3.5英寸弹性套筒，绷带剪刀。

选择：

- 1/4英寸或1/2英寸泡沫或毛毡垫。

➡ **体位：**患者坐在贴扎台或工作台上，将脚伸出台面边缘。

➡ **准备**：从弹性套筒上剪下一个套筒，长度为足趾到小腿的两倍，以提供额外的压力。

➡ **应用**：

| 第 1 步： | 将套筒从远端到近端直接拉到足和踝的皮肤上（图 4-12）。如果使用双倍长度的套筒，将远端拉到第一层上，以提供额外的一层。不需要固定，套筒可以清洗和重复使用。 |

选择：　将 1/4 英寸或 1/2 英寸的泡沫或毛毡垫裁剪马蹄形垫后，放在足踝的内侧和（或）外侧，以提供额外的压力。

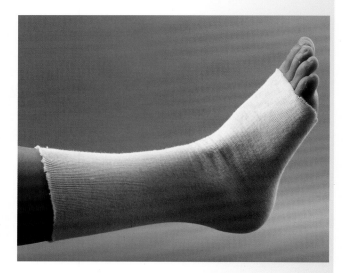

图 4-12

软高分子绷带　　图 4-13

➡ **目的**：在扭伤的急性治疗中，软高分子绷带技术可以提供压力和轻度支撑（图 4-13）。由于所使用的材料，这种技术对于中度或重度肿胀的患者来说，可能是最舒适的，并且可以保持数天。

➡ **材料**：

● 2 英寸、3 英寸或 4 英寸宽的高分子绷带，2 英寸、3 英寸或 4 英寸宽，5 码长的弹性或自粘性绷带。

➡ **体位**：患者坐在贴扎台或工作台上，将脚伸出台面边缘，足无痛屈曲。

➡ **准备**：将软高分子绷带直接包扎在皮肤上。

➡ **应用**：

| 第 1 步： | 将 2 英寸、3 英寸或 4 英寸宽的软高分子绷带以适度的张力从远端到近端呈螺旋形包扎足趾到小腿 ◀▦▦▦▶（图 4-13A）。要保证能在踝关节周围提供足够的支撑。 |

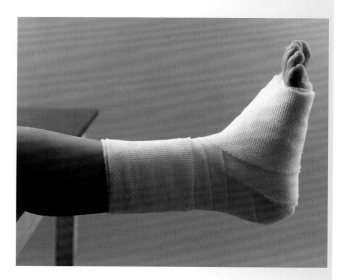

图 4-13A

第 2 步：用 2 英寸、3 英寸或 4 英寸宽，5 码长的弹性贴布或自粘性绷带在软高分子绷带上进行足和踝部加压包扎技术（图 4-13B）。

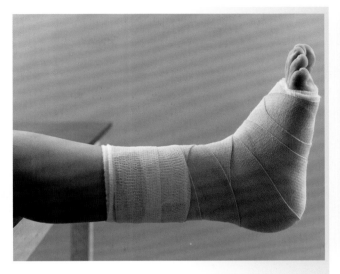

图 4-13B

布绷带　图 4-14

➤ **目的**：使用布绷带技术提供轻度支撑，防止运动中的内翻和外翻扭伤（图 4-14）。

➤ **材料**：

- 2 英寸宽、72~96 英寸长的布绷带，薄泡沫垫，1.5 英寸或 2 英寸非弹性贴布。

➤ **体位**：患者坐在贴扎台或工作台上，将脚伸出台面边缘，足背屈 90°。

➤ **准备**：在足跟和足背部位使用薄泡沫垫来减少刺激。

➤ **应用**：

第 1 步：将 72~96 英寸长的布绷带的末端放在小腿远端外踝上方，并沿由外至内的方向绕腿固定（图 4-14A）。

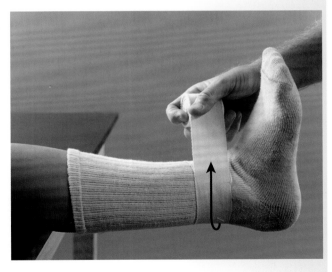

图 4-14A

（待续）

第 2 步：　继续使用连续足跟固定技术和适度的张力进行包扎(图 4-14B)，布绷带的长度应达到至少两组的足跟固定。

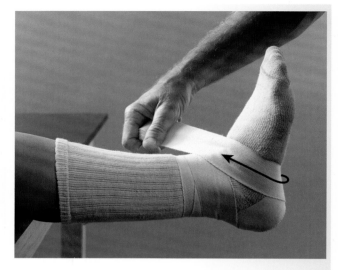

图 4-14B

第 3 步：　用 1.5 英寸或 2 英寸非弹性贴布固定小腿远端及足踝关节 ◄▌▌▌▌▌► (4-14C)。

第 4 步：　使用足跟固定技术时，可以用 1.5 英寸或 2 英寸非弹性贴布，以适度的张力增加支撑。

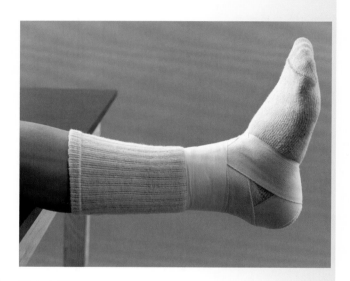

图 4-14C

批判性思维问题 3

　　在工地上工作时，一名电工从通往外门未完工楼梯上走下来，他的右足踩在几块废木头上，导致踝关节中度内翻扭伤。医生给他的足踝戴上气囊/凝胶囊支具，以起到支撑和压迫的作用，并让他拄着拐杖行走。

➡ 问题：你可以用什么类型的加压包扎技术与支具？

情景引导

　　如果一个人在踝关节扭伤后有肿胀，但由于工作繁忙，不能及时看病，则可以考虑使用足和踝加压套筒来提供压力，在接受用法指导后，个人可以自己穿和脱套筒。

支具技术

预防和治疗踝关节扭伤的支具技术一般可分为 4 类：系带式、半刚性、气囊/凝胶囊和绷带等。与贴布相比，支具技术在对损伤进行预防和治疗方面有以下几个优势。在专业的指导下，可以合理地穿戴和去除支具，并且可以多次使用。在活动过程中，可以调整带子和(或)系带，以保持适当的贴合、舒适和支撑。在治疗肿胀和积液时，一些支具的设计可以帮助静脉血回流。另外，合理使用支具可以减少踝关节扭伤，从而防止损伤所带来的个人的经济损失[8-10]。

系带式支具　　图 4-15

➡ **目的：**系带式支具是为了提供适度的支撑和限制内翻、外翻、足底屈曲和背伸，以预防和治疗内翻和外翻踝关节扭伤(图 4-15)。

要点

在预防和治疗各种运动项目中运动员的内翻和外翻扭伤时，通常使用系带式支具。该支具也可与工作鞋和休闲鞋配合使用。系带式支具可与闭锁式编篮贴扎法、弹性绷带、斯巴达拖鞋和距下吊带技术结合使用，在运动中提供最大的支撑及保护。

➡ **设计：**

- 支具有多种规格的尺码，供使用者选择合适尺码的支具进行佩戴。
- 有些规格是通用规格，而另一些规格可个体化。
- 支具直接套在袜子上，由各种坚固、透气的材料制成，如防弹尼龙、氯丁橡胶、尼龙/聚酯织物、乙烯基层压或网状织物。有些材质可以直接接触皮肤。
- 用于系带的小孔位于支具的前部，呈纵向排列。位于鞋带下方的鞋舌由耐用的填充材料制成，以减少刺激。足跟部位也有这种衬垫材料。
- 为了提供额外的支撑，在设计中加入了外带或盖板。带尼龙搭扣的尼龙带以八字形和(或)足跟固定的方式固定在支具上。挡板用于固定鞋带，防止松动。
- 许多有带子的设计都包含一个弹性贴闭合条，用于在小腿远端的支具近端固定带子。
- 从基本的系带式设计来看，许多支具包括各种塑料或钢材料，或使用额外的带子来提供支撑。
- 插入塑料支具，作为一些足靴的设计。另一些设计则采用内部热塑性塑料外壳，在使用过程中形成足踝的形态。
- 有些设计有前足和小腿系带，以限制这些部位的活动范围。
- 系带式支具的其他设计特点包括：防止移位和减轻肿胀的托垫，加快系带速度和协助使用的片状物，防止刺激的弹性、氯丁橡胶或凝胶材料，以及提供支撑的轮廓拱形。

➡ **体位：**患者坐在贴扎台或工作台上。

➡ **准备：**在足和踝上套上袜子。松开支具的鞋带和带子。每种设计都包含了安装和使用支具的具体说明。为了获得正确的配合和支持，请仔细按照制造商提供的步骤进行操作。以下应用指南适用于大多数支具。

⟩ **应用：**

第1步： 在袜子上，套上支具并握住支具的两边，将其拉到脚上，直到足跟固定在支具上(图 4-15A)。

第2步： 将鞋带以远端到近端的方式穿入孔眼，并在近端系上(图 4-15B)。在许多设计中，左孔眼和右孔眼之间的距离应<2 英寸。如果距离较大，则使用下一个较大的支具尺寸。

第3步： 固定带的使用取决于具体的支具设计。八字形和足跟固定带通常从足背开始使用，在纵向足弓下继续，围绕足跟，并固定在小腿外侧或内侧(图 4-15C)。

第4步： 拉紧固定带，并用尼龙带以八字形和(或)足跟固定的方式将其固定在支具上。最后用弹性贴闭合条再固定牢靠(图 4-15D)。

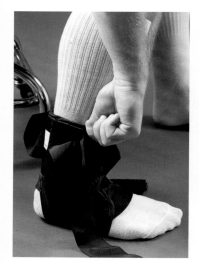

图 4-15A

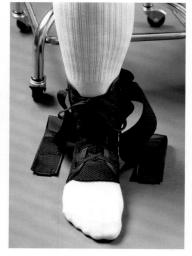

图 4-15B

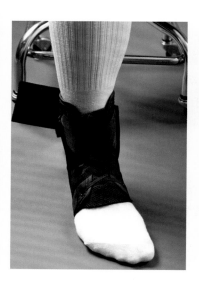

图 4-15C

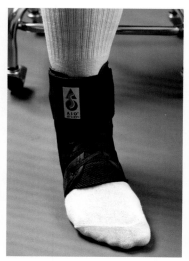

图 4-15D

情景引导

如果系带式支具在使用数天或数周后逐渐被拉伸,则应清洗并风干支具和鞋带,以使材料收缩至接近原始尺寸,达到合适的贴合度。

半刚性支具 图 4-16

➡ **目的:**半刚性支具提供适度的支撑,用于预防和治疗内翻、外翻和复合型踝关节扭伤。这种支具限制了患者踝关节的内翻、外翻和旋转,允许正常的足踝屈曲和背伸(图 4-16)。

要点

半刚性支具的设计非常受篮球和排球运动员的欢迎,因为这种设计不限制足踝屈曲和背伸的活动范围。但是,其他各种运动项目的运动员也可以穿戴矫形器。支具还可以与休闲鞋和工作鞋搭配使用。将半刚性支具与闭锁式编篮贴扎法、弹性绷带、斯巴达拖鞋和距下吊带技术结合使用,在活动中能提供最大的支撑。

➡ **设计:**

- 按预定尺寸制成通用或定制的支具。
- 大多数半刚性支具包括一个内侧和外侧的拔片,通过铰链连接到踏板上。足跟和足底由半刚性塑料和碳纤维复合材料制成。
- 某些部件允许定制成型和装配。
- 半刚性支具包括内衬 EVA、氯丁橡胶或空气细胞填充物,在活动中提供压力、支撑和舒适性。
- 各种尼龙带与尼龙搭扣结合在一起,将支具固定在小腿远端。
- 许多半刚性支具都有额外的设计功能,以帮助支撑和舒适。
- 有些设计有一个尼龙泡沫衬垫,包裹着小腿和足跟,前部的鞋带提供额外的支撑。
- 其他设计的内侧和外侧拔片含一个加强壳,以进一步限制活动范围。
- 一些设计的足底板与矫形器类似,以支撑纵弓。其他的足底板在足底表面有小夹板,以防止活动时的移动。
- 在一些设计中,拔片的内衬可以改变并调整压力,以适应异常的肢体轮廓。
- 在几种设计中,系带可以根据腿部的尺寸和形状以及所穿的鞋类进行调整,如低帮或高帮运动风格。

➡ **体位:**患者坐在贴扎台或工作台上。

➡ **准备:**在足和踝上套上袜子。半刚性支具的应用应遵循制造商的说明,购买支具时其中应包含制造商说明。以下是适用于大多数半刚性支具的一般应用指南。

⏩ **应用：**

第1步： 首先检查鞋中的鞋垫。如果鞋垫没有固定，或者正在使用矫形器，则将鞋跟或脚板取下，将鞋垫或矫形器放在下面(图4-16A)。然后重新定位鞋内的鞋垫或将矫形器重新放入鞋内。将支具的后跟或脚板推到鞋的跟盒上。

第2步： 松开鞋带，将足放入鞋内，将足跟滑向鞋跟盒(图4-16B)。

第3步： 将足靴定位在小腿外侧和内侧，用带子将支具固定在小腿远端(图4-16C)。最后将鞋带系好。

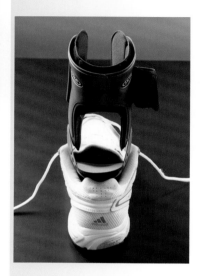

图 4-16A

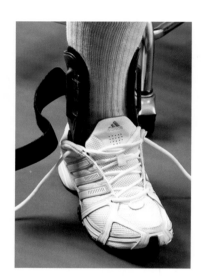

图 4-16B

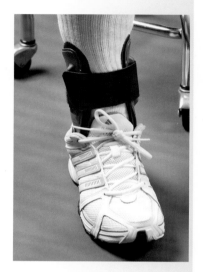

图 4-16C

气囊/凝胶囊支具　图4-17

⏩ **目的：** 气囊/凝胶囊支具仅用于限制内翻和外翻，预防和治疗内翻和外翻型踝关节扭伤(图4-17)。其最常用于急性期的治疗，提供压力和适度的支撑。

要点

　　这种支具用于预防和治疗参加各种运动的运动员的扭伤。气囊/凝胶囊支具虽然比系带式支具、半刚性支具和绷带支具设计要大一些，但可以与工作鞋和休闲鞋配合使用。气囊/凝胶囊支具可与闭锁式编篮贴扎法、弹性绷带、斯巴达拖鞋和距下吊带技术结合使用，在活动期间提供最大的支持，并与足和踝加压包扎、足和踝加压套筒和软高分子绷带技术结合使用，在治疗的急性期提供适度的支撑。

⏩ **设计：**

• 这种支具有各种宽度和长度的预定尺寸的通用或定制设计。

• 气囊/凝胶囊设计包括内侧和外侧的热塑性足靴或外壳，其根据小腿和足踝的轮廓预先成型。

• 足靴/外壳内的衬垫有各种组合的气囊和(或)胶囊。许多预充气的气囊内衬包含一个近端阀门，可以调整压力。一些凝胶衬垫可被取出，并放在冰箱中冷却。当衬垫冷却后，将衬垫重新连接到足靴/外壳上，以提供压力和低温治疗。大部分衬垫设计都有柔软的泡沫材料覆盖，以增加舒适度。

• 足靴/外壳与可调节的尼龙带连接，尼龙带穿过足底和小腿。

- 一些支具设计在小腿和足中部有一个尼龙泡沫包,以提供额外的压力和支撑。
- 支具用两条带魔术贴的乙烯基带固定在小腿和足踝上。

⇒ **体位**:患者坐在贴扎台或工作台上。

⇒ **准备**:在足和足踝上套上袜子。每个支具都有使用说明,以下指南适用于大多数设计。

⇒ **应用**:

第 1 步:　首先松开小腿系带和远端气囊/凝胶囊支具,露出足底(图 4-17A)。调整马鞍带,使足靴/鞋壳紧贴小腿和踝关节。

第 2 步:　套着袜子,将足后跟放在马鞍带上,将足靴/外壳套在足踝和小腿上(图 4-17B)。

第 3 步:　用小腿的系带固定支具。

第 4 步:　将足和支具放入鞋内,如有需要可调整系带,以达到贴合的效果(图 4-17C)。

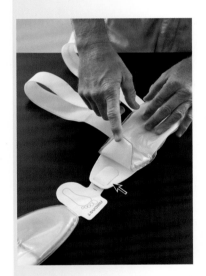

图 4-17A

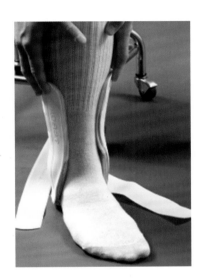

图 4-17B

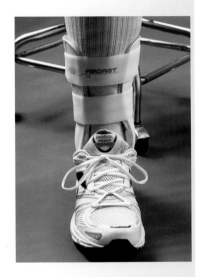

图 4-17C

批判性思维问题 4

　　春季学期快结束时,一名在春季训练中遭受右踝复合型扭伤的校队足球中场球员来到运动训练馆。其计划在国内参加夏季联赛,并询问在训练和比赛中,右踝可以使用什么样的保护措施。当他在春季重返训练场时,应用了斯巴达拖鞋和距下吊带技术。这些技术使他能够重返赛场,但限制了他运球和射门的能力。

⇒ **问题**:在这种情况下,你可以使用什么技术?

绷带支具　　图 4-18

⇒ **目的**:绷带支具用于预防和治疗内翻和外翻踝关节扭伤,并提供轻度支撑(图 4-18)。通用的绷带支具根据功能可分为两种基本设计:支撑或治疗。

要点

　　绷带支具可与工作鞋和休闲鞋搭配使用，也可用于参加各种运动的运动员。绷带支具设计可与闭锁式编篮贴扎、弹性绷带、斯巴达拖鞋和距下吊带技术结合使用，以提供适度的支撑。而绷带支具的设计则用于非负重的治疗活动，以提供压力。

➠ **设计：**
- 绷带支具有通用型和定制型两种，可按预先确定的尺寸设计。支具带由防弹尼龙、尼龙/莱卡、弹性/莱卡或氯丁橡胶制成。足踝的支撑是通过各种尼龙带来实现的，适用于八字形和(或)足跟固定的方式。
- 绷带支具可通用，由氯丁橡胶制成，支具内的衬垫中附有可拆卸的凝胶包。许多凝胶包可以取下并加热和(或)冷却，然后重新安装，为足踝提供治疗。用尼龙搭扣固定绷带支具。

➠ **体位：** 患者坐在贴扎台或工作台上。

➠ **准备：** 患者穿着袜子，将绷带支具应用在袜子上，也可直接在皮肤上进行治疗。在使用绷带支具时，请遵循制造商的说明。

➠ **应用：**

第1步： 通过松开尼龙带，将绷带支具定位在足上。然后，用松开的尼龙带将绷带支具缠绕在足和足踝上并固定，同时应用一些支撑技术(图4-18A)。

第2步： 按照制造商提供的说明，以八字形、足跟固定的方法使用尼龙带(图4-18B)。然后，以从远端到近端的方式，将支具上的其他设计拉到足和足踝上。

第3步： 用尼龙搭扣固定牢靠，便可进行治疗(图4-18C)。

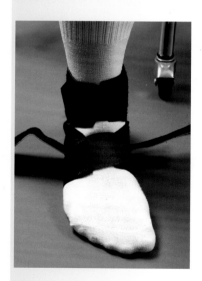

图4-18A

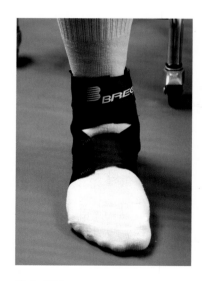

图4-18B

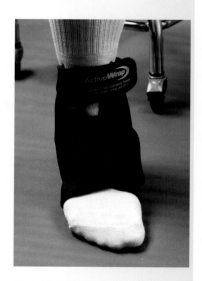

图4-18C

批判性思维问题 5

这个赛季,你决定购买并使用系带式支具来代替贴扎技术,以防止篮球运动员的踝关节扭伤。在最初的几场训练中,有几位运动员抱怨系带式支具不合适,而且缺乏支撑。

➡ **问题:你能为篮球运动员做些什么?**

情景引导

如果为踝关节复合型扭伤后重返训练场的运动员选择支具设计,则应考虑采用半刚性支具,这样可以限制外旋。同时考虑将支具与多种贴扎技术结合使用,以提供最大的支撑。

情景引导

如果在治疗轻度至中度急性肿胀的一级外翻扭伤患者时需要使用支具,则可以考虑使用气囊/凝胶囊支具。这是因为其可以限制内翻和外翻,并且可以在控制肿胀的过程中使用加压包扎技术。

证据总结

医疗保健专业人员在预防和治疗踝关节扭伤的过程中,使用了各种贴布和系带式支具、半刚性支具、气囊/凝胶囊支具和绷带支具技术。踝关节扭伤的高发生率[11]导致了多种贴扎技术和支具设计的发展。文献中对贴扎和支具技术的研究很多。大多数研究都包括了踝关节贴扎和支具对踝关节活动范围、本体感觉、姿势控制、肌肉反应和整体功能表现的影响。这些临床研究的总体证据似乎支持使用贴扎和支具来减少活动范围,提供机械稳定性和改善神经肌肉控制,同时对功能表现的负面影响最小。尽管有这些临床研究结果,但只有有限的研究分析了贴扎和支具对预防活动人群踝关节扭伤的有效性。

2013 年,国家运动教练协会的立场声明中[12]提出了保守方案管理和预防运动员踝关节扭伤的建议。声明中的建议得到了文章和综述中相关的、面向患者的证据的支持。证据是根据美国家庭医生学会开发的建议强度分类法进行分级的[13](有关更多完整信息,请参见第 1 章)。作者[12]检查了证据,以确定贴扎和支具技术设计在预防首次和复发性踝关节扭伤方面的有效性。声明中包含的研究[14-21]表明,贴扎和系带式支具及半刚性支具减

少了各种运动中运动员踝关节扭伤的发生率。一些研究者[19]发现,贴扎和支具在降低损伤率方面没有差异,而另一些研究者[8,20,21]报道,在预防踝关节扭伤方面,支具比贴扎更有效。另外一个重要的发现是,与没有踝关节损伤史的运动员相比,在有扭伤史的运动员中,贴扎和支具设计对预防踝关节扭伤更有效[8,14,16,17,22]。基于证据,立场声明[12]建议有踝关节扭伤史的运动员在所有练习和比赛中都应使用预防型踝关节支具和贴扎,还建议使用系带式支具和半刚性支具及传统的贴扎,以降低运动员踝关节扭伤的复发率。

国家运动教练协会立场声明的建议[12]和临床研究的结果都支持使用踝关节贴扎和支具,但对于最有效的预防技术设计的指导还不明确。确定最合适的技术设计应该基于个人和可用的资源,如预算、可用性和医疗保健专业人员的技能。许多研究表明[8,14,16,17,22],对于有踝关节损伤史的运动员来说,贴扎和支具对预防踝关节扭伤更为有效[12]。研究人员[8]进行了一项数字需要治疗(NNT)和成本效益分析,检查踝关节贴扎和支具的有效性。NNT 分析是为了确定有多少运动员必须用贴扎或支具来防止踝关节扭伤。成本效益分析确定

了干预措施对治疗设施预算的影响[8]。分析中的3项研究结果[8]显示，与没有踝关节损伤史的运动员相比，有踝关节损伤史的运动员需要贴扎或支具以防止再次扭伤的人数较少。给运动员用一次贴布的费用比给运动员用一次支具的费用要低，但研究发现支具在一个赛季的比赛中是有成本效益的。

在预防和治疗踝关节扭伤的过程中，有很多的贴扎和支具技术设计可以实施。医护人员可以结合现有的证据、临床专业知识与干预措施，以及个人的偏好和需求来指导临床决策。未来的随机对照试验研究不同的贴扎方法和支具设计的疗效，可以提供更多的证据，以确定在有踝关节损伤史和没有损伤史的人中预防踝关节扭伤的最有效干预措施。

步行靴

➡ **目的**：步行靴或助行器（图3-22）用于治疗内翻、外翻和复合型踝关节扭伤，以及相对稳定的急性和应力性骨折。

- 在急性治疗后期和康复期，当允许有限的活动范围和为承重提供支撑时，可使用步行靴。
- 用步行靴进行治疗时，要调整活动范围，并对进行步态训练的能力提供了一个有效的支撑技术，其成本低于传统的软高分子绷带。

防护衬垫技术

使用防护衬垫技术是为了减少剪切力，并在各种足踝损伤情况下提供压力。应用贴扎、绷带和支具技术会对皮肤造成损伤，导致刺激、水疱和撕裂。某些衬垫技术可以用来预防和治疗这些损伤和病症。

马蹄形垫　　图4-19

➡ **目的**：在踝关节扭伤的急性治疗中使用马蹄形垫，可提供额外的压力，以帮助减少肿胀和积液（图4-19）。

➡ **材料**：
- 1/4英寸或1/2英寸泡沫或毛毡垫，绷带剪刀。

➡ **体位**：患者坐在贴扎台或工作台上，将脚伸出台面边缘，足无痛屈曲。

➡ **准备**：将1/4英寸或1/2英寸的泡沫或毛毡垫裁剪为马蹄形垫，以适用于足踝的内侧和（或）外侧。也可以使用通用的预切割设计。

➡ **应用**：

第1步：从1/4英寸或1/2英寸的泡沫或毛毡垫上，剪下宽4~5英寸、长6~8英寸的一块。

第2步：一种马蹄形垫的制作方法是，在剪下的泡沫或毛毡垫上纵向切一个5~7英寸的窄"U"形图案（图4-19A）。另一种马蹄形垫的制作方法是，在剪下的泡沫或毛毡垫中间距近端5~7英寸处剪出一个圆孔（图4-19B）。

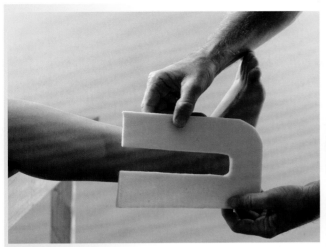

图 4-19A

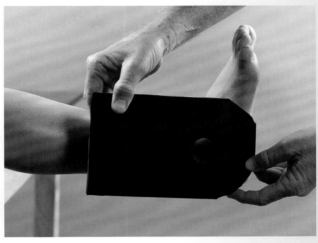

图 4-19B

第3步： 将马蹄形垫放在踝关节的内侧和(或)外侧,再将外踝放在马蹄形垫的"U"形底部或放在另一种马蹄形垫的圆孔中(图4-19C)。

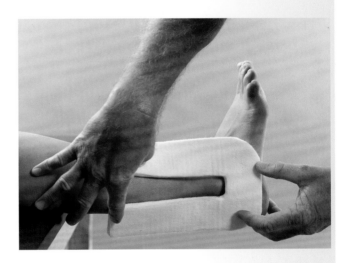

图 4-19C

第4步： 在马蹄形垫上应用足和踝加压包扎或足和踝加压套筒技术进行固定(图4-19D)。

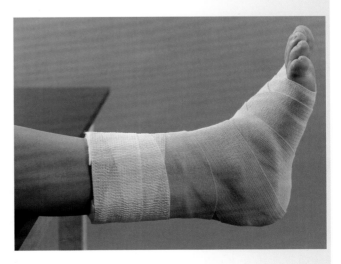

图 4-19D

圆形圈垫

➡ **目的**：圆形圈垫在治疗皮肤刺激时,可用于减少踝关节的剪切力(见图 3-26)。水疱常见于足后跟、足背部位、小腿内侧和外侧,多由鞋类和使用贴扎、绷带、支具时引起。

- 用 1/8 英寸或 1/4 英寸的泡沫或毛毡垫剪成圆形圈垫,再将其放在小腿的内侧和(或)外侧。
- 圆形圈垫可以在贴扎、绷带和支具技术下使用。
- 在使用贴扎之前,用黏性纱布(见图 3-15)直接将圆形圈垫贴在皮肤上,或在用贴扎技术时,使用皮肤膜(见图 4-4A)。
- 当应用绷带技术时,将圆形圈垫固定在绷带内。
- 使用支具技术时,用黏性纱布材料(见图 3-15)或皮肤膜固定。还可用 1.5 英寸或 2 英寸的弹性贴布,使用足跟固定技术(图 4-5)。

跟腱带技术

➡ **目的**：跟腱带技术还可以减少使用贴扎和支具技术时可能出现的剪切力。

要点

每天应用贴扎和支具技术来预防和治疗踝关节扭伤,往往会对皮肤造成刺激。贴扎技术使用的闭合带和(或)支具带可能会对皮肤造成刺激,特别是在跟腱上。异常的肢体形态,如跟腱的错位,也可能对皮肤造成刺激。

批判性思维问题 6

经过几周的踝关节扭伤、骨折治疗和康复后,一名销售人员重返工作岗位。医生建议,其在所有的工作活动时都要在足踝上佩戴半刚性支具。不久,半刚性支具开始对其小腿外侧的皮肤造成刺激。

➡ **问题**：如何处理这种情况?

情景引导

如果使用泡沫或毛毡垫材料作为衬垫,并结合足踝贴扎、绷带或支具技术,则应选择适当厚度的材料。材料应以减少剪切力为宜,但不影响技术提供的贴合和支撑,过厚的衬垫可能会影响治疗效果。

循证实践

Meghan 是威尔逊学院的两项运动的运动员,秋季参加排球队,春季参加垒球队。在本赛季的第一场排球比赛中,Meghan 跳起来挡住了网上的一个扣球。落地时,右足碰到了队友的鞋子,造成了中度内翻和足底屈曲。Meghan 没有足踝伤病史,也没有用预防性的贴扎、支具或绷带技术。Meghan

被带到运动训练中心,由队医进行评估。经过评估和随后的 X 线检查,Meghan 被诊断为中度右踝内翻扭伤。队医让 Meghan 以踝关节 90°背屈、非负重的方式固定 5~10 天。在此期间,Meghan 可以接受足踝的治疗。队医讨论了各种可用于固定 Meghan 右踝的贴扎和支具技术。教练决定先检查几种固定技术,然后再与队医讨论,为 Meghan 选择其中一种。

Meghan 在教练和队医设计的治疗性训练计划中进展顺利。Meghan 已经准备好在排球训练中开始进行特定运动的训练。队医要求 Meghan 在这些训练中以及在本赛季的剩余时间里让足踝得到保护和支持。教练使用了 EBP,并选择了一种在排球活动中支撑 Meghan 足踝的合适技术。

Meghan 结束了排球赛季,没有再受伤,开始和垒球队一起练习。Meghan 问教练是否可以继续在垒球练习中使用某种类型的足踝支撑。教练同意了,并继续应用排球练习和比赛中使用的技术。在垒球训练中,垒球跑训练要求 Meghan 从本垒板冲向二垒。当其踏上一垒时,右踝被迫屈曲,当即感到疼痛。Meghan 结束了训练,回到运动训练中心,和教练讨论了一种不同的支撑技术。教练开始思考一种技术,可以提供支撑和限制背屈,让 Meghan 无痛地参加比赛。

1.从案例中提出 2 个与临床相关的问题包括:①5~10 天的固定技术;②为 Meghan 的垒球活动技术提供答案。问题应包括人群或问题、干预措施、对比干预措施(如果相关)和感兴趣的临床结果。

2.设计一个搜索策略,并通过搜索找到回答临床问题的最佳证据。策略应包括相关的搜索术语、电子数据库、在线期刊和印刷期刊,用于搜索。与你的临床医生和其他医疗保健专业人员的讨论可以为专家意见提供证据。

3.从你的搜索或章节参考文献中选择 2~3 篇全文研究或讨论。评估和评价每篇文章,以确定其价值和对案例的有用性。对每篇研究提出以下问题:①研究的结果是否有效?②实际结果是什么?③研究结果是否与自己的患者有临床相关性?根据第 1 章的证据等级,准备一份带有问题答案的评估摘要,并对文章进行排序。

4.将证据、你的临床经验和 Meghan 的目标及偏好整合到案例中。考虑哪些技术可能适合 Meghan。

5.评估 EBP 过程和你在案例中的经验。在评估中考虑这些问题。

临床问题是否得到了回答?

搜索是否产生了高质量的证据?

对证据的评估是否恰当?

是否将证据、你的临床经验、Meghan 的目标和偏好整合起来,以做出临床决定?

干预措施是否为 Meghan 带来了成功的临床结果?

EBP 的过程对教练和 Meghan 来说是否积极?

结语

- 踝关节扭伤是由活动范围过大引起的,在运动中很常见。骨折可能与扭伤同时发生。
- 由于鞋类和应用贴布、绷带和支具技术造成的反复剪切力,皮肤会出现水疱。
- 采用闭锁式编篮贴扎法、足跟固定、斯巴达拖鞋、距下吊带等技术为足底关节和距骨关节提供支撑,减少其活动范围。
- 重塑和通用的玻璃纤维夹板为治疗扭伤和骨折提供了固定。
- 弹性绷带、贴布和套筒,以及软高分子绷带加压技术,可以控制损伤后的肿胀和积液。
- 布绷带在预防踝关节扭伤时,可提供轻度支撑。
- 在预防和治疗踝关节扭伤和骨折时,系带式支具、半刚性支具、气囊/凝胶囊支具和绷带支具可提供支撑和压力,并限制活动范围。
- 步行靴和后夹板可用于提供支撑和固定。
- 圆形圈垫和跟腱带技术可减少剪切力。
- 马蹄形垫技术可提供压力,以减少肿胀和积液。

相关链接

全国运动员教练协会

　　● 全国运动教练协会[5]立场声明：保守治疗和预防田径运动中的踝关节扭伤。

http://www.nata.org/sites/default/files/ankle–sprains.pdf

　　● 该网站可以查询关于运动员踝关节扭伤的治疗和预防的建议。

美国骨科医师协会

http://www.aaos.org

　　● 该网站可以让你搜索有关踝关节损伤的机制、治疗和康复的信息，包括美国骨科医师协会的临床实践指南。

美国足踝、骨科与医学院

http://www.acfaom.org

　　● 该网站提供了关于常见受伤原因和机制的一般信息。

参考文献

1. Doherty, C, Delahunt, E, Caulfield, B, Hertel, J, Ryan, J, and Bleakley, C: The incidence and prevalence of ankle sprain injury: A systematic review and meta-analysis of prospective epidemiological studies. Sports Med 44:123–140, 2014.
2. Gibney, VP: Sprained ankle: A treatment that involves no loss of time, requires no crutches, and is not attended with an ultimate impairment of function. NY Med J 61:193–197, 1985.
3. Purcell, SB, Schuckman, BE, Docherty, CL, Schrader, J, and Poppy, W: Differences in ankle range of motion before and after exercise in 2 tape conditions. Am J Sports Med 37:383–389, 2009.
4. Wilkerson, GB: Biomechanical and neuromuscular effects of ankle taping and bracing. J Athl Train 37:436–445, 2002.
5. Wilkerson, GB: Comparative biomechanical effects of the standard method of ankle taping and a taping method designed to enhance subtalar stability. Am J Sports Med 19:588–595, 1991.
6. Wilkerson, GB, Kovaleski, JE, Meyer, M, and Stawiz, C: Effects of the subtalar sling ankle taping technique on combined talocrural-subtalar joint motions. Foot Ankle Int 26:239–246, 2005.
7. Pederson, TS, Ricard, MD, Merrill, G, Schulthies, SS, and Allsen, PE: The effects of spatting and ankle taping on inversion before and after exercise. J Athl Train 32:29–33, 1997.
8. Olmsted, LC, Vela, LI, Denegar, CR, and Hertel, J: Prophylactic ankle taping and bracing: A numbers-needed-to-treat and cost-benefit analysis. J Athl Train 39:95–100, 2004.
9. Cordova, ML, Ingersoll, CD, and LeBlanc, MJ: Influence of ankle support on joint range of motion before and after exercise: A meta-analysis. J Orthop Sports Phys Ther 30:170–182, 2000.
10. Cordova, ML, Ingersoll, CD, and Palmieri, RM: Efficacy of prophylactic ankle support: An experimental perspective. J Athl Train 37:446–457, 2002.
11. Fong, DT, Hong, Y, Chan, LK, Yung, PS, and Chan, KM: A systematic review on ankle injury and ankle sprain in sports. Sports Med 37:73–94, 2007.
12. Kaminski, TW, Hertel, J, Amendola, N, Docherty, CL, Dolan, MG, Hopkins, JT, Nussbaum, E, Poppy, W, and Richie, D: National Athletic Trainers' Association position statement: Conservative management and prevention of ankle sprains in athletes. J Athl Train 48:528–545, 2013.
13. Ebell MH, Siwek J, Weiss BD, et al: Strength of recommendation taxonomy (SORT): A patient-centered approach to grading evidence in the medical literature. Am Fam Physician. 2004;69:548–556.
14. Garrick, JG, and Requa, RK: Role of external support in the prevention of ankle sprains. Med Sci Sports 5:200–203, 1973.
15. Sitler, M, Ryan, J, Wheeler, B, McBride, J, Arciero, R, Anderson, J, and Horodyski, M: The efficacy of a semirigid ankle stabilizer to reduce acute ankle injuries in basketball. A randomized clinical study at West Point. Am J Sports Med 22:454–461, 1994.
16. Tropp, H, Askling, C, and Gillquist, J: Prevention of ankle sprains. Am J Sports Med 13:259–262, 1985.
17. Surve, I, Schwellnus, MP, Noakes, T, and Lombard, C: A fivefold reduction in the incidence of recurrent ankle sprains in soccer players using the Sport-Stirrup orthosis. Am J Sports Med 22:601–606, 1994.
18. McGuine, TA, Brooks, A, and Hetzel, S: The effect of lace-up ankle braces on injury rates in high school basketball players. Am J Sports Med 39:1840–1848, 2011.
19. Mickel, TJ, Bottoni, CR, Tsuji, G, Chang, K, Baum, L, and Tokushige, KA: Prophylactic bracing versus taping for the prevention of ankle sprains in high school athletes: A prospective, randomized trial. J Foot Ankle Surg 45:360–365, 2006.
20. Rovere, GD, Clarke, TJ, Yates, CS, and Burley, K: Retrospective comparison of taping and ankle stabilizers in preventing ankle injuries. Am J Sports Med

16:228–233, 1988.

21. Sharpe, SR, Knapik, J, and Jones, B: Ankle braces effectively reduce recurrence of ankle sprains in female soccer players. J Athl Train 32:21–24, 1997.

22. Dizon, JM, and Reves, JJ: A systematic review on the effectiveness of external ankle supports in the prevention of inversion ankle sprains among elite and recreational players. J Sci Med Sport 13:309–317, 2010.

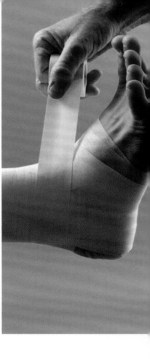

第**5**章

小腿

损伤和病症

　　小腿的急性和慢性损伤及病因可由直接的力量、超范围运动、快速的加速和（或）减速及重复性压力造成的。突然的加速，如短跑运动员起跑或垒球外野手追逐飞球时的加速，可引起踝关节过度的跖屈和（或）背屈，并会导致小腿肌肉拉伤或断裂。此外，重复的跑动和跳跃也会引起软组织的炎症和损伤。小腿常见的损伤包括如下。

- 挫伤。
- 拉伤。
- 断裂。
- 过劳损伤。

挫伤

　　小腿挫伤是由直接暴力引起的，通常涉及胫骨和（或）后方肌肉。胫骨很容易受伤，因为其覆盖的软组织不能提供很多防护。直接作用于胫骨的暴力常常影响骨膜并引起刺激。后部肌肉的挫伤经常涉及腓肠肌（图 5-1）。这些损伤在许多体育活动中很常见，是由外力因素或直接暴力因素造成的。

拉伤

　　在运动和工作过程中，小腿肌肉的拉伤是由多种机制引起的，跟腱拉伤是由踝关节过度背屈引起的[1]（见图 5-1）。例如，当一名足球运动员突然减速，改变方向，然后从右足向相反的方向加速，导致右足踝过度背屈，就会发生拉伤。踝关节的内翻力、过度背屈或后外侧小腿直接受力都会引起腓骨肌腱拉伤（图 5-2）。猛烈的外翻和背屈或内翻和足底跖屈力，腓骨肌筋膜可撕裂，引起腓骨肌腱脱位和（或）损伤（见图 5-2）。例如，当摔跤手的左足被对手擒拿时，躯干被迫前倾，造成左踝关节的外翻和背屈，就可能导致脱位和（或）损伤。腓肠肌的损伤，常见的是内侧头的损伤，可由涉及快速的加速、减速和跳跃的活动引起。腓肠肌受伤的两个常见原因为极度膝关节伸直位的足背屈曲（图 5-3）和极度足背屈曲位的膝关节伸直。

断裂

　　跟腱完全断裂是由许多运动活动中常见的突然加速引起的（图 5-4）。在跑步状态的足尖离地阶段，足处于足底跖屈状态，同时膝关节向伸直方向移动。

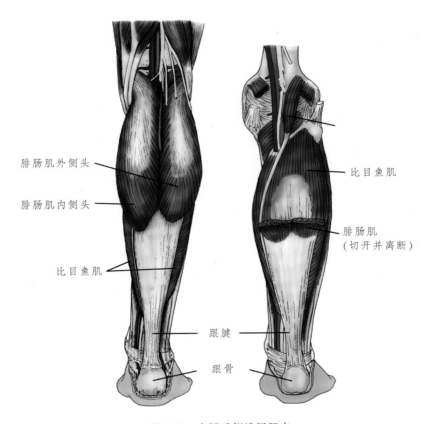

图 5-1 小腿后侧浅层肌肉。

腓肠肌外侧头

腓肠肌内侧头

比目鱼肌

比目鱼肌

腓肠肌
(切开并离断)

跟腱

跟骨

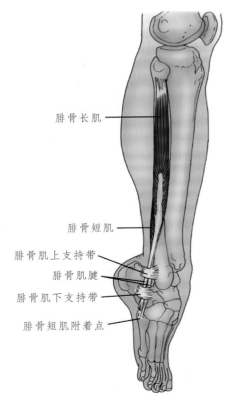

腓骨长肌

腓骨短肌

腓骨肌上支持带

腓骨肌腱

腓骨肌下支持带

腓骨短肌附着点

图 5-2 小腿腓骨肌。

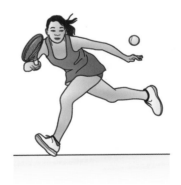

图 5-3 网球运动中腓肠肌拉伤。

虽然慢性炎症和退变在 30~50 岁的人中更为常见[2]，但在所有年龄段的人中均有发生[3]。

过劳损伤

负重活动和结构异常造成的超负荷和重复性应力是引起小腿过劳损伤的病因。过度负重造成的反复拉伸应力可导致跟腱炎。在下坡路上反复跑步可能导致胫前肌腱炎（图 5-5）。胫后肌腱炎可能与足部的旋前有关。足部的旋后和旋前（图 5-6）可导致腓肠

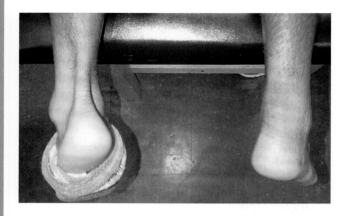

图 5-4 跟腱断裂。(Courtesy of Starkey, C and Brown, SD. Examination of Orthopedic & Athletic Injuries. 4th ed. Philadelphia, PA:F.A. Davis Company: 2015.)

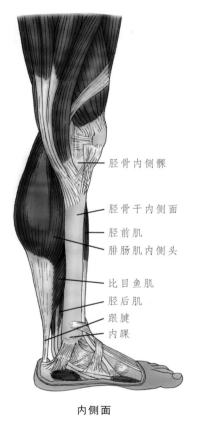

胫骨内侧髁

胫骨干内侧面

胫前肌

腓肠肌内侧头

比目鱼肌

胫后肌

跟腱

内踝

内侧面

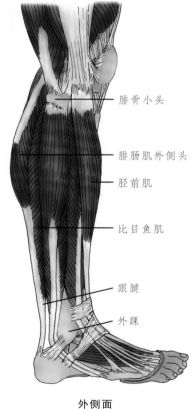

腓骨小头

腓肠肌外侧头

胫前肌

比目鱼肌

跟腱

外踝

外侧面

图 5-5 小腿浅层肌肉。

肌腱炎。反复的压力、足部的旋前和旋后、肌肉的不灵活和(或)无力以及训练失误等都可引起胫骨内侧压力综合征(MTSS)。穿着没有适当支撑或减震的鞋子在沥青或水泥等硬路面上过度奔跑可导致 MTSS 的发生。此外,胫骨或腓骨的应力性骨折可能是由于超负荷、足内翻、足底空洞症、训练失误、闭经、少经、饮食失调和相关的营养不良造成的。超负荷和重复性的压力也可能导致劳累间隔综合征。

右腿

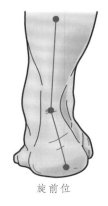

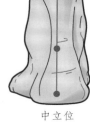

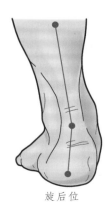

旋前位　　　中立位　　　旋后位

图 5-6 过度旋前和旋后。

贴扎技术

可用多种贴扎技术治疗下肢损伤和疾病,限制过度的活动范围,支撑肌肉和软组织,并固定足部、踝关节和小腿。

跟腱贴扎　　图 5-7 和图 5-8

➡ **目的**:跟腱贴扎技术可治疗拉伤和肌腱炎,限制肌腱的过度屈曲和拉伸。在该技术的应用中,介绍了两种可互换的方法,可根据个人偏好选择(图 5-7)。

跟腱技术 1

➡ **材料**:
- 1.5 英寸非弹性贴布或 2 英寸自粘性绷带,2 英寸或 3 英寸弹性贴布,3 英寸高弹性贴布,黏性贴布喷剂,薄泡沫垫,绷带剪刀。

选择:
- 皮肤膜。

➡ **体位**:患者俯卧、坐或跪在贴扎台或工作台上,将小腿伸出台面边缘。通过稳定小腿中段至远端,确定产生疼痛的背屈范围。将一只手放在足远端足底表面,慢慢移动足到背屈,直到出现疼痛。一旦确定了疼痛的活动范围,将受累的足放在无痛的范围内,并在应用过程中保持这个位置。

➡ **准备**:在小腿远端和足底远端表面喷上黏性贴布喷剂。在足跟部位放置薄泡沫垫,防止刺激。直接在皮肤上实施跟腱技术 1。

选择:在该部位应用皮肤膜以减少刺激。

➡ **应用**:

第 1 步:用 1.5 英寸非弹性贴布或 2 英寸自粘性绷带制成 2 条固定带,缠绕在小腿远端周围。用 2 英寸弹性贴布或自粘性绷带制成 1 条固定带,缠绕在足掌周围。缠绕时,张力适中◀▉▉▉▉▶(图 5-7A)。小腿固定带也可以延伸至膝盖下方的腓肠肌腹近端周围。有时也使用 2 英寸或 3 英寸弹性贴布作为固定带,以防止收缩。

第 2 步:用 3 英寸弹性贴布,在足底中部至远端固定 1 条带子,并朝向跟骨方向拉动(图 5-7B)。

第 3 步:继续穿过跟骨中部,越过小腿后部,并在小腿后部远端固定处结束(图 5-7C)。用贴布施加适度的张力,并保证足无异常疼痛。

第 4 步:将另 1 条 3 英寸高弹性贴布固定在足底的第 1 条固定带上,并将另 1 条固定带拉向小腿远端固定点(图 5-7D)。

第 5 步:将该固定带的近端从中间纵向撕开,直至刚好高于跟腱在跟骨上方的插入位置(图 5-7E)。

第 6 步:在撕开的固定带的两端施加适度的张力,并以相反的方向分别旋转缠绕在小腿上(图 5-7F)。

(待续)

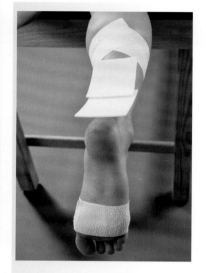

图 5-7A

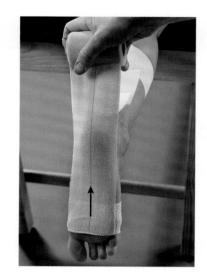

图 5-7B

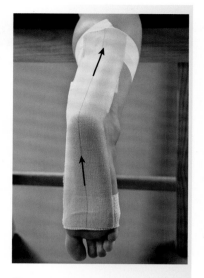

图 5-7C

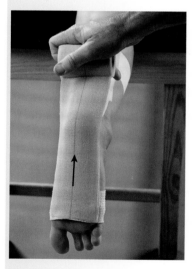

图 5-7D

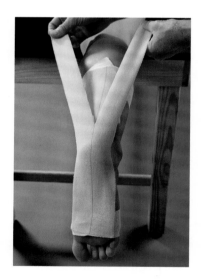

图 5-7E

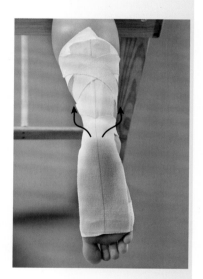

图 5-7F

第 7 步： 在足中部和足远端缠绕 2~4 条 2 英寸弹性贴布,然后在小腿上缠绕 4~6 条 2 英寸弹性贴布,并保持轻度至中度的张力 ◀▦▦▦▶(图 5-7G)。不需要用额外的非弹性贴布。

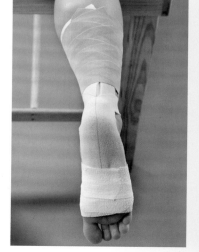

图 5-7G

跟腱技术 2

➡️ **材料:**
- 1.5 英寸非弹性贴布或 2 英寸自粘性绷带, 2 英寸和 3 英寸弹性贴布, 3 英寸高弹性贴布, 黏性贴布喷剂, 薄泡沫垫, 绷带剪刀。

选择:
- 皮肤膜。

➡️ **体位:** 患者俯卧、坐或跪在贴扎台或工作台上, 将小腿伸出台面边缘。如上所述, 确定产生疼痛的背屈范围。在确定了疼痛的活动范围后, 将受累的足放在无痛的范围内, 并在应用过程中保持这个位置。

➡️ **准备:** 在小腿远端和足底远端表面喷上黏性贴布喷剂。在足跟部位放置薄泡沫垫, 以防止刺激。直接在皮肤上实施跟腱技术 2。

选择: 在该部位应用皮肤膜以减少刺激。

➡️ **应用:**

第 1 步: 如图 5-7A 所示来固定。

第 2 步: 将 1 条 2 英寸弹性贴布固定在足底中远端。然后, 继续越过小腿中段, 最后在小腿远端固定(图 5-8A)。在操作过程中, 对弹性贴布施加适度的滚动张力, 并监测足部的无痛位置。

第 3 步: 将 1 条 2 英寸弹性贴布条按照一定角度固定在第 5 跖骨头的方向, 然后继续越过跟骨内侧, 并固定在小腿内侧(图 5-8B)。

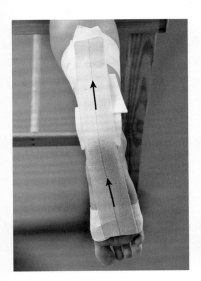

图 5-8A

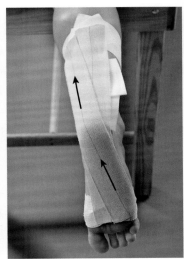

图 5-8B

(待续)

第 4 步： 将最后 1 条 2 英寸弹性贴布以一定的角度缠绕在第 1 跖骨上，越过跟骨外侧，并固定在小腿的外侧(图 5-8C)。

第 5 步： 用 2 英寸弹性贴布缠绕在足和小腿上，形成环形固定 ◄▥▥▥► (图 5-8D)。

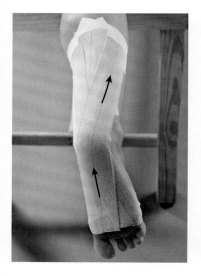
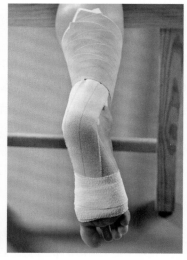

图 5-8C　　　　　　　　　图 5-8D

背桥技术　　图 5-9

➡ **目的：** 在治疗胫前肌腱炎时，背桥技术可以限制足底的过度跖屈和肌腱拉伸(图 5-9)。该技术也可用于踝关节扭伤，以限制足底的跖屈，这种跖屈在受伤后通常会暂时消失。在治疗扭伤时，背桥技术可与闭锁式编篮贴扎法(见图 4-4)、弹性绷带(见图 4-7)、斯巴达拖鞋(见图 4-8)或距下吊带(见图 4-9)等贴扎技术结合使用，以进一步限制足底过度跖屈，减少对骨骼和韧带结构的额外压力。

➡ **材料：**
● 1 英寸非弹性贴布或 2 英寸自粘性绷带，2 英寸弹性贴布，3 英寸高弹性贴布，黏性贴布喷剂，薄泡沫垫，绷带剪刀。
选择：
● 皮肤膜。

➡ **体位：** 患者坐在贴扎台或工作台上，将小腿伸出台面边缘。通过稳定小腿中段至远端，确定产生疼痛的足底跖屈范围。将一只手放在患者的远端足背表面，缓慢地将足移至足底跖屈，直至出现疼痛。在确定了疼痛的活动范围后，将受累的足放在无痛的范围内，并在使用背桥技术过程中保持该位置。

➡ **准备：** 在小腿远端和足部喷上黏性贴布喷剂。然后将薄泡沫垫放在预治疗部位，以防止刺激。将背桥技术直接使用在皮肤上。
选择：在该部位应用皮肤膜以减少刺激。

⇒ 应用：

第1步：用 1 英寸非弹性贴布或 2 英寸自粘性绷带制成 2 条固定带，缠绕在小腿远端周围。用 2 英寸弹性贴布或自粘性绷带制成 1 条固定带，缠绕在足掌周围 ◀▥▥▶。

第2步：将 1 条 3 英寸高弹性贴布固定在足中部背侧，并以适度的张力拉向小腿。最后将其固定在小腿中前部（图 5-9A），可在其上再加 1 条固定带。

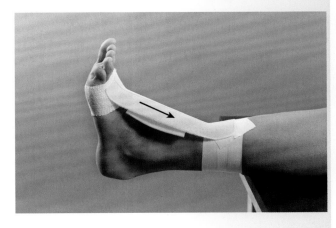

图 5-9A

第3步：为防止固定带在活动时移动或滑动，可将固定带从中间纵向撕开或切割，以螺旋形固定在足的远端和小腿上（图 5-9B）。

 注意事项

如果在背桥技术中使用的高弹性贴布发生偏移，请使用更长的贴布，并像缠绕贴布一样以螺旋形进行固定。较长的贴布可以在足和小腿上进行额外的固定，以减少偏移。

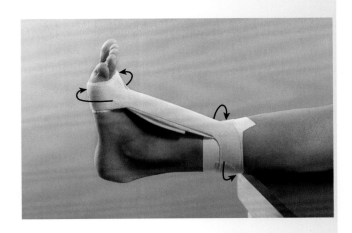

图 5-9B

第4步：在小腿周围缠绕 2~4 条 2 英寸弹性贴布，然后在足远端缠绕 2~3 条 2 英寸弹性贴布，并保持轻度至中度的张力 ◀▥▥▶（图 5-9C）。不需要用额外的非弹性贴布。

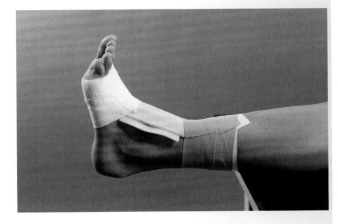

图 5-9C

（待续）

第5步: 将皮肤膜或自粘性绷带从足掌中段缠绕至前足掌上 ◀▦▦▦▶。

第6步: 再用1条固定带把缠绕好的前足掌固定牢靠 ◀▦▦▦▶，然后继续使用背桥技术。

第7步: 在小腿上缠绕1英寸非弹性贴布或2英寸弹性贴布，然后在足周围缠绕2英寸弹性贴布 ◀▦▦▦▶（图5-9D）。最后用1条1英寸非弹性贴布缠绕小腿外侧至小腿内侧，注意不要用其缠绕住足踝。

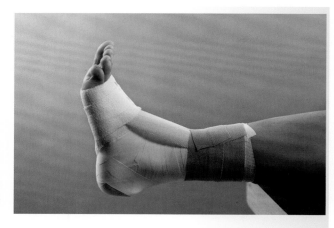

图 5-9D

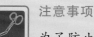

注意事项

为了防止贴布之间缝隙对皮肤的刺激，请检查足上的贴布是否与足踝中段收口处贴布的背桥技术一致。

腓骨肌腱贴扎

➡ **目的**:腓骨肌腱贴扎技术可用于治疗个人恢复活动时的拉伤。该技术是有效的，因为它限制了距下关节的过度内翻和外翻，并在肌腱通过外侧小腿后方时提供适度的支撑和稳定性。

后夹板

➡ **目的**:在治疗跟腱断裂和腓骨肌腱半脱位和(或)损伤时，后夹板技术可固定足部和踝关节(见图4-10)。此技术通常用于畸形治疗阶段的暂时性固定，也可以用于长时间的固定。
- 刚性的、有衬垫的夹板有预先切割好的宽度和长度，可以根据个人情况快速成型。
- 在棉纸上使用硬质高分子绷带(石膏夹板)固定该区域。
- 通用的夹板和高分子绷带需要用弹性绷带固定在小腿、足踝和足上。
- 个人需要拄拐进行非负重行走。

高分子绷带

➡ **目的**:骨科医生在治疗腓骨肌腱半脱位和(或)损伤、跟腱断裂、腓肠肌拉伤、胫后肌腱炎、MTSS和应力性骨折时，通常会应用高分子绷带将足部、踝部和小腿完全固定。
- 固定时间一般由医生决定。
- 大多数应用于这些损伤的高分子绷带被称为短腿石膏，从膝下延伸到足趾。
- 在棉纸上贴上高分子绷带，再加上柔软的铸带或Gore-Tex衬垫。

圆弓、"X"形弓、环形弓和编织环贴扎

➡ **目的**：在治疗 MTSS 时，有几种足弓贴扎技术可以为足部提供支撑，并纠正结构异常。

- 使用圆弓（见图 3-6）技术为纵弓提供轻度支撑。
- 使用"X"形弓（见图 3-7）、环形弓（见图 3-8）和编织环贴扎（见图 3-9）等足弓技术，为纵弓和前足掌提供轻度到中度的支撑。

Low-Dye 技术

➡ **目的**：在治疗腓骨肌和胫骨后肌腱炎和 MTSS 时，使用 Low-Dye 技术对足和前足掌提供适度的支撑，并限制过度的旋前。其还可用于对足弓拉伤和足底筋膜炎的治疗（见图 3-10）。

批判性思维问题 1

　　一名纺织制造厂的人事经理在体育馆打篮球时，左侧跟腱轻度拉伤。应用跟腱贴扎技术限制其在进行运动前过度的屈曲。在其开始打球后不久，可用跟腱贴扎技术限制向远处移位，允许充分的屈曲。

➡ **问题**：你如何处理这个问题？

情景引导

　　如果在治疗 MTSS 时，使用圆弓、"X"形弓、环形弓或编织环贴扎等足弓技术来支撑纵弓和（或）前足，但疼痛并没有减轻，则可以考虑使用低弹性绷带技术或软性、半刚性或刚性矫形器设计。这些技术可以为纵弓和（或）前足提供支撑，并纠正结构异常，如治疗 MTSS 时的过度内翻。

绷带技术

　　在跟腱拉伤和断裂、腓肠肌腱和腓肠肌拉伤、肌肉和（或）骨骼挫伤的急性治疗中，使用加压包扎技术可控制肿胀。有 3 种包扎技术，使用弹性绷带和套筒，可为受伤后的小腿、踝关节和足部提供机械压力，以控制和减小肿胀的远端迁移。

足、足踝和小腿加压包扎　　图 5-10

➡ **目的**：许多小腿拉伤、断裂、远端挫伤的包扎技术应包括足、足踝、小腿，以协助控制肿胀和减轻远端迁移。足、足踝和小腿加压包扎技术可控制轻度、中度或重度肿胀（图 5-10）。

➡ **材料**：

- 3 英寸、4 英寸或 6 英寸宽，5 码或 10 码长的弹性绷带，3 英寸、4 英寸或 6 英寸宽的自粘性绷带，金属夹，尼龙搭扣，1.5 英寸非弹性贴布或 2 英寸弹性贴布，绷带剪刀。

选择：

- 1/4 英寸或 1/2 英寸泡沫或毛毡垫。

➡ **体位**：患者坐在贴扎台或工作台上,将腿伸出台面边缘,足置于无痛的跖屈位。

➡ **准备**：将加压包扎技术直接用在皮肤上。

➡ **应用**：

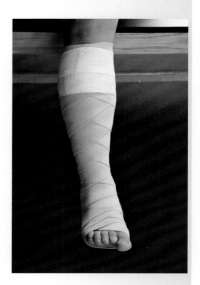

第 1 步： 将作为包扎带的弹性绷带或自粘性绷带的一端固定在足底远端,并对足和足踝进行加压包扎(图 3-17)。

第 2 步： 在小腿远端,将包扎带继续以螺旋形方式包扎至膝关节下端 ◀█▌█▶（图 5-10)。在受伤部位远端施加最大的张力。当包扎带从受伤部位向近端延伸时,减小张力。该技术可能需要使用多条弹性绷带或自粘性绷带。最后用尼龙搭扣、金属夹或松散的 1.5 英寸非弹性贴布或 2 英寸弹性贴布固定包扎带 ◀█▌█▶。

注意事项

步行时,需要监测近端腓肠肌和腘绳肌是否受到包扎的刺激。因为重复屈膝时,可能会出现这种情况。

图 5-10

选择：　在治疗腓肠肌腱半脱位和(或)损伤时,可以使用马蹄形垫技术(见图 4-19)和加压包扎,以提供额外的压力,帮助静脉血回流。直接将马蹄形垫放在小腿外侧的皮肤上,然后将足、足踝和小腿用加压包扎带缠好。

▍小腿加压包扎　　图 5-11

➡ **目的**：在小腿中段和近段肌肉和(或)骨骼挫伤的急性期治疗时,使用小腿加压包扎技术协助减轻轻度或中度肿胀(图 5-11)。

➡ **材料**：
- 3 英寸或 4 英寸宽、5 码长的弹性绷带,3 英寸或 4 英寸宽的自粘性绷带,金属夹,1.5 英寸非弹性贴布或 2 英寸弹性贴布,绷带剪刀。

选择：
- 1/8 英寸或 1/4 英寸泡沫或毛毡垫。

➡ **体位**：患者坐在贴扎台或工作台上,将腿伸出台面边缘。

➡ **准备**：将加压包扎技术直接用在小腿皮肤上。

选择：剪下一块 1/8 英寸或 1/4 英寸的泡沫或毛毡垫,直接放在损伤部位的皮肤上,以提供额外的压力,并帮助静脉血回流。

➡ **应用：**

第 1 步： 将作为包扎带的弹性绷带固定在小腿远端，并继续以螺旋形式从远端到近端向膝下胫骨结节方向移动 ◀▥▥▥▶ （图 5-11A）。在远端施加最大的滚动张力，并随着包扎带继续向近端缠绕逐渐减小张力。

第 2 步： 用尼龙搭扣、金属夹或 1.5 英寸非弹性贴布或 2 英寸弹性贴布固定包扎带 ◀▥▥▥▶ （图 5-11B）。

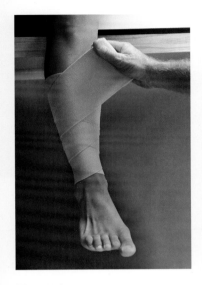

图 5-11A

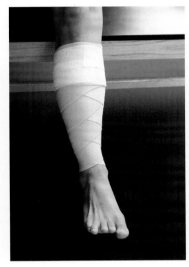

图 5-11B

小腿加压套筒　图 5-12

➡ **目的：** 使用小腿加压套筒技术也可以控制轻度、中度或重度肿胀 （图 5-12）。在看过使用说明后，患者可以在无他人帮助的情况下使用和取下套筒。

➡ **材料：**

● 3 英寸、3.5 英寸或 4 英寸弹性套筒，绷带剪刀。

选择：

● 1/8 英寸或 1/4 英寸泡沫或毛毡垫。

➡ **体位：** 患者坐在贴扎台或工作台上，将腿伸出台面边缘。

➡ **准备：** 将弹性套筒直接套在皮肤上。

选择：剪下一块 1/8 英寸或 1/4 英寸的泡沫或毛毡垫，直接放在患者发炎部位的皮肤上，以协助控制肿胀。

⟹ **应用：**

第1步：将弹性套筒套到小腿远端。也可以剪一个双层套筒，用来提供额外的压力。

第2步：从远端向近端方向将套筒拉到小腿上(图5-12)。如果使用的是双层套筒，从远端拉到第一层套筒上以增加一层，不需要固定。清洁套筒可重复使用。

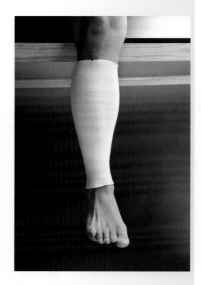

图5-12

批判性思维问题2

　　两天前，一名仓库工人被一辆手推车碰到右小腿近端。他被送到医生那里进行评估，被诊断为胫骨近端中度挫伤。今天，他的小腿远端和足部出现瘀斑和肿胀。

⟹ 问题：在这种情况下可以使用什么包扎技术？

情景引导

　　如果运动员正在从胫骨中段挫伤中恢复，并且医生允许恢复训练，但该区域仍有轻度肿胀，则可以考虑在防护衬垫下使用弹性套筒来控制肿胀。在训练中，套筒可能比弹性绷带更舒适。

支具技术

　　支具技术中的许多技术在前文已经讨论过，可以用来治疗各种小腿损伤和疾病。步行靴和矫形器，在第3章中有更详细的讨论，用于预防和治疗小腿拉伤、肌腱断裂、过劳损伤和疾病。踝关节矫形器，在第4章有说明，可以用来治疗拉伤、过劳损伤和疾病。

步行靴

⟹ **目的：**在治疗腓肠肌腱半脱位和(或)损伤、腓肠肌拉伤、跟腱断裂、胫后肌腱炎、MTSS和应力性骨折时，使用步行靴(见图3-22)能够提供完全的支撑和固定。

- 在非负重和完全负重的康复期间,使用步行靴可为小腿、足踝和足部提供支撑。

 注意事项
　　在温暖潮湿的环境中使用步行靴时,应在穿上靴子前,先在足部、足踝和小腿上套上袜子,以减少汗水对内衬的污染。

- 步行靴通常用于代替刚性石膏。其可自行拆卸和穿戴,以调整活动范围和训练步态。

矫形器

➡ **目的**:软性、半刚性和刚性矫形器的设计可以提供支撑、吸收冲击、纠正结构异常,同时预防和治疗小腿损伤和疾病。

- 在治疗 MTSS 和应力性骨折时,使用软性矫形器设计(见图 3-18),如足跟杯和全长氯丁橡胶、硅胶、热塑性橡胶、聚氨酯泡沫和黏弹性聚合物等材料制成的足跟垫,以提供减震功能。这些设计有助于减轻小腿的重复性压力。
- 在治疗跟腱、胫后肌和腓肠肌腱炎、应力性骨折、MTSS 和肌腔隙综合征时,使用半刚性矫形器(见图 3-19)和刚性矫形器(见图 3-20)提供支撑并纠正结构异常,如足部过度旋前或旋后。

氯丁橡胶套筒　　图 5-13

➡ **目的**:当治疗腓肠肌拉伤、肌肉和骨骼挫伤以及 MTSS 时,氯丁橡胶套筒可提供压力和轻度支撑(图 5-13)。相关信息表明,在发炎区域进行加压可以减轻疼痛程度。然而,对于某些人来说,在使用这种方法后,应监测活动期间的疼痛程度是否增加。

➡ **设计**:

- 氯丁橡胶套筒有通用的设计,其尺寸与小腿围尺寸一致。
- 有些设计在套筒内加入防护衬垫。
- 有几种设计使用了带贴封口的带子,以提供额外的支撑和压力。
- 氯丁橡胶套筒的长期磨损和清洗可能会导致套筒收缩,从而使生活中的使用困难。

 注意事项
　　首先将套筒向内翻转(图 5-13A),以减少氯丁橡胶套筒的使用不便。然后,将较细的一端套在脚上(图 5-13B)。将套筒近端拉到小腿上,当较细的一端接近小腿远端适当位置时停止(图 5-13C)。最后,将较粗的一端向近端拉到套筒上的正常位置(图 5-13D)。也可在套筒内侧涂抹滑石粉,以减少佩戴不便。

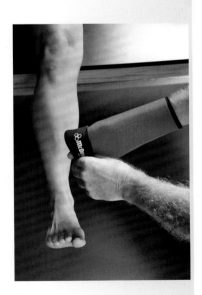

图 5-13A

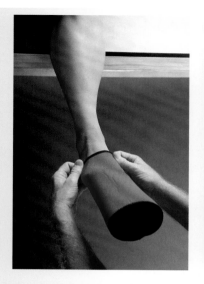

图 5-13B

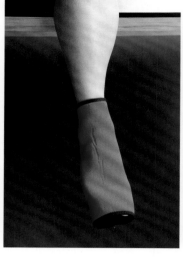

图 5-13C

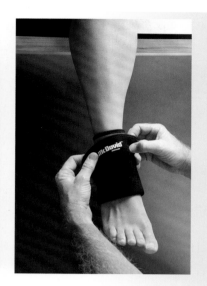

图 5-13D

⟹ **体位**：患者坐在贴扎台或工作台上，将腿伸出台面边缘。

⟹ **准备**：将氯丁橡胶套筒直接套在皮肤上，不需要固定。

⟹ **应用**：

第 1 步：　使用时，握住套筒的两边，将较粗的一端套在足上。然后向上端拉，直到套筒位于小腿上（图 5-13E）。

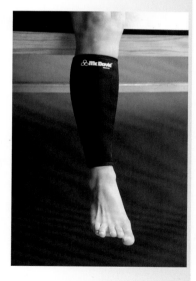

图 5-13E

> **批判性思维问题 3**
>
> 　　几周前，一名越野赛跑运动员被队医诊断出患有多发性硬化症。通过治疗和康复（包括治疗方式、拉伸和强化练习及使用通用的软性矫形器），使其完全恢复了训练。近日，其询问是否可以在练习过程中对小腿进行某种类型的支撑。
>
> ⟹ 问题：你可以选择哪些可替代的技术？

踝关节支具

⟹ **目的**：几种踝关节支具设计可用于治疗腓骨肌腱和应力性骨折损伤，在治疗这些损伤时，支具可提供压力和（或）适度的支撑，并可由个人按照正确的指导使用。

- 在急性半脱位和（或）损伤的治疗中，使用气囊/凝胶囊支具（见图 4-17）可提供额外的压力，以控制肿胀。这些支具可与加压包扎技术（见图 3-17 和图 5-10）结合使用，以帮助静脉血回流。

- 在治疗胫骨和(或)腓骨应力性骨折时,也可使用气囊/凝胶囊支具。下肢的设计采用较长的内侧和外侧的支具,为下肢近端、中端和远端提供支撑。

证据总结

　　在两个单独的循证回顾综述中,对 MTSS 治疗和康复及胫骨应力性骨折的各种干预措施的有效性进行了研究。2013 年的一项 Meta 分析[4]调查了现役军人中的 MTSS 的保守干预措施。3 项随机对照试验(RCT)对在诊断后的康复期间使用气囊/凝胶囊支具、氯丁橡胶套筒与合并铝棒和无支具或套筒进行了对比。研究人员发现,受试者在完成渐进式康复和跑步计划的时间和无痛跑步的测量时间上没有差异。基于这一回顾[4],证据不足以证

明使用支具或套筒可加速恢复和康复进程。2005 年的一项单独的 Meta 分析[5]研究了胫骨应力性骨折的治疗和康复干预措施。在军队人员和田径运动员中进行的 3 项小型 RCT 研究结果表明,使用气囊/凝胶囊支具可以加快康复期和诊断后的活动恢复。虽然该报道提供了一些证据,证明气囊/凝胶囊支具的益处,但还需要进一步的调查,以确定其对胫骨应力性骨折的有效性。

- 在恢复运动或工作时使用系带式支具(见图 4-15)和半刚性支具(见图 4-16),以限制腓肠肌腱拉伤的内翻、外翻、跖屈、背屈和旋转。
- 气囊/凝胶囊支具、系带式支具和半刚性支具有预定尺寸的通用型产品。

批判性思维问题 4

　　在女篮比赛中,一名裁判在快攻前冲下球场。队员上篮不中,对手开始向她们的目标快攻。裁判迅速停下来,转身冲向球场的另一端。这时,他感觉左小腿一弹,立即停止,导致跟腱断裂,队医将该裁判转到当地的骨科医生处做进一步评估。

➡ **问题**:在这种情况下,有哪些固定方案可供选择?

情景引导

　　如果使用腓肠肌腱贴扎技术,但没有为腓肠肌的肌腱提供足够的压力和支持,则可以考虑结合贴扎技术使用系带式支具或半刚性支具,为肌腱提供额外的压力,进一步限制距下关节的过度内翻和外翻。

防护衬垫技术

　　在预防和治疗小腿损伤和疾病时,使用泡沫、毛毡垫和热塑性材料提供支撑、吸收冲击并提供保护。泡沫和毛毡垫可在治疗拉伤、断裂及过劳损伤和疾病时,提供支撑和吸收冲击。泡沫和热塑性材料可用于预防和治疗挫伤。一些高中和大学间的运动项目需要对小腿使用强制性的衬垫。这些防护衬垫技术将在第 13 章中讨论。

通用的衬垫　　图 5-14

➡ **目的**:衬垫材料可以被模制并附着在通用的衬垫设计上,以提供挫伤后的额外保护(图 5-14)。通用的设计可以在第 13 章中找到。

⇒ **材料：**

• 1/8英寸、1/4英寸或1/2英寸开孔泡沫,2英寸弹性贴布,热塑性材料,绷带剪刀。

⇒ **体位：** 患者坐在贴扎台或工作台上,将小腿伸出台面边缘,保持功能位姿势。

⇒ **准备：** 剪下合适尺寸的开孔泡沫,与护腿板重叠。

⇒ **应用：**

第1步： 剪下一块比护腿板大1/4英寸或1/2英寸的开孔泡沫,用2英寸弹性贴布将剪下的开孔泡沫贴在内表面(图5-14A)。贴前,在对应挫伤处的开孔泡沫上剪一个孔,以分散冲击力。

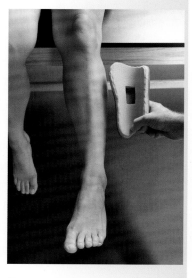

图5-14A

第2步： 用2英寸弹性贴布将一块热塑性材料贴在护腿板上,以保护内侧或外侧挫伤部位(图5-14B)。

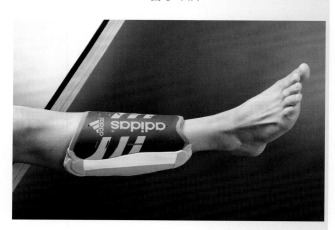

图5-14B

✂ **注意事项**

当在小腿近端或远端使用通用的或制作的衬垫时,检查膝关节、距骨和(或)距下关节是否在正常的活动范围之内。

定制的衬垫 图5-15

⇒ **目的：** 在预防和治疗小腿肌肉和骨骼挫伤时,使用热塑性材料制作定制的衬垫,以提供保护(图5-15)。许多人在没有通用的设计或无法达到舒适的贴合度时,就会制作这种衬垫。

⇒ **材料：**

• 纸,毛笔,热塑性材料,1/8英寸或1/4英寸泡沫或毛毡垫,绷带剪刀,加热源,2英寸或3英寸弹性贴布或自粘性绷带,皮肤膜,弹性绷带,柔软的低密度泡沫。

选择：

• 1英寸或1.5英寸非弹性贴布,1英寸或2英寸弹性贴布。

➡ **体位**：患者坐在贴扎台或工作台上，将小腿伸出台面边缘，保持功能位姿势。

➡ **准备**：用纸样设计衬垫（见图 1-10）。将小腿上的热塑性材料裁剪成衬垫。将柔软的低密度泡沫粘贴在衬垫的内侧表面上。

➡ **应用**：

第 1 步：　用 2 英寸或 3 英寸弹性贴布将衬垫固定在小腿上。或用自粘性绷带将衬垫直接固定在皮肤上。固定时用适中的张力 ◀▮▮▮▮▮▶（图 5-15A）。然后用 1~2 条 1.5 英寸非弹性贴布剪成圆形条带缠绕在衬垫上，作为额外的固定。监控腓肠肌上的滚动张力以防止收缩。

注意事项

将弹性贴布直接固定在热塑性材料裁剪成的衬垫上，可减少衬垫在活动中的移动。

选择：　将衬垫放在膝盖高的袜子里面，然后固定在小腿上。在袜子上缠绕 1 英寸、1.5 英寸非弹性贴布或 1 英寸、2 英寸弹性贴布，以提供额外的固定 ◀▮▮▮▮▮▶（图 5-15B）。

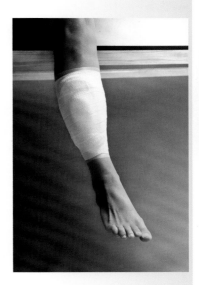

图 5-15A

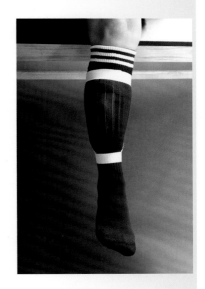

图 5-15B

| 足跟垫　图 5-16

➡ **目的**：在治疗拉伤、肌腱炎、跟腱断裂和腓肠肌拉伤时，使用足跟垫来吸收冲击以及抬高后足，可减少活动时对肌腱和肌肉的压力和拉伸（图 5-16）。足跟垫技术已在第 3 章中有过介绍（图 3-27）。其在治疗 MTSS 时，也能起到减震作用。当没有软支具时，可以使用足跟垫来减轻小腿的重复性压力。

➡ **材料：**

- 黏性纱布材料，2 英寸弹性贴布，自粘性绷带。
- 1/8 英寸、1/4 英寸或 1/2 英寸的毛毡垫，绷带剪刀。

➡ **体位：**患者坐在贴扎台或工作台上，将腿伸出台面边缘，足呈背屈姿势。

➡ **准备：**用 1/8 英寸、1/4 英寸或 1/2 英寸的毛毡垫或购买预先切割设计的带有背衬的衬垫。衬垫应覆盖整个鞋跟或鞋衬跟区域。为防止因使用一个衬垫而产生适应性变化，如行走和（或）跑步步态的变化，应在每只鞋内放置 1 个足跟垫。

➡ **应用：**

第 1 步： 将足跟垫的远端用绷带剪刀逐渐剪细，然后用黏性纱布材料(见图 3–27)或用 2 英寸弹性贴布或自粘性绷带(见图 4–5)将其固定在鞋跟上，或将足跟垫与鞋垫粘在一起(图 5–16)。

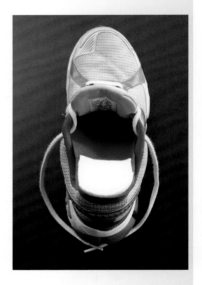

图 5–16

要点

使用某些类型的鞋也可以抬高后足，减轻跟腱和腓肠肌的压力和拉伸。1~2 英寸的中等鞋跟的鞋可以提升后足，减少应力，拉伸这些结构。牛仔靴是可以使用的常见设计。

纵弓垫

➡ **目的：**当治疗 MTSS 和应力性骨折时，使用纵弓垫技术为足弓提供轻度到中度的支撑(见图 3–25)。当没有矫形器时，可以使用纵弓垫。用圆弓贴扎技术将纵弓垫固定(图 3–6)。

硬性支具

全国大学生体育协会[6]和全国大学生体育协会[7]要求在一些运动项目中使用硬性支具这样的小腿保护装备。棒球、曲棍球、冰上曲棍球、女子曲棍球(守门员)、橄榄球和垒球运动员在所有练习和比赛中都必须佩戴具有小腿保护功能的硬性支具。这些硬性支具大多是通用的设计。关于这种支具的深入讨论，请参见第 13 章。

批判性思维问题 5

在第四局击球时，棒球队的右外野手因犯规而受伤。经过几天的治疗，医生允许他在使用衬垫保护的情况下恢复活动。

➡ 问题：在这种情况下，什么样的衬垫技术是合适的？

情景引导

在治疗肌腱炎时，如果毛毡提踵器能有效减轻跟腱的压力和拉伸，则可以考虑使用定制的矫形器与提踵器，这样就不需要每天制作和使用毛毡垫了。

循证实践

Melissa Hoover 是镇上 Kozack 金融服务公司的一名投资银行家。她目前正处于当地马拉松 20 周训练计划的第 6 周。她在过去的 3 年里一直练习跑步，平均每周跑 12~15 英里（1 英里=1609.34米）。3 年里，她偶尔会出现小腿疼痛，总是通过购买新鞋来缓解。Melissa 的训练计划是由当地的一个跑步俱乐部设计的，该俱乐部专门针对第一次参加马拉松比赛的人设计训练计划。第 1 周开始，总里程数为 16 英里，第 6 周进展到 21 英里。计划的里程数在第 18 周达到顶峰，总里程数为 36 英里，然后随着马拉松比赛的接近而减少。周一和周五为休息日，每周日安排一次长跑。

在第 3 周，Melissa 开始出现右小腿远端周期性钝痛。她继续按计划进行训练。Melissa 注意到，在第 4 周，该部位的钝痛发展为持续性疼痛，尤其是在晨跑后的晚上。她又继续按计划进行训练。第 5 周开始，她在每次跑步前、跑步中和跑步后会感到疼痛，疼痛集中在她的右胫骨远端外侧。她还注意到，上班时穿的中、高跟鞋增加了疼痛的强度。Melissa 认为，这种类型的训练有一定程度的疼痛是正常的，并试图继续训练。她决定在第 6 周多休息 1 天，隔天再继续训练。但是 Melissa 因为右小腿的剧烈疼痛而无法跑完预定的里程。在得到医生的诊疗后，她联系了朋友 Jennifer Duke，Jennifer 是 Tblsma 骨科诊所的医生，并预约了时间。

在进行静态和动态评估后，Jennifer 发现 Melissa 在走路和跑步时右脚有过度的内翻。Melissa 的跑步鞋和工作鞋的磨损模式证明了这种发现。Jennifer 通过触诊发现 Melissa 胫骨远端外侧边界的触痛点，尽管双侧运动范围和力量正常，但右足跖屈时产生疼痛。右足趾远端主动负重运动也会产生疼痛。Jennifer 注意到 Melissa 右跟腱不灵活。Jennifer 让 Melissa 去看专科医生，以进一步评估她是否有胫骨内侧压力综合征。专科医生发现 Melissa 右胫骨远端有点状触痛，但无异常活动、畸形或神经系统症状。X 线片和骨扫描显示没有骨性病变。专科医生的建议是，让 Melissa 开始治疗胫骨内侧应力综合征。

Jennifer 为 Melissa 设计了一个治疗性训练计划，包括休息、柔韧性和强化练习，以及对症治疗的方式。Melissa 向 Jennifer 询问关于在计划中加入贴扎和（或）支具技术的建议。Jennifer 已经对以前的胫骨内侧压力综合征患者使用了几种技术，以提供支撑、吸收冲击和纠正结构异常，但结果好坏参半。Jennifer 告诉 Melissa，她将探索各种方案，选择最有效的技术让她能继续跑步。

1. 根据案例提出 1 个与临床相关的问题，为 Melissa 选择贴扎和（或）支具技术提供答案。问题应包括人群或疾病、干预措施、对比干预措施(如果相关)和临床结果。

2.设计 1 个搜索策略,并进行搜索,以找到回答临床问题的最佳证据。该策略应包括相关的搜索词、电子数据库、在线期刊和印刷期刊,用于搜索。与你的老师和其他医疗保健专业人员的讨论可以为专家意见提供证据。

3.从你的搜索或章节参考资料中选择 3~5 篇全文研究或评论。对每篇文章进行分析和评价,以确定其价值和对本案的有用性。对每篇研究提出以下问题:①研究的结果是否有效?②实际结果是什么? ③研究结果是否与自己的患者有临床相关性?准备一份包含问题答案的评估摘要,并根据第 1 章中的证据等级对文章进行排序。

4.将研究结果、你的临床经验、Melissa 的目的和偏好整合到 Melissa 的治疗性训练计划中。考虑哪些贴扎技术和(或)支具技术适合 Melissa。

5.评估 EBP 过程和你在案例中的经验。在评估中考虑下列问题。

是否回答了临床问题?

搜索是否发现高质量证据?

对证据的评估是否恰当?

是否将证据、你的临床经验和 Melissa 的目标和预期相结合,以做出临床决定?

干预措施是否为 Melissa 带来了理想的临床结果?

对 Jennifer 和 Melissa 来说,EBP 的过程是否是积极的?

结语

- 小腿挫伤、拉伤、断裂、过劳损伤和病症可由过度的活动范围和急、慢性应力引起。
- 跟腱、背桥和腓骨肌腱贴扎技术分别限制了脚的过度背屈、跖屈和内/外翻。
- 足弓贴扎技术为足部提供支撑,纠正结构异常。
- 后夹板和高分子绷带技术对足、足踝和小腿进行固定。
- 弹性绷带和套筒及自粘性绷带在急性肿胀治疗时为小腿提供机械加压。
- 步行靴和踝关节支具提供支撑并限制活动范围。
- 治疗急、慢性下肢损伤时,可使用矫形器。
- 氯丁橡胶套筒为小腿提供支撑和压力。
- 足跟垫和纵弓垫可起到减震、支撑和纠正结构异常的作用。
- 在预防和治疗小腿挫伤时,热塑性材料可提供保护。
- NCAA 和 NFHS 要求在一些运动项目中使用硬性小腿防护装备。

相关链接

http://sportsmedicine.about.com/
- 该网站提供有关小腿受伤和病症的信息,以及预防和治疗方法。

http://www.sportsinjuryclinic.net/
- 该网站可以搜索损伤索引,用于各种下肢损伤和疾病的治疗及康复。

参考文献

1. Prentice, WE: Arnheim's Principles of Athletic Training: A Competency-Based Approach, ed 15. McGraw-Hill, Boston, 2014.
2. Brown, DE: Ankle and leg injuries. In Mellion, MB, Walsh, WM, Madden, C, Putukian, M, and Shelton, GL (eds): The Team Physician's Handbook, ed 3. Hanley & Belfus, Philadelphia, 2001.
3. Leppilahti, I, and Orava, S: Total Achilles tendon rupture: A review. Sports Med 25:79, 1998.
4. Winters, M, Eskes, M, Weir, A, Moen, MH, Backx, FJG, and Bakker, EWP: Treatment of medial tibial stress syndrome: A systematic review. Sports Med 43:1315–1333, 2013.

5. Rome, K, Handoll, HHG, and Ashford, RL: Interventions for preventing and treating stress fractures and stress reactions of bone of the lower limbs in young adults. Cochrane Database Syst Rev (2);CD000450, 2005.

6. National Collegiate Athletic Association: 2014–15 Sports Medicine Handbook, 25th ed. NCAA, Indianapolis, 2014. http://www.ncaapublications.com/productdownloads/MD15.pdf.

7. National Federation of State High School Associations: 2015–2016 Soccer Rules Book. National Federation of State High School Associations, Indianapolis, 2015.

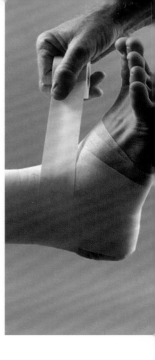

第 **6** 章

膝关节

损伤和病症

　　在接触性和(或)非接触性的运动和工作活动过程中,急性和慢性的力量会对膝关节造成损伤。在运动和工作过程中,膝关节会受到极大的压力。由于软组织结构为膝关节提供主要的稳定支撑,韧带、半月板、滑囊和肌腱会因受压、摩擦、重复运动、旋转和剪切力而发生损伤。膝关节的常见损伤包括如下。

- 挫伤。
- 扭伤。
- 半月板撕裂。
- 内侧滑膜皱襞综合征。
- 膝前疼痛。
- 神经损伤。
- 骨折。
- 脱位、半脱位。
- 滑囊炎。

- 过劳损伤。

挫伤

　　膝关节软组织和骨骼的挫伤可能是由压力引起的。摔到膝关节前部后,受到直接力量的撞击,可能会导致膝关节疼痛、肿胀和活动范围的丧失。直接打击,长期跪着受压,胫骨、髌骨和股骨之间被挤压,都可能引起髌下脂肪垫挫伤(图 6-1)。

扭伤

　　膝关节扭伤是由接触或非接触活动中的单向、多向和(或)旋转力引起的。根据力的大小,膝关节扭伤可导致单个或多个韧带结构的损伤。膝关节侧方的外翻力可导致内侧副韧带(MCL)扭伤(图 6-2 和图 6-3)。膝关节的内收和内旋是内侧副韧带常见的损伤机制[1]。例如,当一名足球前锋进攻时,被对方另一名球员推倒, 这时这名前锋的右膝外侧会造成外翻力,就可能发生扭伤。外侧副韧带(LCL)受膝关节内侧的压力扭伤,常见的是胫骨内旋。下肢内侧或外侧的过度旋转、直接的力量导致过度伸展、胫骨外旋、膝关节处于屈曲位等,都会导致前交叉韧带(A-CL)的扭伤(图 6-4)。前交叉韧带扭伤通常发生在快速减速、扭转和落地动作中(图 6-5)。曲棍球中场球员在场上冲刺,突然停止,然后左脚发力并迅速转向右侧,会造成左胫骨外旋和膝关节处的外翻应力,就可能导致 ACL 扭伤(图 6-6)。后交叉韧带(PCL)可

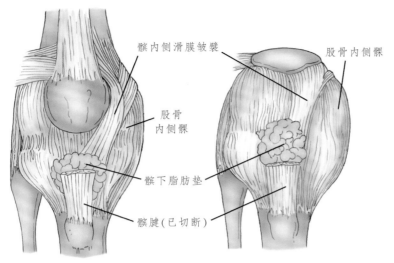

膝关节伸直位

膝关节屈曲 90°，显示股骨内侧髁上的滑膜皱襞

髌内侧滑膜皱襞

股骨内侧髁

髌下脂肪垫

髌腱(已切断)

股骨内侧髁

图 6-1　膝关节前视图。

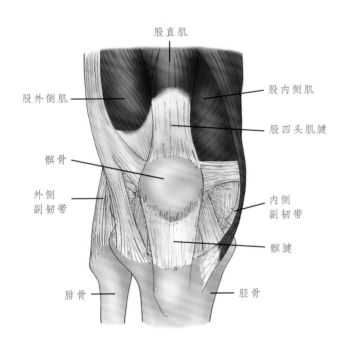

股直肌

股外侧肌

股内侧肌

股四头肌腱

髌骨

外侧副韧带

内侧副韧带

髌腱

腓骨

胫骨

图 6-2　膝关节韧带和肌肉的前视图。

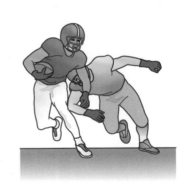

图 6-3　外翻力导致内侧副韧带(MCL)扭伤。

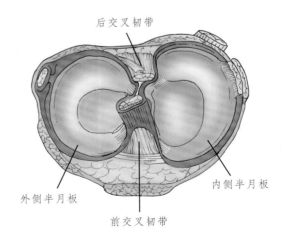

后交叉韧带

外侧半月板

内侧半月板

前交叉韧带

图 6-4　交叉韧带和半月板的切面图。

能会因前膝在屈曲位置时摔倒而扭伤，这时足部跖屈，小腿近端直接受力、过伸或旋转(图 6-4)。在多方向和旋转力的作用下，通常会导致一个以上的结构发生扭伤。

半月板撕裂

　　内侧和外侧半月板的撕裂是由挤压和剪切力引

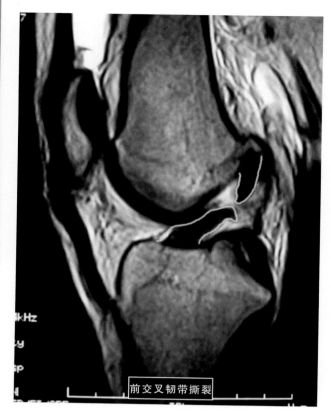

图 6-5　矢状面 MRI 显示前交叉韧带连续性的破坏（概述）。(Courtesy of McKinnis, LN. Fundamentals of Musculoskeletal Imaging, 4th ed. Philadelphia, PA: F.A. Davis Company: 2014.)

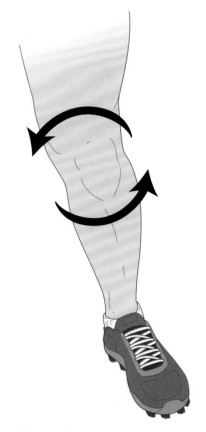

图 6-6　前交叉韧带(ACL)扭伤。

起的（图 6-4）。由于内侧半月板与膝关节周围的关节囊和 MCL 的深层纤维相连，因此内侧半月板的损伤更为常见。在膝关节屈伸过程中，足部的扭转或剪切力可能会导致撕裂[2]。内侧半月板撕裂也与内侧韧带的多次扭伤有关，这是由内侧稳定性及其结构连接的丧失引起的。

内侧滑膜皱襞综合征

内侧滑膜皱襞综合征最常见的损伤部位是髌内侧滑膜皱襞，它起源于膝关节内侧，穿过股骨内侧髁（图 6-1）。膝关节内侧因被踢而受到直接打击，或在膝关节屈伸过程中，髌骨在股骨内侧髁上反复摩擦，都会引起炎症和滑膜的增厚。

膝前疼痛

膝前疼痛通常与涉及伸膝结构的损伤或结构异常有关，伸膝结构由远端股四头肌、股四头肌腱、髌骨和髌腱组成（见图 6-2）。髌骨疼痛(PFP)是由于大腿后肌群和外侧韧带不协调、足部旋前、股内侧肌和髋关节外展肌无力，导致髌骨在股骨髁异常滑动。足部旋前、胫骨外翻、髌骨外翻和退变引起的压迫力和剪切力以及髌骨的异常滑动，可导致髌骨软化症。髌腱炎（跳跃膝）或髌腱末端病是由重复跳跃、跑步或踢腿引起的（图 6-7）。这些动作也可导致股四头肌腱的肌腱炎。青少年髌腱反复紧张可导致胫骨结节骨软骨炎(OSD)或髌骨软骨病(SLJ)。髌骨或股四头肌腱的断裂可发生在剧烈的股四头肌离心收缩时，通常会引起损伤和疾病，从而导致这些结构的退行性病变。

神经损伤

腓骨头下侧受到直接打击或过度压迫可引起腓总神经挫伤。这种力量通常是由被踢或被包扎或支撑物过度压迫所致。

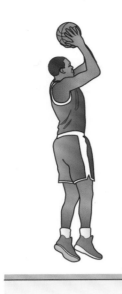

图 6-7 髌腱炎(跳跃膝)或髌腱末端病在篮球运动中很常见。

骨折

髌骨骨折可能是由跌倒或膝关节前部受到直接打击，跳跃或奔跑运动时股四头肌发生离心收缩所引起的[3]骨和软骨骨折。过度使用、直接创伤或肌肉剧烈收缩,可导致撕脱性骨折。膝关节被迫屈曲时，股四头肌主动收缩可引起胫骨结节骨折，并可伴有 OSD 的发展[3]。

脱位、半脱位

膝关节脱位是由多方向的力和(或)旋转力引起的,并与膝关节内和周围其他结构的损伤有关。急性髌骨脱位、半脱位可由突然减速和相关的切割动作引起,如橄榄球外接手在跑传球路线时的经历。股骨外侧髁平坦、足内翻、膝关节外翻、髌骨外旋和(或)膝关节内侧松弛及膝关节外侧紧张的人容易发生外侧脱位、半脱位[1]。

滑囊炎

膝关节滑囊炎可由直接用力或过度使用引起。直接打击或长期跪坐产生的压力可引起髌前滑囊发炎 (图 6-8)。髌腱的反复摩擦可导致髌下深滑囊发炎。直接打击的压力、股四头肌无力或腘绳肌不灵活可导致鹅足滑囊发炎。膝关节韧带或半月板损伤可引起 Baker 囊肿。

过劳损伤

膝关节的过度使用导致的损伤和疾病是由重复性压力和结构异常引起的。髂胫束综合征是由髂胫束经过股骨外侧髁时反复受力和摩擦引起的(见图7-4 和图 6-9)。这种病症通常与过度的足部旋前、腿长不一致、膝内翻和不当的训练有关。膝外翻、股四头肌无力和过度使用可引起鹅足囊发炎(图 6-8)。胫骨结节、胫骨平台和股骨髁的应力性骨折可能是由重复跳跃或跑步动作和训练失误造成的。

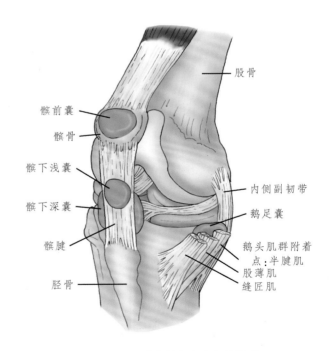

图 6-8 膝关节前部和中部的滑囊。

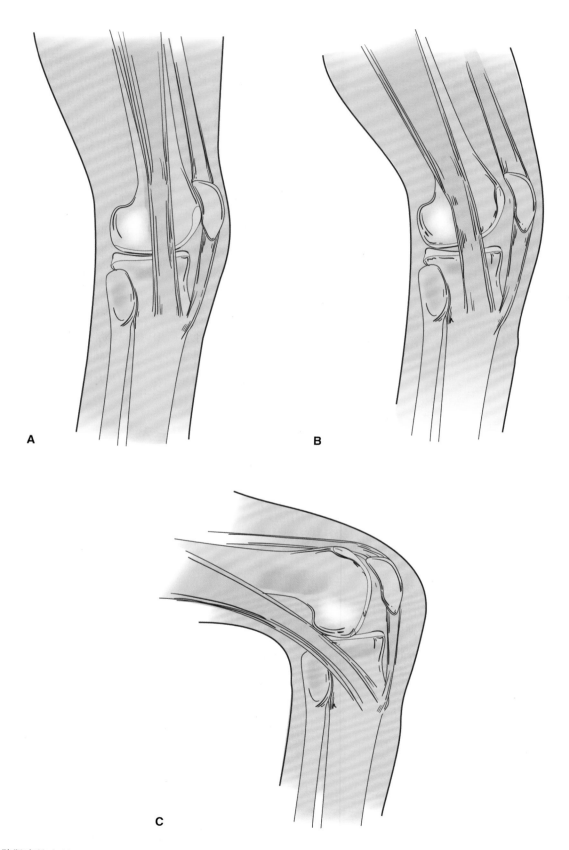

图 6-9 髂胫束综合征。(A)在股骨外侧髁上向后移动的全膝伸展。(B)髂胫束,膝关节屈曲。(C)90°,髂胫束位于股骨外侧髁后面。

贴扎技术

　　使用以下几种贴扎技术,可为软组织提供支撑和减少压力,限制关节活动范围,预防和治疗膝关节损伤及疾病。在扭伤后,应用贴扎技术,可以防止膝关节过度伸展、屈曲等。对于过劳损伤和病症,贴扎技术可以纠正结构异常,减轻髌腱对胫骨结节的张力。一种技术可能对一个人有效,但对另一个人无效。在应用之前,要考虑使用技术的目的、损伤、个人和活动情况。

McConnell 贴扎技术　　图 6-10

➡ **目的**:McConnell 贴扎技术[4]用于治疗 PFP,缓解疼痛,纠正髌骨错位(图 6-10)。在治疗性训练项目中使用该技术,包括拉伸紧密的侧方结构、回缩和加强内侧斜肌、纠正髌骨错位和足部结构异常[4-6]。
- 将 1.5 英寸非弹性贴布放在黏性纱布材料上,用于矫正髌骨错位。许多制造商提供这种贴布;也有包含黏性纱布材料的套装。
- 设计技术的应用,包括针对个人的贴布顺序和张力或如何粘贴贴布。
- 遵守贴布的开始顺序与纠正最严重的错位部分。如有必要,使用额外的贴布来纠正其他部分。
- 在使用每条贴布后,重新评估导致疼痛的活动,应有至少一个方向的疼痛立即减轻。如果疼痛没有减轻并且加重,则重新使用贴布或重新评估髌骨方向。

➡ **材料**:
- 1.5 英寸非弹性贴布,2 英寸黏性纱布材料,绷带剪刀。

➡ **体位**:患者坐在贴扎台或工作台上,将膝关节伸直,同时让股四头肌放松。

➡ **准备**:对患者进行静态和动态评估,以确定髌骨的滑脱、旋转、倾斜和前后方向。为了有效使用,必要时需要剃去体毛。

➡ **应用**:

第1步: 将 2 条 2 英寸黏性纱布材料直接贴在髌骨的皮肤上,从股骨外侧髁延伸到股骨内侧髁的后方,作为基底 ◀▦▦▶(图 6-10A)。

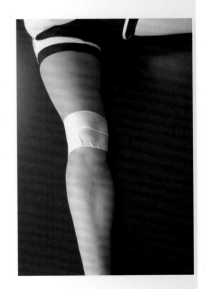

图 6-10A

(待续)

第2步： 为了纠正滑行偏向(通常是前侧侧向滑行时)，在髌骨外侧边界上固定1条非弹性贴布(图6-10B)。然后向内侧方向拉动贴布，将膝关节内侧的软组织向髌骨方向推送，并将黏性纱布材料固定在股骨内侧髁上(图6-10C)。

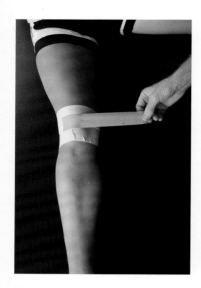

图 6-10B

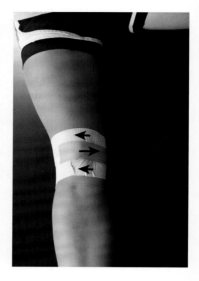

图 6-10C

第3步： 为了纠正旋转偏向(通常是下极的正向外旋转时)，在髌骨下极的中部以一定角度放置1条非弹性贴布(图6-10D)，然后将非弹性贴布向上和向内拉动，并固定在膝关节内侧(图6-10E)。髌骨上极应向外侧旋转。

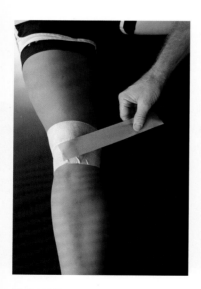

图 6-10D

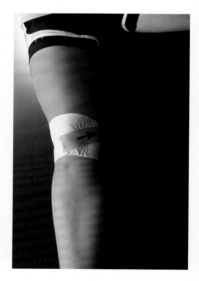

图 6-10E

第 4 步：为了纠正倾斜偏向(通常是前侧的倾斜时),在髌骨中部固定 1 条非弹性贴布(图 6-10F)。向内侧拉动非弹性贴布,同时将膝关节内侧软组织向髌骨方向推,然后固定在股骨内侧髁上(图 6-10G)。

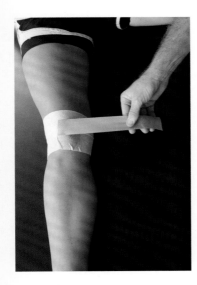

图 6-10F

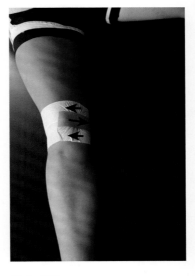

图 6-10G

第 5 步：为了纠正前后偏向(常见的是前侧的下倾时),在髌骨上半部放置 1 条非弹性贴布,并将非弹性贴布固定在股骨外侧和内侧髁上(图 6-10H)。

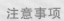 注意事项

前侧的前后下倾,可能需要先在贴布固定顺序中进行校正,以将髌骨下极抬离髌下脂肪垫,从而防止刺激和疼痛[5]。

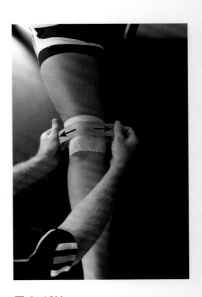

图 6-10H

证据总结

McConnell 贴扎技术在治疗 PFP 时被许多医疗保健专业人员使用，尽管该技术在临床上使用时已显示出积极的效果，但许多问题仍未得到解答。一些循证医学综述已经研究了髌骨贴扎技术，以确定治疗 PFP 的疗效。

2012 年的 1 项 Meta 分析[7]调查了髌骨贴扎技术对 PFP 成人膝关节疼痛、功能和活动评分的影响。3 项随机对照试验（RCT）通过两项比较来检查疼痛水平：①粘贴布或不粘贴布情况；②治疗性运动（下肢强化和柔韧性训练）过程中的粘贴布或不粘贴布情况。研究人员发现，1 周至 3 个月后，视觉模拟量表的疼痛感知与粘贴布无显著差异。研究[7]中个别试验的结果显示，膝关节功能和活动评分的结果相互矛盾。两项试验显示，粘贴布或不粘贴布与治疗性运动相比，粘贴布和治疗性运动两者在 3 周和 4 周时导致患者报告的评分显著升高。相比之下，1 项试验报道，在 3 个月和 12 个月时，粘贴布和不粘贴布情况下，以及在治疗性运动过程中粘贴布或不粘贴布情况下，患者报告的得分没有显著差异。虽然该综述为髌骨贴扎技术的使用提供了一些支持，但总体证据质量不高，不足以确定髌骨贴扎技术单独使用或在治疗性运动过程中使用对治疗 PFP[7]的疗效。

在 2015 年的 1 篇综述中，研究人员[8]考察了髌骨带在功能性负重活动（单腿下蹲、踏步活动、爬楼梯）中对膝关节生物力学和肌肉激活模式的影响。该综述中[3]1 项试验的结果表明，在 PFP 个体的负荷反应过程中，粘贴布或不粘贴布情况下的平均膝关节外展力矩没有显著差异[3]。还有 1 项试验调查了 PFP 个体的平均股四头肌内侧头和外侧头激活比，发现粘贴布或不粘贴布情况下没有差异。在 3 个试验中，研究了功能活动中的股四头肌内侧头和外侧头激活的时间，发现粘贴布或不粘贴布情况下没有差异。回顾[8]中检查运动学的个别试验产生了相互矛盾的结果，也许是由于结果测量之间缺乏标准化。根据综述结果，没有足够的证据证明用髌骨贴扎技术治疗 PFP 的有效性。

过度伸展　　图 6-11

➡ **目的**：在治疗扭伤时，采用该技术来限制膝关节的过度伸展和软组织的拉伸。

过度伸展技术

➡ **材料**：

- 皮肤膜，薄泡沫垫，3 英寸弹性贴布，黏性贴布喷剂，皮肤润滑剂，绷带剪刀。

选择：

- 6 英寸宽、5 码长的弹性绷带。

➡ **体位**：患者站在贴扎台或工作台上，大部分重量放在未受影响的腿上。通过让患者主动收缩股四头肌并缓慢伸展膝盖，确定产生疼痛的伸展范围。一旦确定了疼痛的活动范围，将受累的膝关节置于无痛范围内，并让足跟抬起，而且在操作过程中保持这个位置。

➡ **准备**：将大腿中部到小腿中部的体毛剃掉。然后用薄泡沫垫覆盖在腘窝处，防止刺激。也可以使用皮肤润滑剂，从大腿中部到小腿中部喷上黏性贴布喷剂，然后密切观察大腿和小腿的皮肤是否受到刺激。

注意事项

如果出现皮肤刺激，将贴布贴在皮肤膜上，或用支具技术代替贴扎技术。

➡ **应用**：

第1步：在大腿中部和小腿中部用2条3英寸弹性贴布缠绕，并施加轻度的滚动张力 ◀▭▭▭▶（图6-11A）。

第2步：再使用1条3英寸弹性贴布，从小腿后部中间到大腿后部中间缠绕（图6-11B）。使用贴布缠绕时，要施加适度的滚动张力，并监测膝关节的无痛位置。

第3步：将第4条3英寸弹性贴布放置在小腿前外侧，继续穿过腘绳肌区，并固定在大腿前内侧（图6-11C）。

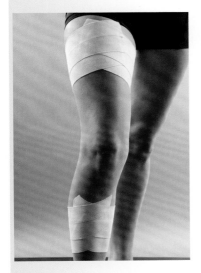

图 6-11A

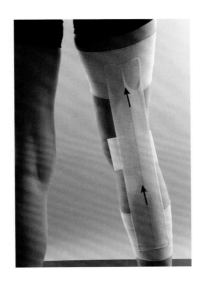

图 6-11B

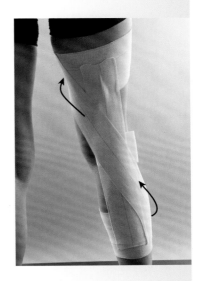

图 6-11C

（待续）

第 4 步：在小腿前内侧开始缠绕下 1 条 3 英寸弹性贴布,穿过腘绳肌区域,并固定在大腿前外侧(图 6-11D)。这些贴布经过缠绕应该在后膝处形成 1 个"X"形。这些贴布(图 6-11C 和图 6-11D)可以用适度的张力重复进行操作,贴布的宽度可以重叠。

第 5 步：在大腿和小腿周围用适度的滚动张力缠绕 3~4 个圆形闭合图案,每个图案可重叠 ◀▥▥▶(图 6-11E)。不需要使用非弹性贴布固定。

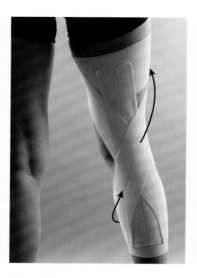
图 6-11D

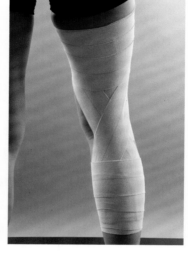
图 6-11E

选择：考虑应用 1 条 6 英寸宽、5 码长的弹性绷带在远端到近端方向以适度滚动张力进行固定 ◀▥▥▶,以防止弹性贴布的移动和松脱 ◀▥▥▶。

"X"形贴扎

➡ 目的："X"形贴扎技术用于治疗内侧和外侧副韧带损伤,为膝关节提供轻度到中度的支撑和保护,以对抗膝关节的屈曲和变位力。

髌骨肌腱贴扎技术　　图 6-12 和图 6-13

➡ 目的：使用髌骨肌腱贴扎技术治疗髌腱炎、OSD、PFP 和软骨病,减少髌骨下极和(或)胫骨结节上肌腱的张力或拉力。其可以用贴布材料制作,也可以购买通用的产品。

髌骨肌腱贴扎技术 1

➡ 材料：
● 2 英寸弹性贴布,1/2 英寸非弹性贴布,绷带剪刀。
选择：
● 2 英寸自粘性绷带。

➡ 体位：患者坐在贴扎台或工作台上,将膝关节处于弯曲状态。

➡ 准备：从 2 英寸弹性贴布上剪出 1 条 25~30 英寸长的固定带。
选择：从 2 英寸自粘性绷带剪出 1 条 25~30 英寸长的固定带。

▥▸ 应用：

第1步：　在 25~30 英寸长的弹性贴布固定带上剪下 1 条 2 英寸长的贴布条。然后将其纵向折叠，并将两边粘在一起。抓住这折叠成 1 英寸的贴布条的两端，在桌子边缘上摩擦，以增强黏附性(图 6-12A)。

选择：　　如果没有 2 英寸弹性贴布，可以使用 2 英寸自粘性绷带。

第2步：　找到髌骨下极和胫骨结节之间的肌腱中部。将准备好的贴布条直接锚定在小腿内侧近端皮肤上，继续横向穿过髌腱中部，绕过后膝，然后返回固定点位置(图 6-12B)。

第3步：　在没有重叠的情况下，继续在膝盖周围应用这条贴布条，并在小腿内侧完成缠绕，剪去多余的贴布条 (图 6-12C)，然后适度拉紧。

第4步：　将 1/2 英寸非弹性贴布也剪成 2 英寸长的贴布条，然后固定在膝关节前部，并在弹性贴布条上按内侧向外侧方向粘贴好(图 6-12D)。

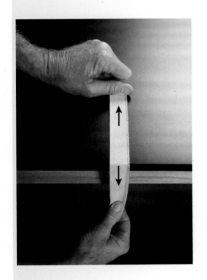

图 6-12A

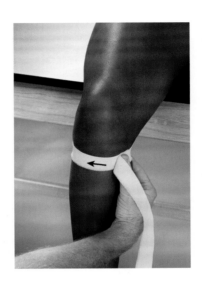

图 6-12B

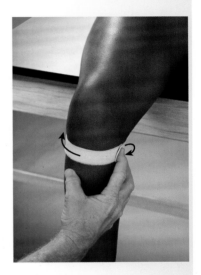

图 6-12C

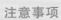

注意事项

　　为了获得适当的张力和止痛效果，就要了解非弹性贴布的滚动张力会因人而异。让患者进行先前的疼痛活动来检查非弹性贴布的张力。如有必要，可重新调整非弹性贴布的张力。非弹性贴布可以重复使用多次。

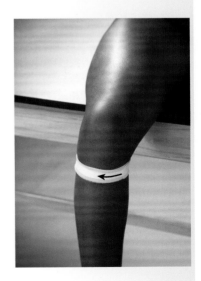

图 6-12D

髌骨肌腱贴扎技术2

⟾ **材料**：

- 皮肤膜,2英寸弹性贴布,绷带剪刀。

⟾ **体位**：患者坐在贴扎台或工作台上,将膝关节处于屈曲位置。

⟾ **准备**：将弹性贴布直接贴在皮肤上。

⟾ **应用**：

第1步：使用皮肤膜将包装卷卷到自己身上,然后继续卷,直到卷成一个香肠大小的卷(图6-13A)。

第2步：触诊膝关节前部,将香肠大小的卷放在髌腱的中段,然后用2英寸弹性贴布直接贴在皮肤上。在小腿近端以环形方式将香肠大小的卷用皮肤膜固定在膝盖上 ◀▥▥▥▥▶ (图6-13B)。

第3步：将2英寸弹性贴布撕成2~3条,然后缠绕在皮肤膜上,并沿内侧至外侧方向滚动,最后固定在小腿内侧(图6-13C)。滚动张力因人而异。不需要用额外的非弹性贴布条。

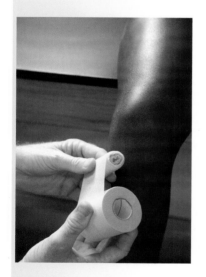

图 6-13A

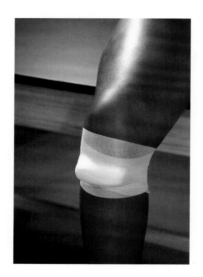

图 6-13B

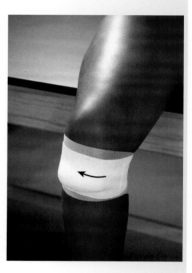

图 6-13C

批判性思维问题1

在过去的6个月里,一名竞技举重运动员在紧张的训练中出现了左髌腱周期性疼痛。医生对他进行了评估,并对髌腱炎进行了治疗,包括使用通用的髌腱带。当他最初使用最大张力的贴布时,他的疼痛减轻了。然而,在锻炼过程中,当汗水落在贴布和尼龙搭扣上时,贴布会松动,从而降低了髌腱的张力。

⟾ **问题**：在锻炼过程中,你可以使用什么技术来保持最大的张力?

情景引导

如果在恢复活动期间需要在数周内限制过度伸展,则可以考虑使用氯丁橡胶套筒和铰链杆支具,这样可以控制运动范围。但是,大多数设计都是有成本效益的。

绷带技术

在治疗挫伤、扭伤、半月板撕裂、滑囊炎、髂胫束综合征、髌骨骨折、脱位和半脱位时,使用加压包扎技术控制肿胀和积液。3 种包扎方法可以在受伤后对膝关节进行压迫。根据肿胀和积液的情况来选择技术。

膝关节加压包扎　　图 6-14

➡ **目的**:应用膝关节加压包扎技术治疗膝关节轻度至中度肿胀和积液(图 6-14)。

➡ **材料**:
- 4 英寸或 6 英寸宽、5 码长的弹性绷带,尼龙搭扣,金属夹,1.5 英寸非弹性贴布,1.5 英寸或 2 英寸弹性贴布,绷带剪刀。

选择:
- 1/4 英寸或 1/2 英寸开孔泡沫垫。

➡ **体位**:患者站在贴扎台或工作台上,将大部分重量放在未受累的腿上,受累的膝关节处于无痛微屈的位置。

➡ **准备**:为减少移位,可直接在皮肤上喷黏性贴布喷剂,或将贴布条、包扎带直接贴在皮肤上(见图 1-7)。

➡ **应用**:

第 1 步: 将弹性绷带的延伸端直接固定在小腿近端周围的皮肤上,并沿固定点缠绕几圈◀▦▦▦▶(图 6-14A)。

第 2 步: 沿着远端到近端的方向,继续以螺旋形方式进行缠绕,宽度为弹性绷带宽度的 1/2(图 6-14B)。在远端施加最大的滚动张力,并继续向近端缠绕以减小张力。

第 3 步: 在大腿中部区域完成包扎。用尼龙搭扣、金属夹或黏性贴布喷剂或 1.5 英寸非弹性贴布或 2 英寸弹性贴布固定(图 6-14C)。

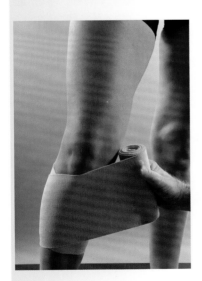

图 6-14A

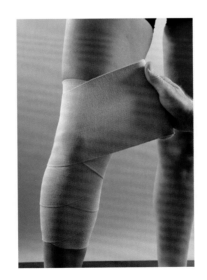

图 6-14B

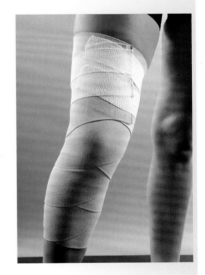

图 6-14C

选择: 可以将 1/4 英寸或 1/2 英寸的开孔泡沫垫切一块放在膝关节前部,用加压包膜覆盖。然后再用弹性贴布从股骨外侧髁延伸到股骨内侧髁继续缠绕,以增加髌骨周围的压力,帮助静脉血回流(见图 6-28A)。

足部、踝关节、小腿和膝关节加压包扎　图 6-15

➡️ **目的**：对于一些膝关节损伤，如前交叉韧带三度损伤，可直接导致严重的肿胀和积液。为了减轻中度至重度肿胀、积液和远端移位的有害影响，使用足部、踝关节、小腿和膝关节加压包扎技术（图 6-15）。

➡️ **材料**：

- 4 英寸或 6 英寸宽、10 码长的弹性绷带，金属夹，1.5 英寸非弹性贴布，1.5 英寸或 2 英寸弹性贴布，黏性贴布喷剂，绷带剪刀。

选择：

- 1/4 英寸或 1/2 英寸开孔泡沫垫。

➡️ **体位**：患者坐在贴扎台或工作台上，将腿伸出台面边缘，膝关节处于无痛微屈的位置，踝关节呈 90°背屈状态。

➡️ **准备**：为了减少移位，可直接在皮肤上喷黏性贴布喷剂，或将贴布条直接贴在皮肤上（见图 1-7）。

➡️ **应用**：

第 1 步：　将弹性绷带的一端固定在足底远端，再用足、足踝、小腿和膝关节加压包扎技术直接将弹性绷带贴在皮肤上（见图 5-10）。

第 2 步：　在膝关节下端，继续在大腿中段附近进行螺旋形式包扎，向远端施加最大的滚动张力◀▦▦▶，并随着继续向近端包扎减小滚动张力。

第 3 步：　用尼龙搭扣、金属夹或 1.5 英寸非弹性贴布或 1.5 英寸、2 英寸弹性贴布固定包扎◀▦▦▶（图 6-15）。

选择：　考虑在前膝上使用 1/4 英寸或 1/2 英寸的开孔泡沫垫，以增加压力来控制肿胀和积液。

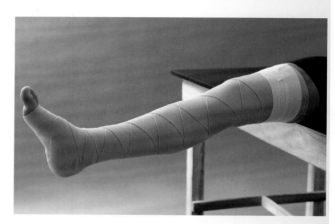

图 6-15

膝关节加压套筒　图 6-16

➡️ **目的**：膝关节加压套筒技术也可用于控制轻度至中度肿胀和积液（图 6-16）。按照正确的指导，这种加压技术可以由个人单独使用和移除，无需他人协助。

➡️ **材料**：

- 3 英寸、4 英寸或 5 英寸宽弹性套筒，绷带剪刀。

选择：

- 1/4 英寸或 1/2 英寸开孔泡沫垫。

➡️ **体位**：患者坐在贴扎台或工作台上，将腿伸出台面边缘。

➡️ **准备**：从整卷的套筒上剪下一个套筒，然后从小腿近端延伸到大腿中部，或者从小腿远端延伸到大腿中部。裁剪并使用双层套筒以提供额外的压力。

⇒ **应用：**

第 1 步： 沿远端到近端方向将套筒拉到膝关节上。如果使用双层套筒,将远端拉到第一层套筒上,以增加一层套筒(图 6-16)。不需要用固定物。弹性套筒可以清洗并重复使用。

选择： 膝关节前部可以考虑使用开孔泡沫垫,以帮助控制肿胀和积液。

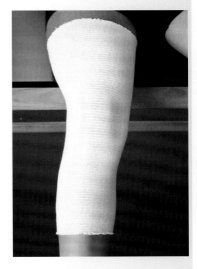

图 6-16

批判性思维问题 2

一支高中摔跤队的几名运动员每天都在没有任何类型的膝前垫的情况下进行练习。其中一名运动员抱怨说,在直接按压和被动屈膝时,髌前区疼痛,并出现肿胀。两周后,尽管使用了加压包扎,但髌前区的肿胀仍然存在,他能够继续进行无痛练习。

⇒ **问题：**有什么技术可以减轻肿胀?

情景引导

如果考虑何时安全有效地使用加压包扎技术,则要记住,弹性贴布或套筒可以在大多数受伤和(或)手术后立即使用,以控制肿胀和积液。

支具技术

膝关节支具技术可以提供固定、支撑和压迫,在对损伤和疾病进行预防和治疗时,可以纠正结构异常。一般来说,膝关节支具可以分为三类:预防型、康复型和功能型。其他支具技术也经常在这些类别中交替使用,包括氯丁橡胶套筒、带铰链杆或支撑垫的氯丁橡胶套筒和髌腱带。膝关节支具有通用的和定制的设计,可用于各种损伤和情况。

预防型支具　　图 6-17

➡ **目的**：预防型支具是为了预防或减轻膝关节损伤的严重程度而设计的(图 6-17)，支具提供适度的支撑，主要用于保护膝关节免受屈曲力和 MCL 的损伤。

要点

　　预防型支具常用于预防足球、冰球等碰撞和接触性运动中运动员的 MCL 扭伤。不易损坏的支具材料上覆盖着符合 NCAA[9] 和 NFHS[10] 规则的衬垫。

➡ **设计**：
- 支具有通用的预定尺寸，符合大腿和小腿的周长测量值或个人身高。
- 支具采用通用设计，可用于任何人的膝盖。
- 大多数预防型支具由不锈钢、聚碳酸酯或航空铝条组成，有单、双或多中心铰链。
- 支具包含一个过度拉伸块，以防止过度的运动范围。
- 一些支具设计有额外的尼龙带来限制移动。
- 为了提供更多的稳定性，一些支具设计包含一个压力垫，安装在铰链杆下的膝关节侧方关节线上。

➡ **材料**：
- 2 英寸或 3 英寸重型弹性贴布，皮肤膜，自粘性绷带，黏性贴布喷剂，绷带剪刀。

➡ **体位**：患者站在贴扎台或工作台上，将大部分重量放在未受影响的腿上，受影响的膝盖略微弯曲。在足跟下放置 1.5 英寸的提拉物来维持这个姿势。

➡ **准备**：一些预防型支具用氯丁橡胶套筒或套袖，直接贴在患者大腿和小腿外侧的皮肤上。其他支具设计是用弹性贴布或一层皮肤膜或自粘性绷带直接贴在皮肤上。在氯丁橡胶、皮肤膜或自粘性绷带的下面喷上黏性贴布喷剂，以减少支具的移动。

预防型支具的应用应遵循制造商的说明，这些说明在购买套装时已包含在套装中。

➡ **应用**：

第 1 步：　如果使用氯丁橡胶附件的设计，首先要松开套筒或套袖。将支撑铰链置于膝关节外侧关节线的中心，支撑杆从大腿外侧近端延伸至小腿外侧(图 6-17A)。

注意事项

　　适应支具初始定位时的移动。将铰链对准中心后，将铰链重新定位在侧关节线的稍上方。在活动过程中，铰链将向远端迁移到侧方关节线的正确位置。

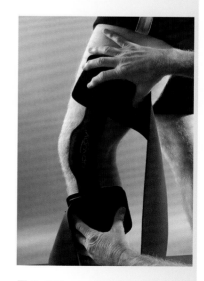

图 6-17A

第 2 步: 是否使用氯丁橡胶套筒或套袖将取决于具体的支具设计。大多数支具设计都是将氯丁橡胶套筒或套袖包裹在大腿和小腿上，并用尼龙搭扣固定(图 6-17B)。对于某些设计，可在氯丁橡胶上固定额外的包扎带。

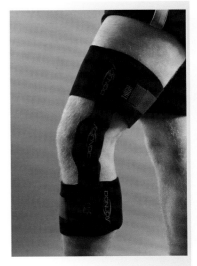

图 6-17B

第 3 步: 至于其他设计，则是在大腿远端和小腿近端直接使用一层皮肤膜或自粘性绷带◀▦▦▦▶。随后将 2 英寸或 3 英寸弹性贴布直接固定在支撑杆的近端，然后以轻度至中度的滚动张力在大腿周围以环形模式进行缠绕。每次通过时，将弹性贴布重叠其宽度的 1/2◀▦▦▦▶。最后将弹性贴布覆盖整个支撑杆的末端，并固定在大腿前部(图 6-17C)。粘贴布时，避免出现缝隙、褶皱和不一致的滚动张力。贴布也可直接贴在皮肤上。

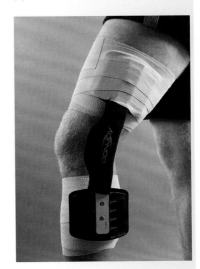

图 6-17C

第 4 步: 将 2 英寸或 3 英寸弹性贴布固定在远端支撑杆上，然后以轻度到中度的滚动张力绕小腿呈环形前行◀▦▦▦▶(图 6-17D)，覆盖整个支撑杆的末端，并固定在小腿前部。不需要用额外的固定物。

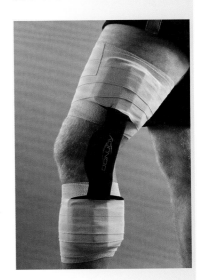

图 6-17D

证据总结

预防型支具的设计和佩戴是为了防止膝关节结构的损伤。医疗保健专业人员可以根据运动员的需求、喜好、舒适度、设施的资金资源及支持其有效性的现有证据来选择各种支具设计。过去的研究已经检验了预防型支具对伤害力的保护量和功能表现结果的影响。虽然一些研究人员在实验室使用机械肢体模型或尸体标本发现支具可以降低 MCL 和 ACL 的伤害性负荷，但其他研究人员没有发现保护型支具的好处。着重于穿戴支具对前后冲刺时间、敏捷性训练和下肢肌肉活动影响的研究得出了相互矛盾的结果。

一些基于循证医学的综述研究了预防型支具对预防膝关节韧带损伤的有效性。2008 年的一项系统性回顾[11]包括了 7 项校内和校际橄榄球运动员的研究。研究结果显示，在 3 项研究中，使用预防型支具降低了损伤的发生率，但在 4 项研究中，损伤的发生率却增加了。20 世纪 80 年代和 20 世纪 90 年代进行的多项预防型支具的研究中，这些相互矛盾的结果为橄榄球运动员中预防型支具的疗效提供了不确定的证据。2010 年的一项单独的系统性回顾[12]包含了 6 项研究，研究了校内、高中和校际橄榄球运动员的预防型矫形器。该综述的结果也产生了不确定的结果。该综述[12]中的一项研究显示，使用支具后膝关节损伤发生率显著降低，但另一项研究却显示，使用支具后损伤发生率降低趋势不明显。然而，两项研究显示损伤发生率没有差异，却报道使用支具后损伤发生率增加。基于文献中有限的证据，美国骨科医师学会[13]关于前交叉韧带损伤处理的循证临床实践指南不推荐使用预防型支具来预防前交叉韧带损伤。

预防膝关节损伤是个人和医疗保健专业人员共同关注的问题。对个人而言，必须考虑运动和工作活动的时间损失、生活质量和医疗服务费用等问题。医疗保健专业人员必须检查应用预防技术和随后治疗和康复损伤所需的人员，以及预防性使用支具的成本效益。

有限的、不确定的证据既不支持也不反驳预防型支具对预防膝关节损伤的疗效。今后需要对膝关节损伤风险较高的运动和活动进行随机对照试验，以确定预防型支具在预防损伤方面的确切作用和效果。

康复型支具　图 6-18 和图 6-19

➡ **目的**：康复型支具是为了支撑、固定和保护受伤和手术后的膝关节活动范围。该支具可用于治疗膝关节扭伤、半月板撕裂、肌腱断裂、OSD、SLJ、骨折、脱位和半脱位。

康复：固定器、夹板

➡ **目的**：固定器、夹板支具可提供轻度到中度的支撑和膝关节的完全固定（图 6-18）。

> **要点**
>
> 支具通常与拐杖一起使用（急性损伤或手术后），用于非负重行走。为了有益于患者的治疗和康复，可以取下支具。考虑将支具与膝关节加压包扎技术结合使用，以控制肿胀和积液（见图 6-14~图 6-16）。

➠ **设计**：

- 这些通用型设计的支具可根据大腿和小腿周长的测量值预先确定尺寸。
- 支具有不同的长度，从大腿近端、中端到小腿中端、远端，以适应个人的身高。
- 支具由泡沫和尼龙/纤维层压板组成，并有尼龙搭扣。
- 在内侧、外侧和后侧的面板上有可拆卸的塑料或铝制支具。
- 有些支具设计有腘绳肌垫，以提供额外的支撑，并减少支具的移动。
- 另一种支具设计是用一个刚性后夹板与带衬垫的固定带结合起来，以提供固定。

➠ **体位**：患者坐在贴扎台或工作台上，将膝关节完全伸直。

➠ **准备**：直接将支具贴在患者皮肤上或紧身裤上。

每种支具设计都有具体的使用说明。以下是适用于大多数设计的一般应用指南。

➠ **应用**：

第1步：先松开带子，展开支具。

第2步：在他人协助下，将支具放置在患者的腿下，确保支具内侧、外侧和后侧的支撑条及髌骨开口正确对齐（图6-18A）。如有必要，可重新定位支具。

第3步：在大腿前部、膝关节和小腿上合拢护板。从髌骨上端开始，拉紧护板，并用尼龙搭扣固定在支具上（图6-18B）。接下来，拉动下髌骨带和包扎带（图6-18C）。

第4步：继续以这种交替的方式固定其他带子，直到所有带子都被固定（图6-18D）。

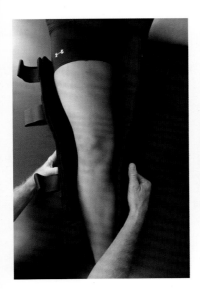

图 6-18A

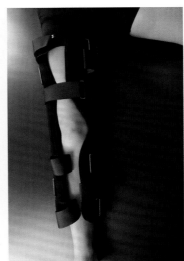

图 6-18B

（待续）

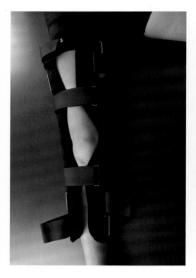
图 6-18C

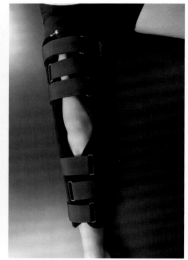
图 6-18D

康复：术后支具

➡ **目的**：使用术后支具提供轻度到中度的支撑来固定和保护活动范围（图 6-19）。这些支具可以取代石膏或玻璃纤维石膏或夹板。其优点包括：可拆卸，便于治疗和康复；活动范围可调；设计轻巧；支撑和控制早期负重。

要点

该支具可用于急性损伤或手术后，可使用或不使用拐杖。这种设计可与加压包扎技术结合使用，以控制肿胀和积液（见图 6-14~图 6-16）。

➡ **设计**：
- 术后支具是按照预先确定的尺寸制造的通用设计，与大腿周长或个人身高的测量值相对应。
- 根据技术的目的，支具设计有不同的长度。
- 大多数设计包括用泡沫或聚乙烯制成的套筒或袖套，带有中间铰链铝条，用尼龙搭扣连接。套筒或袖套可进行裁剪，以达到合适的效果。
- 有些支具设计有伸缩式铰链杆，以帮助调整舒适度和尺寸。
- 大多数支具设计的多中心铰链可以控制和固定活动范围。有些支具设计有易于使用的转盘，可以快速设置运动范围。
- 一些支具设计有软踝垫，以帮助膝关节角度的重新定位。
- 一些支具设计有可调节的包扎带，结合在支具中，用尼龙搭扣将支具固定在大腿和小腿上。

➡ **体位**：患者坐在贴扎台或工作台上，将受影响的膝关节控制在一个无痛的活动范围。

➡ **准备**：根据治疗性运动计划，将支具的活动范围设置在所需的屈伸范围。然后直接将支具贴在患者皮肤上或紧身裤上。同样，每个支具都有使用说明。以下指南适用于大多数设计。

注意事项
　　使用支具后，用测角器检查实际的屈伸范围，以确保设置正确。

➡ **应用：**

第1步：　开始应用时，松开带子，展开支具。

第2步：　将支具置于受影响的腿下。沿着大腿内侧和外侧及小腿将铰链与关节线和支具对准(图6-19A)。如有必要，用尼龙搭扣将支具重新定位。

第3步：　将套筒固定在大腿和小腿上。在髌骨上部拉紧带子并固定。下一步，固定髌骨下端的带子。继续以这种交替方式固定其余的带子(图6-19B)。

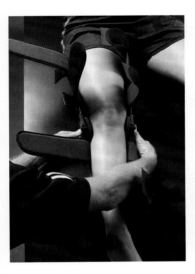
图 6-19A

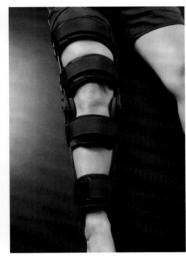
图 6-19B

情景引导
　　如果预算限制只允许购买一种类型的康复型支具，则可以考虑术后支具。这是因为它允许从完全固定(固定器、夹板设计的目的)到完全保护的活动范围进行调整。

证据总结

　　在损伤和(或)术后，可使用康复型支具来控制屈伸，防止屈曲和变位力，为愈合结构提供保护[14,15]。2008年的一篇综述[14]包括了7项随机对照试验(RCT)，在加速治疗性训练计划中，骨髌(腱)

手术后早期康复期(3周至3个月)佩戴支具的效果较好。研究结果显示，使用康复型支具与不使用康复型支具相比，在膝关节松弛、肿胀、疼痛和运动范围、股四头肌和腘绳肌的等动峰值扭矩、功能测试和并发症方面的长期差异很小。2012 年的一项综述[15]纳入了 6 项 RCT,研究在不同的治疗性训练项目中,骨-髌腱-骨或肌腱自体移植技术后,在术后早期(3 天至 6 周)的支具佩戴情况。研究结果显示,在 14 天至 2 年期间,使用支具与不使用支具在膝关节疼痛、松弛度、关节位置感、股四头肌和腘绳肌力量、股四头肌和腘绳肌萎缩等结果上无显著临床差异。美国骨科医师学会于 2014 年制定了前交叉韧带损伤管理的循证临床实践指南[13],其不推荐孤立性前交叉韧带重建后使用术后功能型支具。虽然在孤立的前交叉韧带重建技术后使用康复型支具被医护人员广泛采用,但与不使用支具相比,证据并不能证明其对长期临床和功能结果的有效性。此外,将这一证据落实到临床实践中,可能会降低患者和医疗机构的整体康复成本[13]。

功能型支具   图 6-20

➡ **目的**:功能型支具旨在为受伤和手术后不稳定的膝关节提供适度的稳定性(图 6-20)。在治疗前交叉韧带、PCL、MCL 和 LCL 扭伤时,通常使用功能型支具来控制胫骨前移和旋转应力。一些医护人员对从事碰撞和接触性运动的运动员预防性地使用功能型支具,以提供最佳的单向和多向力保护。

要点

功能型支具通常用于为各种运动中的运动员提供膝关节稳定性。其也可以在工作和休闲活动中发挥作用。

功能型支具的非柔韧材料必须有衬垫,以满足 NCAA 和 NFHS 的规定。

一些制造商可以提供通用的和个性化定制的支撑罩来满足标准。

➡ **设计**:

- 功能型支具有 3 种设计:双侧铰链柱壳、双侧铰链柱带和单侧铰链柱壳。
- 双侧铰链柱壳设计由刚性框架或外壳、内侧和外侧铰链及软带组成。单侧铰链柱壳设计由刚性框架或外壳、内侧或外侧铰链和软带组成。
- 这种支具有通用的和定制的设计,有左右两种型。
- 通用的设计是根据膝关节、大腿远端和(或)小腿周长的确定尺寸制造的。
- 定制的设计是由制造商代表或矫形外科技术员在试穿后为特定的个人制造的。定制支具制作完成后,尺寸不能调整。
- 大多数支具都有短款和标准长度的设计,以适应不同身高的个人和活动,如越野摩托车手、骑马和滑雪者。
- 功能型支具设计包括框架或外壳、髁垫、衬垫和带子。大多数设计的衬里和带子可以被切割以达到适配性。
- 框架由钢化铝、碳纤维复合材料、金属塑料复合材料、碳纤维钛或碳、石墨层压材料制成,并带有单中心或多中心铰链。
- 铰链可以控制活动范围;大多数支具设计包含一个超伸块。
- 大多数支具设计有绒面革和麂皮材质的髁垫和衬里,以及尼龙搭扣。

● 一些支具设计具有气动踝垫和衬垫,以提高贴合度和舒适度。

➠ **体位**:患者坐在工作台上,将膝关节弯曲 30°~45°。

➠ **准备**:直接在患者皮肤或氯丁橡胶套筒上使用功能型支具。将支具的活动范围设置在所需的屈伸设置上。松开所有带子。每种设计的产品都有具体的使用说明。为了正确应用,请按照步骤进行操作。以下是一般应用指南,其适用于大多数功能设计。

➠ **应用**:

| 第 1 步: | 握住每个铰链,引导患者将腿部放入支具中,然后将其置于髌骨上方。在小腿上向后推小腿绑带(图 6-20A)。 |

第 2 步:　绑带的使用取决于具体的支具设计。开始使用某些支具时,先固定小腿后侧远端的绑带(图 6-20B)。接下来,固定大腿远端后侧的绑带(图 6-20C)。

第 3 步:　将大腿上的绑带牢牢固定在大腿上,然后固定大腿近端后侧的绑带(图 6-20D)。

第 4 步:　继续并固定小腿远端前侧的绑带(图 6-20E)。接下来,固定小腿近端后侧的绑带(图 6-20F)。

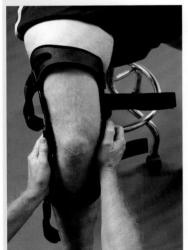
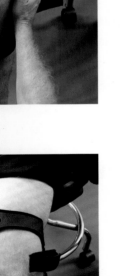

图 6-20A

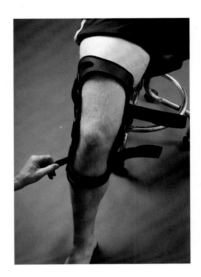

图 6-20B

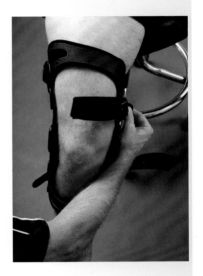

图 6-20C

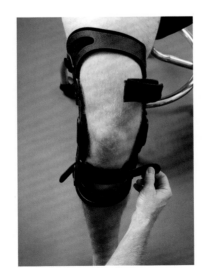

图 6-20D

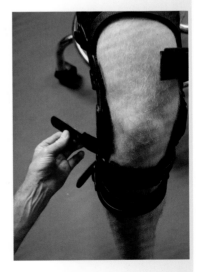

图 6-20E

图 6-20F

(待续)

第5步： 让患者站立并固定大腿近端前侧的绑带（图6-20G）。再让患者走动，以确保佩戴是否合适。如有必要，重新紧固绑带和（或）重新定位支具。

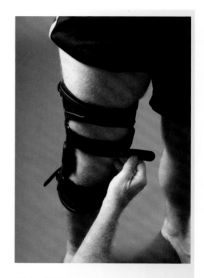

图6-20G

证据总结

功能型支具用于保护受伤和（或）手术后不稳定的膝关节。多年来，医疗保健专业人员在治疗和康复过程的各个阶段一直使用这种支具，制造商也在不断开发新的设计。然而，大多数功能型支具是为前交叉韧带缺损或重建后的膝关节设计的，针对PCL损伤的设计有限。为检验功能型支具技术有效性而进行的研究一直不一致，并且存在许多仍未得到解答的问题。研究者关注功能型支具设计对胫骨转换控制、本体感觉、肌肉反应、功能表现和结果及个体心理的影响。

胫骨前移的控制可能是功能型膝关节支具最重要的作用之一。研究人员[17-21]已经表明，在低外力负荷下，支具增加了前交叉韧带缺损受试者的机械稳定性，减少了前部平移。这些研究是在非负重的膝关节上进行的，不包括身体重量的力量和肌肉收缩[18]。其他研究表明，在负重条件下，前交叉韧带缺损的受试者在低外部负荷下也减少了前移[18-21]。在中度至高度负荷下，几位研究人员[23,24]已经证明，支具并没有显著减少前交叉韧带缺陷受试者的前部平移，而其他研究人员则发现有所减少[25]。研究人员还研究了功能型支具在从非负重

到负重位置过渡期间的影响。过去的研究表明，在这一过渡过程中，胫骨向前平移[26,27]研究结果显示，功能型支具并没有将前交叉韧带缺损受试者的胫骨前部平移降低到正常膝关节的水平[18,28]。这些研究的结果显示，需要进一步研究功能型膝关节支具在功能负荷条件下对胫骨平移的影响。

很少有研究考察功能型支具对下肢本体感觉的影响。研究中使用了多种方法，很难对研究结果进行比较。研究者[29]报道了前交叉韧带缺损的受试者在佩戴功能型支具1个月后，通过静态和动态测试改善了运动控制。其他研究表明，使用功能型支具后，ACL重建3周后，患者的姿势更加直立。研究结果不一致，功能型支具的使用产生了主动膝关节角度再现（关节位置的主动再现）和被动运动值检测阈值（关节位置变化的主动检测）的改善。几位研究人员测量了ACL缺损受试者的动态EMG活动，并揭示了功能型支具并没有改善本体感觉[32,33]或导致一致的肌肉收缩模式[34]。许多研究人员提出，改善可能是由于皮肤刺激，增加了机械稳定性和ACL缺损，但机制尚不清楚[5,36]。

关于功能型支具对肌肉反应的影响，研究人

员[24,37,38]已经证明，在 ACL 重建后的受试者中，佩戴功能型支具 1~2 年后，没有不稳定症状的受试者中，支具降低了股四头肌的等动峰值扭矩。其他研究[37]显示，有膝关节不稳定症状的受试者峰值扭矩增加。研究者[37]认为，峰值扭矩的改善可能是股四头肌收缩时胫骨前移控制的结果。相反，一些研究人员[36,39-41]发现，功能型支具并不影响峰值扭矩。在进行有氧运动后，其他研究者[42]发现，在 ACL 重建后的受试者中，功能型支具对股四头肌功能没有影响。研究者[21,43]也表明，功能型支具阻碍了正常的腘绳肌功能，导致正常收缩模式的延迟。有趣的是，最长的延迟与提供胫骨前移控制的功能型支具设计有关。

许多研究已经考察了功能型支具对整体功能表现的影响。研究者[38,44-46]已经证明，功能型支具设计导致佩戴者的能量消耗较高，可能影响功能表现。然而，一些研究者[40,41,47-49]揭示了矫形器对功能表现没有影响，而其他研究者[50-52]则发现佩戴者的腓肠肌功能增加。其他研究[53,54]显示，健康受试者在使用功能型支具时，有氧和无氧功能表现最初有所下降。然而，在佩戴功能型支具 14 小时后，没有发现性能或疲劳程度的差异。尽管功能型支具已被证明可以控制胫骨前移，但一些研究者[55,56]提醒称，在活动中可能会出现膝关节反曲的情况。

功能型支具被广泛用于前交叉韧带缺损和前交叉韧带重建后的患者和运动员中，以提供稳定性和减少再损伤的风险。在美国骨科医师学会的成员中，62.9% 的人建议在 ACL 重建后使用功能型支具进行运动[57]。在文献中，调查功能型支具对临床和功能结果的影响的努力是有限的。在检查 ACL 重建后的受试者时，一些研究者[24,58-61]发现，在膝关节松弛和稳定性、等动力量和功能测试的长期结果测量中，功能型支具佩戴者和非支具佩戴者之间没有差异。其他研究者表明，在 ACL 重建后，使用功能型支具和氯丁橡胶套筒[58]或不使用支具[62,63]之间的膝关节松弛、疼痛、运动范围、功能测试和活动水平没有差异。然而，在前交叉韧带重建后[64]和前交叉韧带缺失[65]的滑雪者中，使用功能型支具被证明可以降低再损伤的风险。

对研究功能型支具的心理作用的文献进行了回顾，发现主观和客观的研究结果之间存在着差异。然而，有前交叉韧带缺损和前交叉韧带重建后的受试者报道，功能型支具改善了功能[24,50,51]，减少了膝关节不稳定或弯曲的感觉、认知[24,66,67]，增强了信心[45,68-69]，并且在进行各种活动时有益[67]。医疗保健专业人员应监测个人活动，并强调坚持综合治疗性训练计划的重要性，以保护愈合结构和恢复损伤前的功能。

在治疗和康复膝关节损伤时，医疗保健专业人员可以从各种通用的和定制的功能型支具设计中选择。研究人员[16,23,70,71]在检查功能型支具的有效性时，发现通用的和定制的设计没有差异。在功能型支具中，双侧铰链柱壳设计对胫骨前移的限制最大[55,72,73]。总的来说，支持前交叉韧带缺损和后交叉韧带重建患者和运动员使用功能型支具设计的研究是有限的。目前，还没有一种最佳的支具设计。基于功能型支具在预防和治疗前交叉韧带、后交叉韧带、内外侧副韧带损伤方面的广泛使用，还需要更多的研究来提供证据，以指导功能型支具的使用和未来设计的发展。对功能型支具对膝关节单向、多向和旋转力、损伤发生率、长期功能结果、患者舒适度和依从性的影响进行高质量的研究，可以帮助医护人员选择最合适的功能型支具设计。

情景引导

如果在扭伤后需要保护自己不受外力和内力的影响，则应使用功能型支具设计。但要记住，大多数功能型支具的结构是由一个单一的铰链杆设计的，以防止或减少外力的伤害。

批判性思维问题 3

　　一名职业橄榄球队的新秀防守型后卫在训练期间受到左膝一级 MCL 扭伤。他的病史包括之前在 4 年大学期间发生的两次相同膝盖的一级 MCL 扭伤。在完成康复计划后,他被允许重返训练场。队医担心他有 MCL 的松弛和左膝其他结构的创伤风险。

➡ 问题:在这种情况下,可以使用什么技术?

氯丁橡胶套筒　　图 6-21

➡ **目的**:氯丁橡胶套筒在治疗挫伤、扭伤、半月板撕裂、股四头肌腱炎、软骨病、滑囊炎和过劳损伤和疾病时,可提供压力和轻度支撑(图 6-21)。

要点

　　套筒可以在康复、运动、工作和休闲活动中使用。

➡ **设计**:

- 这种通用的套筒是根据大腿和膝关节围度测量值的预定尺寸而制作的通用型设计。
- 有些设计覆盖了髌骨(封闭式髌骨),而有些设计则是在髌骨上切开(开放式髌骨)。
- 一些设计还在腘绳肌上开辟了一个区域。
- 另一种设计是用一个套筒包裹住膝关节和腰部,以控制髋关节的过度内旋。

➡ **体位**:患者坐在贴扎台或工作台上,将腿部伸出台面边缘,膝关节约 45° 弯曲。

➡ **准备**:将氯丁橡胶套筒直接套在患者皮肤上,无需固定。

➡ **应用**:

第 1 步:　握住套筒的两边,将较大的一端放在足上,然后向近端方向拉动,直到套筒位于膝关节合适位置上(图 6-21)。

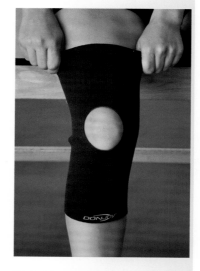

图 6-21

证据总结

氯丁橡胶套筒通常为受伤后提供保护、压力和轻度支撑。尽管氯丁橡胶套筒使用频繁，但研究氯丁橡胶套筒功效的研究数量依然有限。目前，一些研究人员已经开始研究套筒使用对本体感觉的影响，特别是关节位置感和检测阈值，以及功能表现。

过去研究氯丁橡胶套筒对本体感觉的影响的调查结果总体上是积极的。在检查关节位置感时，研究人员已经证明了健康[74-76]和ACL重建后[77]受试者的准确性和意识的改善。其他研究人员表明，在健康[78]和ACL缺损的受试者中[35]，被动运动的检测阈值并没有因为使用套筒而改变。一些研究人员[76]还发现，在非疲劳和等动能膝关节伸屈疲劳条件下，在基线敏锐度差的健康受试者中，敏锐度有所改善。按照疲劳方案，在基线敏锐度良好的受试者中发现敏锐度的改善。各种氯丁橡胶套筒设计对健康受试者功能表现参数的影响显示，带有铰链杆设计的氯丁橡胶套筒在关节位置感和协调性方面产生了最大的准确性，而带有托架的氯丁橡胶套筒在动态平衡测试中获得了最大的分数[79]，研究人员发现，各种套筒在垂直跳跃和单腿跳跃测量中没有差异。

有限的结果似乎表明，氯丁橡胶套筒会影响膝关节本体感觉和具体的功能表现指标。然而，还需要更多的研究来确定这些发现的临床相关性，以指导预防和康复干预。

带铰链杆的氯丁橡胶套筒　　图6-22

➡ **目的**：带铰链杆的氯丁橡胶套筒为受伤后的膝关节提供压力和轻度到中度的支撑（图6-22）。这种支具通常用于治疗轻度和中度的MCL和LCL以及轻度的ACL和PCL扭伤，以控制屈曲、前后位和旋转应力。

> **要点**
>
> 可在康复、运动、工作和休闲活动中使用套筒。铰链必须带有衬垫，以满足NCAA[9]和NFHS[10]的规定。

➡ **设计**：
- 通常合身的套筒有通用的预定尺寸，对应大腿或小腿的围度尺寸。
- 套筒有标准长度和短长度设计，以适应个人身高差异。
- 大多数套筒设计是由一体式氯丁橡胶套筒、内侧和外侧铰链杆以及2个或4个尼龙带扣组成。其他套筒由透气材料制成，如无乳胶尼龙和聚酯莱卡。
- 一些套筒设计使用环绕膝盖的仿形套筒，以适应腿部形状。
- 套筒有一个开放的髌骨前端。有的套筒还有一个开放的腘窝开口。
- 大多数套筒设计有一个多中心铰链，允许一定范围的运动控制，并有一个超伸块。
- 大多数套筒设计带有近端和远端口袋，将内侧和外侧固定在套筒中。
- 为了提供额外的支撑，一些套筒设计具有位于关节线处的铰链下方的髁垫，其通过尼龙搭扣连接到套筒上。
- 有些设计在套筒上有一个固定的或可调节的衬垫。

➡ **体位**：患者坐在贴扎台和工作台上，将腿伸出台面边缘，膝关节弯曲约45°。

➡ **准备**：将带有铰链杆的氯丁橡胶套筒直接套在患者皮肤上。不需要固定。将套筒的活动范围设置为所需的屈曲和伸展位置。

➡️ **应用：**

第 1 步：	首先松开大腿和小腿的绑带。

第 2 步： 抓住套筒近端上方的环,向膝盖上方的近端方向拉动支具。将铰链置于关节线上,开口位于髌骨上方(图 6-22A)。

第 3 步： 采用环绕设计,将套筒放在大腿后部和小腿上。用尼龙搭扣固定套筒,然后将其固定在大腿前侧和小腿上(图 6-22B)。再将铰链置于接合线上的中心。

第 4 步： 绑带的使用取决于具体的套筒设计。使用最多的方法是拉紧绑带,再用尼龙搭扣固定(图 6-22C)。

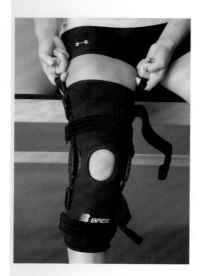
图 6-22A

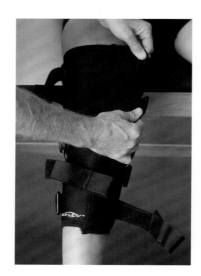
图 6-22B

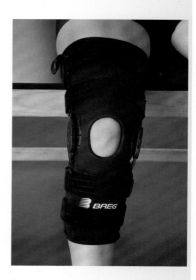
图 6-22C

注意事项

弹性绷带、衣物纤维和碎屑经常会黏附在尼龙搭扣上,从而降低黏附性。为了增加黏附性,可以用小而尖的剪刀或镊子清理尼龙搭扣上的纤维和碎屑。

情景引导

如果在 MCL 扭伤后需要支撑和保护,并且包扎不是最有效的方法,则可以考虑使用预防型或氯丁橡胶套筒与铰链杆支具设计,这样可以防止外翻和进一步的扭伤。

批判性思维问题 4

某校际冰球队的一名前锋遭受右膝一级韧带扭伤。经过短期的康复治疗后,该运动员被允许恢复活动。队医要求,在 2 周的时间里,其在所有的训练和比赛中都要对膝盖进行支撑和保护,以避免进一步受伤。在这 2 周内,该运动员将进行 10 次训练和 2 次比赛。

➡️ 问题:你可以使用哪种贴扎或支具技术?哪种技术性价比高?

带衬垫的氯丁橡胶套筒　　图 6-23 和图 6-24

⟹ **目的:** 带衬垫的氯丁橡胶套筒可提供压力,减少摩擦,提供轻度到中度的支撑,并纠正结构异常。在治疗 PFP 软骨病、髌骨脱位和半脱位、髌骨肌腱炎和 OSD 时,可使用这种套筒。有各种不同的支撑套筒设计可用于治疗这些损伤和疾病。

要点
固定和可调节的套筒可以用于运动、工作和休闲活动。

- 这些套筒可以购买通用的左、右款式,预定的尺寸对应于大腿和膝关节的周长。
- 另一种氯丁橡胶套筒设计带有一个固定或可调节的衬垫。

固定式支托

⟹ **设计:**

- 将固定式支托与支具相固定,但在使用或活动过程中不允许进行调节(图 6-23)。
- 固定式支托前部为髌骨开孔,并被毛毡垫、硅树脂、橡胶、泡沫或充气支托包裹,包括"C"形、"H"形、"J"形、"U"形或圆形设计。
- "C"形和"J"形支托设计多用于限制髌骨的横向移动。
- "H"形支托设计多用于限制髌骨上、下位的纵向移动,而设计为"U"形支托则多用于限制髌骨向下位移动。
- 圆形支托设计多用于在多向运动范围内稳定髌骨。
- 大部分支托设计都具备开放式腘窝空间。
- 一些支托设计分别在近端和远端增设了自粘性绷带,用以支撑和稳固支托,并将支具固定于大腿和小腿上。
- 一些支托设计是由内外侧杆铝条和多轴心铰链构成。

⟹ **体位:** 患者坐在贴扎台或工作台上,将腿伸出台面边缘,膝关节弯曲 45° 左右。

⟹ **准备:** 将固定式支托直接敷贴于皮肤上,不需要其他固定。

⟹ **应用:**

第 1 步:	将套筒口较大的一端从足部穿入,并向近端拉动,直至套筒开孔位于髌骨上方,同时将衬垫贴于髌骨上。按照制造商的说明,将绑带拉紧,并将尼龙搭扣固定于套筒上。

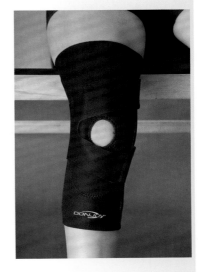

图 6-23

可调节式支托

➠ **设计**：

- 该设计支持套筒和绑带的调节,以便为髌骨提供额外的支撑。
- 套筒的前部为髌骨开孔,一些套筒还具备开放式腘窝空间。
- 大部分可调节的设计包括"C"形、"H"形、"J"形、"U"或圆形支托,可根据所需的压力和支撑重新将其调节。
- 一些支托设计将带有尼龙搭扣的绑带与套筒相结合,以限制髌骨的活动范围。
- 此外,一些套筒采用了固定式支托和可调节绑带的设计。
- 大部分绑带连接于套筒的侧边,通常向内侧拉动以限制髌骨的横向移动。
- 一些可调节的设计同时采用了内、外部套筒的支托,以限制髌骨的活动范围。
- 另一种设计是将外部支托与张力铰链杆相连接,从而在膝关节的活动范围内调整其对髌骨的支撑。
- 一些支托设计采用了弹性网或绑带来调节其对髌骨的压力和支撑。
- 一些支托设计具备多轴心铰链的内外侧铰链杆,可供使用者选择。

➠ **体位**：患者坐在贴扎台或工作台上,并将腿伸出台面的边缘,膝关节弯曲 45°左右。

➠ **准备**：将可调节式支托的套筒直接敷贴于皮肤上,不需要其他固定。

制造商提供了具体的应用说明。为了正确使用该套筒,请按照步骤进行操作。以下使用说明适用于大多数套筒。

➠ **应用**：

第 1 步： 将套筒从足部穿入并拉动至膝关节,调整髌骨上方的开孔,并支撑髌骨周围(图 6-24A)。

第 2 步： 绑带的使用取决于具体的套筒设计。通常情况下,在大腿和小腿的内侧拉紧绑带,并用尼龙搭扣将其固定于内、外侧套筒上(图 6-24B)。

第 3 步： 将外部支托放置于髌骨外侧,将绑带拉过髌骨上、下侧,并固定于内、外侧的套筒上(图 6-24C)。

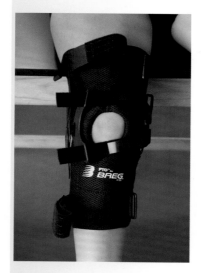

图 6-24A

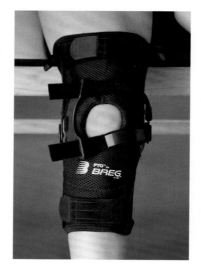

图 6-24B

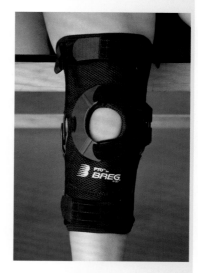

图 6-24C

情景引导

　　如果运动员在治疗髌骨疼痛或髌骨脱位时需要髌骨的支撑,则可以使用带有支托的橡胶套筒。尽管氯丁橡胶套筒可以提供支撑,但固定式支托或可调节式支托可强化髌骨及其周围软组织的稳定性,从而减少髌骨的过度运动。

证据总结

　　在膝关节前损伤和疾病治疗中,带支托的橡胶套筒可以改变髌骨在滑轮凹槽中的位置,并矫正异常的髌骨运动轨迹[80]。2015年,一篇针对骨科门诊就诊患者和军人患者的文献综述发现,尚缺乏足够的证据证明膝关节支具设计在髌骨疼痛(PFP)治疗中的效果[81]。有学者针对膝关节疼痛和功能的报道评分进行了综述,该综述发现,在6~12周的治疗性运动项目和单独治疗性运动中,佩戴橡胶套筒与佩戴有支托和髌腱带设计的氯丁橡胶套筒之间无临床显著差异[81]。综述中的5项研究各不相同,分别包括等长和等距的髋关节训练、下肢力量和柔韧性训练以及军事训练等。其他结果表明,在8~12周的治疗性运动中是否佩戴有支托和髌腱带支具的氯丁橡胶套筒,它们之间的膝关节疼痛和功能的报道评分无显著差异。另有综述表明,12周的运动性治疗中,是否使用有支托的氯丁橡胶套筒,两者膝关节疼痛和功能的报道评分无显著性差异[81]。根据数量有限且质量较低的试验,该综述认为,在为期12周的治疗性运动中,使用氯丁橡胶套筒或带有支托和髌腱带的氯丁橡胶套筒对于减轻成年患者的髌骨疼痛和改善其膝关节功能似乎没有明显效果[81]。未来的研究还需要在不同人群中进行更高质量的随机对照试验,以确定单独或综合使用膝关节支托在治疗性运动计划中的长期效果。这些证据可与临床医生在支托设计方面的专业知识和患者的特定需求相结合,从而指导临床决策,以治疗前膝关节损伤和疾病。

髌腱带　　图 6-25

➡ **目的**:存在几种髌腱带支具设计,可以减轻髌骨下极和(或)胫骨结节处肌腱的张力,治疗髌腱炎、OSD、PFP和髌骨软化症(图6-25)。

要点

　　在运动、工作或休闲中使用髌腱带。其可以与氯丁橡胶套筒结合使用,用于压迫和支撑。

➡ **设计**:
- 髌腱带包括通用款及预定款尺寸。有些设计有通用尺寸可供选择。
- 髌腱带由氯丁橡胶或泡沫复合材料制成,带有尼龙搭扣。
- 大多数设计包含一个半管或管状泡沫、黏弹性、泡沫/气囊或带衬垫支撑物。有些设计允许定制成型和装配。

➡ **体位**:患者坐在贴扎台或工作台上,将膝盖处于弯曲位置。

➡ **准备**:将髌腱带直接贴在患者皮肤上,不需要固定。

⇒ 应用：

第 1 步：　应用时，将半管或管状支撑物架放在髌腱上的髌骨下极和胫骨结节之间(图 6-25A)。

第 2 步：　将两端紧紧拉在一起，用尼龙搭扣固定在膝关节后侧(图 6-25B)。让患者进行之前的疼痛活动。如有必要，可重新调整。

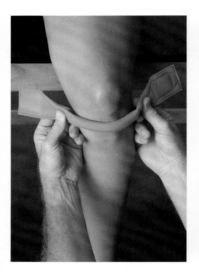 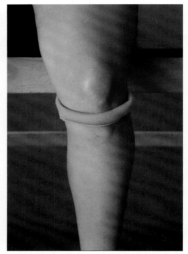

图 6-25A　　　　　　　　　　图 6-25B

 证据总结

髌腱带支具技术于 1978 年首次推出[82]，目前有许多设计，并被个人用来减轻髌骨肌腱炎或肌腱病变引起的疼痛。然而，有限的研究检查了髌腱带支具对髌骨肌腱炎患者的临床和生物力学影响。

髌腱带支具和髌骨绑带对髌腱病变相关疼痛的影响产生了积极的结果。研究人员[83]发现，与无支具和无髌骨绑带的情况相比，使用髌腱带支具和髌骨绑带在进行单腿下降蹲的过程中，疼痛视觉模拟评分显著减少。然而，在垂直跳和三跳测试中，髌腱带支具和髌骨绑带、安慰剂绑带和对照组之间的疼痛评分没有表现出显著差异。髌腱带支具、髌骨绑带和安慰剂绑带与无髌骨支具和无绑带情况相比，在完成体育活动 2 小时后疼痛显著减轻[83]。

其他研究人员[84]也研究了髌腱带支具对髌腱病变和非髌腱病变受试者的本体感觉的影响。研究结果表明，与不使用髌腱带相比，两组受试者的被动运动检测阈值均有显著改善。其他研究人员[85-87]也证明了膝关节外展机制(远端股四头肌、股四头肌腱、髌骨和髌腱)功能的改善，以及髌腱带支具减少肌肉反应时间。很少有研究考察这些支具的机械效应，以确定具体的作用机制。通过使用膝关节尸体标本，几位研究人员发现髌腱带支具可以减少髌骨接触面积和压力以及髌下组织压力。

基于现有的文献证据，有必要进行更多的研究来调查髌腱带支具。未来的研究应该检查这种支具对髌腱、髌骨和周围肌肉结构的长期影响，以了解其发展和进步的机制，从而有效地指导预防和治疗干预。

矫形器

➡ **目的**:矫形器在治疗膝关节损伤和疾病时,可提供支撑,吸收冲击,并纠正结构异常。

- 使用软性矫形器设计(见图 3-18)来吸收冲击,减轻髌腱的压力,以治疗 OSD 和 SLJ。在预防和治疗胫骨结节、胫骨平台和股骨髁的应力性骨折时,也可以使用软性矫形器设计来吸收冲击。足跟杯和全长氯丁橡胶、硅胶和黏弹性聚合物鞋垫都有通用的设计。

- 使用半刚性矫形器(见图 3-19)和刚性矫形器(见图 3-20)来提供支撑,并纠正结构异常,如足部过度外翻、双下肢不等长、真性外翻、假性外翻或胫骨外翻。半刚性和刚性矫形器可用于治疗髂胫束综合征、髌骨软化症、PFP 和鹅足滑囊炎及肌腱炎。这些设计可以购买通用的或定制的。

证据总结

2011 年的一项 Meta 分析[89]调查了矫形器对成人髌骨疼痛的疗效。两项随机对照试验(RCT)比较了通用 EVA 矫形器的使用和由髋关节和大腿拉伸和强化组成的治疗性运动项目。其中一项 RCT 将髌骨疼痛运动员和绑带纳入计划中。研究人员发现,在 6 周、8 周和 52 周后,患者报告的膝关节疼痛和功能评分在矫形器与治疗性运动相结合和单独治疗性运动之间没有差异。其他研究结果显示,与治疗性运动相比,使用矫形器在 6 周和 52 周后改善了膝关节功能评分,但在此期间膝关节疼痛评分没有发现差异。该综述[89]中的一项 RCT 研究了矫形器和鞋垫,发现鞋垫在 6 周后降低了膝关节疼痛评分,但 52 周时疼痛评分和 6 周及 52 周时膝关节功能评分没有差异。这篇综述[89]提供了有限的证据,支持使用矫形器治疗成人髌骨疼痛。需要进一步研究确定矫形器设计在不同人群中的作用和疗效,以制订循证管理方案。

批判性思维问题 5

一名渔船上的工作人员的左膝前交叉韧带撕裂。外科医生经过影像学研究和临床检查后,安排其进行前交叉韧带的重建。外科医生在伤后 2 周进行手术,以便减少积液和增加活动范围。其将在当地的骨科门诊接受日常治疗,并可在耐受的情况下行走。

➡ **问题**:2 周内,你可以使用什么贴扎和支具技术?

防护衬垫技术

各种通用的衬垫技术可以预防和治疗膝关节的损伤和疾病。另一种选择是使用泡沫和毛毡垫来提供缓冲、减少压力和吸收冲击。在一些校内和校际运动中,膝关节的衬垫是必须使用的。这些强制性衬垫技术将在第 13 章中进一步讨论。

通用的衬垫技术　图 6-26 和图 6-27

➡ **目的：**通用的衬垫技术可以从制造商那里获得。这些技术在预防和治疗滑囊炎、OSD、SLJ、膝关节软组织和骨挫伤时，提供减震和保护。以下是两种基本设计的说明。

柔软的低密度衬垫

要点
柔软的低密度衬垫通常用于为棒球、篮球、橄榄球、冰球、长曲棍球、垒球、排球和摔跤等运动中的运动员的膝盖提供减震。运动员和有需要的人工作和休闲活动中都可以使用衬垫。

➡ **设计：**

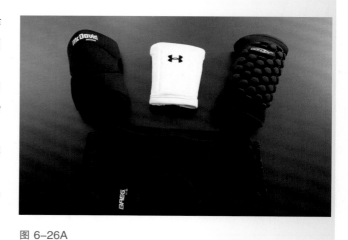

- 柔软的低密度衬垫是按预先确定的尺寸制作的，与大腿周长测量值或个人体重相对应（图 6-26A）。
- 大多数衬垫由不同厚度的高抗冲击开孔和闭孔泡沫制成，上面覆盖着聚酯/氨纶或毛织物材料。
- 有几种设计是由氯丁橡胶套筒组成，并在前部加入额外的泡沫。
- 一些设计有一个开放的腘绳肌空间，而另一些设计有一个封闭的空间。

图 6-26A

➡ **体位：**患者坐在贴扎台或工作台上，将腿伸出台面边缘，膝盖弯曲约 45°。

➡ **准备：**将柔软的低密度衬垫直接贴在皮肤或紧身衣服上。

➡ **应用：**

第 1 步： 使用衬垫时，将较大的一端放在足上，然后从近端方向拉到膝关节上（图 6-26B）。

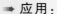 **注意事项**

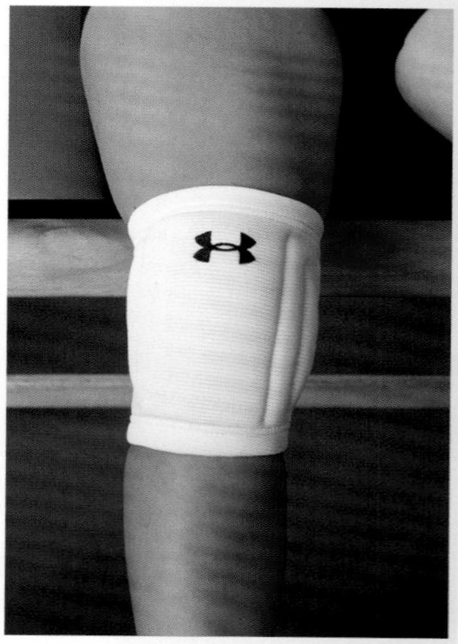

通用的柔软的低密度衬垫可能会对腘窝造成刺激。为了减少刺激的机会，可以在该区域涂抹皮肤润滑剂，或垫上薄薄的泡沫垫，或购买有开放的腘绳肌空间的衬垫，然后垫上。

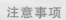

图 6-26B

硬质的高密度衬垫

要点

硬质的高密度衬垫通常为棒球、冰球、垒球等运动中的运动员的膝盖提供减震。但在工作和休闲活动中使用衬垫(如跪姿),可能会对使用者造成慢性或长期的压迫。

➡ **设计：**

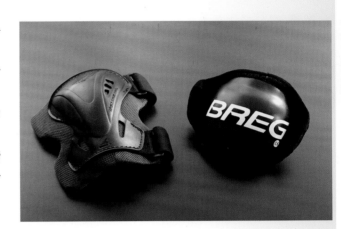

- 通用型设计可根据小腿围度的测量值或个人年龄提供预先确定的尺寸(图 6-27A)。
- 大多数设计都是由聚碳酸酯或塑料材料的外壳构成,并根据膝关节的轮廓预先成型。
- 外套内有开孔和闭孔泡沫,并与向四周延伸的乙烯基垫结合,以提供减震。
- 另一种设计是使用一个内衬泡沫的聚碳酸酯杯,连接到功能型膝盖支具的铰链上,以保护髌骨。
- 衬垫有不同的长度,取决于技术目标。
- 硬质的高密度衬垫用各种可调节的尼龙带与膝盖相连,带尼龙搭扣。

图 6-27A

➡ **体位：**患者坐在贴扎台或工作台上,将腿伸出台面边缘,膝关节弯曲 45°左右。

➡ **准备：**将硬质的高密度衬垫直接贴在患者皮肤或紧身衣服上。

➡ **应用：**

第 1 步： 将硬质的高密度衬垫放在膝前侧。根据具体的设计,使用绑带。通常情况下,将绑带拉过膝后侧,用尼龙搭扣固定在硬质的高密度衬垫上(图6-27B)。如有必要,请重新调整绑带,以保证佩戴合适。如果想放置非柔韧材料的衬垫,要符合 NCAA 和 NFHS 的规定。

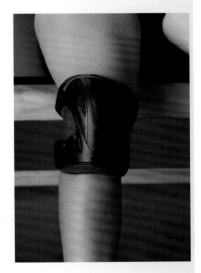

图 6-27B

加压包扎垫　图 6-28

➡️ **目的**：加压包扎垫技术有助于减轻膝关节挫伤、扭伤、半月板撕裂、骨折、脱位和半脱位、滑囊炎和过度使用情况的急性治疗中的轻度、中度或重度肿胀和积液（图 6-28）。

➡️ **材料**：

● 1/4 英寸或 1/2 英寸开孔泡沫，绷带剪刀。

➡️ **体位**：患者坐在贴扎台或工作台上，将腿伸出台面边缘。

➡️ **准备**：直接将加压包扎垫贴在皮肤上。

➡️ **应用**：

第 1 步：　将加压包扎垫穿过膝前侧，从内侧关节线到外侧关节线贴好（图 6-28A）。

第 2 步：　以螺旋形的方式应用加压包扎技术进行固定（见图 6-14～图 6-16 和图 6-28B）。

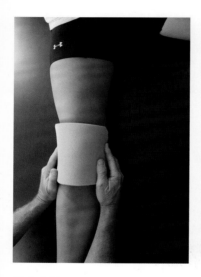
图 6-28A

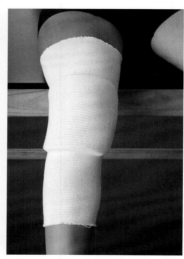
图 6-28B

足跟垫技术

➡️ **目的**：在治疗髌下脂肪垫挫伤的过程中，足跟垫技术（见图 5-16）可以减少应力。足跟垫抬高后足，减少膝关节伸展时可能出现的脂肪垫上的应力。

● 用 1/2 英寸或 1 英寸的毛毡来制作足跟垫，或者购买有黏合剂的足跟垫。

● 剪裁衬垫以覆盖足跟或鞋衬区域。

● 在每只鞋中使用一个垫子，以防止适应性变化。

● 将衬垫贴在鞋跟或鞋衬上（见图 5-16）。

圆形圈垫

➡ **目的:** 在治疗挫伤和滑囊炎时,使用圆形圈垫技术(见图3-26)来减轻炎症部位的压力。

- 用1/8英寸或1/4英寸的泡沫或毛毡制作圆形圈垫,或购买预先切割好的带黏合剂的圈垫。
- 将圆形圈垫直接贴在髌前、髌下、髌骨、髌下脂肪垫或腓肠神经处的皮肤上,使用黏性纱布材料(见图3-15),或用1/2英寸或2英寸的弹性贴布进行环形粘贴。
- 考虑用加压包扎技术固定圆形圈垫(见图6-14~图6-16)。

强制性衬垫

NCAA[9]和NFHS[10]在一些运动项目中都规定了佩戴强制性衬垫作为防护装备。参加棒球、曲棍球、橄榄球、冰上曲棍球和垒球的运动员,在所有练习和比赛中必须使用强制性衬垫。这种衬垫技术有各种通用的设计。在第13章中将对这种衬垫技术进行全面讨论。

批判性思维问题6

在过去的一周里,一名瓦工发现他的小腿外侧有刺痛和麻木感,并向足部放射。在一天工作结束时,疼痛会更加严重。最近,他所在的公司给所有员工发放了新的可紧贴小腿近端的硬质的高密度衬垫。

➡ **问题:** 请问你如何处理这种情况?

循证实践

在过去的几个星期里,Ron Daubenmire 的右膝前部出现了逐渐加重的钝痛。Ron 是赫尔米克高中的一名老师,周六参加当地的自行车俱乐部骑行。他在学校第一次注意到疼痛是在下楼梯和从长时间坐姿起身时。疼痛有所进展,现在走路、跑步和下蹲动作时都会出现。在大多数时间里,他跑5~6英里,骑自行车20~35英里,为周六俱乐部30~50英里的骑行做准备。然而,他的日程安排不允许他去健身中心或健身房进行强化和柔韧性练习。Ron 很喜欢和俱乐部的会员一起骑车,他不想请假治疗右膝前部疼痛。上周六,在俱乐部骑行期间,他发现自己因为肌肉疲劳和右膝疼痛,无法达到其他会员的水平。

Ron 决定下周去运动训练馆寻求运动医学人员的帮助。他进入运动训练馆,与队医的助理 Angela 交谈。在收集了 Ron 的病史后,Angela 告诉他,当天下午晚些时候再来进行评估。在评估过程中,Angela 发现 Ron 右髌骨外侧面有点状触痛,外侧支持带紧绷,髌骨有轨迹侧偏。髌骨压迫到髌骨沟也会产生疼痛。Angela 通过双侧运动范围测试发现,Ron 的右腿后侧肌肉也不灵活。而手动肌肉测试则发现,Ron 的右内侧股四头肌和髋关节外展肌无力。Ron 被安排在跑步机上进行动态评估,Angela 发现其右脚在行走和跑步步态中过度前倾。Angela 开始与 Ron 讨论她的发现,当她结束后,队医为 Ron 进行检查。评估结果同样是积极的,队医和 Angela 一致认为 Ron 患有 PFP。

Angela 和队医决定为 Ron 安排一个治疗性的运动方案。该方案采用休息、避免疼痛活动、对紧绷结构进行柔韧性锻炼、对薄弱的肌肉系统进行再训练和强化、纠正结构异常以及对症治疗的方式。Ron 告诉 Angela,去年自行车俱乐部的一位朋友也有类似的膝关节疼痛。Ron 记得这位朋友佩戴了一种膝关节支具，并被告知这种技术减轻了疼痛，但在骑车时佩戴很不舒服。Angela 不确定 Ron 的朋友使用的具体支具。Angela 决定使用贴扎和支具技术，以支撑和纠正结构异常，减轻压力和疼痛，让 Ron 继续舒适地在自行车俱乐部骑车。

1.从案例中提出一个与临床相关的问题，为 Ron 的贴扎和支具技术的整合提供答案。该问题应包括人群或问题、干预措施、对比干预措施（如果相关）和感兴趣的临床结果。

2.设计一个搜索策略，通过搜索找到回答临床问题的最佳证据。该策略应包括相关的搜索词、电子数据库、在线期刊和印刷期刊，用于搜索。与你的教师、预科医生和其他医疗保健专业人员的讨论可以提供专家意见的证据。

3.从你的搜索或章节参考文献中选择 3~5 第全文研究或综述。评估和评价每篇文章，以确定其价值和对案例的有用性。对每篇研究提出以下问题：①研究的结果是否有效？②实际结果如何？③研究结果是否与自己的患者有临床相关性？准备一份包含问题答案的评估摘要，并根据第 1 章中的证据等级对文章进行排序。

4.将证据中的结论、你的临床经验、Ron 的目标和偏好整合到 Ron 的治疗性运动计划中。考虑哪些贴扎和支具技术可能是合适的。

5.评估 EBP 过程和你在这个案例中的经验。在评估中考虑以下问题。

临床问题是否得到了解答？

搜索是否产生了高质量的证据？

对证据的评估是否恰当？

证据、你的临床经验、Ron 的目标和偏好是否被整合起来，以做出临床决定？

干预是否为 Ron 带来了成功的临床结果？

EBP 的经验对 Angela 和 Ron 来说是积极的吗？

结语

- 单向、多向、旋转和压迫力；结构异常；软组织不灵活和无力；重复性压力会造成膝关节的损伤。
- 当矫正髌骨错位时，McConnell 贴扎技术可提供支撑。
- 在治疗扭伤时，可采用过度伸展和"X"形贴扎技术来减少活动范围，并提供支撑。
- 髌腱带贴扎技术和支具技术可以减轻髌骨下极和（或）胫骨结节上肌腱的张力。
- 弹性包扎和套筒可控制损伤后的肿胀和积液。
- 预防型提供保护并减轻损伤的严重程度，康复型支具在损伤/手术后提供支撑和保护活动范围，功能型支具在损伤/手术后提供稳定性。
- 氯丁橡胶套筒和带铰链杆的套筒支具技术为膝关节提供压力和支撑。
- 氯丁橡胶套筒与带铰链杆的套筒支撑技术在治疗急、慢性损伤时，可提供压力，减少应力，并纠正结构异常。

- 矫形器和足跟垫技术可用于提供支撑，吸收冲击，并纠正结构异常。
- 柔软的低密度衬垫、硬质的高密度衬垫、圆形圈垫技术都可以提供减震、保护，并减少压力。
- NCAA 和 NFHS 对多个运动项目的膝关节都有强制性的防护装备要求。

相关链接

美国骨科医师学会

http://www.aaos.org/

- 该网站可搜索有关膝关节损伤的机制、治疗和康复的信息，包括美国骨科医师学会临床实践指南。

美国国家医学图书馆

http://www.nlm.nih.gov/。

- 该网站为不同人群提供膝关节损伤预防、治疗和康复信息。

世界骨科

http://www.worldortho.com/dev/index.php

- 该网站提供在线教科书、图片、播客和其他教育材料。

关节炎基金会

http://www.arthritis.org/

● 该网站可以搜索与关节炎相关的膝关节疼痛的原因和治疗信息。

参考文献

1. Prentice, WE: Arnheim's Principles of Athletic Training: A Competency-Based Approach, ed 15. McGraw-Hill, Boston, 2014.

2. Bernstein, J: Meniscal tears of the knee: Diagnosis and individualized treatment. Phys Sportsmed 28:83, 2000.

3. Anderson, MK, and Parr, GP: Foundations of Athletic Training: Prevention, Assessment, and Management, ed 5. Lippincott Williams & Wilkins, Philadelphia, 2013.

4. McConnell, JS: The management of chondromalacia patellae: A long term solution. Austr J Physiother 32:215–233, 1986.

5. Crossley, K, Cowan, SM, Bennell, KL, and McConnell, J: Patellar taping: Is clinical success supported by scientific evidence? Manual Ther 5:142–150, 2000.

6. McConnell, J: A novel approach to pain relief pre-therapeutic exercise. J Sci Med Sport 3:325, 2000.

7. Callaghan, MJ, and Selfe, J: Patellar taping for patellofemoral pain syndrome in adults. Cochrane Database Syst Rev (4):CD006717, 2012.

8. Leibbrandt, DC, and Louw, QA: The use of McConnell taping to correct abnormal biomechanics and muscle activation patterns in subjects with anterior knee pain: A systematic review. J Phys Ther Sci 27:2395–2404, 2015.

9. National Collegiate Athletic Association: 2014–15 NCAA Sports Medicine Handbook, 25th ed. NCAA, Indianapolis, 2014. http://www.ncaapublications.com/productdownloads/MD15.pdf.

10. National Federation of State High School Associations: 2015 Football Rules Book. National Federation of State High School Associations, Indianapolis, 2015.

11. Pietrosimone, BG, Grindstaff, TL, Linens, SW, Uczekaj, E, and Hertel, J: A systematic review of prophylactic braces in the prevention of knee ligament injuries in collegiate football players. J Athl Train 43:409–415, 2008.

12. Salata, MJ, Gibbs, AE, and Sekiya, JK: The effectiveness of prophylactic knee bracing in American football: A systematic review. Sports Health 2:375–379, 2010.

13. American Academy of Orthopaedic Surgeons: http://www.aaos.org/research/guidelines/ACLGuidelineFINAL.pdf, 2014.

14. Smith, TO, and Davies, L: A systematic review of bracing following reconstruction of the anterior cruciate ligament. Physiotherapy 94:1–10, 2008.

15. Kruse, LM, Gray, B, and Wright, RW: Rehabilitation after anterior cruciate ligament reconstruction. J Bone Joint Surg Am 94:1737–1748, 2012.

16. Liu, SH, and Mirzayan, R: Current review: Functional knee bracing. Clin Orthop Relat Res 317:273–281, 1995.

17. Anderson, K, Wojtys, EM, Loubert, PV, and Miller, RE: A biomechanical evaluation of taping and bracing in reducing knee joint translation and rotation. Am J Sports Med 20:416–421, 1992.

18. Beynnon, BD, Fleming, BC, Churchill, DL, and Brown, D: The effect of anterior cruciate ligament deficiency and functional bracing on translation of the tibia relative to the femur during nonweightbearing and weightbearing. Am J Sports Med 31:99–105, 2003.

19. Jonsson, H, and Karrholm, J: Brace effects on the unstable knee in 21 cases: A roentgen stereophotogrammetric comparison of three designs. Acta Orthop Scand 61:313–318, 1990.

20. Mishra, DK, Daniel, DM, and Stone, ML: The use of functional knee braces in the control of pathologic anterior knee laxity. Clin Orthop 241:213–220, 1989.

21. Wojtys, EM, Kothari, SU, and Huston, LJ: Anterior cruciate ligament functional brace use in sports. Am J Sports Med 24:539–546, 1996.

22. Morrison, JB: The mechanics of the knee joint in relation to normal walking. J Biomech 3:51–61, 1970.

23. Beynnon, BD, Pope, MH, Wertheimer, CM, Johnson, R, Fleming, B, Nichols, C, and Howe, J: The effect of functional knee-braces on strain on the anterior cruciate ligament in vivo. J Bone Joint Surg 74A:1298–1312, 1992.

24. Risberg, MA, Holm, I, Steen, H, Eriksson, J, and Ekeland, A: The effect of knee bracing after anterior cruciate ligament reconstruction: A prospective, randomized study with two years' follow-up. Am J Sports Med 27:76–83, 1999.

25. Soma, CA, Vangsness, CT, Cawley, PW, and Liu, SH: Functional knee braces: The effects of rate of force application on anterior tibial translation in custom fit versus premanufactured braces. American Academy of Orthopedic Surgeons 62nd Annual Meeting, Orlando, FL, May 1995.

26. Beynnon, BD, Fleming, BC, Labovitch, R, and Parsons, B: Chronic anterior cruciate ligament deficiency is associated with increased anterior translation of the tibia during the transition from non-weightbearing to weightbearing. J Orthop Res 20:332–337, 2002.

27. Torzilli, PA, Deng, X, and Warren, RF: The effect of joint-compressive load and quadriceps muscle force on knee motion in the intact and anterior cruciate ligament-sectioned knee. Am J Sports Med 22:105–112, 1994.

28. Ramsey, DK, Lamontange, M, Wrentenberg, PF, Valentin, A, Engström, B, and Németh, G: Assessment

of functional knee bracing: An in vivo three-dimensional kinematic analysis of the anterior cruciate deficient knee. Clin Biomech 16:61–70, 2001.

29. Losse, GM, Howard, ME, and Cawley, PW: Effect of functional knee bracing on neurosensory function in the lower extremity in a group of anterior cruciate deficient knees. American Academy of Orthopedic Surgeons 63rd Annual Meeting, Atlanta, February 1996.

30. DeVita, P, Lassiter, T, Jr, Hortobagyi, T, and Torry, M: Functional knee brace effects during walking in patients with anterior cruciate ligament reconstruction. Am J Sports Med 26:778–784, 1998.

31. Sugimoto, D, LeBlanc, JC, Wooley, SE, Micheli, LJ, and Kramer, DE: The effectiveness of functional knee brace on joint position sense in anterior cruciate ligament reconstructed individuals. J Sport Rehabil. 2015. doi:http://dx.doi.org. [Epub ahead of print]

32. Branch, TP, Hunter, R, and Donath, M: Dynamic EMG analysis of anterior cruciate deficient knees with and without bracing during cutting. Am J Sports Med 17:35, 1989.

33. Branch, TP, Indelicato, PA, Riley, S, and Miller, G: Kinematic analysis of anterior cruciate deficient subjects during side-step cutting with and without a functional knee brace. Clin J Sports Med 3:86, 1993.

34. Smith, J, Malanga, GA, Yu, B, and An, KN: Effects of functional knee bracing on muscle-firing patterns about the chronic anterior cruciate ligament-deficient knee. Arch Phys Med Rehabil 84:1680–1686, 2003.

35. Beynnon, BD, Ryder, SH, Konradsen, L, Johnson, RJ, Johnson, K, and Renström, PA: The effect of anterior cruciate ligament trauma and bracing on knee proprioception. Am J Sports Med 27:150–155, 1999.

36. Wu, GKH, Ng, GYF, and Mak, AFT: Effects of knee bracing on the sensorimotor function of subjects with anterior cruciate ligament reconstruction. Am J Sports Med 29:641–645, 2001.

37. Acierno, SP, D'Ambrosia, C, Solomonow, M, Baratta, RV, and D'Ambrosia, RD: Electromyography and biomechanics of a dynamic knee brace for anterior cruciate ligament deficiency. Orthopedics 18:1101–1107, 1995.

38. Houston, ME, and Goemans, PH: Leg muscle performance of athletes with and without knee support braces. Arch Phys Med Rehabil 63:431–432, 1982.

39. Sforzo, GA, Chen, NM, Gold, CA, and Frye, PA: The effect of prophylactic knee bracing on performance. Med Sci Sports Exerc 21:254–257, 1989.

40. Mortaza, N, Ebrahimi, I, Jamshidi, AA, Abdollah, V, Kamali, M, Abas, WA, and Osman, NA: The effects of a prophylactic knee brace and two neoprene knee sleeves on the performance of healthy athletes: A crossover randomized controlled trial. PloS One 2012;(7):e50110. doi:10.1371/journal.pone.0050110.

41. Mortaza, N, Abu Osman, NA, Jamshidi, AA, and Razjouyan, J: Influence of functional knee bracing on the isokinetic and functional tests of anterior cruciate ligament deficient patients. PloS One 2013;(8):e64308. doi:10.1371/journal.pone.0064308.

42. Davis, AG, Pietrosimone, BG, Ingersoll, CD, Pugh, K, and Hart, JM: Quadriceps function after exercise in patients with anterior cruciate ligament-reconstructed knees wearing knee braces. J Athl Train (46):615–620, 2011.

43. Ramsey, DK, Wretenberg, PF, Lamontagne, M, and Németh, G: Electromyographic and biomechanic analysis of anterior cruciate ligament deficiency and functional knee bracing. Clin Biomech 18:28–34, 2003.

44. Branch, TP, and Hunter, RE: Functional analysis of anterior cruciate ligament braces. Clin Sports Med 9:771–797, 1990.

45. Kramer, JF, Dubowitz, T, Fowler, P, Schachter, C, and Birmingham, T: Functional knee braces and dynamic performance: A review. Clin J Sport Med 7:32–39, 1997.

46. Wilson, LQ, Weltman, JY, Martin, DE, and Weltman, A: Effects of a functional knee brace for ACL insufficiency during treadmill running. Med Sci Sports Exerc 30:655–664, 1998.

47. Paluska, SA, and McKeag, DB: Prescribing functional braces for knee instability. Phys Sportsmed 27:117–118, 1999.

48. Stephens, DL: The effects of functional knee braces on speed in collegiate basketball players. J Orthop Sports Phys Ther 22:259–262, 1995.

49. Tegner, Y, and Lysholm, J: Derotation braces and knee function in patients with anterior cruciate ligament tears. Arthroscopy 1:264–267, 1985.

50. Cook, FF, Tibone, JE, and Redfern, FC: A dynamic analysis of a functional brace for anterior cruciate ligament insufficiency. Am J Sports Med 17:519–524, 1989.

51. Rink, PC, Scott, RA, Lupo, RL, and Guest, SJ: A comparative study of functional bracing in the anterior cruciate deficient knee. Orthop Rev 18:719–727, 1989.

52. Strutzenberger, G, Braig, M, Sell, S, Boes, K, and Schwameder, H: Effect of brace design on patients with ACL-ruptures. Int J Sports Med (33):934–939, 2012.

53. Rishiraj, N, Taunton, JE, Niven B, Lloyd-Smith, R, Regan, W, and Woollard, R: Performance of healthy braced participants during aerobic and anaerobic capacity tasks. J Athl Train (46):395–402, 2011.

54. Rishiraj, N, Taunton, JE, Lloyd-Smith, R, Regan, W, Niven, B, and Woollard, R: Effect of functional knee brace use on acceleration, agility, leg power and speed performance in healthy athletes. Br J Sports Med (45):1230–1237, 2011.

55. Munns, SW: Knee orthoses. Phys Med Rehabil State Art Rev 14:423–433, 2000.

56. Shelton, WR, Barrett, GR, and Dukes, A: Early season anterior cruciate ligament tears. Am J Sports Med 25:656–658, 1997.

57. Marx, RG, Jones, EC, Angel, M, Wickiewicz, TL, and Warren, RF: Beliefs and attitudes of members of the American Academy of Orthopaedic Surgeons regarding the treatment of anterior cruciate ligament injury. Arthroscopy 19:762–770, 2003.

58. Birmingham, TB, Bryant, DM, Giffin, JR, Litchfield, RB, Kramer, JF, Donner, A, and Fowler, PJ: A randomized controlled trial comparing the effectiveness of functional knee brace and neoprene sleeve use after anterior cruciate ligament reconstruction. Am J Sports Med 36:648–655, 2008.

59. Harilainen, A, Sandelin, J, Vanhanen, I, and Kivinen, A: Knee brace after bone-tendon-bone anterior cruciate ligament reconstruction: Randomized, prospective study with 2-year follow-up. Knee Surg Sports Traumatol Arthrosc 5:10–13, 1997.

60. Kartus, J, Stener, S, Kohler, K, Sern, N, Eriksson, BI, and Karlson, J: Is bracing after anterior cruciate ligament reconstruction necessary? A 2-year follow-up of 78 consecutive patients rehabilitated with or without a brace. Knee Surg Sports Traumatol Arthrosc 5:157–161, 1997.

61. McDevitt, ER, Taylor, DC, Miller, MD, Gerber, JP, Ziemke, G, Hinkin, D, Uhorchak, JM, Arciero, RA, and St. Pierre, P: Functional bracing after anterior cruciate ligament reconstruction: A prospective, randomized, multicenter study. Am J Sports Med 32:1887–1892, 2004.

62. Mayr, HO, Stüeken, P, Münch, EO, Wolter, M, Bernstein, A, Suedkamp, NP, and Stoeher, A: Brace or no-brace after ACL graft? Four-year results of a prospective trial. Knee Surg Sports Traumatol Arthrosc (22):1156–1162, 2014.

63. Andersson, D, Samuelsson, K, and Karlsson, J: Treatment of anterior cruciate ligament injuries with special reference to surgical technique and rehabilitation: An assessment of randomized controlled trials. Arthroscopy (25):653–685, 2009.

64. Sterett, WI, Briggs, KK, Farley, T, and Steadman, JR: Effect of functional bracing on knee injury in skiers with anterior cruciate ligament reconstruction: A prospective cohort study. Am J Sports Med 34:1581–1585, 2006.

65. Kocher, MS, Sterett, WI, Briggs, KK, Zurakowski, D, and Steadman, JR: Effect of functional bracing on subsequent knee injury in ACL-deficient professional skiers. J Knee Surg 16:87–92, 2003.

66. Beard, DJ, Kybeed, PJ, Ferguson, CM, and Dodd, CA: Proprioception after rupture of the ACL: An objective indication of the need for surgery. J Bone Joint Surg Br 75:311–315, 1993.

67. Colville, MR, Lee, CL, and Ciullo, JV: The Lenox Hill brace: An evaluation of effectiveness in treating knee instability. Am J Sports Med 14:257–261, 1986.

68. Cawley, PW, France, EP, and Paulos, LE: The current state of functional knee bracing research: A review of the literature. Am J Sports Med 19:226–233, 1991.

69. France, EP, and Paulos, LE: Knee bracing. J Am Acad Orthop Surg 2:281–287, 1994.

70. Marans, HJ, Jackson, RW, Piccinin, J, Silver, RL, and Kennedy, DK: Functional testing of braces for anterior cruciate ligament-deficient knees. Can J Surg 34:167–172, 1991.

71. Wojtys, EM, and Huston, LJ: "Custom-fit" versus "off-the-shelf" ACL functional braces. Am J Knee Surg 14:157–162, 2001.

72. France, EP, Cawley, PW, and Paulos, LE: Choosing functional knee braces. Clin Sports Med 9:743–759, 1990.

73. Liu, SH, Lunsford T, Gude S, and Vangsness, CT: Comparison of functional knee braces for control of anterior tibial displacement. Clin Orthop 303:203–210, 1994.

74. Herrington, L, Simmonds, C, and Hatcher, J: The effect of a neoprene sleeve on knee joint position sense. Res Sports Med 13:37–46, 2005.

75. McNair, PJ, Stanley, SN, and Strauss, GR: Knee bracing: Effects on proprioception. Arch Phys Med Rehabil 77:287–289, 1996.

76. Tiggelen, DV, Coorevits, P, and Witvrouw, E: The effects of a neoprene sleeve on subjects with a poor versus good joint position sense subjected to an isokinetic fatigue protocol. Clin J Sport Med 18:259–265, 2008.

77. Lephart, SM, Kocher, MS, Fu, FH, Borsa, PA, and Harner, CD: Proprioception following ACL reconstruction. J Sports Rehabil 1:188–196, 1992.

78. Bottoni, G, Herten, A, Kofler, P, Hasler, M, and Nachbauer, W: The effect of knee brace and knee sleeve on the proprioception of the knee in young non-professional healthy sportsmen. Knee (20):490–492, 2013.

79. Baltaci, G, Aktas, G, Camci, E, Oksuz, S, Yildiz, S, and Kalaycioglu, T: The effect of prophylactic knee bracing on performance: Balance, proprioception, coordination, and muscular power. Knee Surg Sports Traumatol Arthrosc 19:1722–1728, 2011.

80. Bizzini, M, Childs, JD, Piva, SR, and Delitto, A: Systematic review of the quality of randomized controlled trials for patellofemoral pain syndrome. J Orthop Sports Phys Ther 33:4–20, 2003.

81. Smith, TO, Drew, BT, Meek, TH, and Clark, AB: Knee orthoses for treating patellofemoral pain syndrome. Cochrane Database Syst Rev (12);CD010513, 2015.

82. Levine, I: A new brace for chondromalacia patellae and kindred conditions. Am J Sports Med 3:137–140, 1978.

83. de Vries, A, Zwerver, J, Diercks, R, Tak, I, van Berkel, S, van Cingel, R, van der Worp, H, and van den Akker-Scheek, I: Effect of patellar strap and sports tape on pain in patellar tendinopathy: A randomized controlled trial. Scan J Med Sci Sports. 2015. doi:10.1111/sms.12556. [Epub ahead of print]

84. de Vries, AJ, van den Akker-Scheek, I, Diercks, RL,

Zwerver, J, and van der Worp, H: The effect of a patellar strap on knee joint proprioception in healthy participants and athletes with patellar tendinopathy. J Sci Med Sport. 2015. http://dx.org/10.1016/j.jsams.2015.04.016.

85. Cowan, SM, Bennell, KL, and Hodges, PW: Therapeutic patellar taping changes the timing of vastus muscle activation in people with patellofemoral pain syndrome. Clin J Sport Med 12:339–347, 2002.

86. Gilleard, W, McConnell, J, and Parsons, D: The effect of patellar taping on the onset of vastus medialis obliquus and vastus lateralis muscle activity in persons with patellofemoral pain. Phys Ther 78:25–32, 1998.

87. Ng, GY: Patellar taping does not affect the onset of activities of vastus medialis obliquus and vastus lateralis before and after muscle fatigue. Am J Phys Med Rehabil 84:106–111, 2005.

88. Bohnsack, M, Halcour, A, Klages, P, Wilharm, A, Ostermeier, S, Rühmann, O, and Hurschler, C: The influence of patellar bracing on patellar and knee load-distribution and kinematics: An experimental cadaver study. Knee Surg Sports Traumatol Arthrosc 16:135–141, 2008.

89. Hossain, M, Alexander, P, Burls, A, and Jobanputra, P: Foot orthoses for patellofemoral pain in adults. Cochrane Database Syst Rev (1);CD008402, 2011.

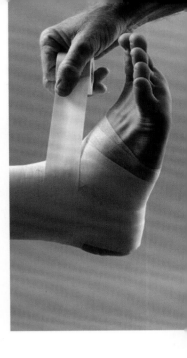

第 **7** 章

大腿、髋部和骨盆

损伤和病症

　　在运动和工作活动中,大腿、髋部和骨盆都可能发生急性和慢性损伤。大腿和髋部挫伤在运动中很常见,但严重程度不同。很多运动员在轻度挫伤后,只需加衬垫就能恢复活动,而严重的挫伤则可能需要住院治疗。大腿和髋部肌肉拉伤可发生在运动和工作活动中,通常是由快速运动引起的。大腿、髋部和骨盆的重复性压力可导致慢性炎症和(或)应力性骨折。大腿、髋部和骨盆的常见损伤包括如下。

- 挫伤。
- 拉伤。
- 过劳损伤。

挫伤

　　大腿、髋部和骨盆的挫伤是由直接作用力造成的。在很多不需要防护衬垫的运动中,这些部位很容易受伤。大腿挫伤通常涉及前侧和(或)外侧(图7-1)。例如,当足球后卫在试图阻止突破时被对手的膝盖击中右大腿前侧和(或)外侧时,就可能导致挫伤(图7-2)。异位骨化(有时也称骨化性肌炎)可能是由单一的剧烈直接作用力或反复的大腿前侧或外侧直接作用力造成的[1,2](图7-3)。延迟治疗、剧烈运动或股四头肌挫伤后迅速恢复活动也可导致异位骨化[3,4],髋部直接受力或跌倒可引起髂嵴挫伤(髋尖),并伴有腹部软组织的损伤(图7-4和图12-2)。这些挫伤常见于碰撞和接触性体育活动中(图7-5)。

拉伤

　　大腿、髋部和骨盆的拉伤是由运动和工作活动中的各种机制引起的。快速拉伸、收缩或改变方向、偏心超负荷、疲劳、肌肉无力和不平衡都可能导致股四头肌、腘绳肌、内收肌、臀肌和髂腰肌拉伤(见图7-1、图7-4和图7-6)。异常的姿势和腿长的差异可能导致腘绳肌拉伤。腘绳肌拉伤发生的频率较高,这些损伤通常有慢性病史,而且再损伤通常比最初的

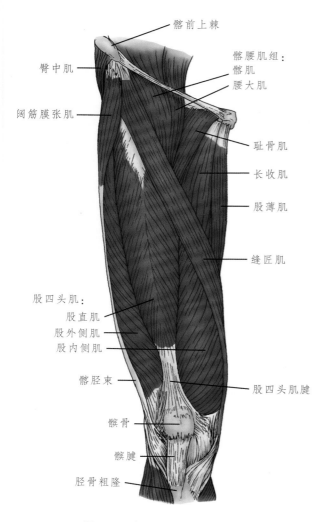

髂前上棘

臀中肌

阔筋膜张肌

髂腰肌组：
髂肌
腰大肌

耻骨肌

长收肌

股薄肌

缝匠肌

股四头肌：
股直肌
股外侧肌
股内侧肌

髂胫束

股四头肌腱

髌骨

髌腱

胫骨粗隆

图 7-1　大腿前侧的浅表肌肉。

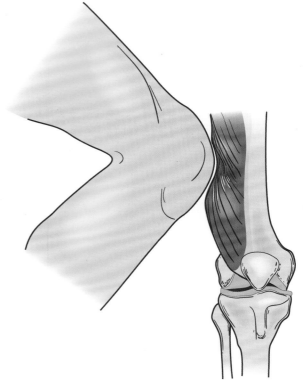

图 7-2　股四头肌挫伤。

损伤更严重[5,6]。例如，当排球运动员在网前扣球时，可能会发生股四头肌拉伤，导致股四头肌暴发性收缩。当短跑运动员在终点线上增加步幅时，可能会造成腘绳肌拉伤，导致肌肉组织的剧烈拉伸。

过劳损伤

结构异常和重复性压力可导致髋部、大腿和骨盆的过劳损伤。反复在有坡度的地面上跑步、训练失误、腿长差异、Q 角增大等都可导致更大的转子滑囊炎[7]。对转子滑囊的单一直接作用力可导致慢性炎症，也可导致滑囊炎[8]。耻骨炎是由耻骨联合上的内收肌肉组织的重复张力引起的[9-11]，随着反复扭转和方向改变而发生（图 7-7）。髋关节内旋的减少也可导致耻骨联合处的剪切应力[12]。橄榄球运动员反复踢腿和单腿旋转可能导致耻骨炎的发生。股骨、髋部和骨盆的

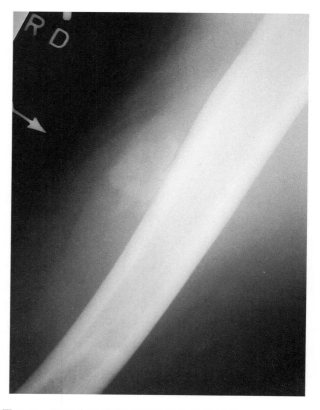

图 7-3　股四头肌挫伤导致的股骨异位骨化。（Courtesy of Starkey, C. and Brown, SD. Examination of Orthopedic & Athletic Injuries. 4th ed. Philadelphia, PA: F.A. Davis Company: 2015.）

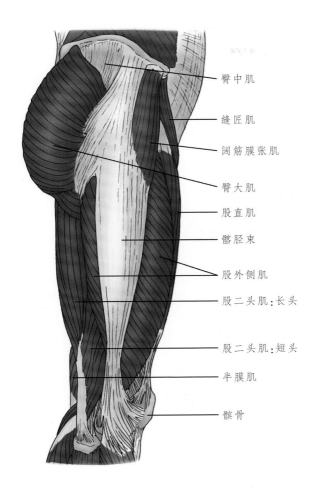

图 7-4　大腿和臀部外侧的浅表肌肉。

臀中肌
缝匠肌
阔筋膜张肌
臀大肌
股直肌
髂胫束
股外侧肌
股二头肌：长头
股二头肌：短头
半膜肌
髌骨

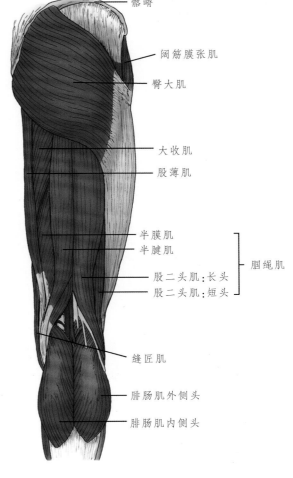

髂嵴
阔筋膜张肌
臀大肌
大收肌
股薄肌
半膜肌
半腱肌
股二头肌：长头
股二头肌：短头
腘绳肌
缝匠肌
腓肠肌外侧头
腓肠肌内侧头

图 7-6　大腿后侧和臀部的浅表肌肉。

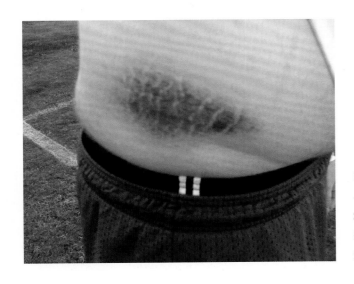

图 7-5　髂骨嵴挫伤。这种损伤，即所谓的"髋关节指针"，会导致严重的变色、肿胀、疼痛和功能丧失。（Courtesy of Starkey, C. and Brown, SD. Examination of Orthopedic & Athletic Injuries. 4th ed. Philadelphia, PA:F.A. Davis Company: 2015.）

应力性骨折可能由超负荷、训练失误、闭经、月经过少和饮食紊乱引起。例如，重复性的长跑，若没有穿上合适的鞋、没有恢复、没有摄入热量和营养物质，就可能会造成应力性骨折。

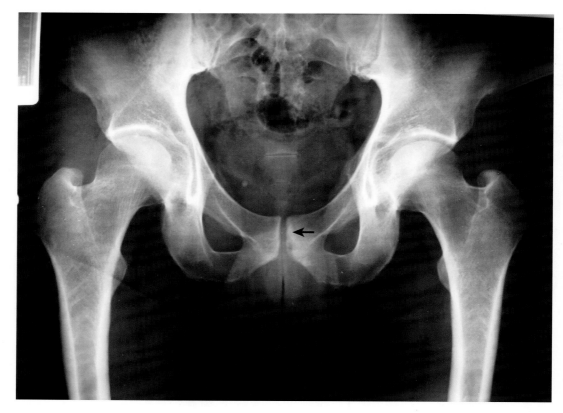

图7-7 耻骨炎。一名40岁休闲跑步者的骨盆X线片,表现为慢性髋关节疼痛、囊性改变和硬化。

贴扎技术

在股四头肌挫伤或发生"髋关节指针"后,用贴扎技术将防护衬垫固定在大腿、髋部和骨盆上。防护衬垫技术在"防护衬垫"部分有说明。

大腿环绕　图7-8

➡ **目的**:大腿环绕技术可提供轻度支撑,并将防护衬垫固定在大腿上(图7-8)。对于股四头肌挫伤或异位骨化,在恢复活动后,可使用这种技术与通用的和定制的衬垫来吸收冲击,防止进一步的损伤。

➡ **材料**:皮肤膜或自粘性衬垫。

● 皮肤膜或自粘性绷带,3英寸或4英寸弹性贴布,黏性贴布喷剂,绷带剪刀。

选择:

● 1.5英寸非弹性贴布。

➡ **体位**:患者站在贴扎台或工作台上,将大部分重量放在未受影响的腿上,受影响的腿处于中立位置,膝关节微微弯曲。在操作过程中,抬起脚跟来保持这个姿势。

➡ **准备**:将黏性贴布喷剂喷到患者大腿上,然后用皮肤膜或自粘性绷带操作。

➡ 应用：

第 1 步： 将衬垫放在受伤的区域。将 3 英寸或 4 英寸的弹性贴布直接固定在衬垫远端(图 7-8A)。

第 2 步： 以适度的滚动张力，从远端到近端以环形方式继续环绕大腿，将贴布的宽度重叠 1/2 ◀▥▥▥▶ (图 7-8B)。覆盖整个衬垫，并将贴布固定在衬垫的顶部，以防止刺激。避免出现缝隙、褶皱和滚动张力不一致的情况。

第 3 步： 为防止衬垫移动，可在远端至近端张力下应用远端环形弹性贴布，或将弹性贴布近端部分贴在皮肤上(图 7-8C)。

选择： 在衬垫周围松散地贴上 1~2 条 1.5 英寸的非弹性贴布，作为额外的固定物 ◀▥▥▥▶ 。

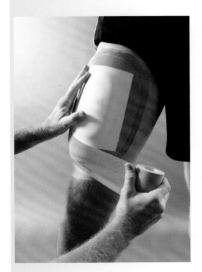

图 7-8A

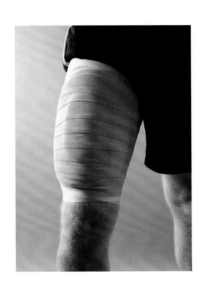

图 7-8B

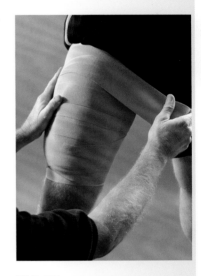

图 7-8C

注意事项

接近完成该技术时，用适度的滚动张力将条带从远端穿过衬垫，然后继续向近端方向急剧倾斜，并完成圆形图案(图 7-8D)。这条带子提供额外的张力和支撑，以减少衬垫的远端移位。

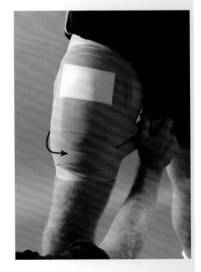

图 7-8D

"髋关节指针"贴扎 图 7-9

➡ **目的**：在预防和治疗挫伤时，使用"髋关节指针"技术吸收冲击，并将通用的和定制的衬垫固定在髂嵴上（图 7-9）。

➡ **材料**：
  ● 2 英寸或 3 英寸重型弹性贴布，黏性贴布喷剂，绷带剪刀。

➡ **体位**：患者站在贴扎台、工作台或地板上，将大部分重量放在未受影响的腿上，受影响的腿处于中立位置，膝关节微微弯曲。在操作过程中，抬起脚跟来保持这个姿势。

➡ **准备**：直接在患者皮肤上应用"髋关节指针"贴扎技术。

➡ **应用**：

第1步：在衬垫区和其 4~6 英寸以外的区域应用黏性贴布喷剂，在髋部和下背部上方。让喷剂干燥。

第2步：剪下几条 2 英寸或 3 英寸的重型弹性贴布，长度覆盖衬垫并延伸 4~6 英寸，超出衬垫的两边。将衬垫放在受伤部位。

第3步：将第一条贴布固定在腹部或髋部前方，距离衬垫边缘 4~6 英寸，然后轻轻拍打（图 7-9A）。固定时，不要拉伸贴布。

第4步：继续将贴布贴在衬垫的边缘。在边缘处，用一只手握住在腹部或髋部前方和衬垫上的贴布，用贴布的张力将条带拉到衬垫上（图 7-9B）。

第5步：当贴布完全覆盖衬垫时，释放贴布的张力，在下背部固定并拍打（图 7-9C）。这种技术是图 8-10A~图 8-10D 所示的释放-拉伸-释放顺序。

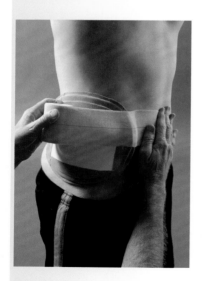

图 7-9A

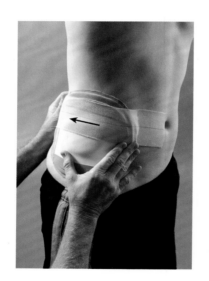

图 7-9B

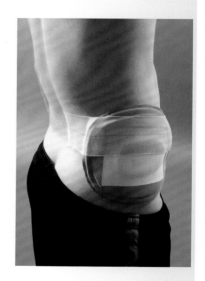

图 7-9C

第 6 步： 以同样的方式继续粘贴其他贴布，每条贴布的宽度重叠 1/2（图 7-9D）。

第 7 步： 贴上足够的贴布，以覆盖大部分的衬垫。

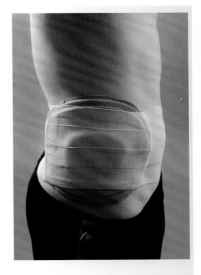

图 7-9D

绷带技术

使用绷带技术提供压力和支持，并将衬垫固定在大腿、髋部和骨盆上。该技术可用于预防和治疗股四头肌挫伤和拉伤，腘绳肌、内收肌和髋关节屈肌拉伤，髂嵴挫伤和异位骨化。

大腿加压包扎 　　图 7-10

➡ **目的：** 应用大腿加压包扎技术来控制轻度至中度肿胀及伴有轻度大腿挫伤和拉伤（图 7-10）。

➡ **材料：**
- 4 英寸或 6 英寸宽、5 码长的弹性绷带，根据大腿的形状来决定，金属夹，1.5 英寸非弹性贴布或者 2 英寸、3 英寸弹性贴布，绷带剪刀。

选择：
- 1/4 英寸或 1/2 英寸泡沫或毛毡垫。
- 4 英寸或 6 英寸宽度的自粘性绷带。

➡ **体位：** 患者站在贴扎台或工作台上，将大部分重量放在未受影响的腿上，受影响的腿处于无痛、微微弯曲的位置。在抬起脚跟时，保持这个姿势。

➡ **准备：** 为了减少移动，可直接在患者皮肤上喷黏性贴布喷剂，或将贴布条直接贴在皮肤上（见图 1-7）。

选择：剪下 1/4 英寸或 1/2 英寸的泡沫或毛毡垫，并将其直接置于炎症区域的皮肤上，以提供额外的压力并帮助静脉血回流。

➡ **应用：**

第1步： 将大腿远端包扎带直接固定在皮肤上，并环绕泡沫或毛毡垫 ◀▥▥▶（图7-10A）。

选择： 如果没有弹性绷带，可以使用 4 英寸或 6 英寸自粘性绷带。

第2步： 继续沿远端到近端方向以螺旋方式缠绕绷带，绷带宽度重叠 1/2（图7-10B）。在炎症区域的远端和上方施加最大的滚动张力。当继续从受伤部位向近端包扎时，减少包扎张力。

第3步： 在大腿近端完成包扎，并用尼龙搭扣、金属夹或松散的 1.5 英寸非弹性贴布或 2 英寸、3 英寸弹性贴布固定 ◀▥▥▶（图7-10C）。

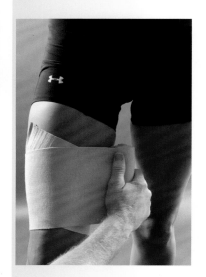

图 7-10A

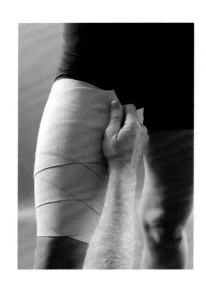

图 7-10B

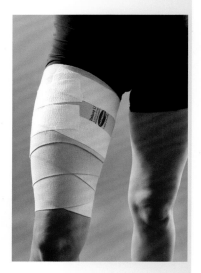

图 7-10C

足部、踝部、小腿、膝部和大腿加压包扎　图 7-11

➡ **目的：**二三度大腿挫伤和拉伤，肿胀可能很严重。使用足踝、小腿、膝部和大腿加压包扎技术，可控制中度至重度肿胀，防止伤后肿胀向远端移位（图7-11）。

➡ **材料：**

● 4 英寸或 6 英寸宽、10 码长的弹性绷带，金属夹，1.5 英寸非弹性贴布或 2 英寸、3 英寸弹性贴布，绷带剪刀。

选择：

● 1/4 英寸或 1/2 英寸泡沫或毛毡垫。

➡ **体位：**患者坐在贴扎台或工作台上，将腿部伸出台面边缘，膝关节处于无痛、微微弯曲的位置，踝关节呈 90°背屈状态。

➡ **准备：**为了减少移位，可直接在患者皮肤上喷黏性贴布喷剂，或将贴布条贴在皮肤上。

选择：剪下 1/4 英寸或 1/2 英寸的泡沫或毛毡垫，并将其直接置于炎症部位的皮肤上，以帮助控制肿胀。

➡ **应用：**

第 1 步： 将弹性绷带固定在足底远端,将足踝、小腿、膝关节加压绷带直接贴在皮肤上(图 6-15)。

第 2 步： 在大腿中部,继续以螺旋方式包扎到大腿近端◀▥▥▥▶(图 7-11)。向远端施加最大的滚动张力,并在继续向近端包扎时减少张力。

第 3 步： 用尼龙搭扣、金属夹或松散的 1.5 英寸非弹性贴布或 2 英寸、3 英寸弹性贴布固定包扎。

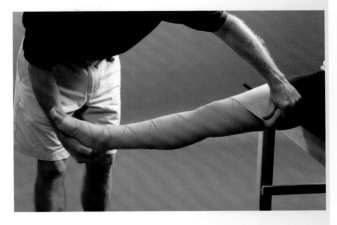

图 7-11

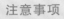 **注意事项**

治疗股四头肌挫伤时,将膝关节置于最大的无痛屈曲状态,以拉伸股四头肌。使用 4 英寸或 6 英寸宽、10 码长的弹性绷带提供压力,并通过环绕大腿和小腿近端来保持膝关节屈曲(图 7-12)。

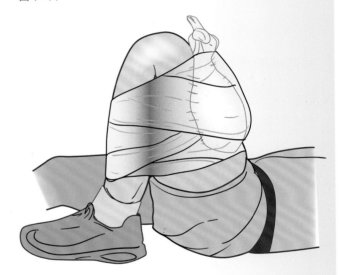

图 7-12　股四头肌挫伤的治疗。

大腿加压套筒　图 7-13

➡ **目的:**使用大腿加压套筒技术来控制轻度至中度肿胀(图 7-13)。此技术的好处是:个人可以在没有协助的情况下,按照使用说明使用套筒。

➡ **材料:**
　●4 英寸、5 英寸或 6 英寸宽的弹性套筒,根据大腿的形状而定,绷带剪刀。
　选择:
　●1/4 英寸或 1/2 英寸泡沫或毛毡垫。

➡ **体位:**患者坐在贴扎台或工作台上,将腿伸出台面边缘。

➡ **准备:**从卷筒上剪下一个弹性套筒,从患者膝关节上方延伸到大腿近端区域。剪裁并使用双倍长度的套筒,以提供额外的压力。
　选择:剪一个 1/4 英寸或 1/2 英寸的泡沫或毛毡垫,然后将其直接置于炎症部位的皮肤上,以帮助静脉血回流。

▶ 应用：

| 第1步： | 将套筒从远端到近端拉到大腿上。如果使用双倍长度的套筒，则将远端套筒拉到第一层上（图7-13）。不需要用固定带，套筒可以清洗并重复使用。 |

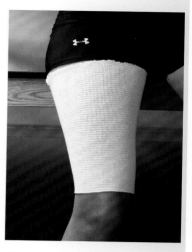

图 7-13

股四头肌拉伤包扎　　图 7-14

▶ 目的：在治疗拉伤时，股四头肌拉伤包扎技术可进行压迫和轻度至中度环形支撑。该技术可用于固定股四头肌挫伤或异位骨化的防护衬垫。

股四头肌拉伤技术

▶ 材料：
- 4英寸或6英寸宽、5码长的弹性绷带，金属夹，1.5英寸非弹性贴布，2英寸、3英寸或4英寸弹性贴布，绷带剪刀。

▶ 体位：患者站在贴扎台或工作台上，将大部分重量放在未受影响的腿上，受影响的腿保持中立位置，膝关节微微弯曲。在操作过程中保持这个姿势，并抬起脚跟。

▶ 准备：为了减少移位，可直接在患者皮肤上喷黏性贴布喷剂，或将贴布条贴在皮肤上。然后固定衬垫，再将衬垫放在受伤部位。

▶ 应用：

第1步：　将大腿外侧远端弹性绷带的延伸端直接固定在皮肤上，并沿大腿内侧方向环绕固定带（图7-14A）。

第2步：　继续以外侧向内侧的环形模式，以适度的滚动张力进行包扎，绷带宽度重叠1/2，沿远端向近端方向移动（图7-14B）。避免出现缝隙、褶皱和滚动张力不一致的情况。

第3步：　在大腿近端完成包扎。绷带应延伸到受伤部位的上方和下方。在非运动或非工作时，用尼龙搭扣、金属夹或松散的1.5英寸非弹性贴布固定包扎带 ◀▥▥▥▶（图7-14C）。

第4步：　在运动或工作时，将2英寸、3英寸或4英寸的弹性贴布固定在大腿外侧远端，用适度的滚动张力从外侧到内侧连续环绕2~4圈，最后在大腿近端完成包扎（图7-14D）。不需要用额外的固定物。

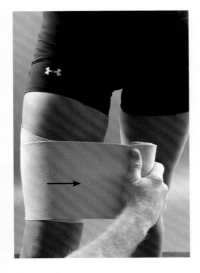
图 7-14A

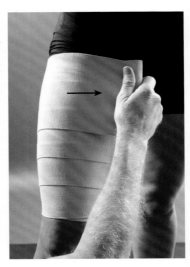
图 7-14B

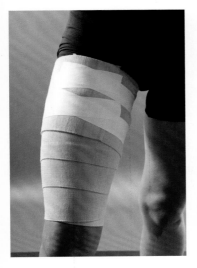
图 7-14C

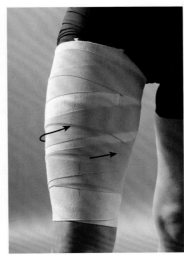
图 7-14D

┃ 腘绳肌拉伤包扎　图 7-15

➡ **目的**：在治疗拉伤时，使用腘绳肌拉伤技术进行压迫和轻度至中度环形支撑。该技术在图 7-15 中有说明。

腘绳肌拉伤技术

➡ **材料**：
- 4 英寸或 6 英寸宽、5 码长的弹性绷带，金属夹，1.5 英寸非弹性贴布，2 英寸、3 英寸或 4 英寸弹性贴布，绷带剪刀。

➡ **体位**：患者站在贴扎台或工作台上，将大部分重量放在未受影响的腿上，受影响的腿处于中立位置，膝关节微微弯曲。在操作过程中保持这个姿势，并抬起脚跟。

➡ **准备**：为了减少位移，可直接在患者皮肤上喷黏性贴布喷剂，或将贴布条贴在皮肤上。

➡ **应用**：

第 1 步： 当治疗腘绳肌内侧拉伤时,将固定带的延伸端直接锚定在大腿远端、后内侧的皮肤上,并围绕大腿的横向方向操作,以包扎固定(图 7-15A)。

第 2 步： 继续以内侧到外侧的环形模式,以适度的滚动张力使用绷带。将绷带宽度重叠 1/2,并沿远端到近端方向进行包扎(图 7-15B)。避免出现缝隙、褶皱和滚动张力不一致的情况。

第 3 步： 在大腿近端完成包扎,绷带应延伸到受伤部位的上方和下方。如图 7-14C 或 7-14D 所示固定包扎,应用 1.5 英寸非弹性贴布或 2 英寸、3 英寸、4 英寸弹性贴布,用从内侧到外侧的环形模式(图 7-15C)。不需要用额外的固定物。

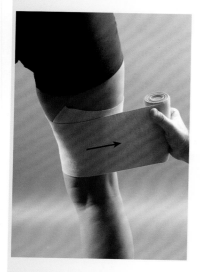

图 7-15A

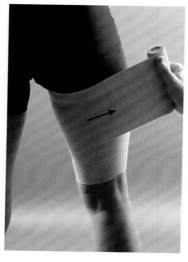

图 7-15B

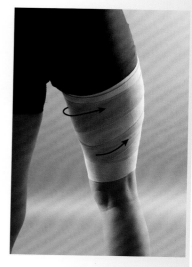

图 7-15C

第 4 步： 治疗外侧腘绳肌拉伤时,将绷带的延伸端直接固定在大腿远端、后侧的皮肤上,并绕着大腿内侧方向进行包扎(图 7-15D)。

第 5 步： 继续以从外侧到内侧的环形模式进行包扎,将绷带宽度重叠 1/2,以适度的滚动张力从远端到近端方向移动(图 7-15E)。

第 6 步： 在大腿近端完成包扎,如图 7-14C 或图 7-14D 所示,将 1.5 英寸非弹性贴布或 2 英寸、3 英寸、4 英寸弹性贴布以外侧到内侧的环形模式包扎(图 7-15F)。

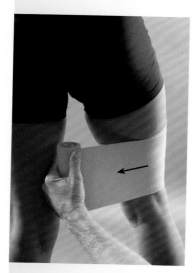

图 7-15D

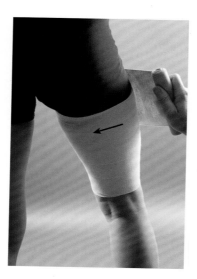

图 7-15E

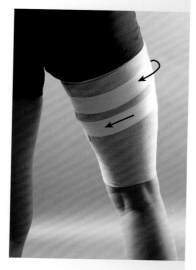

图 7-15F

情景引导

　　如果应用股四头肌和(或)腘绳肌拉伤包扎技术在活动过程中向远端移位,则可以考虑在贴扎时,将腰部包括在内,以减少移位。

内收肌拉伤包扎　　图 7-16

➠ **目的**:在治疗拉伤时,采用内收肌拉伤包扎技术对髋关节内收进行压迫和轻度至中度支撑(图 7-16)。

➠ **材料**:
- 4 英寸或 6 英寸宽、10 码长的弹性绷带,金属夹,1.5 英寸非弹性贴布,2 英寸、3 英寸或 4 英寸弹性贴布,绷带剪刀。

➠ **体位**:患者站在贴扎台、工作台或地面上,将大部分重量放在未受影响的腿上,受影响的腿呈内旋姿势,膝关节微微弯曲。在操作过程中保持此姿势。

➠ **准备**:为了减少移位,可直接在患者皮肤上喷黏性贴布喷剂,或将贴布条贴在皮肤上。

➠ **应用**:

第 1 步:　将大腿远端外侧弹性绷带的延伸端直接固定在皮肤上,并继续向内侧方向环绕固定(图 7-16A)。

第 2 步:　继续以外侧到内侧的环形模式,以适度的滚动张力,支持腿部的内旋(图 7-16B)。以适度的滚动张力沿远端到近端方向移动,并将绷带宽度重叠 1/2。避免出现缝隙、褶皱和滚动张力不一致的情况。

第 3 步:　在大腿近端,继续以轻度滚动张力从外侧向内侧方向穿过髋部外侧、腹部和腰部(图 7-16C)。接下来,继续以适度下拉的方式在大腿近端内侧向远端方向进行包扎,支持腿部的内旋,然后继续围绕大腿近端进行包扎(图 7-16D)。监测滚动张力,防止挤压和刺激下腹部和背部的软组织。

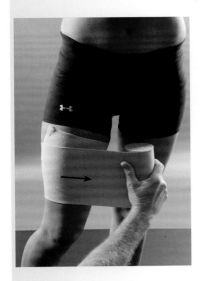

图 7-16A

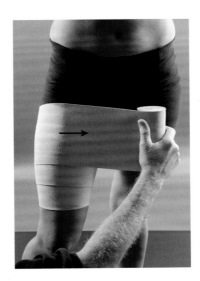

图 7-16B

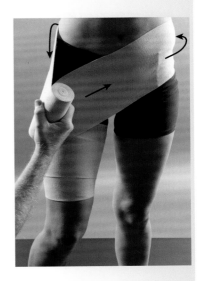

图 7-16C

(待续)

第 4 步： 围绕大腿中上段按环形模式包扎，环绕腰部，然后穿过大腿内侧近端，支持腿部内旋(图 7-16E)。重复此操作 1~2 次。

第 5 步： 在大腿中部完成包扎，用尼龙搭扣、金属夹或 1.5 英寸非弹性贴布固定，可用于非运动或非工作活动时 ◀▦▦▦▶。

第 6 步： 在运动或工作活动时，使用 2 英寸、3 英寸或 4 英寸的弹性贴布固定。从大腿外侧远端开始，以适度的滚动张力在大腿周围连续操作 2~4 个从外侧到内侧的环形，再次支持腿部的内旋。继续应用弹性贴布以轻度滚动张力环绕髋部和腰部，以适度下拉的方式穿过大腿内侧近端，然后环绕大腿，最后固定在大腿中部的环形贴布上(图 7-16F)。不需要用额外的固定物。当正确应用内收肌拉伤包扎技术时，患者应感觉到绷带在腿部的内旋拉力。

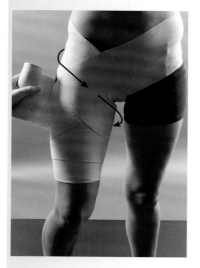
图 7-16D

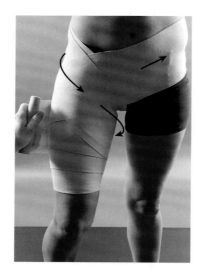
图 7-16E

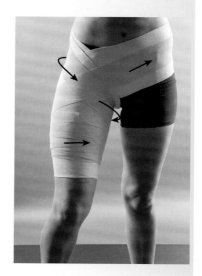
图 7-16F

髋关节屈肌拉伤包扎　　图 7-17

➡ **目的：** 在治疗髂骨损伤时，髋关节屈肌拉伤包扎技术可对髋关节屈肌进行压迫和轻度至中度支撑(图 7-17)。

➡ **材料：**

- 4 英寸或 6 英寸宽、10 码长的弹性绷带，金属夹，1.5 英寸非弹性贴布，2 英寸、3 英寸或 4 英寸弹性贴布，绷带剪刀。

➡ **体位：** 患者站在贴扎台、工作台或地面上，将大部分重量放在未受影响的腿上，受影响的腿处于中立位置，膝关节微微弯曲。在操作过程中保持这一姿势。

➡ **准备：** 为了减少移位，可直接在患者皮肤上喷黏性贴布喷剂，或将贴布条直接贴在皮肤上。

➡ **应用：**

第 1 步： 将大腿中部内侧绷带的延伸端直接固定在皮肤上，并在大腿周围的横向方向进行包扎(图 7-17A)。

第 2 步： 继续用适度的滚动张力以内侧到外侧的环形模式进行包扎。将绷带的宽度重叠 1/2，并沿远端到近端方向操作 (图 7-17B)。避免出现缝隙、褶皱和滚动张力不一致的情况。

第 3 步： 在大腿近端，以内侧到外侧的方向，以适度上拉的方式横跨髋部外侧进行包扎，以支持髋关节的屈曲 (图 7-17C)。继续以轻度的滚动张力环绕腰部，然后回到大腿近端。注意缠绕绷带的张力，防止挤压和刺激软组织。

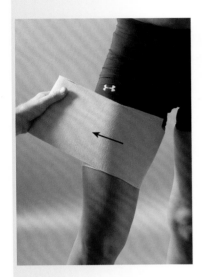

图 7-17A

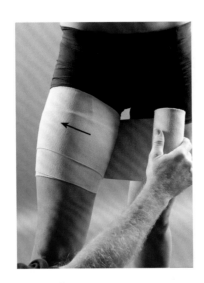

图 7-17B

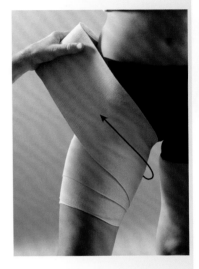

图 7-17C

第 4 步： 围绕大腿中部近端包扎一个环形，以适度上拉的方式横跨髋部外侧，支持髋关节屈曲，环绕腰部，然后回到大腿近端(图 7-17D)。重复此操作 1~2 次。

第 5 步： 在非运动或非工作活动时，将绷带固定在大腿中部，使用尼龙搭扣、金属夹或 1.5 英寸非弹性贴布来固定◀▮▮▮▮▮▮▮▶。

第 6 步： 在运动或工作活动时，将 2 英寸、3 英寸或 4 英寸的弹性贴布固定在大腿中部内侧，以适度的滚动张力连续环绕大腿内侧至外侧 2~4 圈。在大腿近端，继续以适度上拉的方式将弹性贴布横跨髋部外侧，再次支持髋关节的屈曲，以轻度的滚动张力环绕腰部，并固定在大腿中部的环形贴布上(图 7-17E)。不需要用额外的固定物。

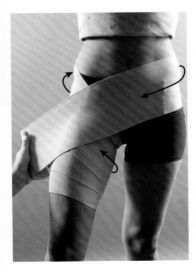

图 7-17D

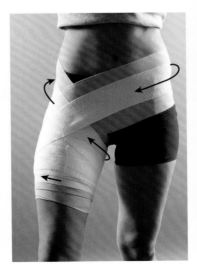

图 7-17E

"髋关节指针"包扎　　图 7-18

➡ **目的**：在预防和治疗挫伤时，"髋关节指针"技术通常用于将通用的和定制的衬垫固定在髂嵴上，以吸收冲击。

"髋关节指针"技术

➡ **材料**：
- 4 英寸或 6 英寸宽、5 码长的弹性绷带，2 英寸、3 英寸或 4 英寸的弹性贴布，绷带剪刀。

➡ **体位**：患者站在贴扎台、工作台或地面上，将大部分重量放在未受影响的腿上，受影响的腿处于中立位置，膝关节微微弯曲。在操作过程中保持这一姿势。

➡ **准备**：为减少移位，可直接在患者皮肤上喷黏性贴布喷剂，或将贴布条直接贴在皮肤上。

➡ **应用**：

第 1 步：　将衬垫放在受伤部位。将绷带的延伸端直接固定在髋部前部的皮肤上，然后将绷带从衬垫上绕过腰部，以固定衬垫 ◀▨▨▨▶（图 7-18A）。

第 2 步：　继续用适度的滚动张力在衬垫上和腰部周围进行包扎（图 7-18B）。绷带的宽度重叠 1/2，避免出现缝隙、褶皱及滚动张力不一致的情况。注意缠绕的张力，防止挤压和刺激软组织。

第 3 步：　用 2 英寸、3 英寸或 4 英寸的弹性贴布固定包扎。以适度的滚动张力，在衬垫和腰部周围连续环绕 2~3 圈 ◀▨▨▨▶（图 7-18C）。将弹性贴布贴在环形贴布上，以确保贴布的黏性。不需要用额外的固定物。

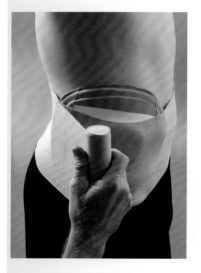

图 7-18A

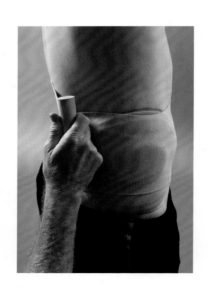

图 7-18B

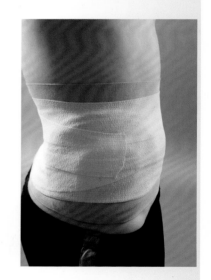

图 7-18C

情景引导

　　如果使用"髋关节指针"贴扎技术来固定通用的或定制的衬垫，并且在活动过程中发生了移位，则可以考虑使用重型弹性贴布直接将衬垫固定在皮肤上，可以减少移位。

支具技术

　　在治疗大腿、髋部和骨盆的损伤和病症时，支具技术可以提供压力和支撑。在治疗挫伤、拉伤和过劳损伤和病症时，使用氯丁橡胶套筒和短裤来提供压力。在治疗拉伤和过劳损伤及病症时，组合式支具可为大腿、髋部和骨盆提供压力和支撑。

氯丁橡胶套筒　　图 7-19

➡ **目的**：在治疗四肢拉伤和挫伤、腘绳肌和内收肌拉伤及异位骨化时，氯丁橡胶套筒可提供压力和轻度支撑（图 7-19）。

要点
可在康复、运动、工作和休闲活动中使用套筒。

➡ **设计**：
- 通用的套筒是根据大腿围的测量结果，按预先确定的尺寸生产的通用型设计。
- 有几种套筒在套筒中加入了一个椭圆形的氯丁橡胶垫，为受伤部位提供额外的支撑。
- 有些套筒使用了环绕大腿的塑形袖。这些设计是用魔术贴固定的。
- 另一些套筒有可调节的带子，带子上有魔术贴，可以增加支撑和压力。

➡ **体位**：患者坐在贴扎台或工作台上，将腿伸出台面边缘，或坐在椅子上，将膝盖弯曲约45°。

➡ **准备**：将氯丁橡胶套筒直接套在患者皮肤上。不需要用额外的固定物。

➡ **应用**：

第 1 步：	握住套筒的两边，将较宽的一端放在脚上。向近端方向拉动，直到套筒套在大腿上（图 7-19）。使用后，清洁并重复使用套筒。
第 2 步：	如果套筒有一个椭圆形的衬垫，可将衬垫放在受伤部位，以提供额外的压力。

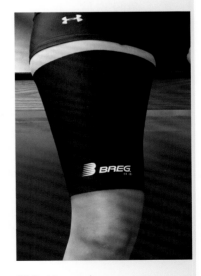

图 7-19

证据总结

氯丁橡胶大腿套筒通常在受伤后使用,以提供压力和支撑。氯丁橡胶套筒还被认为可以提高肌肉的温度,这可能有助于康复。在一项针对校际运动员进行的小型研究中[14],研究人员分析了氯丁橡胶套筒在运动期间和运动后对大腿前部皮肤和肌肉温度的影响。在运动过程中,使用氯丁橡胶套筒的皮肤温度比没有使用套筒的皮肤温度更高,但对肌肉温度没有影响。运动后 30 分钟的皮肤和肌肉温度与没有使用套筒相比,使用氯丁橡胶套筒的皮肤温度仍然较高,这表明氯丁橡胶套筒可能会阻止组织冷却,而不是促进组织加热[14]。

研究人员提出[15],这些研究结果可能有利于预防和治疗运动员的肌肉拉伤,他们在练习和比赛期间经历了基于比赛项目或运动规则的不活动期。其他研究人员证明,用氯丁橡胶和聚氨酯泡沫制造的定制绷带包裹健康受试者的大腿,与非绷带状态相比,导致皮肤和皮下组织的静脉血容量增加。这些研究结果可能是受到绷带覆盖皮肤的影响,限制了散热,提高了皮肤和组织的温度,增加了皮肤和组织的血流量,仍需要在不同的氯丁橡胶套筒、损伤和病症及人群中进行调查,为选择最合适的患者支具设计提供证据基础。

批判性思维问题 1

排球队的一名外线球员在 4 周前的一场比赛中腘绳肌二度拉伤。运动员的恢复进展顺利。该运动员正在进行的治疗性训练计划,包括水疗法。运动员对接触水感到焦虑,希望在练习时大腿周围能有某种类型的支撑。

➡ 问题:你可以运用什么技术来提供支持?

氯丁橡胶短裤　　图 7-20

➡ **目的**:氯丁橡胶短裤在治疗股四头肌、腘绳肌、内收肌、臀部和髂腰肌拉伤,股四头肌挫伤,异位骨化,大转子滑囊炎和耻骨炎时,可提供压力和轻度支撑(图 7-20)。

要点

该短裤可在康复、运动、工作和休闲活动中使用。

➡ **设计**:
- 通用的短裤是根据腰围的测量结果,以预先确定的尺寸生产的通用型设计。
- 设计从大腿中部延伸至腰部,腰带为魔术贴或松紧带。

➡ **体位**:患者坐在椅子上或站立。

➡ **准备**:将氯丁橡胶短裤直接用在患者皮肤上,或者用在运动护具或者腰带上,不需要用额外的固定物。

➡ **应用**:

第 1 步： 使用时，将脚放入短裤中，并向近端方向拉动，直到将短裤套在大腿和腰部(图 7-20)。如果需要，可调整短裤和腰带。短裤可以清洗和重复使用。

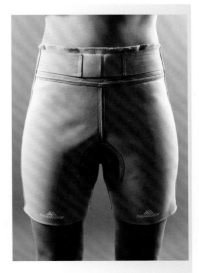

图 7-20

大腿、髋部和骨盆组合支具　图 7-21

➡ **目的：** 大腿、髋部、骨盆组合支具用于治疗股四头肌、腘绳肌、内收肌、髂腰肌拉伤和耻骨炎时，可提供压力和轻度到中度的支撑，并限制肌肉的过度活动和拉伸(图 7-21)。

➡ **设计：**
- 支具是按预先确定的尺寸制造的通用型设计，对应于腰围测量值或个人的身高和体重。
- 这些支具从大腿中部到腰部，由氯丁橡胶或棉/氨纶材料制成。一些支具有弹性腰带，一些则在腰部有可调节的扣子。
- 其中一种支具使用带有尼龙搭扣的弹性带，可以根据伤情进行多种个性化应用。
- 一些支具设计时融入支具的对角线弹性材料，可穿过大腿前后、髋部和骨盆，以提供压力和支撑。
- 一些支具有封闭式泡沫垫，以保护大腿或髂嵴。
- 另一种支具是将橡胶管连接到可调节的肩带上。而肩带可以调整橡胶管的张力。
- 一些支具使用了环绕腰部和大腿的氯丁橡胶带。这种氯丁橡胶带可以调整张力。
- 另一些支具则使用氯丁橡胶带，缠绕在大腿和小腿上，以控制髋关节的屈伸。

➡ **体位：** 患者坐在椅子上或站立。

➡ **准备：** 将大腿、髋部和骨盆组合支具直接置于患者皮肤上或在运动上衣或腰带上使用。不需要用额外的固定物。每种设计的支具都有具体的安装和使用说明。为了保证正确的使用和支撑，请仔细按照制造商的说明进行操作。

➡ **应用：**

第 1 步： 首先将双脚放入短裤中，向近端方向拉动，直到支具置于大腿、髋部、骨盆和腰部(图 7-21A)。必要时调整短裤和腰带。支具可以清洗和重复使用。

第 2 步： 根据具体的支具设计应用和调整带子。当治疗内收肌拉伤时，继续应用一些设计，将 1 条弹性带以外侧到内侧的模式缠绕在大腿、髋部、骨盆和腰部。用尼龙搭扣将带子固定在大腿上(图 7-21B)。也可以在大腿远端用两条弹性带以交叉模式缠绕治疗内收肌拉伤(图 7-21C)。可以在大腿前部以垂直模式使用弹性带治疗髂腰肌劳损(图 7-21D)，或在大腿后部使用弹性带治疗腘绳肌拉伤(图 7-21E)。如有必要，请重新紧固腰带和(或)调整短裤的位置。

(待续)

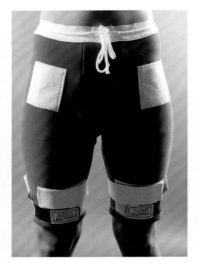 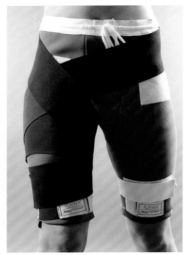

图 7-21A   图 7-21B

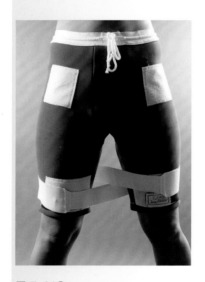 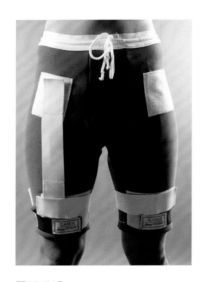 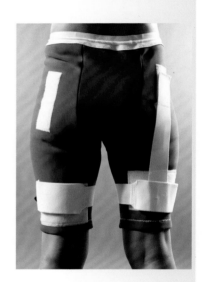

图 7-21C   图 7-21D   图 7-21E

 应用其他设计时,将脚放入短裤中,向近端方向拉动,直到短裤套在大腿和腰部。

证据总结

设计和使用氯丁橡胶短裤和大腿、髋部和骨盆组合支具,以提供压力和支持,并减少损伤后的活动范围,这在很多情况下已经变得很常见[16]。但是,很少有调查研究这些支具对健康和受伤人群的有效性。几位研究者证明[17],在神经肌肉控制能力较低的健康运动员中,使用氯丁橡胶短裤可以提高动态腿部摆动判断的准确性。在同一项研究中,氯丁橡胶短裤降低了神经肌肉控制能力强的运动员的准确性得分。其他研究者证明[18],氨纶类短裤对单次垂直跳跃表演时的力量没有影响;相反,短裤对重复跳跃表演有积极作用。在一项单独的研究中[19],在校际运动员中,定制的超压缩氯丁橡胶和丁基橡胶短裤减少了短跑过程中的髋关节屈曲，但与穿宽松短裤相比，并不影响速度测量。超压缩短裤还产生了更高的最大反向运动垂直跳跃高度，减少了垂直跳跃着陆时的纵向和前后肌肉摆动。研究人员[16]在研究大腿、髋部和骨盆组合支具时发现，健康支具佩戴者和非支具佩戴者在本体感觉、力量、敏捷性、速度和有氧能力测量方面没有差异。但是，研究人员还发现，组合支具可以减少髋关节的主动屈曲，并导致佩戴者积极增加支持和改善性能的主观评价，还需要进一步研究氯丁橡胶短裤和大腿、髋部和骨盆的功能型矫形支具，以确定它们在治疗和预防损伤及病症方面的作用。

情景引导

如果在运动员恢复体育活动期间治疗内收肌拉伤时需要支持，则可以考虑使用大腿、髋部和骨盆组合支具；可以使用氯丁橡胶短裤，但组合支具可以提供更大的支撑，并且组合支具有可调节的弹性带和（或）橡胶管，限制了过度的活动范围。

矫形器

➡ **目的**：在治疗大腿、髋部、骨盆损伤和病症时，矫形器可提供支撑、吸收冲击和纠正结构异常。

- 使用软性矫形器设计（见图 3-18）来吸收冲击和减轻压力，以预防和治疗滑囊炎和应力性骨折。足跟杯和全长氯丁橡胶、硅胶、热塑橡胶、聚氨酯泡沫及黏弹性聚合物鞋垫都有通用的设计。
- 使用半刚性（见图 3-19）和刚性（见图 3-20）矫形器来提供支撑并纠正结构异常（如腿长差异或 Q 角增大），以治疗滑囊炎。这些矫形器的设计可以是通用的，也可以是定制的。

批判性思维问题 2

当地大学的一名特许经营商在经营摊位上滑倒在冰上，右股四头肌立即出现剧烈疼痛。经医生评估后，其一直在骨科门诊接受轻度股四头肌拉伤的治疗。治疗进展正常，其已经回到工作岗位，并在右大腿上应用弹性绷带来提供压力和支撑。但使用 1~2 小时后，包扎的效果就会减弱。

➡ 问题：你如何处理这种情况？

防护衬垫技术

通用的衬垫技术有多种设计，可用于预防和治疗大腿、髋部和骨盆的损伤和病症。由泡沫和热塑性材料构成的定制衬垫技术也可用于预防和治疗大腿、髋部和骨盆的损伤和病症。在一些校内和校际运动中，大腿、髋部和骨盆都必须强制性使用衬垫，这些衬垫技术将在第 13 章中进一步讨论。

证据总结

大多数研究建议在大腿挫伤后恢复运动时使用防护衬垫3~6个月[20-22]。无论购买通用的防护衬垫还是定制的防护衬垫，都应该覆盖并保护受伤部位，将力量分散到周围健康的组织，使个人感到舒适，并在活动期间保持不移位[22]。使用防护衬垫可减少再损伤和异位骨化的风险。

通用的衬垫　图7-22

➠ **目的**：在预防和治疗股四头肌、髂嵴挫伤和异位骨化时，通用的衬垫技术可以吸收冲击并提供保护（图7-22）。制造商可提供多种设计的衬垫技术。

要点

通用的衬垫通常被用于受伤后，为参加各种运动的运动员的大腿、髋部和骨盆提供减震。一些衬垫设计可以预防性地用于碰撞和接触性运动的运动员。在运动或工作活动中均可使用衬垫。

➠ **设计**：

● 定制的和通用的衬垫设计都是按预定尺寸制造的，符合大腿或腰部的周长测量值或个人的年龄。

● 几种通用的大腿衬垫设计是由塑料插件构成，上面覆盖着不同厚度的高密度开孔、闭孔和EVA泡沫。通用的髋部和骨盆衬垫设计由开孔、闭孔和EVA发泡材料构成（图7-22A）。

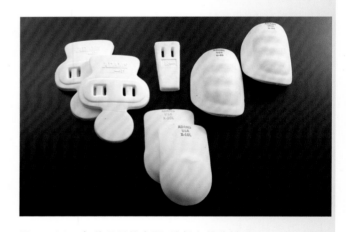

图7-22A　各种通用的大腿、髋部和骨盆衬垫。

● 一些个体贴身衬垫设计包括一个塑料材料的外壳，根据大腿和髋部的轮廓预先成型。这个外壳内衬有向各个方向延伸的开孔和闭孔泡沫，以吸收冲击（图7-22B）。

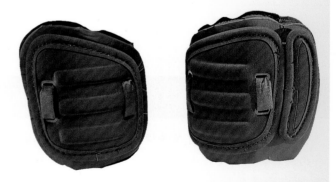

图7-22B　个体贴身大腿衬垫。（Courtesy of Douglas Pads & Sports, Inc., Houston, TX.）

- 有些大腿和髋部衬垫设计是专门为受伤后使用而制造的。这些衬垫尺寸较大,有额外的填充物覆盖大腿、髋部和骨盆(图 7-22C)。一些设计有带尼龙搭扣的氯丁橡胶带来固定衬垫。
- 另一种大腿衬垫设计是在氯丁橡胶套筒中加入泡沫的高密度外壳。
- 一些运动裤的设计,如冰上曲棍球和长曲棍球裤,在大腿、髋部和骨盆部位都有衬垫。
- 另一些运动裤设计在氨纶或莱卡材料的短裤中加入闭孔泡沫,并且根据技术目标提供不同的长度。

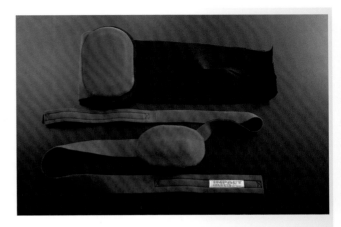

图 7-22C　受伤后使用的大腿、髋部和骨盆衬垫。

➠ **体位**:患者站在贴扎台、工作台或地面上,将大部分重量放在未受影响的腿上,受影响的腿处于中立位置,膝关节微微弯曲。在操作过程中保持这一姿势。

➠ **准备**:将通用设计的衬垫应用于患者皮肤膜或自粘性绷带上,可直接贴在皮肤上,也可用于紧身衣下或运动服内。

➠ **应用**:

第 1 步:　用贴扎技术,将衬垫放在受伤部位,用大腿环绕技术(见图 7-8A~图 7-8D),通过皮肤膜或自粘性绷带将衬垫固定在大腿上。使用"髋关节指针"技术,用弹性贴布将衬垫直接置于髂嵴上方的皮肤上(见图 7-9A~图 7-9D)。

第 2 步:　也可以用股四头肌拉伤包扎技术将衬垫直接置于皮肤上,并固定在大腿上(图 7-22D)。用"髋关节指针"包扎技术将衬垫置于髂嵴上。

第 3 步:　如果是绑带式设计,可直接将衬垫置于皮肤上,并用尼龙搭扣将氯丁橡胶绑带固定在大腿或髋部(图 7-22E)。

第 4 步:　也可以将衬垫置于紧身衣服(如氨纶或莱卡短裤)下面,还可以将衬垫固定在大腿、髋部和(或)骨盆上。

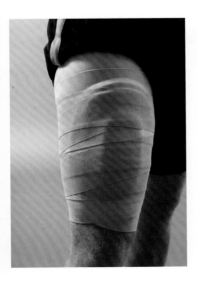

图 7-22D

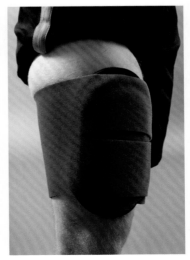

图 7-22E

(待续)

第 5 步： 带垫袋的尼龙/聚酯腰带，可将衬垫固定在大腿、髋部和(或)骨盆上(图 7-22F)。这种腰带通常是橄榄球运动员佩戴。

注意事项

当使用通用的左右设计的大腿衬垫时，确保在活动前正确放置；通常，衬垫的倾斜面位于大腿内侧上方。

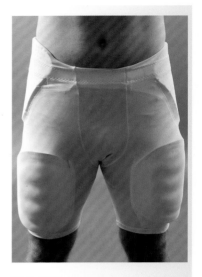

图 7-22F

定制的衬垫　图 7-23

⇒ **目的**：模制热塑性材料可吸收冲击力并提供保护，以预防和治疗股四头肌、髂嵴挫伤及异位骨化(图 7-23)。当没有通用的设计时，可使用这些定制的衬垫。

⇒ **材料**：

- 纸，毛笔，热塑性材料，1/8 英寸或 1/4 英寸泡沫或毛毡垫，加热源，2 英寸或 3 英寸弹性贴布，弹性绷带，柔软的低密度泡沫，橡胶水泥，绷带剪刀。

⇒ **体位**：患者站在贴扎台、工作台或地面上，将大部分重量放在未受影响的腿上，受影响的腿处于中立位置，膝盖微微弯曲。在操作过程中保持这一姿势。

⇒ **准备**：用纸样设计衬垫(见图 1-10)。在患者受伤部位的大腿、髋部或骨盆上切割、成型热塑性材料。在材料的内表面贴上柔软的低密度泡沫(见图 1-11)。

⇒ **应用**：

第 1 步： 用大腿环绕贴扎技术、股四头肌拉伤包扎技术，或穿紧身衣或用运动腰带将衬垫固定大腿上。用"髋关节指针"贴扎技术、"髋关节指针"包扎技术，或穿紧身衣或用运动腰带将衬垫固定在髂嵴上。

第 2 步： 在通用的大腿、髋部或骨盆衬垫上，用橡胶水泥或弹性贴布成型，并贴上一块热塑性材料，为挫伤部位提供额外保护(图 7-23)。

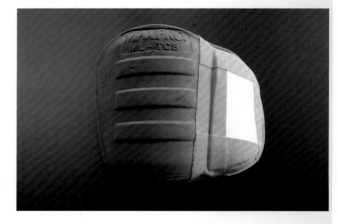

图 7-23

强制性衬垫

NCAA[23]和 NFHS[24]要求运动员在所有的橄榄球训练和比赛中必须使用大腿、髋部和骨盆的强制性防护衬垫。这些防护衬垫大多有通用的设计，可以成套购买。NFHS[25]要求女子曲棍球守门员在所有训练和比赛中必须使用强制性的大腿防护装备。我们将在第 13 章中对这些护具进行更深入的讨论。

注意事项

　　在橄榄球运动员中，要密切关注大腿、髋部和骨盆防护衬垫的正确使用和穿戴。很多橄榄球运动员为了增加舒适度，将防护衬垫裁剪成较小的尺寸，减少了所提供的保护。

批判性思维问题 3

　　在锦标赛还剩 8 分钟的时候，你的篮球队的首发中锋在防守一个上篮时，被对手的膝盖碰到了左大腿前部。经过评估，其前股四头肌有触痛。运动员有完全的双侧运动范围、力量和功能性活动，表明是轻度挫伤。你的队医同意诊断。

➡ **问题：** 在比赛剩下的有限时间内，你可以使用什么技术？

循证实践

　　第一节快结束时，Davis 初级学院冰球队的副攻手 Robert Greene 在试图控制球时被对手推入球门。他的右大腿前侧撞到右门柱。比赛暂停后，Julie Wells 来到冰场评估 Robert 的伤情。在替补席上，Julie 观察到受伤的机制，并开始向 Robert 收集受伤相关的信息。在冰场上评估之后，Robert 被换扶到运动训练馆，队医正在那里等待。在运动训练馆里，Julie 询问 Robert 之前右大腿的伤势，而队医则开始进行评估。Robert 告诉 Julie，在过去一年半的时间里，他的右大腿前侧曾发生过两次挫伤。队医完成了评估，确定 Robert 右侧股四头肌三度挫伤。Robert 需要挂着拐杖进行非负重行走。Julie 立即开始治疗。

　　在与队医进行了几次复诊，并进行了全面的治疗性训练计划后，Robert 被允许回到冰上进行特定运动和姿势的练习活动。队医和 Julie 一致认为，在这些活动中，需要对右大腿使用防护衬垫。Julie 为 Robert 选择了一种通用的衬垫技术，这种技术通常被冰球运动员使用，以提供保护并防止再次受伤。

　　Robert 在冰上的活动有所进步，但最近注意到练习后大腿前侧的酸痛程度增加。Julie 在运动训练馆进行评估，发现前股四头肌有轻度肿胀和点压痛。Robert 表现出双侧力量和灵活性情况。Julie 将 Robert 转诊至队医处。队医进行了评估并获得 X 线片，结果是阴性。他担心 Robert 过去的受伤史和异位骨化有可能发展。队医与 Julie 会面，并提出以下建议：①密切监测并减轻肿胀；②保持力量和柔韧性；③考虑使用额外的防护衬垫。队医允许 Robert 在疼痛耐受的情况下恢复训练。

Julie 为 Robert 制订了一个治疗性的训练计划,包括拉伸和柔韧性训练,以及减轻肿胀的加压包扎技术。Julie 开始质疑 Robert 目前使用的通用的冰球防护衬垫技术在这种情况下是否为最有效的。她开始寻找一种新的技术来保护 Robert 在训练和比赛中不要再受伤。

1.从案例中提出一个与临床相关的问题,为 Robert 选择防护衬垫技术提供答案。该问题应包括人群问题、干预措施、对比干预措施(如果相关)和相关的临床结果。

2.设计一个搜索策略,并通过搜索找到回答临床问题的最佳证据。该策略应包括相关的搜索术语、电子数据库、在线期刊和印刷期刊,用于搜索。与你的教师、预科医生和其他医疗保健专业人员的讨论可以为专家意见提供证据。

3.从你的搜索或章节参考资料中选择 3~5 篇进行全文研究或评论。评价和评估每篇文章,以确定其价值和对案例的有用性。对每篇研究提出这些问题:①研究结果是否有效?②实际结果如何?③研究结果是否与患者有临床相关性? 准备一份包含问题答案的评估摘要,并根据第 1 章中的证据等级体系对文章进行排序。

4.将证据中的发现、你的临床经验、Robert 的目标和偏好整合到 Robert 的治疗性训练计划中。考虑哪种防护衬垫技术可能适合 Robert。

5.评估 EBP 过程和你在案例中的经验。在评价中考虑以下这些问题:

是否回答了临床问题?

检索是否产生了高质量的证据?

是否对证据进行了适当的评估?

是否将证据、你的临床经验、Robert 的预期整合起来,以做出临床决定?

干预是否为 Robert 带来了成功的临床结果?

EBP 的经验对 Julie 和 Robert 来说是积极的吗?

结语

- 大腿、髋部和骨盆的急性和慢性损伤及病症可能是由单一或重复的直接作用力、结构异常、重复性的压力和张力及肌肉的快速拉伸、收缩或无力造成的。

- 大腿环绕和"髋关节指针"贴扎技术可为大腿、髋部和骨盆提供支撑,并固定防护衬垫。

- 加压包扎技术提供压力以控制损伤后轻度、中度和重度肿胀。

- 股四头肌拉伤包扎技术可用于提供压力和支撑,并固定防护衬垫。

- 腘绳肌、内收肌和髋关节屈肌拉伤包扎技术可以提供压力和支撑。

- "髋关节指针"包扎技术可将防护衬垫固定在髂嵴上。

- 氯丁橡胶套筒和短裤以及大腿、髋部和骨盆组合支具用于提供压力和支撑。

- 软性、半刚性和刚性矫形器提供支撑、吸收冲击以及纠正结构异常。

- 各种高密度的开孔、闭孔、EVA 泡沫、塑料和热塑性材料,在预防和治疗损伤及病症时,可以吸收冲击,提供保护。

- NCAA 和 NFHS 要求在橄榄球和女子曲棍球比赛中使用大腿、髋部和骨盆的强制性防护装备。

相关链接

http://www.about.com/health/

- 该网站可以搜索各种大腿、髋部和骨盆的损伤及病症的信息。

运动损伤诊所网

http://www.sportsinjuryclinic.net

- 该网站有一个损伤索引,可以搜索各种大腿、髋部、骨盆损伤和病症的治疗及康复信息。

美国运动医学骨科协会

http://www.sportsmed.org/

- 该网站提供《美国运动医学杂志》、在线图书馆、播客和其他教育资料。

参考文献

1. Cetin, C, Sekir, U, Yildiz, Y, Aydin, T, Ors, F, and Kalyon, TA: Chronic groin pain in an amateur soccer player. Br J Sports Med 38:223–224, 2004.
2. McCulloch, PC, and Bush-Joseph, CA: Massive heterotopic ossification complicating iliopsoas tendon lengthening: A case report. Am J Sports Med 34: 2022–2025, 2006.
3. Michelsson, JE, Granroth, G, and Andersson, LC: Myositis ossificans following forcible manipulation of the leg: A rabbit model for the study of heterotopic bone formation. J Bone Joint Surg Am 62:811–815, 1980.
4. Michelsson, JE, and Rauschning, W: Pathogenesis of experimental heterotopic bone formation following temporary forcible exercising of immobilized limbs. Clin Orthop Relat Res 176:265–272, 1983.
5. Brooks, JHM, Fuller, CW, Kemp, SPT, and Reddin, DB: Incidence, risk, and prevention of hamstring muscle injuries in professional rugby union. Am J Sports Med 34:1297–1306, 2006.
6. Ekstrand, J, Hägglund, M, and Waldén, M: Epidemiology of muscle injuries in professional football (soccer). Am J Sports Med 39:1226–1232, 2011.
7. Anderson, K, Strickland, SM, and Warren, R: Hip and groin injuries in athletes. Am J Sports Med 29:521–533, 2001.
8. Starkey, C, and Brown, SD: Examination of Orthopedic and Athletic Injuries, ed 4. F.A. Davis, Philadelphia, 2015.
9. Paajanen, H, Hermunen, H, and Karonen, J: Pubic magnetic resonance imaging findings in surgically and conservatively treated athletes with osteitis pubis compared to asymptomatic athletes during heavy training. Am J Sports Med 36:117–121, 2008.
10. Radic, R, and Annear, P: Use of pubic symphysis curettage for treatment-resistant osteitis pubis in athletes. Am J Sports Med 36:122–128, 2008.
11. Tibor, LM, and Sekiya, JK: Differential diagnosis of pain around the hip joint. Arthroscopy 24:1407–1421, 2008.
12. Williams, JG: Limitation of hip joint movement as a factor in traumatic osteitis pubis. Br J Sports Med 12:129–133, 1978.
13. Morris, AF: Sports Medicine: Prevention of Athletic Injuries. Wm. C. Brown Publishers, Dubuque, IA, 1984.
14. Miller, AA, Knight, KL, Feland, JB, and Draper, DO: Neoprene thigh sleeves and muscle cooling after exercise. J Athl Train 40:264–270, 2005.
15. Sommer, B, Berschin, G, and Sommer, HM: Microcirculation under an elastic bandage during rest and exercise—Preliminary experience with the laser-Doppler spectrophotometry system O2C. J Sports Sci Med 12:414–421, 2013.
16. Berhardt, T, and Anderson, GS: Influence of moderate prophylactic compression on sport performance. J Strength Cond Res 19:292–297, 2005.
17. Cameron, ML, Adams, RD, and Maher, CG: The effect of neoprene shorts on leg proprioception in Australian football players. J Sci Med Sport 11:345–352, 2008.
18. Kraemer, WJ, Bush, JA, Bauer, JA, Triplett-McBride, NT, Paxton, NJ, Clemson, A, Koziris, LP, Mangino, LC, Fry, AC, and Newton, RU: Influence of compression garments on vertical jump performance in NCAA division I volleyball players. J Strength Cond Res 10:180–183, 1996.
19. Doan, BK, Kwon, YH, Newton, RU, Shim, J, Popper, EM, Rodgers, RA, Bolt, LR, Robertson, M, and Kraemer, WJ: Evaluation of a lower-body compression garment. J Sports Sci 21:601–610, 2003.
20. Ekstrand, J, and Gillquist, J: Soccer injuries and their mechanisms: A prospective study. Med Sci Sports Exerc 15:267–270, 1983.
21. Jackson, DW, and Feagin, JA: Quadriceps contusions in young athletes. J Bone Joint Surg Am 55:95–105, 1973.
22. Kaeding, CC, Sanko, WA, and Fischer, RA: Myositis ossificans: Minimizing downtime. Phys Sportsmed 23:77–82, 1995.
23. National Collegiate Athletic Association: 2014–15 Sports Medicine Handbook, 25th ed. NCAA, Indianapolis, 2014. http://www.ncaapublications.com/productdownloads/MD15.pdf.
24. National Federation of State High School Associations: 2015 Football Rules Book. National Federation of State High School Associations, Indianapolis, 2015.
25. United States Lacrosse: 2015 Women's Rule Book: http://www.uslacrosse.org/portals/1/documents/pdf/participants/players/womens-rulebook.pdf.

第 3 部分

上身、胸部、腹部和脊柱损伤

图标	
注意事项	
贴布可从左侧或右侧定向粘贴	
循证实践	
证据总结	

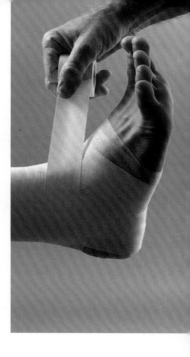

第 **8** 章

肩部和上臂

学习目标

1.讨论肩部和上臂常见的损伤和病症。

2.在对损伤进行预防、治疗和康复时,应用肩部和上臂的贴扎、绷带、支具和防护衬垫技术。

3.在临床案例中解释并演示肩部和上臂的贴扎、包扎、支具和防护衬垫技术的循证实践。

损伤和病症

肩部和上臂的急、慢性损伤和病症可能会导致直接或间接的暴力、过度的活动范围和重复性应力。肩部的结构允许相当大的活动范围,周围的肌肉组织给肩部提供稳定性。骨、韧带、肌腱结构提供的有效活动范围和缺乏稳定性,使关节处于受伤的风险中。当一名跑步者跌倒在地时,若其肩峰部位或手掌撑地,可能会导致挫伤、扭伤、脱位/半脱位或骨折。在投掷运动中所发生的负重性高空运动可导致拉伤、过劳损伤和病症。肩部和上臂的常见损伤包括如下。

- 挫伤。
- 扭伤。
- 脱位/半脱位。
- 骨折。
- 拉伤。

- 断裂。
- 过劳损伤。

挫伤

肩部和上臂的挫伤是由应力引起的,在运动活动中很常见。摔倒时肩峰部位受到直接作用力,可引起锁骨远端(肩峰)挫伤(图 8-1)。上臂肌肉受到急性或一系列复合的直接作用力可导致肿胀、疼痛和活动度的丧失。常见的是,上臂前外侧受累,影响三角肌、肱肌、肱二头肌、肱三头肌和肱骨(图 8-2 和图 8-3)。例如,当一名橄榄球运动员将练习球衣的袖子剪掉,其跑步时肩垫杯会移动,若该部位受到直接打击时,就可能发生上臂近端挫伤。反复受力可导致肌肉异位骨化或肱骨骨疣的发生。

扭伤

肩部扭伤是由应力和剪切力、活动范围过大和过度使用引起的。强力外展、过度外旋和伸展,或直接用力使肱骨向后方移动,均可导致盂肱(GH)关节扭伤(图 8-4)。例如,一名橄榄球运动员用右臂抢断跑位,造成手臂剧烈外展、外旋和过度伸展,就可能造成扭伤。胸锁(SC)关节扭伤是由间接作用于锁骨的力引起的,这可能是发生在手掌撑地、肩部侧面的直接压迫或牵引和扭转力。肩锁(AC)关节扭伤是由肩锁关节脱位造成的。这种机制可能发生在手掌撑地、屈肘或肩峰着地;直接作用于肩峰的力;或负重性

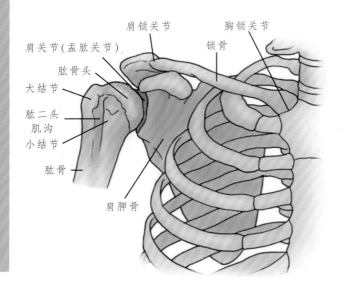

图 8-1 肩部骨骼与关节的前视图。

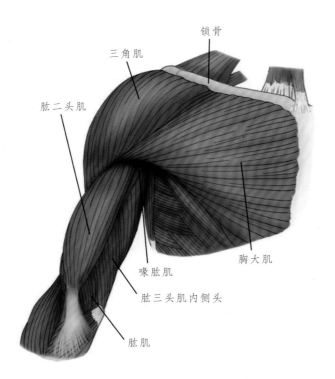

图 8-2 肩前部和上臂的浅表肌肉。

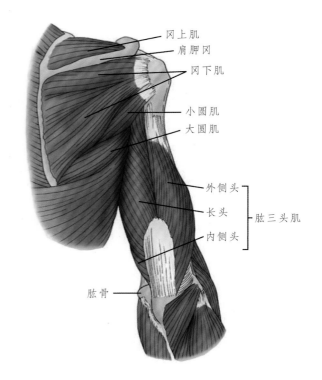

图 8-3 肩后部和上臂的深部肌肉。

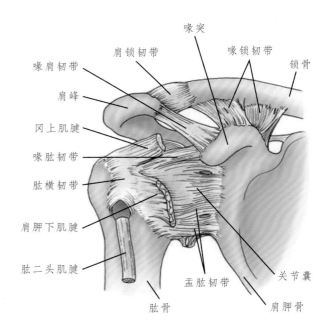

图 8-4 盂肱关节和肩关节的前视图。

高空运动(图 8-5)。肩锁关节扭伤在碰撞和接触性运动中很常见,是由被抓抱或在运动场上摔倒造成的。

脱位/半脱位

　　盂肱关节脱位和半脱位在运动和工作中很常见,这是因为盂肱关节处的活动范围很大,韧带支持很小。急性和慢性损伤机制都与这些因素有关。由过度的外展、外旋和肱骨的延伸引起的前部脱位和半脱位是盂肱关节脱位(图 8-6)的主要原因[1]。这种损伤机制与盂肱关节扭伤机制相同。肩部后侧或外侧直接受力也可导致前脱位和(或)半脱位。

　　肩关节前部直接受力、肱骨过度外展和内旋、跌

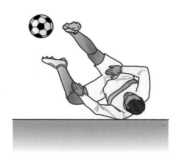

图 8-5　肩锁(AC)关节扭伤。肩峰着地。

倒时手臂在内旋位手掌撑地，都可能导致后脱位和(或)半脱位。例如，右利手棒球外野手向左侧追逐一个飞球，并且在接近警告跑道时，用反手接球，然后与墙壁相撞，导致盂肱关节的纵向前力和右肱骨的过度内旋，可能会发生后脱位和(或)半脱位。下脱位和半脱位少见。

　　急性脱位和(或)半脱位后，可出现盂肱关节的前、后、下和多向不稳定。由于前脱位和(或)半脱位的发生率较高，前部不稳定较为常见。不稳定也可能是盂肱关节长期重复受力的结果。棒球和垒球中的投掷、网球中的发球和游泳等头上活动产生的重复性发力可导致不稳定。盂肱关节急性前脱位或慢性

前部不稳定可导致前唇的 Bankart 病变、肱骨头后部的 Hill-Sachs 病变、前后上唇的上唇前部(SLAP)病变。后部不稳定最常与重复性微创伤有关，可引起肱骨头前部的反向 Hill-Sachs 病变[2]。下位和上位不稳定很少见，且受肩部骨性结构的限制。急性和慢性脱位和半脱位也可以导致多向不稳定，即盂肱关节多个运动平面的不稳定。

骨折

　　锁骨、肩胛骨和肱骨均可发生骨折。伸出的手臂或肩峰部位着地可引起锁骨骨折，直接的受力也可引起锁骨骨折。最常见的骨折部位发生在锁骨靠中间的 1/3 处[3]。例如，骑自行车的人从自行车上摔下，手掌撑地，就会造成锁骨骨折。肩胛骨骨折是由直接的作用力、跌倒时手掌撑地、剧烈的肌肉收缩、肩部脱位和半脱位造成的。直接受力、跌倒时手掌撑地或上臂着地以及肩关节脱位也可导致肱骨骨折。

拉伤

　　肩部拉伤通常会影响肩袖肌群：小圆肌、冈下肌、冈上肌和肩胛下肌(见图 8-3 和图 8-7)。反复性微创伤和超负荷运动、肩关节撞击综合征(伴有机械性

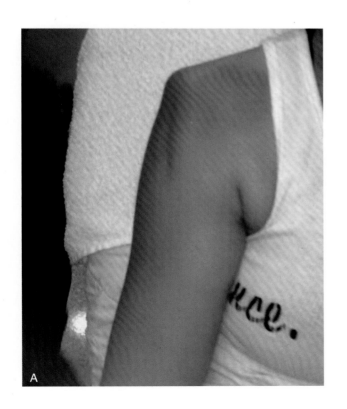

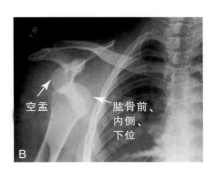

图 8-6　(A)盂肱关节前脱位的照片。(B)盂肱关节脱位。头部位于盂窝内正常关节的前方/下方和内侧。(A. Courtesy of Starkey, C, and Brown, SD. Examination of Orthopedic & Athletic Injuries. 4th ed. Philadelphia, PA: F.A. Davis Company: 2015. B. Courtesy of McKinnis, LN and Mulligan, M. Musculoskeletal Imaging Handbook. Philadelphia, PA: F.A. Davis Company: 2014.)

空盂

肱骨前、内侧、下位

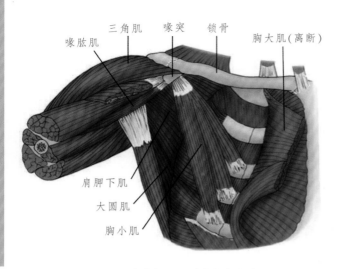

图8-7　肩前部和上臂的深部肌肉。

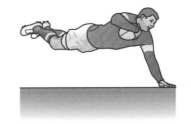

图8-8　肩袖拉伤。跌倒时手掌撑地。

压迫和慢性炎症)、盂肱关节不稳定、手掌撑地摔倒等都可能造成损伤[4](图8-8)。例如,青年联盟棒球投手由于重复投掷而没有适当的恢复期,可能会发生拉伤。

断裂

肱二头肌的断裂是由肱二头肌抗阻力强烈收缩引起的。位于肱二头肌沟附近的肌腱近端部分最常受伤。例如,当体操运动员在吊环上做屈肘动作时,左手失去抓握,并在下落时试图重新抓环,导致左肱二头肌猛烈偏心收缩,就可能导致其断裂。

过劳损伤

过劳损伤来自重复性的应力、肩袖病理和撞击。肩袖损伤或肱二头肌腱炎可能是由重复性的超负荷和应力、肩袖的肌肉不平衡和无力以及肩关节撞击综合征造成的。

贴扎技术

有几种贴扎技术可以用来预防和治疗肩部和上臂的损伤及病症。这些技术都可以用来固定上臂和(或)肩部的通用的和定制的衬垫。衬垫技术在"防护衬垫"部分有说明。

上臂环绕　　图8-9

→ **目的**:使用上臂环绕技术提供轻度支撑并固定防护衬垫(图8-9)。在预防和治疗上臂挫伤、异位骨化和外生骨疣时,可使用通用的和定制的衬垫来吸收冲击。
→ **材料**:
- 皮肤膜或自粘性绷带,2英寸或3英寸弹性贴布,黏性贴布喷剂,绷带剪刀。
  选择:
- 1.5英寸非弹性贴布。
→ **体位**:患者坐在贴扎台或工作台上,或站立,将受影响的手臂放在体侧,肘部呈90°屈曲,肱二头肌和肱三头肌适度等长收缩。
→ **准备**:在患者上臂喷上黏性贴布喷剂。

⇒ **应用:**

第 1 步:　在上臂周围以环绕的方式贴上皮肤膜或用自粘性绷带包扎 ◀▥▥▥▶。

第 2 步:　将衬垫放在受伤部位。将 2 英寸或 3 英寸的弹性贴布直接固定在衬垫远端(图 8–9A)。

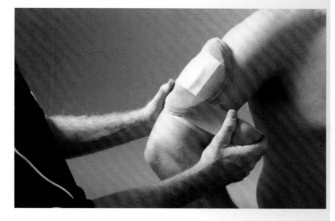

图 8–9A

第 3 步:　继续在上臂周围以环绕、远端到近端的方式,以适度的滚动张力,将贴布的宽度重叠 1/2 ◀▥▥▥▶(图 8–9B)。覆盖整个衬垫,并将贴布固定在上臂外侧,防止刺激皮肤。避免出现缝隙、褶皱和滚动张力不一致的情况。

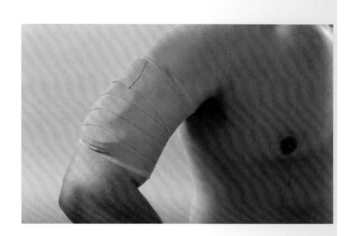

图 8–9B

第 4 步:　为了防止衬垫移位,应用远端到近端张力的远端环形弹性贴布(图 8–9C)或将近端环形贴布条贴在皮肤上。不需要用额外的固定物。

选择:　在衬垫周围松散地缠绕 1~2 个环形的 1.5 英寸非弹性贴布,作为额外的固定物 ◀▥▥▥▶。

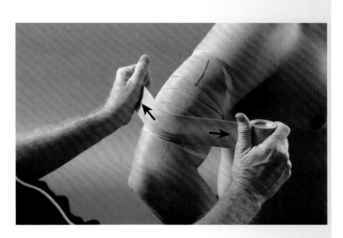

图 8–9C

肩峰/肩锁关节扭伤贴扎　图 8–10

➡ **目的:** 在预防和治疗肩峰和肩锁关节扭伤时,使用肩峰/肩锁关节扭伤贴扎技术将通用的和定制的衬垫固定在肩部,以吸收冲击(图 8–10)。

➡ **材料:**

- 2 英寸或 3 英寸重型弹性贴布,黏性贴布喷剂,绷带剪刀。

➡ **准备:** 直接在患者皮肤上应用肩峰/肩锁关节扭伤贴扎技术。

➡ **应用:**

第 1 步:　在衬垫区域和越过肩前部和肩后部 4~6 英寸区域使用黏性贴布喷剂。让喷剂干燥。

> **注意事项**
>
> 你可以用皮肤膜轻拍该区域,使黏性贴布喷剂快速干燥。当带子在轻拍过程中开始黏附皮肤时,可在该区域贴上贴布。

第 2 步:　剪下几条 2 英寸或 3 英寸的重型弹性贴布,长度可以覆盖衬垫,并在衬垫两侧延伸 4~6 英寸。将衬垫放在受伤部位。将第一条贴布固定在后肩,距离衬垫边缘 4~6 英寸,然后轻拍(图 8–10A)。固定时,不要拉伸贴布。

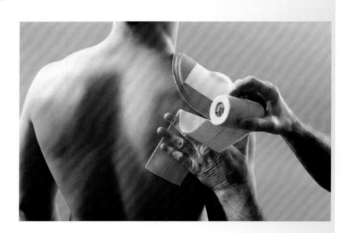

图 8–10A

第 3 步:　继续将贴布贴到衬垫的边缘。在边缘处,用一只手在肩后部握住贴布,另一只手拉伸贴布并越过衬垫(图 8–10B)。

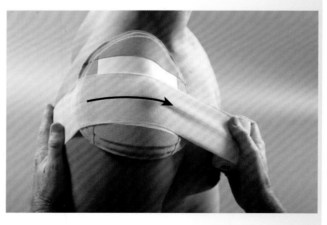

图 8–10B

第 4 步：　当贴布完全覆盖衬垫时，释放贴布的张力，将其固定在肩前部，然后拍打（图 8-10C）。不要直接拉伸置于皮肤上的贴布的固定部分，以提高贴布的黏性。将张力和伸展力施加在衬垫上的贴布部分，将衬垫固定在身体上。这种技术可以被称为释放-拉伸-释放顺序。

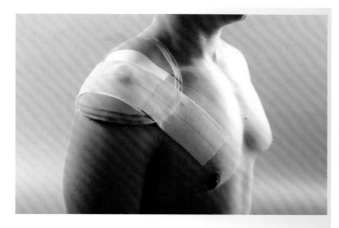

图 8-10C

第 5 步：　以相同的方式继续使用其他贴布，每条贴布的宽度重叠 1/2（图 8-10D）。贴上足够的贴布，以覆盖大部分的衬垫。

✂ **注意事项**

　　为防止黏性贴布喷剂对皮肤的损伤，在去除肩峰/肩锁关节扭伤贴扎前，先在皮肤上涂抹去除贴布的溶剂。

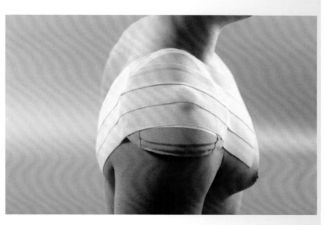

图 8-10D

绷带技术

　　肩部和上臂的绷带包扎技术提供压力、支撑和固定。使用这些技术来预防和治疗上臂挫伤，异位骨化，外生骨疣，肩峰，GH、SC 和 AC 关节扭伤，脱位和半脱位，锁骨、肩胛骨和肱骨骨折，肩袖拉伤、断裂和肌腱炎。绷带技术还可以在肩部和上臂固定防护衬垫。

▌ 上臂加压包扎　　图 8-11

➠ **目的**：上臂加压包扎技术有助于减轻挫伤和断裂后的轻度至中度肿胀（图 8-11）。

➠ **材料**：

- 2 英寸、3 英寸或 4 英寸宽、5 码长的弹性绷带，根据上臂的形状来确定，金属夹，1.5 英寸非弹性贴布，1.5 英寸或 2 英寸弹性贴布，绷带剪刀。

　选择：

- 1/4 英寸或 1/2 英寸的泡沫或毛毡垫。
- 2 英寸、3 英寸或 4 英寸宽度的自粘性绷带。

➡ **体位**：患者坐在贴扎台或工作台上，或站立，将受影响的手臂放在体侧，肘部置于无痛、屈曲的位置。

➡ **准备**：为了减少移位，可直接在患者皮肤上喷黏性贴布喷剂，或将贴布条直接贴在皮肤上（见图1-7）。

　　选择：剪下 1/4 英寸或 1/2 英寸的泡沫或毛毡垫，并将其直接置于炎症部位的皮肤上，以帮助控制肿胀。

➡ **应用**：

| 第1步： | 将上臂远端的包扎带延伸端直接固定在皮肤上，并环绕泡沫或毛毡垫 ◄▥▥▥► （图 8-11A）。 |

选择：　如果没有弹性绷带，可以使用 2 英寸、3 英寸或 4 英寸的自粘性绷带。

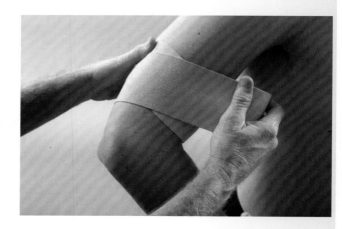

图 8-11A

| 第2步： | 继续以螺旋方式缠绕绷带，绷带宽度重叠 1/2，并沿远端到近端方向移动（图 8-11B）。在远端和炎症区域施加最大的滚动张力，并随着包扎继续向近端移动而减少滚动张力。 |

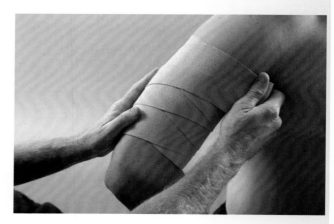

图 8-11B

| 第3步： | 在上臂近端完成包扎。用尼龙搭扣、金属夹、松散的 1.5 英寸非弹性贴布或 1.5 英寸、2 英寸弹性贴布固定 ◄▥▥▥► （图 8-11C）。将贴布末端固定在前外侧区域，以防止刺激。 |

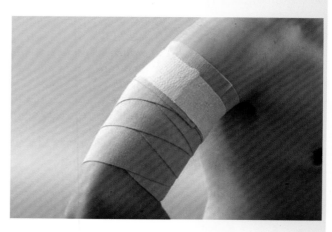

图 8-11C

前臂、肘部和上臂加压包扎 图 8-12

➡ **目的:**在治疗二、三度上臂挫伤和断裂时,使用前臂、肘部和上臂加压包扎技术控制中度至重度肿胀。此法可防止伤后肿胀的远端移位(图 8-12)。

➡ **材料:**
- 4 英寸或 6 英寸宽、10 码长的弹性绷带,金属夹,1 英寸非弹性贴布或 1 英寸、2 英寸弹性贴布,绷带剪刀。
选择:
- 1/4 英寸或 1/2 英寸泡沫或毛毡垫。

➡ **体位:**患者坐在贴扎台或工作台上,或站立,将受影响的手臂放在体侧,肘部置于无痛、屈曲的位置。

➡ **准备:**为了减少移位,可直接在患者皮肤上喷黏性贴布喷剂,或将贴布条直接贴在皮肤上。

选择:剪下 1/4 英寸或 1/2 英寸的泡沫或毛毡垫,并将其直接置于炎症部位的皮肤上,以帮助静脉血回流。

➡ **应用:**

第1步: 将手腕上的弹性绷带直接固定在皮肤上,然后将前臂加压包扎(见图 9-15)。

第2步: 在前臂近端,从肘部远端到上臂远端继续以螺旋形式包扎,绷带宽度重叠 1/2 ◀▥▥▥▶ (图 8-12A)。

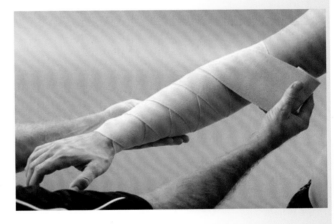

图 8-12A

第3步: 在上臂远端,用上臂加压包扎完成此操作(图 8-12B)。在远端和炎症部位施加最大的滚动张力,并在继续向近端包扎时减少滚动张力。

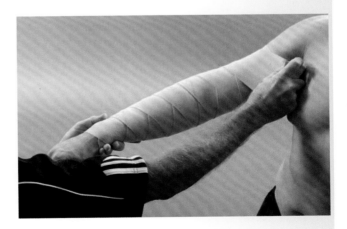

图 8-12B

(待续)

| 第 4 步： | 用尼龙搭扣、金属夹或松散的 1.5 英寸非弹性贴布或 1.5 英寸、2 英寸弹性贴布 ◀▦▦▦▶（图 8-12C）将包扎物固定在上臂近端。在上臂前侧完成包扎。 |

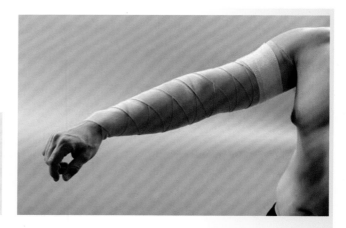

注意事项

　　长时间应用加压包扎可能对肘窝处的皮肤造成刺激，为了防止这种刺激，请在绷带下方的肘窝处放置一个薄的泡沫垫。

图 8-12C

上臂加压套筒　图 8-13

➡ **目的**：上臂加压套筒技术也可用于控制轻度、中度肿胀与挫伤和断裂（图 8-13）。本技术与上臂和前臂、肘部、上臂加压包扎技术的不同之处在于，在接受指导后，患者可以在无他人帮助的情况下穿戴和脱下套筒。

➡ **材料**：

　　● 3 英寸、3.5 英寸或 4 英寸宽度的弹性套筒，其长度根据上臂的长度来确定，绷带剪刀。

　　选择：

　　● 1/4 英寸或 1/2 英寸泡沫或毛毡垫。

➡ **体位**：患者坐在贴扎台或工作台上，或站立，将受影响的手臂放在体侧，肘部置于无痛、屈曲位置。

➡ **准备**：从卷筒上剪下一个套筒，从患者肘部延伸到上臂近端区域，或从手腕延伸到上臂近端。裁剪并使用双倍长度套筒，以提供额外的压力。

　　选择：剪下一个 1/4 英寸或 1/2 英寸的泡沫或毛毡垫，并将其置于炎症部位的皮肤上，以帮助控制肿胀。

➡ **应用**：

| 第 1 步： | 将手穿过套筒，以远端到近端的方式拉到上臂或手臂上。如果使用双倍长度套筒，则将远端套筒拉到第一层套筒上，以提供额外的一层压力（图 8-13）。不需要用固定带。弹性套筒可以清洗并重复使用。 |

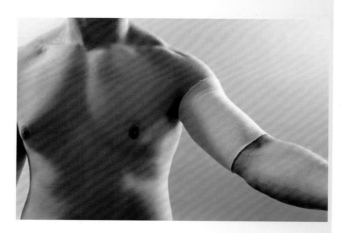

图 8-13

上臂环绕包扎 图 8-14

➡ **目的:** 在预防和治疗上臂挛缩、异位骨化和外生骨疣时,采用上臂环绕包扎技术提供压力和轻度支撑,并固定通用的和定制的衬垫以吸收冲击(图 8-14)。

➡ **材料:**
  - 3 英寸、4 英寸或 6 英寸宽,5 码长的弹性绷带,1.5 英寸或 2 英寸的弹性贴布,绷带剪刀。

  选择:
  - 3 英寸或 4 英寸宽度的自粘性绷带。
  - 1.5 英寸非弹性贴布。

➡ **体位:** 患者坐在贴扎台或工作台上,或站立,将受影响的手臂放在体侧,肘部呈90°屈曲,肱二头肌和肱三头肌适度等长收缩。

➡ **准备:** 为了减少移位,可直接在患者皮肤上喷黏性贴布喷剂,或将贴布条直接贴在皮肤上。

➡ **应用:**

| 第 1 步: | 将衬垫放在受伤部位。将包扎带直接固定在远端衬垫下方的皮肤上,并环绕固定物◀▯▯▯▶(图 8-14A)。 |

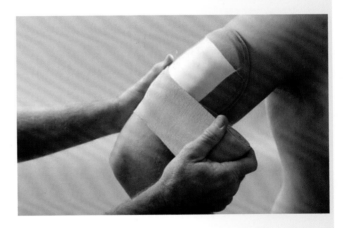

图 8-14A

| 第 2 步: | 继续以远端到近端的环形模式包扎,用适度的滚动张力,绷带宽度重叠 1/2(图 8-14B)。避免出现缝隙、褶皱和滚动张力不一致的情况。 |

| 选择: | 如果没有弹性绷带,可以使用 3 英寸或 4 英寸自粘性绷带。 |

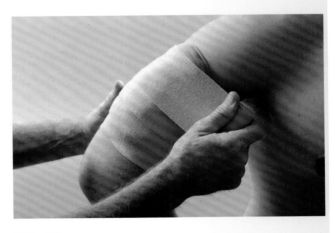

图 8-14B

(待续)

第3步： 完全覆盖衬垫，并在近端衬垫上方完成包扎。固定时，将1.5英寸或2英寸的弹性贴布置于远端衬垫上，并连续环绕2~3圈，滚动张力适中，在上臂外侧的贴布上完成包扎，以确保黏附并防止刺激 ◀▦▦▦▶（图8-14C）。为减少移位，应用远端至近端张力的弹性贴布远端环形带，并将松动端固定在环形带图案上，也可将弹性贴布的近端部分贴在皮肤上。

选择： 可以将额外的1.5英寸非弹性环形带松散地贴在上臂周围以固定衬垫 ◀▦▦▦▶。

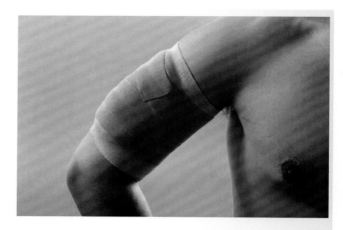

图 8-14C

肩胛骨包扎　　图 8-15

➟ **目的：** 在预防和治疗肩峰和AC关节扭伤时，肩胛骨包扎技术可提供温和的支撑以及固定通用的和定制的衬垫，吸收冲击力（图8-15）。

要点

肩胛骨包扎常用于治疗很多损伤和病症，将冰袋固定在上臂和（或）肩部。

➟ **材料：**
- 4英寸或6英寸宽、10码长的弹性绷带，2英寸或3英寸的弹性贴布，绷带剪刀。

➟ **体位：** 患者站立，将受影响手臂的手放在髋部外侧，呈放松姿势。

➟ **准备：** 将通用的或定制的衬垫置于患者受伤区域的皮肤上。

➟ **应用：**

第1步： 将绷带的延长端直接固定在上臂中外侧的皮肤上，并沿外侧到内侧方向环绕上臂进行包扎（图8-15A）。

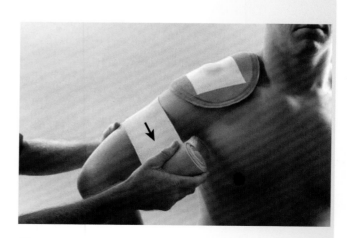

图 8-15A

第 2 步： 在上臂后方，继续向内侧方向包扎，过肩部外侧和衬垫，穿过胸部，通过未受影响的手臂腋下，然后穿过背部上方（图 8-15B）。接着，继续绕过受影响的肩外侧、腋下，环绕上臂（图 8-15C）。用适度的滚动张力进行包扎。

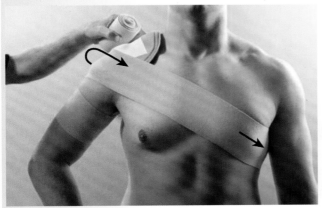

图 8-15B

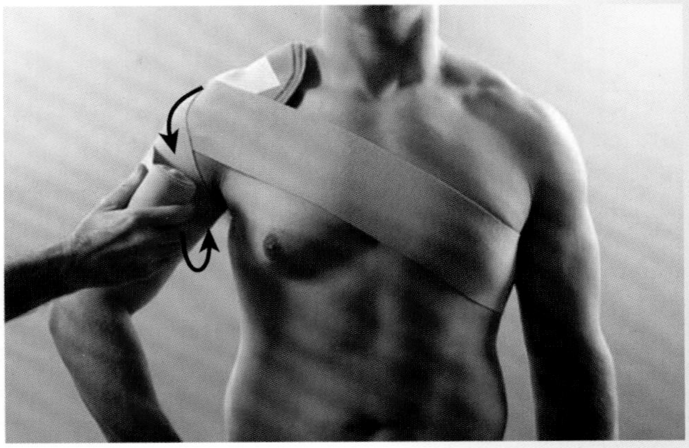

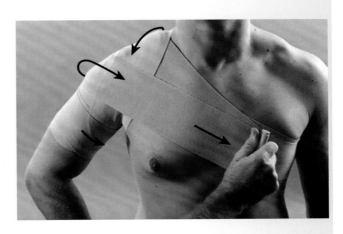

图 8-15C

第 3 步： 重复这种模式包扎 2~4 次，绷带稍微重叠以覆盖衬垫，在衬垫中间留下一小块暴露区域（图 8-15D）。观察滚动张力，以防止挤压和刺激腋窝部位。

注意事项

要确保在衬垫中间留出一块暴露的区域，将弹性贴布直接固定在衬垫上，以减少移位。

图 8-15D

第 4 步： 在受影响的肩部、背部上方或胸部完成包扎。将 2 英寸或 3 英寸的弹性贴布直接固定在衬垫的外露部分（图 8-15E），并在绷带和衬垫上用适度的滚动张力重复这种模式包扎 1~2 次（图 8-15F）。

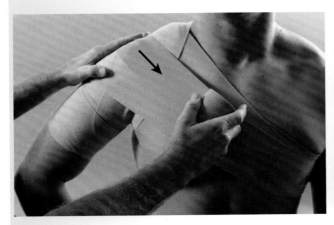

图 8-15E

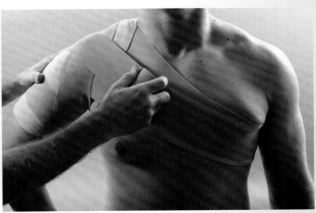

图 8-15F

（待续）

| 第 5 步： | 将贴布固定在衬垫上的环形贴布上(图 8-15G)。不需要用额外的固定物。 |

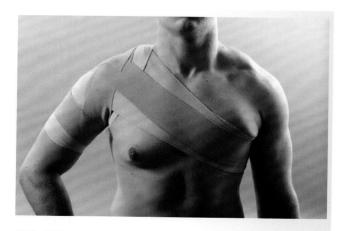

图 8-15G

批判性思维问题 1

在季前训练的第一周,长曲棍球队的一名攻击手左肩峰受伤。经过几天的治疗,该运动员带着通用的衬垫开始训练,用弹性贴布直接将衬垫固定在皮肤上。每天持续使用 2 次衬垫,黏性贴布喷剂和贴布黏合剂开始对皮肤造成刺激。

➡ 问题:在这种情况下,你可以使用什么技术?

4S(吊衣、吊带、束带、支撑物)包扎　　图 8-16

➡ **目的**:在治疗扭伤、拉伤、脱位、半脱位、断裂和稳定骨折时,使用 4S 包扎技术提供轻度到中度的支撑和固定(图 8-16)。

➡ **材料**:
- 4 英寸或 6 英寸宽、10 码长的弹性绷带,2 英寸或 3 英寸的弹性贴布,绷带剪刀。

➡ **体位**:患者坐着或站立,将受影响的手臂以无痛的姿势放在体侧,肘部处于屈曲状态。

➡ **准备**:直接将 4S 包扎技术用在患者皮肤或衣服上。

➡ **应用**:

| 第 1 步： | 将绷带固定在上臂中部至近端,并以适度的滚动张力应用 1~2 个肩胛骨包扎模式(图 8-16A)。 |

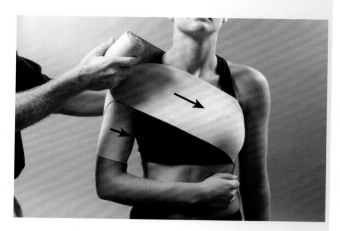

图 8-16A

第 2 步： 在受影响的上臂后侧继续经受影响的肩部进行包扎，沿上臂向下，经肘下，然后沿上臂向上，最后在肩部完成包扎(图 8-16B)。用适度的滚动张力重复此模式 1~2 次，每次包扎都在前臂上向远端移动，形成一个吊带(图 8-16C)。

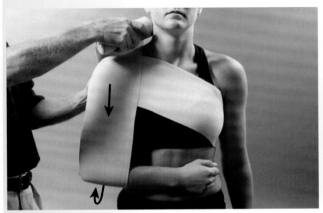

图 8-16B

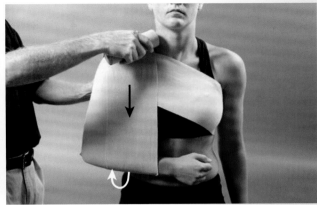

图 8-16C

第 3 步： 接下来，从受影响的肩部继续向受影响的手部、背部中下部、上臂远端进行包扎(图 8-16D)。继续沿前臂、手腕和手部进行包扎，然后再以适度的滚动张力穿过背部中下部(图 8-16E)。

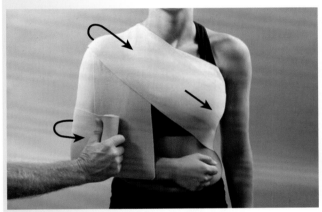

图 8-16D

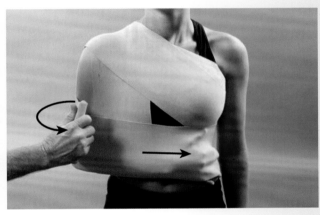

图 8-16E

第 4 步： 向近端方向重叠绷带宽度的 1/2，并重复该模式 1~2 次。在前臂上完成包扎，形成一长片(图 8-16F)。将指尖露出，以观察血液循环情况。

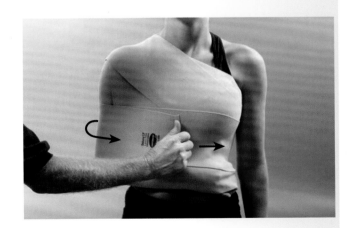

图 8-16F

（待续）

第5步: 将2英寸或3英寸的弹性贴布固定在受伤的肩部,用适度的滚动张力包扎成"人"字形吊带,直至前臂或手腕处结束(图8-16G)。不需要用额外的固定物。

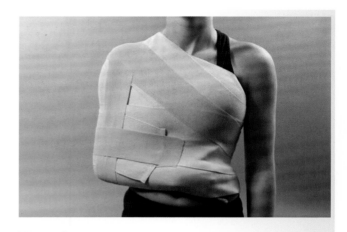

图 8-16G

"8"字形缠绕　图 8-17

➡ **目的:** 在治疗胸锁关节扭伤和锁骨骨折时,"8"字缠绕技术可以提供轻度到中度的支撑和固定(图8-17)。该技术在这些损伤的即时治疗中使用,可以固定肩胛骨。

➡ **材料:**
- 4英寸或6英寸宽、10码长的弹性绷带,2英寸或3英寸的弹性贴布,绷带剪刀。

➡ **体位:** 患者坐着或站立,双手放在髋部无痛的位置,肘部弯曲。

➡ **准备:** 直接在患者皮肤上或衣服上应用"8"字形缠绕包扎。

➡ **应用:**

第1步: 把弹性绷带的一端固定在肩胛骨处并向后推移至腋下,进行环形缠绕固定(图8-17A)。

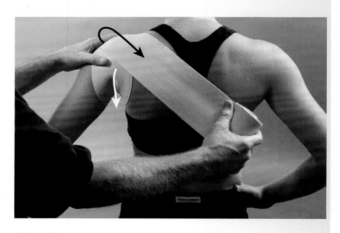

图 8-17A

第 2 步： 继续以适度的滚动张力在背部交叉缠绕，至对侧肩部腋下，然后以适度的后拉方式向上拉并横跨肩部(图 8–17B)。

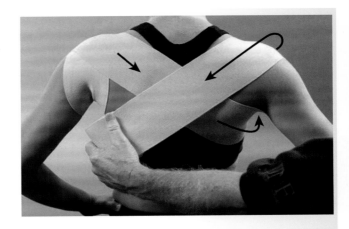

图 8–17B

第 3 步： 从患者受影响的肩部穿过上背部，至对侧肩部腋下，然后向上穿过肩部，适度后拉(图 8–17C)。

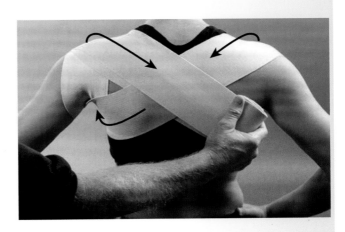

图 8–17C

第 4 步： 重复 2~4 次"8"字形缠绕，在肩部重叠缠绕绷带宽度的 1/3。包扎后应在上背部形成类似"X"字形的图案。注意滚动张力，防止将腋窝部位勒得太紧，造成不适。

第 5 步： 将 2 英寸或 3 英寸的弹性贴布固定在未受影响的肩部，并以适度的滚动张力呈"8"字形缠绕，加强固定于肩胛骨。将贴布固定在上背部"8"字图案上。不需要用额外的固定物 (图8–17D)。

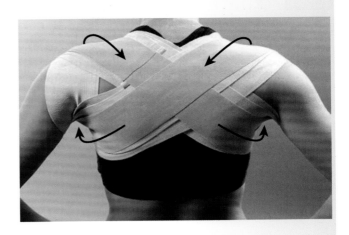

图 8–17D

情景引导

　　如果一名情况稳定的锁骨骨折患者在被送往急诊机构行进一步评估之前需要支撑和固定，则可以考虑使用"8"字形包扎固定而不用支具固定；在这种情况下，包扎可以在较短的时间内使用，并且成本低，因为大多数机构会拆除固定技术以进行评估。

束带缠绕   图 8-18

➡ **目的**:在治疗扭伤、拉伤、脱位、半脱位、不稳定、骨折、断裂和过劳损伤等病症时,使用束带横向包扎技术,通过将手臂固定在躯干上,提供轻度到中度的支撑和固定(图 8-18)。

➡ **材料**:

- 4 英寸或 6 英寸宽、10 码长的弹性绷带,金属夹,2 英寸或 3 英寸弹性贴布,绷带剪刀。

➡ **体位**:患者坐着或站立,将受影响的手臂置于无痛位置,紧挨着身体,肘部呈屈曲状态。

➡ **准备**:将患者手、手腕、前臂和肘部置于吊带中(见图 8-19B 和图 8-19C)。在吊带上缠上一层束带。

➡ **应用**:

第1步：ㅤ将绷带的一端固定在受影响手臂的肘部(图 8-18A)。

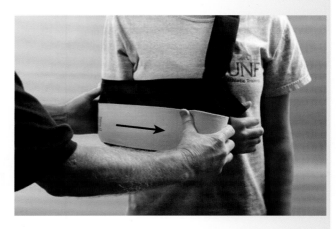

图 8-18A

第2步：ㅤ在前臂、手和手指上以外侧到内侧的方式包扎,并保持适度的滚动张力。继续绕过背部,回到肘部(图 8-18B)。

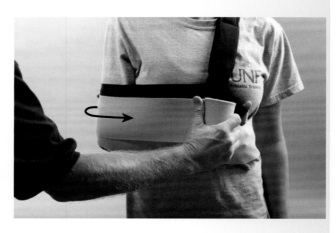

图 8-18B

| 第3步： | 将绷带向近端方向重叠其宽度的 1/3，以适度的滚动张力环绕上臂远端和躯干 2~3 次（图 8-18C）。露出指尖，监测血液循环情况。 |
| 第4步： | 用尼龙搭扣、金属夹等进行固定，用 2 英寸或 3 英寸的弹性贴布以适度的滚动张力加强固定。不需要用额外的固定物。 |

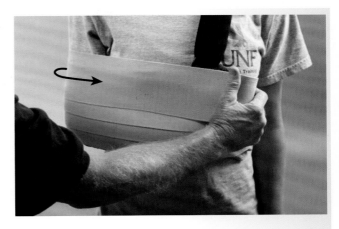

图 8-18C

支具技术

　　肩部和上臂的支具技术可提供支撑、稳定和固定，并限制活动范围。这些设计可以是通用的，也可以是定制的，用于预防和治疗挫伤、扭伤、脱位、半脱位、骨折、拉伤、断裂及过劳损伤。

吊带和固定器　　图 8-19 和图 8-20

➡ **目的**：吊带和固定器的设计是为了提供完整的支撑，并在受伤和手术后固定肩部及手臂。吊带和固定器用于治疗挫伤、扭伤、脱位、半脱位、不稳定、病变、骨折、拉伤、断裂和过劳损伤。根据受伤和（或）手术后支撑和固定的预期目的选择支具设计。

吊带

➡ **目的**：吊带为肩部、上臂、肘部、前臂、手腕和手部提供完整的支撑和固定，可以在受伤和（或）手术后的不同时间段内使用（图 8-19）。在通常情况下，吊带的价格比固定器更便宜。

> **要点**
> 考虑在吊带上使用束带包扎技术，以增加肩部和手臂的稳定性。

➡ **设计**：
- 根据前臂的长度（通常是从尺骨鹰嘴到第五掌指关节的长度），以预定的尺寸购买通用的设计。
- 吊带由棉布、弹力布、聚酯/氨纶或网状材料制成，在肘部有一个封闭端，在手指处有一个开放或封闭端。可调节的尼龙或棉质肩带通过金属或塑料环装入袋中，将吊带固定在身体上（图 8-19A）。
- 一些支具带有可调节的带子。
- 大多数支具都有带衬垫的肩带，以增加舒适度。

- 很多支具在袋的末端加入一个环或带，为手腕、手和（或）拇指提供支撑。
- 若使用正确，吊带可以固定肩部与躯干的内旋。
- 一些支具使用束带为肩部和手臂提供额外支撑。

➡ **体位**：患者坐着或站立，将受影响的手臂置于无痛位置，紧挨着身体，肘部呈屈曲状态。

➡ **准备**：将吊带直接置于患者皮肤或衣服上。每个吊带都附有使用说明。以下指南适用于大多数设计。

➡ **应用**：

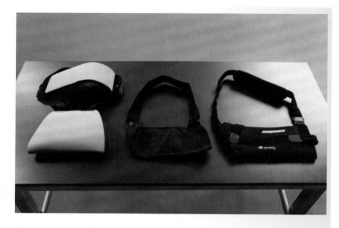

图 8–19A　吊带。（左）带有束带的吊带。（中和右）通用型吊带。

| 第 1 步： | 首先，松开前袋的束带。 |
| 第 2 步： | 将手、手腕、前臂和肘部放入袋中，将闭合的一端套在手指和手上，并继续向肘部拉动袋子。可能需要他人协助以防止受伤部位的移动（图 8–19B）。 |

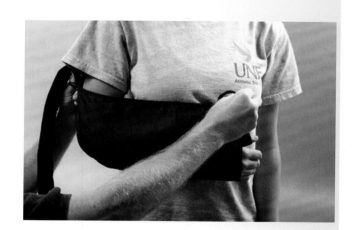

图 8–19B

| 第 3 步： | 将肘部对准袋的封闭端。 |
| 第 4 步： | 将位于肘部的带子向上拉穿过背部，穿过对侧的肩部和颈部，然后向下穿过胸部，穿过前袋上的环（图 8–19C）。在医生的指导下，调整带子的松紧度，以达到手臂的理想位置。用尼龙搭扣或带扣固定带子。使用额外的衬垫防止对肩部和（或）颈部的刺激。 |

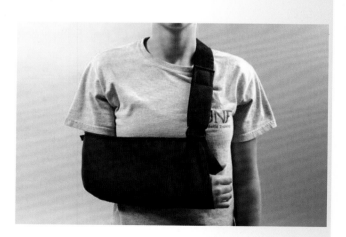

图 8–19C

注意事项

　　剪一个比织带稍宽的 1.5 英寸泡沫或毛毡垫,长度为 6~8 英寸。当吊带穿过肩部/颈部时,将衬垫放在织带下面。首先,切割衬垫。然后,用绷带剪刀在衬垫上做两个垂直的切口,使织带可以穿过(图 8-19D),也可裁切衬垫并固定在织带上。将织带穿过衬垫,置于肩部/颈部区域(图 8-19E),也可以将衬垫用自粘性绷带连接到织带上。

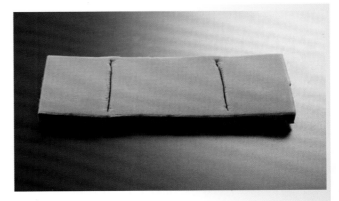

图 8-19D

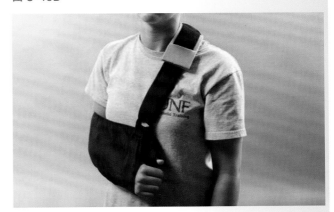

图 8-19E

固定器

➡ **目的**:固定器提供了完整的支撑,以固定肩部、上臂、肘部、前臂、手腕和手(图 8-20)。固定器用于肩关节脱位和肩部术后,这些手术需要在不同程度的活动范围中进行长时间固定。

➡ **设计**:

- 通用的贴身设计是按照与胸围测量值或前臂长度相对应的预定尺寸制造的,前臂长度从尺骨鹰嘴到第五掌指关节。
- 袋子和肩带由柔软的棉质和尼龙材料制成;大多数固定器设计都有带衬垫的肩带。
- 当使用这些固定器设计时,根据损伤和(或)手术过程使用衬垫或充气枕来固定不同程度的肩部外展(图 8-20A)。
- 一些固定器是将袋子与衬垫连接在一起的,一些设计是用带子将前臂与衬垫连接在一起的。
- 可调节的肩带与袋子、衬垫固定在一起,将固定器固定在肩部和腰部。
- 一些固定器在袋的远端有一个环或带,为手腕、手和(或)拇指提供支撑。一些固定器有一条肩带来限制肩部的后移和(或)内旋。

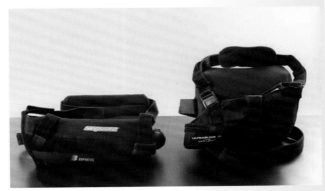

图 8-20A　固定器。

➡ **体位**：患者坐着或站立，将受影响的手臂置于无痛位置，紧挨着身体，肘部呈屈曲状态。

➡ **准备**：按照医生指导和(或)治疗性训练计划的指示，将衬垫或充气枕设置到所需的外展范围。将固定器直接置于患者皮肤或衣服上。应用固定器时，应遵循制造商的说明书，这些说明书一般在购买产品时随附其中。以下一般应用指南适用于大多数设计。

➡ **应用**：

| 第1步： | 松开束带，展开固定器，开始使用。 |

| 第2步： | 吊带和衬垫的应用取决于具体设计。将手、手腕、前臂和肘部放入吊带中。使用尼龙搭扣将肩带和衬垫固定在前袋上(图8–20B)。 |

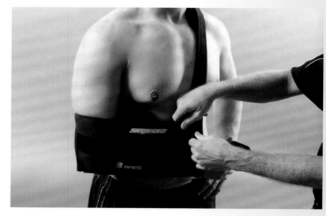

图 8–20B

| 第3步： | 将衬垫或充气枕放在受影响的肩部和手臂的腰线处。用尼龙搭扣将吊带固定在衬垫或充气枕上(图8–20C)。 |

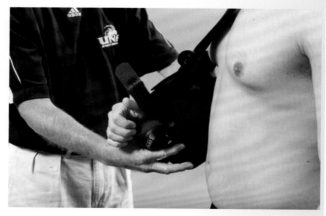

图 8–20C

| 第4步： | 在腰间系上织带(图8–20D)。 |

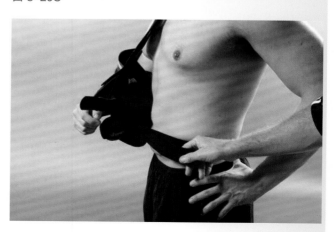

图 8–20D

| 第5步： | 接下来,将袋口的织带连接到前臂和手部(图 8-20E)。如果需要,请重新调整包扎带。 |

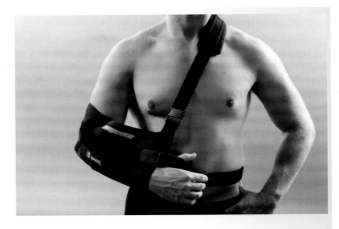

图 8-20E

 证据总结

通常在闭合性损伤术后,首次盂肱关节前脱位的非手术治疗是在综合康复计划中使用吊带或固定器固定一段时间。使用吊带或固定器支具设计分别将肩部固定在内旋或内旋伴不同程度的外展位。一些研究人员研究了肩部外旋固定,以检查其对复发性不稳定率的影响。自 2010 年以来,已经进行了 5 项循证研究综述[5-9],比较了首次盂肱

关节前脱位后肩关节内旋和外旋的效果。每项研究的结果表明,在复发性半脱位和肩关节脱位的固定方法之间的总发生率没有显著差异。然而,从两项研究[5-9]中揭示了一个趋势,即外旋固定的复发性不稳定发生率较低。需要更多研究来确定第一次盂肱关节脱位最有效的非手术固定位置,以改善患者的预后。

情景引导

如果肩袖修复手术后 2 周内需要肩部和手臂外展 15°的支撑及固定,则应使用固定器支具,而不是吊带,因为固定器的设计是为了长时间佩戴,应在特定的外展范围内固定肩部和手臂。

批判性思维问题 2

对一名患者进行右肩手术后,外科医生允许其在可以忍受的情况下进行心肺训练(有氧活动)。作为一名狂热的跑步者和网球爱好者,这位患者目前用吊带和束带固定患处。外科医生建议在术后 2 周内使用吊带和束带。其计划在午餐时间骑自行车,然后返回工作岗位,但担心在运动过程中弄脏吊带和束带。

➡ 问题：在有氧活动中,你可以用什么类型的支具对其提供支撑和固定?

通用的肩部稳定器　　图 8-21

➡ **目的**：在预防和治疗扭伤、脱位、半脱位、不稳定、拉伤和过劳损伤时,通用的肩部稳定器支具可提供中等到最大的支撑和限制活动范围(图 8-21)。这些支具通常限制肩关节外展和外旋,同时允许正常的屈曲、伸展和水平内收。有些支具设计可以根据个人伤情的具体需要,限制多个活动范围。

> **要点**
>
> 躯干背心支具可以在运动、工作和休闲活动中使用。

⇒ 设计：

- 通用的支具有两种基本设计：带臂套的躯干背心和独立臂套。
- 躯干背心支具由氯丁橡胶、帆布、皮革或聚酯材料制成，可根据胸围和臂围的尺寸进行个性化设计（图 8-21A）。
- 一些背心的设计是连接躯干和肩部，而另一些背心则使用各种织带连接上腹部和肩部。可调节的肩带或系带被用来实现适当的贴合。
- 几种支具的臂套都被纳入背心。另一些支具则使用塑料或金属环将臂套固定在背心上。
- 一些背心的设计使用氯丁橡胶带，根据具体的伤情或病症，采用不同的方式。
- 躯干背心支具可以穿在运动防护装备或衣服下面。
- 根据上臂周长测量值或个人体重，用氯丁橡胶、皮革或尼龙按预定尺寸制造的通用贴合设计的单独手臂袖带（图 8-21B）。
- 可调节的袖带连接到上臂，并通过织带、螺丝或搭扣固定在橄榄球运动员肩垫的胸板上。

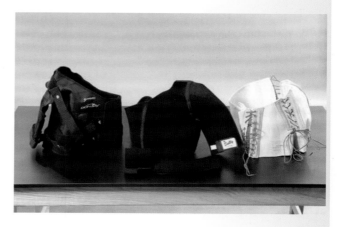

图 8-21A 躯干背心肩部稳定器。

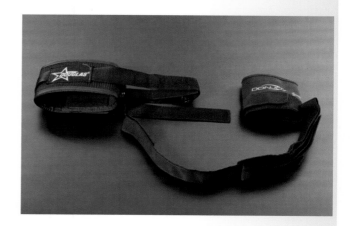

图 8-21B 单独手臂袖带肩部稳定器。

 注意事项

当通用的肩部稳定器袖带需要永久固定在胸部时，首先要联系制造商，在胸板上钻孔可能会减少所提供的保护，并使衬垫的保护失效。

⇒ 体位： 患者站立，将受影响的手臂放在体侧。

⇒ 准备： 将躯干背心直接置于患者皮肤上或套在衣服上，以减少刺激。使用单独的袖带支具时，将袖带固定在橄榄球肩垫的胸板上。将袖带设计直接置于皮肤上或套在衣服上。在使用这些设计时，请遵循制造商的说明书，这些说明书在购买支具时随附在支具包装中。以下指南适用于大多数支具。

⇒ 应用：

第1步： 松开所有的束带，开始使用躯干背心支具。

第2步： 将受影响的手臂放入袖套，并将背心固定在肩部和躯干上(图 8-21C)。

第3步： 根据医生的指示，用束带、搭扣或系带调整背心和袖带，以限制所需的活动范围，然后固定(图 8-21D)。如果使用多条束带设计，则根据具体的损伤或病症，使用适当的束带限制活动范围(图 8-21E)。

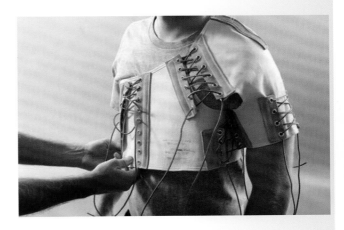

图 8-21C

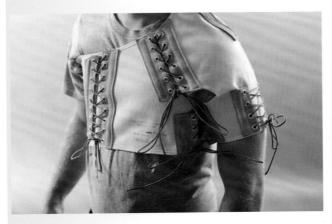

图 8-21D

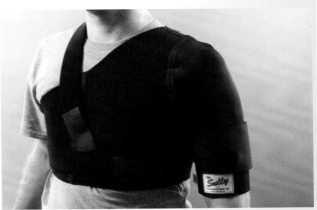

图 8-21E

第4步： 应用其他背心设计，将背心套在肩部和躯干上，然后固定(图 8-21F)。接下来，将袖带套在上臂，然后固定(图 8-21G)。

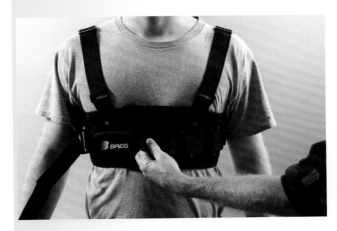

图 8-21F

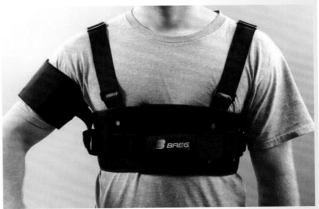

图 8-21G

(待续)

第 5 步：	使用单独袖带设计时，应使用并固定肩部衬垫。然后，在上臂近端、肱二头肌腹上方（图 8-21H）使用袖带。

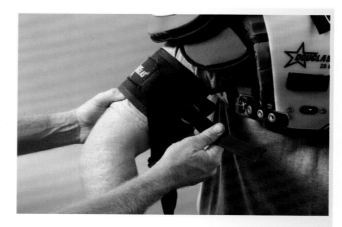

图 8-21H

第 6 步：	调整袖带和束带以限制所需的活动范围，并用尼龙搭扣或扣带固定(图 8-21I)。

 注意事项

　　每天使用袖带可能会对皮肤造成刺激和挤压。为避免这种刺激，可将 3 英寸或 4 英寸的自粘性绷带以环形方式松散地缠绕在上臂近端周围，使用足够的绷带覆盖比袖带稍大的区域。将袖带固定在绷带上。

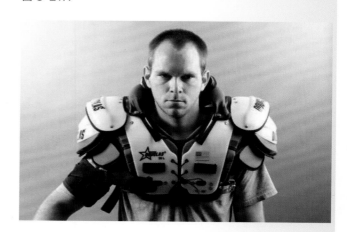

图 8-21I

情景引导

　　如果在治疗橄榄球运动员的肩关节不稳定时，需要限制活动范围，则可以考虑使用单独的袖带设计；躯干背心支具很有效，但袖带设计在炎热、潮湿的天气下穿着可能更舒适，因为袖带设计不需要穿背心。

定制的肩部稳定器

➡ **目的：**使用定制的肩部稳定器支具来预防和治疗扭伤、脱位、半脱位、拉伤及过劳损伤和病症。定制的肩部稳定器支具可以提供适度到最大的支撑，并限制活动范围。当无法使用通用的肩部稳定器支具设计时，可以使用定制的肩部稳定器支具。

证据总结

　　肩部稳定器支具是为了限制肩关节的活动范围，主要是外展和外旋，以防止进一步受伤。文献中关于检查肩部稳定器支具在限制活动范围和防止进一步损伤方面的适应证和有效性的研究有限。几位研究人员[10,11]发现，与躯干背心和单独袖带支具相比，主动前屈、外展和外旋的预设运动限制显著增加。然而，躯干背心设计并没有显著增加允许外展的运动[10]。在生理负荷期间，其他研究人员[12]证明躯干背心和袖带设计未能限制预设的外展和外旋运动。在检查主动和被动的活动范围时，一些研究人员发现，与预设限制相比，躯干背心设计允许外展和外旋运动增加[13]。在几项研究中发现[13]，单独使用躯干背心和袖带支具设计之间的活动范围限制存在差异[10-13]。最重要的是，研究人员建议[13]，当预设的运动限制被限制或设置低于受保护的最小运动量时，肩部稳定器的运动限制效果增强。

虽然有大量的研究探讨了贴扎和支具技术对下肢关节复位感觉的影响，但缺乏对上肢关节复位感觉影响的研究。很多研究者认为，肩部损伤和不稳定会对被动关节重新定位感觉产生负面影响[14-16]。就肩部而言，研究者们研究了氯丁橡胶躯干背心对主动关节重新定位感觉的影响[17]。有数据显示，在肩部不稳定的受试者中，佩戴支具能显著改善肩部完全外旋10°的主动关节重新定位感觉。肩部稳定的受试者佩戴支具后肩部外旋受到限制，但在肩部不稳定的受试者中没有发现影响。研究人员提出[17]，支具对肩部的皮肤影响增加，可能导致主动关节重新定位感觉的改善。这种刺激的增加可能增强本体感觉，减少脱位或半脱位的复发。其他研究者也证明，应用氯丁橡胶套筒、弹性绷带和支具可以增强对皮肤的刺激[18-20]。

有限的研究检验了肩部稳定器支具在预防运动员肩部不稳定复发方面的效果。几项研究调查了高中和校际运动员在赛季内创伤性肩关节前脱位或半脱位损伤后的活动恢复情况。研究人员发现[21]，45 名校际运动员中有 33 名（73%）在完成加速康复计划后，回到了橄榄球、摔跤、棒球、柔道、长曲棍球和拳击活动的部分或剩余的比赛。在研究中，20 名（61%）运动员佩戴了通用的稳定器支具，研究结果显示，带支具和未带支具的运动员的肩关节不稳定复发率没有差异。本研究中没有提到具体的支具设计。在高中和校际运动员中，有研究证明[22]，30 名运动员中的 27 名（90%）在完成康复计划后，在脱位或半脱位后，回到部分或全部冰球、橄榄球、摔跤、篮球、滑雪和体操比赛。建议非过头投掷运动员采用躯干背心支具设计，27 名运动员中的 19 名（70%）在恢复活动时佩戴了该支具。佩戴支具的运动员主观上报告稳定感有所改善，他们的恢复活动达到或接近以前的水平。在 11 名大联盟业余曲棍球运动员中，在包括休息、肌肉刺激和重量训练在内的治疗计划中使用躯干背心支具[23]，没有导致伤病复发。所有受试者都有肩关节脱位或半脱位史；治疗计划使受试者恢复活动的持续时间为 3~7 周。

各种通用的肩部稳定器支具可用于治疗肩关节损伤和病症，但它们预防损伤复发的有效性尚不清楚。现有的证据和几个因素[10,24]在选择具体的设计时由医疗保健专业人员来考虑。首先，确定损伤机制将有助于确定要限制的具体活动范围。第二，了解个人的运动或工作活动将确定参与所需的基本运动和力量，如过头运动或肩部的高应变/冲击力。第三，熟悉支具设计可以为医疗保健专业人员提供所需的信息，以选择和应用最合适的支具并满足个人的需求。还需要更多的研究来确定这些支具对主动和被动活动范围、功能表现和保护不稳定的肩关节方面的有效性，以指导选择和使用最合适的设计。

锁骨支具　　图 8-22

➡ **目的**：锁骨支具旨在为锁骨提供中等至最大的支撑和纵向牵引力（图 8-22）。在治疗胸锁关节扭伤和锁骨骨折时，使用该支具来回缩肩胛骨。

➡ **设计**：

- 根据胸围测量结果，可提供预定尺寸的通用的支具设计。
- 支具由两条泡沫和尼龙带组成，上面覆盖着"8"字形设计的弹性织物，用带扣、塑料环或尼龙搭扣连接在上背部，以便调整张力。

➠ **体位**：患者站立，双手放在髋部，肘部屈曲。

➠ **准备**：锁骨支具可直接置于患者皮肤或衣服上。

每个支具都有具体的使用说明。以下指南适用于大多数设计。

➠ **应用**：

| 第1步： | 将支具放在上背部（图8-22A）。 |

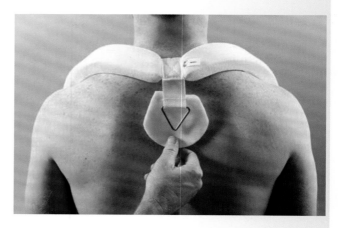

图 8-22A

| 第2步： | 将肩带穿过肩前部、腋下，通过扣、环或闭合器固定在上背部（图8-22B）。 |

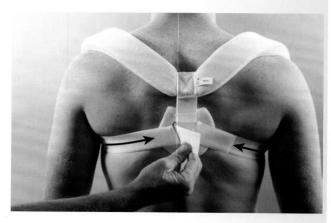

图 8-22B

| 第3步： | 在医生的指导下，将肩带调整到所需的张力，以促进肩胛骨的回缩（图8-22C）。监测肩带的张力，以防止肱动脉或神经受到压迫。 |

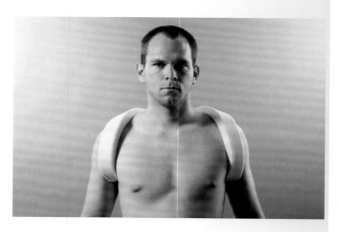

图 8-22C

证据总结

2014 年, 循证研究综述[25]调查了青少年和成人中锁骨骨折保守治疗中吊带和"8"字形绷带干预的效果。两项质量很低的随机对照试验(RCT)被纳入该综述, 并且无法对数据进行汇总。总的来说, 研究人员发现, 在两个 RCT 中, 吊带和"8"字形绷带对肩部功能和主观美化结果评分没有显著差异。该综述中的一项个体 RCT 发现, 在使用"8"字形绷带 15 天后, 视觉模拟量表的疼痛感显著增加, 但与使用吊带相比, 使用个体之间的治愈率和恢复时间没有差异。

与使用吊带相比, 使用"8"字形绷带在个人的学习、工作或体育活动中产生的不适感更多。本综述的证据不足, 突出表明需要进一步调查不同人群中不同的支具设计, 使用标准化的愈合和疼痛结果测量方法, 以确定最有效的干预措施来治疗锁骨骨折。临床医生应继续根据他们在支具设计方面的专业知识和经验及患者的偏好(如工作和体育活动需求、舒适度及依从性)来选择针对这些损伤的干预措施。

防护衬垫技术

在预防和治疗肩部和上臂损伤及病症时, 使用通用的和定制的衬垫技术来吸收冲击并提供保护。一些高中和大学校际运动项目要求对肩部和上臂进行强制性的衬垫防护。强制性衬垫技术将在第 13 章中进行讨论。

证据总结

参加碰撞和接触性运动的运动员, 在肩锁关节扭伤后应使用防护衬垫恢复活动[26,27]。将通用的

或定制的衬垫固定在肩锁关节上, 可以分散冲击力, 减少再次受伤的机会。

通用的衬垫　　图 8-23

➡ **目的**: 在预防和治疗肩锁关节扭伤、上臂挫伤、异位骨化、外生骨疣时, 采用通用的衬垫技术吸收冲击并提供保护(图 8-23)。

要点

这些通用的衬垫技术中的每一种都可以与强制性防护设备一起使用; 大多数通用的衬垫都可以单独使用。

注意事项

当为碰撞和接触性运动的运动员服务时, 购买几个通用的可以应用于肩部和上臂的衬垫。这些衬垫比定制的衬垫佩戴的时间更短, 而且可以重复使用。

⇢ 设计：

- 几种防护衬垫技术可用于单独和通用的合身设计，并按预先确定的尺寸制造。
- 很多肩锁关节衬垫设计都包括热塑性材料外壳，内衬为开孔和闭孔泡沫，在关节上有一个凸起的区域（图 8–23A）。
- 其中一些衬垫设计可以手动模压到肩部，而另一些设计则需要浸泡在水中才能成型。
- 大多数衬垫设计使用氯丁橡胶带将防护衬垫固定在肩部。
- 另一些衬垫设计是由黏弹性聚合物或凝胶材料制成，上面覆盖着棉布或尼龙，并有预定的尺寸（图 8–23B）。
- 这些衬垫的设计是为了与橄榄球肩垫结合使用。这些设计用尼龙搭扣固定在肩垫的内衬上。
- 其他衬垫设计，主要用于橄榄球运动员肩垫下方，由乙烯基涂层泡沫构成的骨架或开孔泡沫，覆盖肩部、上胸部和背部（图 8–23C）。

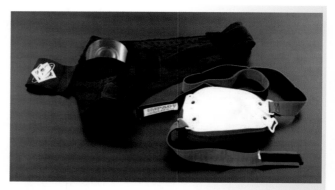

图 8–23A　肩锁关节衬垫。（左）在氯丁橡胶套筒内的衬垫。（右）有束带的衬垫。

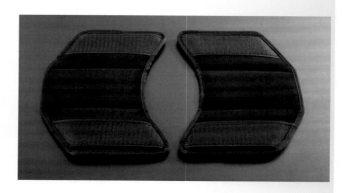

图 8–23B　黏弹性聚合物衬垫。

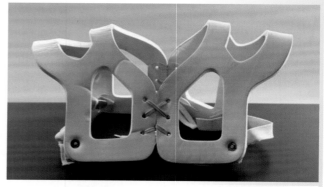

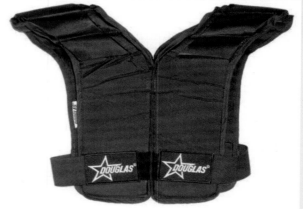

图 8–23C　（上）骨架衬垫。（下）开孔泡沫衬垫。（Courtesy of Douglas Pads & Sports, Inc., Houston, TX.）

- 骨架垫有前后系带,并用弹性包扎带固定在腋下。其采用开放式设计,用尼龙搭扣带固定在胸部周围。
- 上臂衬垫设计是用高密度塑料制造的,上面覆盖着开孔和闭孔泡沫(图 8-23D)。这些衬垫是按照上臂的轮廓设计的;一些衬垫被设计成与橄榄球运动员肩垫结合使用。
- 另一种上臂衬垫设计是由高密度的外壳、泡沫内衬和氯丁橡胶带组成。

➡ **体位**:患者站立,将受影响的手放在髋部侧方,保持放松的姿势。

➡ **准备**:将通用的衬垫直接置于患者皮肤或紧身衣上。

➡ **应用**:

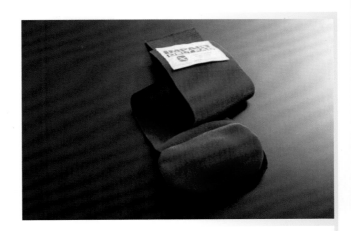

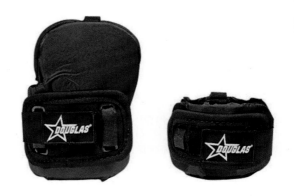

图 8-23D　上臂衬垫。(上)有束带的衬垫。(下)可以连接到橄榄球运动员肩垫上的衬垫。(Courtesy of Douglas Pads & Sports, Inc., Houston, TX.)

| 第 1 步: | 开始使用氯丁橡胶带设计,将衬垫置于受伤部位。大多数衬垫设计都是将束带缠绕在胸部和腋下(图 8-23E)。用尼龙搭扣固定束带。 |

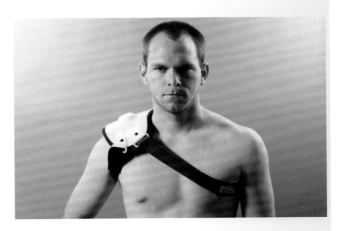

图 8-23E

(待续)

| 第 2 步： | 采用黏弹性聚合物和凝胶材料直接做成橄榄球肩垫内垫。先确定衬垫的位置，并用尼龙搭扣固定（图 8-23F）。 |

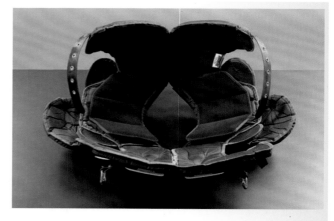

图 8-23F

| 第 3 步： | 将骨架垫放在头部上方，将手臂从开口处插入。将骨架垫拉到肩部、胸部和背部（图 8-23G）。 |

| 第 4 步： | 当使用开孔泡沫衬垫时，将衬垫放在肩部，然后包住胸部。用尼龙搭扣固定。 |

| 第 5 步： | 当使用上臂衬垫设计时，使用内置的束带将衬垫固定在橄榄球运动员肩垫杯上。用尼龙搭扣固定在上臂。 |

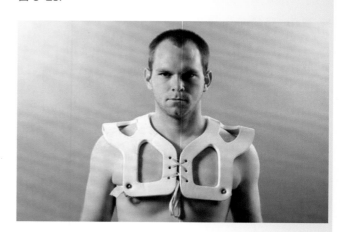

图 8-23G

| 第 6 步： | 当使用其他设计时，将衬垫置于受伤部位，将氯丁橡胶带缠绕在上臂。用尼龙搭扣固定（图 8-23H）。 |

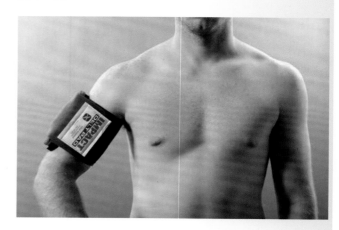

图 8-23H

批判性思维问题 3

　　高中橄榄球队的一名高级后卫的左上臂前外侧有 5 处轻度挫伤。你和队医一直在随访这名运动员；他在该部位佩戴了几种不同的衬垫进行保护。在活动中使用提供最有效保护和使用最舒适的衬垫设计。这种特殊的设计可以连接到肩垫的杯状物和上臂的束带上。

➠ 问题：你如何处理这种情况？

定制的衬垫　图 8-24

目的：在预防和治疗肩锁关节扭伤，肩峰、上臂挫伤，异位骨化和外生骨疣时，靠热塑性材料和泡沫吸收冲击并提供保护（图 8-24）。如果没有通用的衬垫设计，可使用这些衬垫。

材料：

- 纸，毛笔，热塑性材料，1/8 英寸或 1/4 英寸泡沫或毛毡垫，加热源，2 英寸或 3 英寸弹性贴布，柔软的低密度泡沫，橡胶水泥，绷带剪刀。

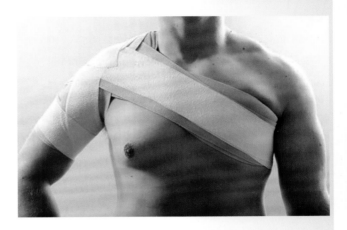

图 8-24

体位：患者站立，将受影响的手放在髋部侧面，保持放松的姿势。

准备：用纸样设计衬垫（见图 1-10），然后将热塑性材料裁剪、模制，并在患者肩部或上臂受伤部位成型。将柔软的低密度泡沫贴在材料的内表面（见图 1-11）。

应用：

第 1 步：　用肩峰/肩锁关节扭伤贴扎技术（见图 8-10A~图 8-10D）或肩胛骨包扎技术（见图 8-15A~图 8-15G 和图 8-24）将衬垫固定在肩锁关节或肩峰上。

第 2 步：　针对上臂，用上臂环绕贴扎（见图 8-9A~图 8-9C）或包扎（见图 8-14A~图 8-14C）技术来固定衬垫。

批判性思维问题 4

一名校际棒球游击手在一次比赛中被一名跑垒员击中其肩峰。你和队医完成评估并确定该运动员遭受了一级肩锁关节扭伤。当运动员能够表现出完全的、双侧的力量和活动范围及受伤前的投掷动作时，队医允许其恢复活动。队医还要求在该运动员恢复活动时使用防护衬垫，以防止进一步的损伤。

问题：在这种情况下，什么样的防护衬垫技术适合提供保护？

强制性衬垫

一些高中和大学校际运动项目需要防护装备。NCAA[28]和 NFHS[29]要求参加击剑、橄榄球、冰球和长曲棍球的运动员在所有练习和比赛中都要在肩部和(或)上臂佩戴防护衬垫。这些衬垫通常都是通用的，很多衬垫设计都是为特定的运动和姿势而设计的。第 13 章将对这些防护衬垫技术进行更深入的讨论。

循证实践

　　Tanner 是 RN 赛车队的后轮胎搬运工，在一次赛车进站时受伤。赛程中途，Tanner Compton 首次遭遇右侧盂肱(GH)关节脱位。当他把轮胎从维修站墙上抬起来时，Tanner 没有注意到空气冲击扳手的空气软管已经缠住了轮胎和他的右手腕。当后轮胎更换器迅速离开维修站墙，穿过赛车后部时，空气软管被猛烈拉扯，对 Tanner 的右肩施加外展、外旋力。Tanner 被送至赛车队的医生 Jordon Young 处进行评估。评估结果显示为急性前盂肱关节脱位。Jordon 用 4S 包扎技术固定了 Tanner 的肩部，并将他带到赛场内护理中心，由医生进行评估。

　　赛场内护理中心的骨科医生获得了 X 线片，并对其肩部进行了复位。Tanner 随赛车队回家，并被安排与外科医生进行后续评估。外科医生进行了评估，并要求再做一次 X 线和磁共振成像检查。影像学检查结果为阴性；外科医生决定对 Tanner 采取非手术康复方法，并继续固定其肩部 3 周。Tanner 使用了固定器，并在固定器中放置一个低充气枕，以延长固定时间。

　　康复计划进展顺利，没有任何延误。在伤后第 21 周，他已经准备好开始功能性活动。外科医生的随访评估显示他的右肩有轻微的前部不稳定。Jordon 设计了一个功能性训练计划，包括举起、搬运和将 75 磅重的赛车轮胎放在赛车的后轮螺母上。这些活动是在站立和跪姿下进行的，需要在盂肱关节处进行屈曲、伸展、外展、内收和内外旋。外科医生和 Jordon 认为，在这个康复阶段以及他回到赛车队全面活动时，使用支具可以减少再受伤的可能性。Jordon 对肩部稳定器支具的经验仅限于那些连接到橄榄球运动员肩垫的设计。Jordon 将探索支具技术，以找到一种能够提供支撑和限制活动范围的设计，作为维护性强化和灵活性计划的一部分，让 Tanner 能够回归到剩余的比赛赛季中。Tanner 在比赛当天所穿的制服和手套是由阻燃材料制成的，在炎热潮湿的环境中可能会引起脱水问题。Jordon 在选择支具技术时需要考虑这一点。

　　1.根据案例提出一个与临床相关的问题，为 Tanner 选择支具技术提供答案。该问题应包括人群问题、干预措施、对比干预措施(如果相关)和相关的临床结果。

　　2.设计一个搜索策略，并通过搜索找到回答临床问题的最佳证据。该策略应包括相关的搜索术语、电子数据库、在线期刊和印刷期刊，用于搜索。与你的教师、预科医生和其他医疗保健专业人员的讨论可以为专家意见提供证据。

　　3.从你的搜索或章节参考资料中选择 3~5 篇全文研究或评论。对每篇文章进行评估和评价，以确定其价值和对案例的有用性。对每篇研究提出这些问题：①研究结果是否有效？②实际结果如何？③研究结果是否与患者有临床相关性？准备一份包含问题答案的评估摘要，并根据第 1 章中的证据等级体系对文章进行排序。

　　4.将证据中的发现、你的临床经验、Tanner 的目标和偏好整合到其康复计划中。考虑哪种支具技术可能适合 Tanner。

　　5.评估 EBP 过程和你在案例中的经验。在评估中考虑以下问题。

　　临床问题的答案是什么？

　　搜索是否产生了高质量的证据？

　　是否对证据进行了适当的评估？

　　是否将证据、你的临床经验及 Tanner 的预期整合在一起，以做出临床决定？

　　干预措施是否为 Tanner 带来了成功的临床结果？

　　对 Jordon 和 Tanner 来说，EBP 经验是否为积极的？

结语

- 肩部和上臂挫伤、扭伤、脱位、半脱位、骨折、拉伤、断裂、过劳损伤和病症,可由压迫力和剪切力、活动范围过大、肌肉强力收缩和重复性压力引起。
- 上臂和肩峰/肩锁关节扭伤的环绕贴扎技术可提供支撑并固定衬垫。
- 弹性绷带和袖套及自粘性绷带可提供压力并帮助减少肿胀。
- 上臂和肩胛骨环绕包扎技术可以用来提供支撑并固定衬垫。
- 使用 4S、"8"字形和束带技术来支撑和固定肩部和上臂。
- 吊带、固定器和锁骨支具技术在受伤和手术后提供支撑和固定。
- 肩部稳定器支具技术用于支撑和限制盂肱关节的活动范围。
- 通用的和定制的衬垫技术由开孔和闭孔泡沫,以及硬质、高密度、黏弹性聚合物和凝胶材料构成,可吸收冲击并提供保护。
- NCAA 和 NFHS 要求在一些运动项目中对肩部和(或)上臂使用防护衬垫。

相关链接

美国骨科医师协会

http://www.aaos.org/

- 该网站提供了有关肩部和上臂损伤及病症的治疗和康复的信息,包括美国骨科医师协会的临床实践指南。

休斯敦诊所

http://www.hughston.com/

- 该网站允许访问休斯敦健康警报通讯,其中包含各种损伤和病症的信息。

美国骨科运动医学会

http://www.sportsmed.org/

- 该网站允许访问三维动画库、视频、概况介绍和关于肩部损伤及病症的新闻通讯。

美国国家医学图书馆

http://www.nlm.nih.gov/

- 该网站为各类人群提供肩部和上臂损伤的预防、治疗和康复信息。

参考文献

1. Owens, BD, Duffey, ML, Nelson, BJ, DeBerardino, TM, Taylor, DC, and Mountcastle, SB: The incidence and characteristics of shoulder instability at the United States military academy. Am J Sports Med 35:1168–1173, 2007.
2. Starkey, C, and Brown, SD: Examination of Orthopedic and Athletic Injuries, ed 4. F.A. Davis, Philadelphia, 2015.
3. Neer, C: Fractures of the clavicle. In Rockwood, CA Jr, and Green, DP (eds): Fractures in adults, ed 2. Lippincott Williams & Wilkins, Philadelphia, 1984.
4. Meister, K, and Andrews, JR: Classification and treatment of rotator cuff injuries in the overhead athlete. J Orthop Sports Phys Ther 18:413–421, 1993.
5. Paterson, WH, Throckmorton, TW, Koester, M, Azar, FM, and Kuhn, JE: Position and duration of immobilization after primary anterior shoulder dislocation: A systematic review and meta-analysis of the literature. J Bone Joint Surg Am 92:2924–2933, 2010.
6. Vavken, P, Sadoghi, P, Quidde, J, Lucas, R, Delaney, R, Mueller, AM, Rosso, C, and Valderrabano, V: Immobilization in internal or external rotation does not change recurrence rates after traumatic anterior shoulder dislocation. J Shoulder Elbow Surg 23:13–19, 2014.
7. Liu, A, Xue, YC, Chen, Y, Bi, F, and Yan, S: The external rotation immobilisation does not reduce recurrence rates or improve quality of life after primary anterior shoulder dislocation: A systematic review and meta-analysis. Injury 45:1842–1847, 2014.
8. Hanchard, NC, Goodchild, LM, and Kottam, L: Conservative management following closed reduction of traumatic anterior dislocation of the shoulder. Cochrane Database Syst Rev (4);CD004962, 2014.
9. Whelan, DB, Kletke, SN, Schemitsch, G, and Chahal, J: Immobilization in external rotation versus internal rotation after primary anterior shoulder dislocation: A meta-analysis of randomized controlled trials. Am J Sports Med DOI: 0.1177/0363546515585119, 2015. [Epub ahead of print]
10. DeCarlo, M, Malone, K, Gerig, B, and Hunker, M: Evaluation of shoulder instability braces. J Sport Rehabil 4:143–150, 1996.
11. McLeod, IA, Uhl, TL, Arnold, BL, and Gansneder, BM: Effectiveness of shoulder bracing in limiting active

range of motion [abstract]. J Athl Train 34(suppl):84, 1999.

12. DeSavage, M, Sitler, M, Swanik, K, Stansbury, D, and Moyer, R: Effectiveness of glenohumeral joint stability braces on restricting active shoulder range of motion during physiological loading [abstract]. J Athl Train 35(suppl):90, 2000.

13. Weise, K, Sitler, MR, Tierney, R, and Swanik, KA: Effectiveness of glenohumeral-joint stability braces in limiting active and passive shoulder range of motion in collegiate football players. J Athl Train 39:151–155, 2004.

14. Lephart, SM, Warner, JP, Borsa, PA, and Fu, FH: Proprioception of the shoulder joint in healthy, unstable, and surgically repaired shoulders. J Shoulder Elbow Surg 3:371–380, 1994.

15. Smith, RL, and Brunolli, J: Shoulder kinesthesia after anterior glenohumeral joint dislocation. Phys Ther 69:106–112, 1989.

16. Warner, JJ, Lephart, S, and Fu, FH: Role of proprioception in pathoetiology of shoulder instability. Clin Orthop 330:35–29, 1996.

17. Chu, JC, Kane, EJ, Arnold, BL, and Gansneder, BM: The effect of a neoprene shoulder stabilizer on active joint-reposition sense in subjects with stable and unstable shoulders. J Athl Train 37:141–145, 2002.

18. Khabie, V, Schwartz, MC, Rokito, AS, Gallagher, MA, Cuomo, F, and Zuckerman, JD: The effect of intraarticular anesthesia and elastic bandaging on elbow proprioception. J Shoulder Elbow Surg 7:501–504, 1998.

19. Lephart, SM, Kocher, MS, Fu, FH, Borsa, PA, and Harner, CD: Proprioception following anterior cruciate ligament reconstruction. J Sport Rehabil 1:188–196, 1992.

20. Ulkar, B, Kunduracioglu, B, Cetin, C, and Güner, RS: Effect of positioning and bracing on passive position sense of shoulder joint. Br J Sports Med 38:549–552, 2004.

21. Dickens, JF, Owens, BD, Cameron, KL, Kilcoyne, K, Allred, CD, Svoboda, SJ, Sullivan, R, Tokish, JM, Peck, KY, and Rue, JP: Return to play and recurrent instability after in-season anterior shoulder instability: A prospective multicenter study. Am J Sports Med 42:2842–2850, 2014.

22. Buss, DD, Lynch, GP, Meyer, CP, Huber, SM, and Freehill, MQ: Nonoperative management for in-season athletes with anterior shoulder instability. Am J Sports Med 32:1430–1433, 2004.

23. Sawa, TM: An alternate conservative management of shoulder dislocations and subluxations. J Athl Train 4:366–369, 1992.

24. Reuss, BL, Harding, WG, and Nowicki, KD: Managing anterior shoulder instability with bracing: An expanded update. Orthopedics 27:614–618, 2004.

25. Lenza, M, Belloti, JC, Andriolo, RB, and Faloppa, F: Conservative interventions for treating middle third clavicle fractures in adolescents and adults. Cochrane Database Syst Rev (5);CD007121, 2014.

26. Johnson, RJ: Acromioclavicular joint injuries: Identifying and treating "separated shoulder" and other conditions. Physician Sportsmed 29:31–35, 2001.

27. LaPrade, RF, Wijdicks, CA, and Griffith, CJ: Division I intercollegiate ice hockey team coverage. Br J Sports Med 43:1000–1005, 2009.

28. National Collegiate Athletic Association: 2014–15 Sports Medicine Handbook, 25th ed. NCAA, Indianapolis, 2014. http://www.ncaapublications.com/productdownloads/MD15.pdf.

29. National Federation of State High School Associations: 2014-15 Ice Hockey Rules Book. National Federation of State High School Associations, Indianapolis, 2014.

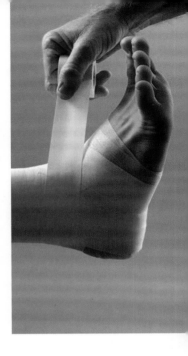

第 **9** 章

肘部和前臂

学习目标

1.讨论肘部和前臂的常见损伤和病症。

2.在对损伤进行预防、治疗和康复时,应用肘部和前臂的贴布、绷带、支具和衬垫技术。

3.解释并演示在临床案例中实施肘部、前臂的贴扎、包扎、支具和衬垫技术的循证实践。

损伤和病症

直接的作用力、过度的活动范围、重复和超负荷的力会导致肘部和前臂的急慢性损伤和病症。挫伤、骨折和滑囊炎可由直接击倒或摔倒引起。外翻、内翻和(或)内外旋可在很多运动和工作活动中发生,并导致扭伤、脱位或骨折。肌肉组织的超负荷和重复收缩可导致拉伤、断裂、过劳损伤和病症。肘部和前臂的常见损伤包括以下几种。

- 挫伤。
- 扭伤。
- 拉伤。
- 断裂。
- 脱位。
- 骨折。
- 滑囊炎。
- 过劳损伤。

- 擦伤。

挫伤

肘部和前臂的挫伤由直接的作用力引起,通常发生在骨性突出部位。鹰嘴处由于暴露在外面,缺乏软组织的保护,所以经常受累(图9-1)。在碰撞和接触性运动中,直接打击可导致前臂挫伤。前臂的尺侧因其位置,容易因与对手和器材接触而受伤。例如,橄榄球后卫接传球,右臂持球跑到下场,被擒抱,右肘和前臂受到防守后卫头盔的撞击,就可能发生右肘和(或)前臂尺侧挫伤。

扭伤

肘部扭伤由急性和慢性作用力引起。急性的外翻、内翻、旋转力或手臂外展时摔倒导致肘部过度伸展,可导致尺侧、桡侧或环状韧带的损伤(图9-1和图9-2)。例如,在向后倒地的过程中,如果手臂伸展以减轻冲击力,则肘部可能发生过度伸展。更常见的是,尺侧韧带的扭伤由重复性的外翻力引起,这种外翻力发生在过头投掷动作中[1]。例如,一名棒球、垒球或网球运动员如果有肘部内侧疼痛的病史,表明可能是过劳损伤,那么在投掷动作的晚期和早期加速阶段,当肘部内侧的外翻力非常大时,就可能会受伤(图9-3)。手臂与躯干的位置保护肘部不受变位力的影响;桡侧副韧带的损伤并不常见。

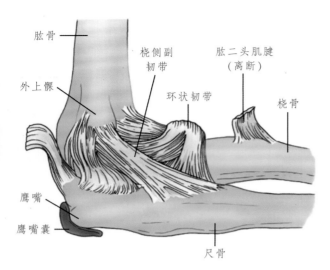

图 9-1 肘关节外侧韧带。

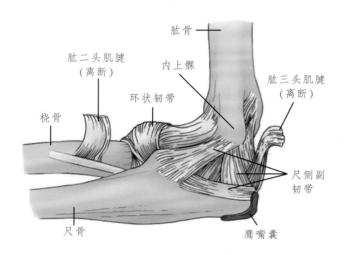

图 9-2 肘关节内侧韧带。

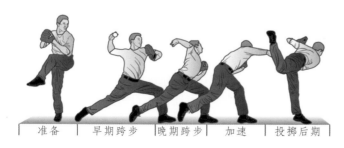

图 9-3 投掷运动的各个阶段。

拉伤

肘部和前臂的拉伤由运动和工作活动中的各种机制引起。肱骨、肱二头肌和肱桡肌拉伤可由反复的微创伤和超负荷、伸臂摔倒或剧烈的向心或离心收

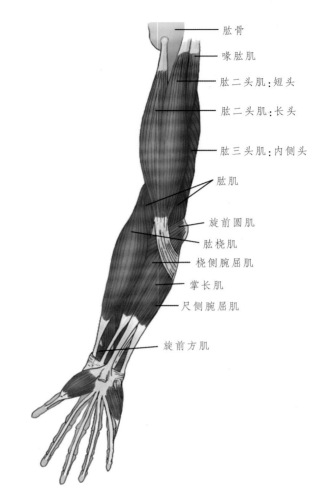

图 9-4 上臂前部、肘部和前臂的浅表肌肉。

缩引起(图 9-4)。当一名建筑工人试图用手肘屈曲的姿势接住从高处抛下的一大盒钉子时,可能会导致肱肌或肱桡肌拉伤,这可能会引起剧烈的离心收缩。肱三头肌也可能因剧烈的向心或离心收缩而导致拉伤(图 9-5)。

断裂

强烈的离心收缩对抗阻力可以造成肱二头肌的断裂。肌腱的近端部分通常会受到伤害。

脱位

肘部过伸时跌倒以及外翻和旋转的力量,都会导致肘关节脱位。脱位时,尺骨和(或)桡骨可以向前方、后方或侧方移位(图 9-6)。脱位常伴有骨折、韧带和肌肉损伤。例如,当撑竿跳运动员错过了撑竿的位置,被抛向落地坑的一侧,并落在其伸出的右臂

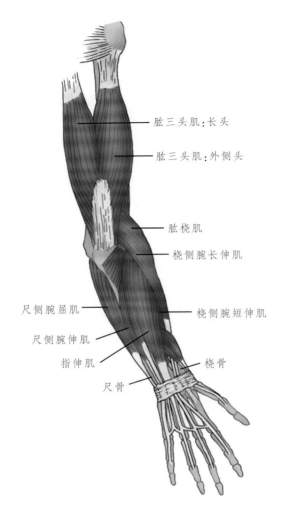

图 9-5 上臂后部、肘部和前臂的浅表肌肉。

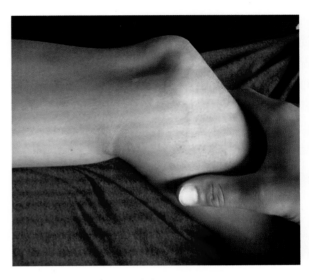

图 9-6A 检查肘关节后脱位。(Courtesy of Starkey, C. and Brown, SD. Examination of Orthopedic & Athletic Injuries. 4th ed. Philadelphia, PA: F.A. Davis Company: 2015.)

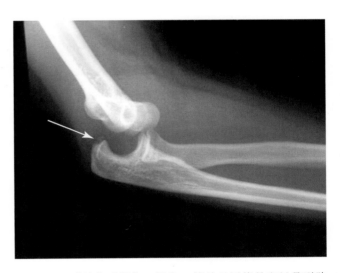

图 9-6B 肘关节后脱位。侧位 X 线片显示桡骨和尺骨到肱骨轴的后方移位(箭头所示)。(Courtesy of McKinnis, LN. Fundamentals of Musculoskeletal Imaging, 4th ed. Philadelphia, PA: F.A. Davis Company: 2014.)

上,造成过度伸展和旋转应力,就可能发生脱位。

骨折

肘部和前臂的骨折可能涉及桡骨、尺骨和鹰嘴。伸直的手臂或弯曲的肘部着地、直接受力、外翻、内翻或牵拉都可能导致骨折。

滑膜炎

急性或慢性创伤会使肘关节滑囊发炎。屈肘摔倒或直接受力于肘部可引起急性滑囊炎。反复的压迫、摩擦或感染可导致慢性滑囊炎。滑囊炎可由活动引起,如摔倒时没有适当的垫子,写字或阅读时靠在桌面上。

过劳损伤

过度负荷和重复性的应力以及不正确使用机械设备会导致肘部和前臂过劳损伤。外上髁炎(网球肘)可由腕伸肌的重复性、离心性超负荷、不正确的机械应力和不合适的设备引起。桡侧腕短伸肌最常受累。例如,当一名壁球运动员在没有充分休息的情况下,为提高其反手能力连续数周参加日常练习,就可能发生外上髁炎(图9-7)。重复性的手腕屈曲、前臂前伸、肘部受力、训练失误和技术不当都会引起内上髁炎(高尔夫球肘)。旋前圆肌和桡侧腕屈肌起点是常见的受累部位[2]。

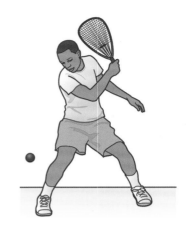

图9-7 外上髁炎。

擦伤

肘部和前臂的擦伤在运动中很常见。在接触地面或物体表面时,肘后部和前臂尺侧的摩擦力可导致擦伤。

要点

通常所称的上髁炎涉及退行性变而不是传统的炎症过程。因此,术语"上髁痛",而不是"肌腱炎"或"上髁炎",经常被用来描述上髁内侧和外侧的疼痛。

贴扎技术

在预防和治疗损伤和病症时,使用贴扎技术为肌肉和软组织提供支撑并减少压力,限制过度的活动范围,固定肘部和前臂。扭伤后,使用几种技术来减少过度的活动范围,固定肘部和前臂。可使用其他技术来治疗过劳损伤和病症,以减少收缩时腕伸肌或屈肌的张力。也可以采用将防护衬垫固定在肘部和前臂上的技术来预防和治疗挫伤。

伸展过度　图9-8和图9-9

➡ **目的**:在治疗扭伤时使用伸展过度贴扎技术,以限制肘部的伸展过度和对软组织的拉伸。应用该技术可有2种互换的方法(图9-8和图9-9),可根据个人喜好来选择。

伸展过度技术1

➡ **材料**:
  ● 皮肤膜,薄泡沫垫,2英寸或3英寸重型弹性贴布,黏性贴布喷剂,皮肤润滑剂,绷带剪刀。
  选择:
  ● 4英寸或6英寸宽、5码长的弹性绷带。

➡ **体位**:患者坐在贴扎台或工作台上,或者站立,将受影响的手臂置于体侧。确定引起疼痛的伸展范围。稳定受影响的肩部,并将前臂旋后支撑肘后侧,将一只手放在手腕上。慢慢地将肘关节伸直,直到疼痛发生。一旦确定了疼痛的活动范围,将受影响的肘部置于无痛范围,并在应用过程中保持此位置。保持上臂和前臂肌肉的适度等长收缩。

➡ **准备**:从患者上臂近端到前臂中部剃毛。将皮肤润滑剂直接涂抹在皮肤或一层皮肤膜上。将薄泡沫垫置于肘窝处,以防止刺激。也可使用皮肤润滑剂。将上臂近端到前臂中部喷上黏性贴布喷剂。

➠ **应用：**

第1步：　用两条 2 英寸或 3 英寸的重型弹性贴布固定在上臂近端和前臂中部，并施加适度的滚动张力 ◀▥▥▥▶（图 9-8A）。

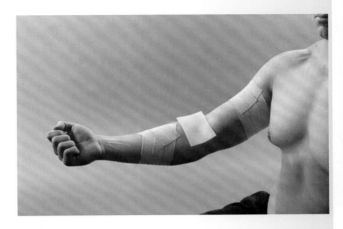

图 9-8A

第2步：　使用 2 英寸或 3 英寸的重型弹性贴布，固定在上臂近侧，继续向远端穿过肘窝，并将贴布固定在前臂中部内侧（图 9-8B）。观察肘部的无痛位置，以适度的滚动张力应用贴布。

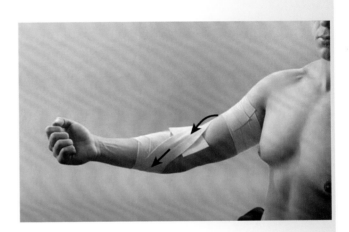

图 9-8B

第3步：　从上臂近端内侧应用另一条 2 英寸或 3 英寸的重型弹性贴布，穿过肘窝，并固定在前臂中部外侧（图 9-8C）。这些贴布应在肘窝处形成一个 "X" 形。

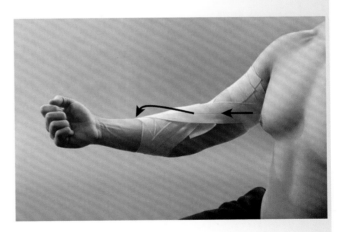

图 9-8C

（待续）

第4步： 在上臂近端前部开始应用下一条贴布，穿过肘窝，并在前臂前中部固定（图9-8D）。这些贴布的宽度重叠1/3，以提供额外的支撑。

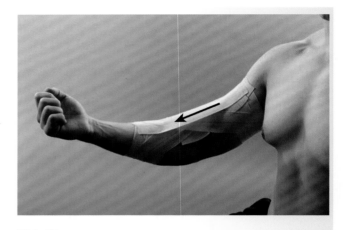

图9-8D

第5步： 在上臂近端和前臂中部，用2英寸或3英寸重型弹性贴布缠绕3~4个闭合环形，每个环形按贴布的宽度重叠1/2，并保持轻微的张力◀▥▥▥▶（图9-8E）。闭合的环形不应完全重叠或造成肘窝的压迫。无须使用非弹性贴布固定。

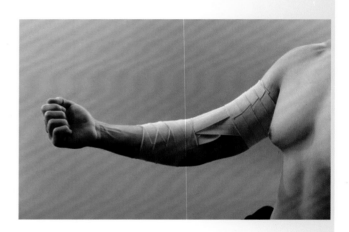

图9-8E

选择： 应用4英寸或6英寸宽、5码长的弹性绷带，以环形模式，在近端到远端方向施加适度的滚动张力，以减少绷带的移位和松动◀▥▥▥▶。用2英寸或3英寸的弹性贴布以环形模式与温和的滚动张力固定。在前臂前中部完成固定，以防止贴布的刺激◀▥▥▥▶（图9-8F）。

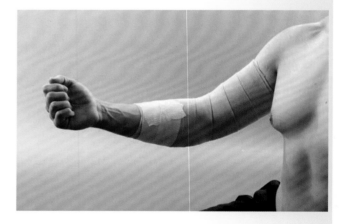

图9-8F

注意事项

肘部和（或）前臂的贴布、包扎、支具和（或）衬垫技术应用不当会压迫软组织和桡神经、正中神经和尺神经，因为这些神经在肘部表层穿过。这将影响神经的感觉分布。如果操作后手部、手指和（或）拇指出现麻木，应立即解除固定物并评估病情。

伸展过度技术 2

➡ **材料：**

- 皮肤膜,薄泡沫垫,2 英寸或 3 英寸重型弹性贴布,黏性贴布喷剂,皮肤润滑剂,绷带剪刀。

  选择：

- 4 英寸或 6 英寸宽、5 码长的弹性绷带。

➡ **体位：**患者坐在贴扎台或工作台上,或者站立,将受影响的手臂置于体侧。确定引起疼痛的伸展范围。确定疼痛的伸展范围后,将受影响的肘部置于无痛范围,并在操作过程中保持此位置。保持上臂和前臂肌肉的适度等长收缩。

➡ **准备：**从患者上臂近端到前臂中部剃毛。将皮肤润滑剂直接涂抹在皮肤或一层皮肤膜上。将薄泡沫垫置于肘窝处,防止刺激。可将上臂近端到前臂中部喷上黏性贴布喷剂。

➡ **应用：**

第 1 步： 如图 9-8A 所示进行固定。

第 2 步： 将 1 条 2 英寸或 3 英寸的重型弹性贴布固定在上臂内侧前部近端,继续穿过肘窝,并固定在前臂中部内侧前方(图 9-9A)。以适度的滚动张力应用贴布。注意观察肘部的无痛位置。

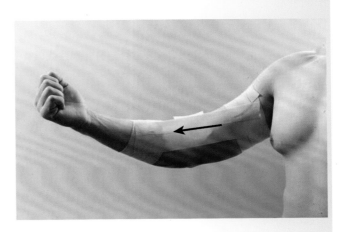

图 9-9A

第 3 步： 将下 1 条 2 英寸或 3 英寸的重型弹性贴布置于上臂前部近端,与第 1 条弹性贴布的宽度重叠 1/2,穿过肘窝,并固定在前臂前方中部(图 9-9B)。

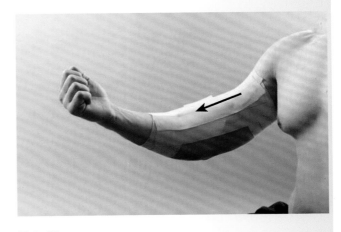

图 9-9B

(待续)

| 第4步： | 从上臂外侧前部近端应用一条贴布，与第2条贴布宽度重叠1/2，继续穿过肘窝，并固定在前臂外侧前方中部(图9-9C)。 |

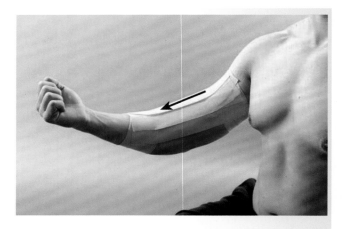

图 9-9C

| 第5步： | 用2英寸或3英寸的重型弹性贴布在上臂近端和前臂中部周围用轻度张力缠绕3~4个闭合环形◀▥▥▥▶(图9-9D)。不需要用非弹性贴布固定。注意观察肘窝是否受到压迫。 |
| 选择： | 考虑使用一条4英寸或6英寸宽、5码长的弹性绷带，在近端至远端方向呈环形排列，并使用适度的滚动张力，以防止贴布的移位和松动◀▥▥▥▶，最后在前臂前方中部完成固定◀▥▥▥▶。 |

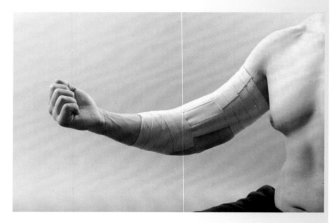

图 9-9D

批判性思维问题1

几周前，一名高中摔跤手的右肘受到伸展过度损伤。他已经完成了康复治疗，并回到训练中，对肘部采用了伸展过度贴扎技术，以防止进一步的伤害。练习45分钟后，横跨肘窝的"X"形和纵向弹性贴布带开始从边缘撕裂，降低了该技术的效果。

➡ 问题：在这种情况下，可以选择哪些技术？

| 外上髁炎贴扎 | **图 9-10 和图 9-11**

➡ **目的：** 在治疗外上髁炎时，可采用贴扎技术，以减少腕伸肌在肱骨外上髁伸肌起点的张力或拉力。这些束带可以用贴布材料制作，也可以购买通用的产品。通用的设计在支具部分进行了说明。两种可互换的方法在技术应用中进行了说明；不同的方法可适应个人的喜好和可用的用品。

外上髁炎贴扎技术 1

➠ **材料：**

- 皮肤膜或自粘性绷带，1 英寸或 2 英寸重型弹性贴布，绷带剪刀。

➠ **体位：** 患者坐在贴扎台上，或站立，将受影响的手臂置于体侧，受影响的肘部略微屈曲，前臂处于中立位置。

➠ **准备：** 直接在患者皮肤上操作，或直接运用皮肤膜或自粘性绷带。

➠ **应用：**

第 1 步： 将 1 英寸或 2 英寸的重型弹性贴布固定在距离肱骨外上髁约 3/4 英寸的外侧前臂上（图 9-10A）。以外侧到内侧的环形模式缠绕前臂，并回到固定的位置（图 9-10B）。

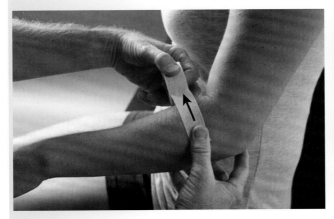

图 9-10A

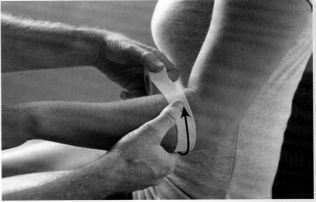

图 9-10B

第 2 步： 在不重叠的情况下，继续在前臂周围缠绕 3~4 圈，并在前臂外侧完成固定（图 9-10C）。不需要用额外的非弹性贴布固定。

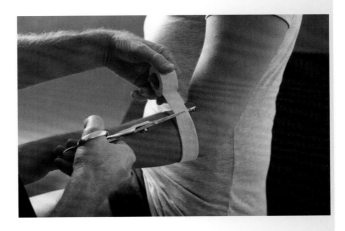

图 9-10C

 注意事项

为达到合适的张力和缓解疼痛的效果，运用弹性贴布的滚动张力因人而异。让患者进行之前的疼痛活动，检查贴布的张力。如有必要，重新调整贴布的张力。

 证据总结

　　在前臂近端准确定位贴布带和通用的支具至关重要，但文献中没有充分论述[4]。几项研究表明，可定位为肱骨外上髁远端 3/4 英寸的位置。

外上髁炎贴扎技术 2

➠ **材料：**
- 皮肤膜或自粘性绷带，1 英寸非弹性贴布。

➠ **体位：**患者坐在贴扎台上，或站立，将受影响的手臂置于体侧，受影响的肘部略微屈曲，前臂处于中立位置。

➠ **准备：**直接在患者皮肤上操作，或直接运用皮肤膜或自粘性绷带。

➠ **应用：**

第 1 步： 将 1 英寸非弹性贴布置于距离肱骨外上髁约 3/4 英寸的外侧前臂上（图 9-11），并以外侧到内侧的环形模式继续缠绕前臂，回到固定的位置。滚动张力因人而异。

第 2 步： 继续在前臂缠绕 3 圈，不要重叠，并固定在前臂外侧。不需要用额外的固定物。如有必要，重新调整贴布的张力。

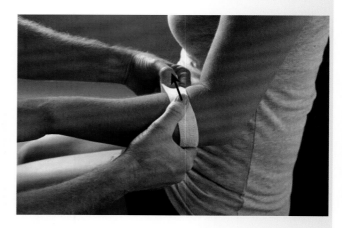

图 9-11

前臂环绕　　图 9-12

➠ **目的：**在预防和治疗前臂挫伤时，前臂环绕技术可以提供温和的支撑，并固定通用的和定制的衬垫，以吸收冲击力（图 9-12）。

➠ **材料：**
- 皮肤膜或自粘性绷带，2 英寸或 3 英寸弹性贴布，黏性贴布喷剂，绷带剪刀。

　选择：
- 1.5 英寸非弹性贴布。

➠ **体位：**患者坐在贴扎台上，或站立，将受影响的手臂置于体侧，受影响的肘部略微屈曲。保持前臂肌肉的适度等长收缩。

➠ **准备：**在患者前臂喷上黏性贴布喷剂。

➠ **应用：**

第 1 步： 在前臂周围以环形模式应用皮肤膜或自粘性绷带◀▦▦▦▶。

第 2 步： 将衬垫放在受伤部位。用 2 英寸或 3 英寸的弹性贴布直接固定在远端侧方衬垫上，并环绕固定（图 9-12A）。

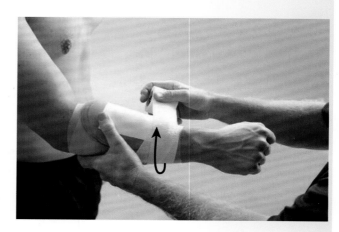

图 9-12A

第 3 步： 继续以适度的滚动张力，在前臂周围以环形、外侧到内侧的方向贴上贴布，使贴布的宽度重叠 1/2（图 9–12B）。以远端到近端的模式贴上贴布，并覆盖整个衬垫（图 9–12B）。

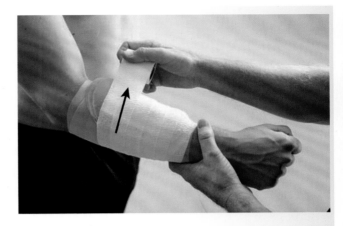

图 9–12B

第 4 步： 将贴布应用到环形图案，固定在衬垫上（图 9–12C）。避免出现缝隙、褶皱和滚动张力不一致的情况。为了减少衬垫的移位，请将近端环形贴布条固定在皮肤上。

选择： 在衬垫周围松散地缠绕 1~2 条 1.5 英寸的非弹性贴布，并在衬垫的顶部结束◀▥▥▥▶。

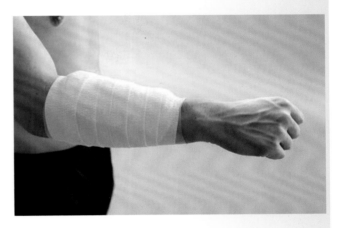

图 9–12C

┃ "8"字形肘部贴扎

➡ **目的：** 使用"8"字形肘部贴扎技术提供轻度支撑并固定防护衬垫。在预防或治疗肘部挫伤和滑囊炎时，将该技术与通用的和定制的衬垫一起使用，以吸收冲击。防护衬垫技术在"防护衬垫"部分进行说明。

┃ 后夹板技术　　图 9–13

➡ **目的：** 在治疗脱位时，后夹板技术用于固定肘部（图 9–13）。在使用材料方面，该技术与第 4 章中说明的后夹板（见图 4–10）相同。

要点

　　固定期通常由医生在对个人进行评估后决定。高分子绷带（石膏夹板）技师和医生可使用刚性高分子绷带覆盖在长筒袜上，以提供完全的固定。

➡ **设计:**

- 通用的刚性夹板有预切割和衬垫设计。夹板由多层刚性玻璃纤维材料制成,上面覆盖着织物和泡沫衬垫,宽度为2英寸、3英寸、4英寸和5英寸,长度为10英寸、12英寸、15英寸、30英寸、35英寸和45英寸。

➡ **材料:**

- 通用的刚性衬垫夹板,手套,水,毛巾,2条4英寸宽、10码长的弹性绷带,金属夹,1.5英寸非弹性贴布或2英寸自粘性绷带。

➡ **体位:**患者坐在贴扎台或工作台上,将受影响的手臂置于体侧,前臂处于中立位置;或者俯卧在贴扎台或工作台上,受影响的手臂伸出台面边缘,前臂处于中立位置。根据医生的指示,将肘部置于所需的屈曲范围内。在操作过程中保持这一姿势。

➡ **准备:**将带衬垫的夹板直接模制并用于患者皮肤上。

➡ **应用:**

第1步: 从包装中取出夹板,并浸入21~24℃的水中,开始化学反应。将夹板浸入水中的时间长度为挤压夹板1~2次所需的时间。取出夹板,将其纵向放在毛巾上。

第2步: 迅速将夹板和毛巾卷在一起,去除多余的水分(图9-13A)。

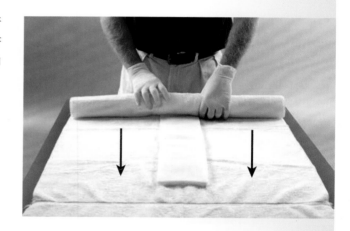

图 9-13A

第3步: 将夹板从上臂后部近端到腕部固定(图9-13B)。

第4步: 用4英寸宽、10码长的弹性绷带,以适度的滚动张力,将夹板模制成身体轮廓◀▦▦▶(图9-13C)。继续用手模制夹板。注意观察肘部屈曲的位置。10~15分钟后,玻璃纤维应该已经固化,取下弹性绷带。

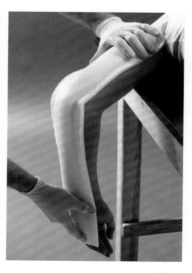

图 9-13B

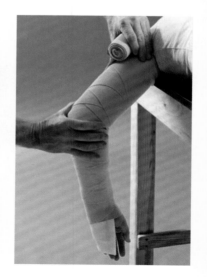

图 9-13C

| 第5步: | 使用另一条 4 英寸宽、10 码长的弹性绷带，以螺旋状、远端到近端的方式将夹板固定在上臂、肘部、前臂和手腕上，并保持适度的滚动张力 ◀▥▥▥▶（图 9-13D）。个人的日常活动可能需要使用吊带。 |

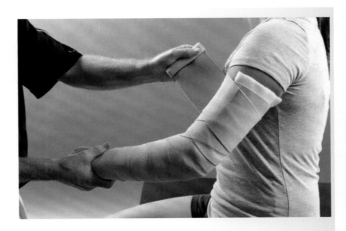

图 9-13D

绷带技术

在预防和治疗挫伤、扭伤、拉伤、断裂、脱位和鹰嘴滑囊炎时，使用包扎技术为肘部和前臂提供压力和支撑，并固定防护衬垫。有 5 种加压包扎技术，可以在受伤后对上臂、肘部、前臂、腕部和手部进行机械加压。根据肿胀和积液量选择一种技术。

▌肘部加压包扎　　图 9-14

➠ **目的**：治疗肘部挫伤、扭伤、拉伤、断裂、脱位、鹰嘴滑囊炎时，应用肘部加压包扎技术，以控制轻度至中度肿胀和积液（图 9-14）。

➠ **材料**：
- 4 英寸或 6 英寸宽、5 码长的弹性绷带，金属夹，1.5 英寸非弹性贴布或 2 英寸、3 英寸弹性贴布，绷带剪刀。

选择：
- 1/4 英寸或 1/2 英寸泡沫或毛毡垫。
- 3 英寸或 4 英寸宽度的自粘性绷带。
- 1/4 英寸或 1/2 英寸的开孔泡沫。

➠ **体位**：患者坐在贴扎台或工作台上，或站立，将受影响的手臂置于体侧，肘部处于无痛、屈曲的位置。

➠ **准备**：为了减少移动，可用黏性贴布喷剂、贴布条或直接在患者皮肤上用固定带（见图 1-7）。

选择：剪下 1/4 英寸或 1/2 英寸的泡沫或毛毡垫，并将其直接放在患者炎症部位的皮肤上，以协助静脉血回流。

➠ **应用**：

第 1 步： 将缠绕在前臂中部的延伸端直接贴在皮肤上，并环绕固定◀▥▥▥▶（图 9–14A）。

选择： 如果没有弹性绷带，可以使用 3 英寸或 4 英寸的自粘性绷带。

第 2 步： 继续以螺旋模式进行包扎，从远端到近端方向缠绕，绷带宽度重叠 1/2（图 9–14B）。在炎症区域的远端和上方施加最大的滚动张力，并随着包扎继续向近端移动而减少滚动张力。

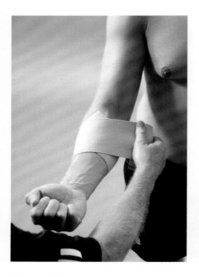 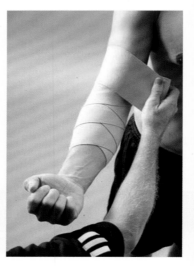

图 9–14A　　　　　　　　图 9–14B

第 3 步： 完成上臂中部的螺旋缠绕，并用金属夹或宽松的 1.5 英寸非弹贴布或 2 英寸、3 英寸的弹性贴布固定◀▥▥▥▶（图 9–14C）。在前臂完成贴扎，以防止刺激。

选择： 将 1/4 英寸或 1/2 英寸的开孔泡沫垫置于肘后部，从肱骨外上髁延伸至肱骨内上髁，对尺骨鹰嘴突周围进行加压（见图 9–28A）。防护衬垫在治疗尺骨鹰嘴滑囊炎时特别有用。将衬垫直接置于皮肤上，并用加压绷带进行包扎（图 9–14D）。

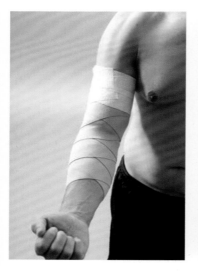 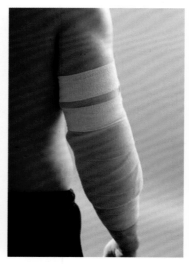

图 9–14C　　　　　　　　图 9–14D

前臂加压包扎　　图 9-15

⇒ **目的**:在治疗前臂挫伤和拉伤时,应用前臂加压包扎技术来控制轻度至中度肿胀(图 9-15)。

⇒ **材料**:

- 2 英寸、3 英寸或 4 英寸宽,5 码长的弹性绷带,金属夹,1.5 英寸非弹性绷带或 2 英寸、3 英寸弹性绷带,绷带剪刀。

选择:

- 1/4 英寸或 1/2 英寸泡沫或毛毡垫。
- 2 英寸、3 英寸或 4 英寸宽度的自粘性绷带。

⇒ **体位**:患者坐在贴扎台或工作台上,或站立,将受影响的手臂置于体侧,肘部处于无痛、屈曲的位置。

⇒ **准备**:为了减少移位,可使用黏性贴布喷剂、贴布条,或直接在患者皮肤上用固定带。

选择:剪下 1/4 英寸或 1/2 英寸的泡沫或毛毡垫,将其直接固定在患者炎症部位的皮肤上,以帮助控制肿胀。

⇒ **应用**:

| 第 1 步: | 将弹性绷带的末端直接固定在手腕的皮肤上,并围绕锚点进行环绕包扎 ◀▥▥▶(图 9-15A)。 |

| 选择: | 如果没有弹性绷带,可以使用 2 英寸、3 英寸或 4 英寸的自粘性绷带。 |

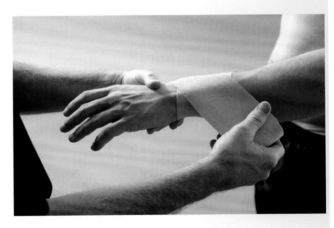

图 9-15A

| 第 2 步: | 从肢体远端向肢体近端使用绷带进行螺旋式加压包扎(图 9-15B)。将绷带宽度重叠 1/2;在炎症区域的远端和上方施加最大的滚动张力。 |

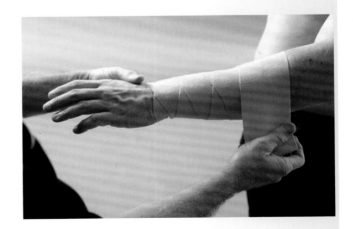

图 9-15B

(待续)

第 3 步：　在前臂近端完成包扎。

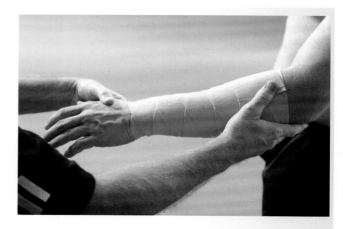

图 9-15C

第 4 步：　在前臂近端前侧完成包扎，用尼龙搭扣、
金属夹进行固定。或者松弛地贴上 1.5 英
寸的非弹性贴布或 2 英寸、3 英寸的弹性
贴布，将末端固定在前臂近端 ◀▥▥▥▶（图
9-15D）。

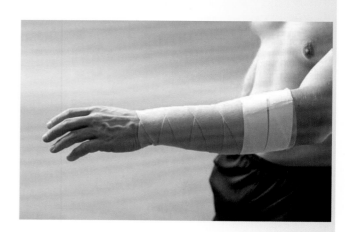

图 9-15D

▍手、腕、前臂的加压包扎　　图 9-16

▶ **目的**：在治疗二、三度前臂挫伤和拉伤时，使
用手、腕、前臂加压包扎技术来控制中度至
重度肿胀。该技术可防止伤后的末端肢体肿
胀（图 9-16）。

▶ **材料**：

- 3 英寸或 4 英寸宽、5 码长的弹性绷带，金
  属夹，1.5 英寸的非弹性贴布或 2 英寸、3
  英寸的弹性贴布，绷带剪刀。

选择：

- 1/4 英寸或 1/2 英寸的泡沫或毛毡垫。

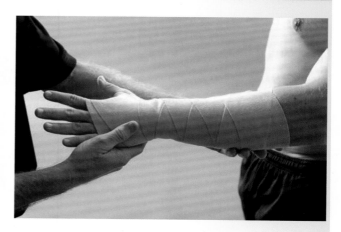

图 9-16

➡ **体位**：患者坐在贴扎台或工作台上，或站立，将受影响的手臂放在体侧，肘部置于无痛、屈曲的位置。

➡ **准备**：为了减少移位，可使用黏性贴布喷剂、贴布条或直接在患者皮肤上用固定带。

　　选择：剪下 1/4 英寸或 1/2 英寸的泡沫或毛毡垫，将其直接固定在患者炎症部位的皮肤上，以帮助肢体的静脉血回流。

➡ **应用**：

第1步：将锚点固定在第 2~5 指的 MCP 关节远端，并应用手腕加压包扎技术将弹性绷带环绕固定在手背表面（见图 10-15）。

第2步：在手腕处，用前臂加压包扎技术完成加压包扎（见图 9-15 和图 9-16）。

第3步：在前臂近端前侧完成包扎，用尼龙搭扣、金属夹进行固定；或者松弛地贴上 1.5 英寸的非弹性贴布或 2 英寸、3 英寸的弹性贴布，将末端固定在前臂近端 ◀▥▥▥▥▶。

▎前臂、肘部和上臂加压包扎　　图 9-17

➡ **目的**：在治疗二、三度肘关节挫伤、扭伤、拉伤、断裂、脱位和鹰嘴滑囊炎时，可以使用前臂、肘部和上臂的加压包扎技术。该技术可控制中度至重度肿胀，并防止伤后肢体末端肿胀（图 9-17）。

➡ **材料**：
- 4 英寸或 6 英寸宽、10 码长的弹性绷带，金属夹，1.5 英寸的非弹性贴布或 2 英寸、3 英寸的弹性贴布，绷带剪刀。

　　选择：
- 1/4 英寸或 1/2 英寸泡沫或毛毡垫。
- 1/4 英寸或 1/2 英寸的开孔泡沫。

➡ **体位**：患者坐在贴扎台或工作台上，或者站立，将受影响的手臂放在体侧，肘部置于无痛、屈曲的位置。

➡ **准备**：为了减少移位，可使用黏性贴布喷剂、贴布条帮助固定，或直接在患者皮肤上用固定带。

　　选择：剪下 1/4 英寸或 1/2 英寸的泡沫或毛毡垫，将其直接固定在患者炎症部位的皮肤上，以帮助控制肿胀。

➡ **应用**：

第1步：肘部和前臂的包扎技术与图 8-12 所示的上臂加压包扎技术相同。在远端包扎时施加最大的滚动张力，并在近端持续包扎时减少滚动张力。该技术可以在手指 MCP 关节远端固定锚点，然后应用手和手腕的加压包扎技术开始环绕包扎（图 9-17）。

　　选择：考虑使用 1/4 英寸或 1/2 英寸的开孔泡沫衬垫在肘部后方增加压力，以帮助静脉血回流。

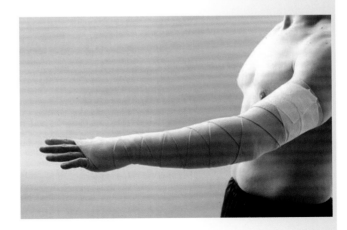

图 9-17

| 肘部和前臂加压套筒 | 图 9-18 |

➡ **目的**:在治疗肘部和前臂挫伤、扭伤、拉伤、断裂、脱位和鹰嘴滑囊炎时,应用肘部和前臂加压套筒技术来控制轻度到中度的肿胀和积液(图 9-18)。在医生的正确指导下,患者可以在完全独立的情况下穿戴和脱下加压套筒。

➡ **材料**:

- 3 英寸、3.5 英寸或 4 英寸宽的弹性套筒,其长度根据上臂和前臂的长度确定,绷带剪刀。

选择:

- 1/4 英寸或 1/2 英寸泡沫或毛毡垫。
- 1/4 英寸或 1/2 英寸的开孔泡沫。

➡ **体位**:患者坐在贴扎台或工作台上,或者站立,将受影响的手臂放在体侧,肘部处于无痛、屈曲的位置。

➡ **准备**:从卷筒上剪下加压套筒,长度分为:从前臂中部到上臂中部,手腕到前臂近端,手的 MCP 关节到前臂近端,手腕到上臂近端或手的 MCP 关节到上臂近端。也可裁剪并使用双倍长度套筒,以提供额外的压力。

选择:剪下 1/4 英寸或 1/2 英寸的泡沫或毛毡垫,将其直接固定在患者炎症部位的皮肤上,以帮助控制肿胀。

➡ **应用**:

第1步: 将加压套筒套在手指上,从远端向近端拉动,拉到前臂、肘部和(或)上臂处(图 9-18A)。如果加压从手指开始,则使用绷带剪刀在套筒上剪一个小孔,使拇指穿过(图 9-18B)。当使用双倍长度的加压套筒时,将套筒的远端重叠拉到第一层套筒上以提供额外的一层压力。不需要进行锚定,弹性套筒可以清洗并重复使用。

选择: 可以剪下 1/4 英寸或 1/2 英寸的开孔泡沫衬垫,并将其置于肘部后方来增加压力。

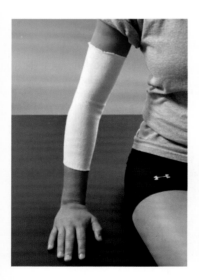
图 9-18A

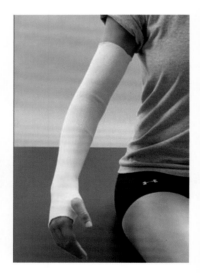
图 9-18B

批判性思维问题 2

特警队的一名狙击手正在为即将到来的全国比赛进行练习。其中一项比赛要求他长时间保持用手肘支撑的俯卧姿势。他开始出现右肘后部疼痛。医生对他进行了评估,诊断为右肘鹰嘴滑囊炎。若病情不恶化,医生才允许他继续练习。

➡ 问题:你可以用什么技术来治疗这种情况?

肘部环绕包扎　　图 9-19

➡ **目的**:在预防和治疗肘部挫伤及鹰嘴滑囊炎时,可以使用肘部环绕包扎技术来提供持续压力和轻度支撑,也可用来固定通用的和定制的衬垫,以吸收冲击(图 9-19)。

➡ **材料**:
- 3 英寸、4 英寸或 6 英寸宽,5 码长的弹性绷带,2 英寸、3 英寸的弹性贴布,绷带剪刀。

选择:
- 3 英寸、4 英寸或 6 英寸宽的自粘性绷带。
- 1.5 英寸的非弹性贴布。

➡ **体位**:患者坐在贴扎台或工作台上,或者站立,将受影响的手臂置于体侧,肘部微屈,保持上臂和前臂肌肉的适度等长收缩。

➡ **准备**:为了减少移位,可使用黏性贴布喷剂、贴布帮助固定,或将其直接固定在患者皮肤上。

➡ **应用**:

| 第 1 步: | 将衬垫放在受伤部位,将弹性绷带的锚点固定在衬垫远端下方的皮肤上,并自锚点起进行环绕加压包扎◀▥▥▥▶(图 9-19A)。 |

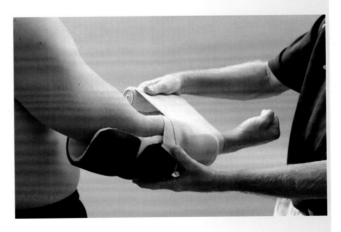

图 9-19A

(待续)

第2步： 用适度的滚动张力，继续从远端到近端进行包扎，绷带宽度重叠1/2（图9-19B）。将弹性绷带完全覆盖衬垫，在上臂完成包扎。避免出现缝隙、褶皱和滚动张力不一致的情况。

选择： 如果没有弹性绷带，也可以使用3英寸、4英寸或6英寸的自粘性绷带。

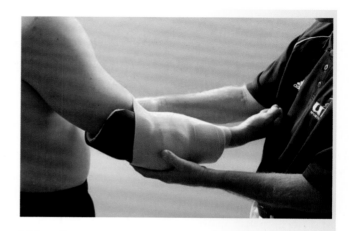

图9-19B

第3步： 将2英寸或3英寸的弹性贴布在上臂外侧的弹性绷带上环绕2~3圈，固定弹性绷带的末端。弹性贴布的张力要适中，防止额外的刺激◄▮▮▮►（图9-19C）。为了增加弹性绷带的支撑力，减少衬垫的移位，可应用"8"字形贴扎技术，在前臂近侧固定2英寸或3英寸的弹性绷带。

选择： 在上臂周围的弹性贴布上松散地环绕1~2条1.5英寸的非弹性贴布，以进行固定◄▮▮▮►。最终在上臂外侧完成包扎。

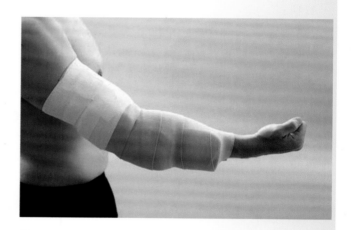

图9-19C

前臂环绕包扎　　图9-20

➠ **目的：** 在治疗挫伤时，前臂环绕包扎技术可提供持续压力和轻度支撑，同时可以将通用的和定制的衬垫固定到前臂上，以吸收冲击（图9-20）。

➠ **材料：**
- 2英寸、3英寸或4英寸宽，5码长的弹性绷带，2英寸、3英寸的弹性贴布，绷带剪刀。

　选择：
- 2英寸、3英寸或4英寸宽的自粘性绷带。
- 1.5英寸的非弹性贴布。

➠ **体位：** 患者坐在贴扎台或工作台上，或者站立，将受影响的手臂置于体侧，肘部微屈，保持前臂肌肉的适度等长收缩。

➠ **准备：** 为了减少移位，可使用黏性贴布喷剂、贴布条帮助固定，或将其直接固定在患者皮肤上。

➠ **应用：**

第1步：将衬垫放在受伤部位，将弹性绷带的锚点固定在衬垫远端下方前臂外侧的皮肤上，并自锚点起从外向内进行环绕加压包扎（图 9-20A）。

选择：如果没有弹性绷带，可以使用 2 英寸、3 英寸或 4 英寸的自粘性绷带。

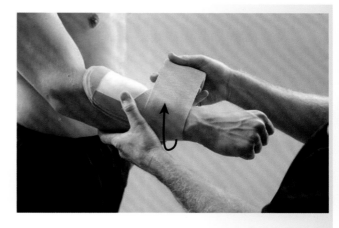

图 9-20A

第2步：继续以远端到近端、外侧到内侧的方式进行环绕包扎，绷带宽度重叠 1/2（图 9-20B）。将弹性绷带完全覆盖衬垫，在前臂近端完成包扎。避免出现缝隙、褶皱和滚动张力不一致的情况。

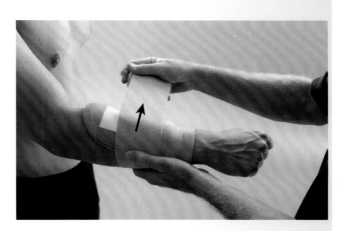

图 9-20B

第3步：在衬垫近端外侧固定 2 英寸或 3 英寸的弹性贴布，在前臂近侧的弹性绷带上由外侧至内侧环绕 2~3 圈，滚动张力要适中，以防止刺激（图 9-20C）。

选择：在前臂周围的弹性贴布上松散地环绕 1~2 条 1.5 英寸的非弹性贴布，以进行固定 ◄▥▥▥►。最终在前臂外侧完成包扎。

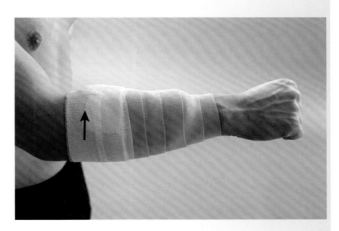

图 9-20C

情景引导

如果肘部受伤后需要进行加压包扎,则在加压包扎前要仔细考虑患者受伤情况和希望达到的治疗目标。当治疗严重肿胀和积液时,使用肘部加压包扎可能会使肿胀或积液向远处转移到手部,因此在进行前臂、肘部和上臂加压包扎时,则可从手腕或远端 MCP 关节开始向近端上臂加压,从而减少远端转移。

支具技术

肘部和前臂的几种支具分为通用的和定制的。一些支具可以用于扭伤、脱位和术后治疗,以提供固定、支撑和施加压力,并限制受伤关节的活动范围。在治疗过劳损伤和病症时,支具可提供压力并起到纠正异常结构的作用。

康复型支具　　图 9-21

➡ **目的**:在肘部扭伤、脱位和手术后治疗时,康复型支具可提供固定和轻度到中度的支撑及控制关节在受保护的活动范围进行活动(图 9-21)。支具可以取代石膏、玻璃纤维石膏固定及夹板固定。支具是可拆卸的,并具有可调节的活动范围以控制和支持早期活动,因此有助于治疗和康复。

要点

考虑将支具与几种加压包扎技术结合起来使用(见图 9-14、图 9-17 和图 9-18)。

➡ **设计**:
- 支具有通用的和左右定制的,定制的尺寸对应上臂中部尺寸或前臂长度。
- 大多数支具上臂和前臂的内衬或袖口是由泡沫、聚乙烯或弹性材料制成的,通过单侧或双侧铝条进行连接。有些支具内衬或袖口的材料是可塑性的。
- 在一些支具中,铝条融入塑料材料中,直接与内衬或袖口相连;另一些支具则是使用尼龙搭扣带连接主体。
- 部分支具有伸缩杆,以提高舒适度和调整尺寸。
- 大多数支具通过单一多中心铰链来控制和锁定活动范围。一些支具还提供了刻度盘,帮助患者快速设置活动范围。
- 支具主体上的束带将支具固定在上臂和前臂上。
- 一些支具有可拆卸的吊带。
- 部分支具在支具远端安装了一个支撑杆和(或)袖带,为手腕和手部提供支撑和固定。

➡ **体位**:患者坐在贴扎台或工作台上,将受影响的肘部置于无痛活动位。

➡ **准备**:根据医生和(或)治疗性运动计划的指示,将支具的活动范围设置为所需的屈伸角度。将支具直接贴在患者皮肤上或套在衣服上固定。

以下是适用于大多数康复型支具的一般应用指南。

注意事项

使用支具后,用测角器检查实际的屈伸范围,以确保设置角度正确。

⟹ 应用:

第1步: 松开束带,展开支具。

第2步: 将支具置于受影响的上臂、肘部和前臂上。将铰链处与关节线、主杆与上臂和前臂内侧和(或)外侧对齐(图 9-21A)。对于部分可调节支具,根据上臂和前臂的长度调整伸缩杆。如有必要,需要重新定位或模制固定带和支具末端。

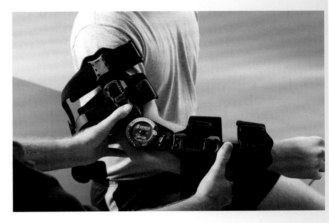

图 9-21A

第3步: 将束带或袖带固定在上臂和前臂上。在前臂近端,拉紧束带并固定。下一步,固定上臂远端束带。继续以这种交替模式固定其余的束带(图 9-21B)。

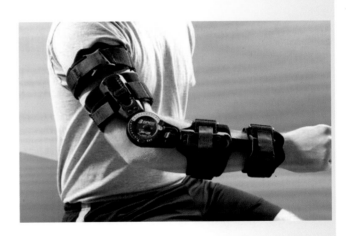

图 9-21B

第4步: 当支具有吊带时,将位于肘后部或前上臂的束带向上套在对侧肩颈部,然后向下绕过胸部套在支具远端或手腕上固定(图 9-21C)。

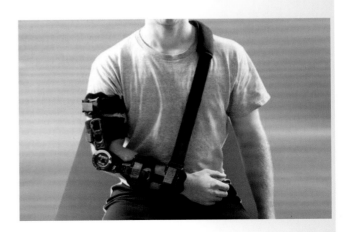

图 9-21C

证据总结

　　一项小型随机试验[7]研究了肘部内侧或外侧副韧带重建术后的患者术后康复的动态功能型支具和石膏夹板的效果对比。研究结果显示，与夹板组相比，支具组在术后第2、第6和第12周的VAS量表评分显著下降。支具组患者还分别在第2、第6、第12、第24周和第26周对臂中围测量和握力的评估中有了更明显的改善。肘部损伤后使用康复型支具，可以提供固定和保护肘关节的活动范围。虽然文献中支持或反对使用这些支具的证据有限，但已经证明了患者的功能改善。今后还需要在不同人群中进行更多的研究，以根据损伤程度或手术过程以及患者的目标和偏好来确定最有效的支具设计。

功能型支具　　图 9-22

➡ **目的**：功能型支具是为了在扭伤、脱位和手术后治疗，给肘部提供适度的稳定性（图9-22）。这些支具通常在尺侧、桡侧或环状韧带损伤后使用，用来控制外翻、内翻、旋转和过度拉伸产生的应力。

要点

　　功能型支具通常用于在运动中（如曲棍球、橄榄球、冰球、长曲棍球和摔跤等）为运动员提供肘部稳定性支撑，但也可以用于工作和休闲活动。支具的材料中必须有衬垫，以满足NCAA[8]和NFHS[9]的规定。

➡ **设计**：
- 支具有通用的和左右定制的。
- 通用的支具是根据上臂中部周长的测量值预先确定的尺寸进行选配。在患者穿戴过程中可以进行小尺寸调整。
  - 大多数支具包括一个一体式氯丁橡胶套筒，内侧和外侧有铰链的铝条。近端和远端固定环将铝条固定在支具上。上臂的尼龙带和尼龙搭扣为铝条主杆提供了额外的支撑，同时也固定支具。
  - 很多支具的上臂部分都是可调节的，具有开放的肘窝切口及位于铰链下的外髁衬垫。
  - 大多数通用的支具为多中心铰链，可以控制活动范围。其也可以使用超拉力块。
  - 大多数支具使用横跨肘窝的束带，以防止肘部过度伸展。
  - 许多通用的支具都有鹰嘴垫，以提供额外的保护。
- 定制的支具是为特定人员制造的，由制造商的代表或骨科技术员对患者上臂、肘部和前臂进行支具塑型。制作支具后，尺寸的调整范围是有限的。
  - 定制的支具类似于定制的功能型膝关节支具（见图6-20），由框架或外壳、上髁垫、衬垫和束带组成。
  - 支具的框架多由碳纤维复合材料、铝或碳/石墨层压材料制成，带有单中心或多中心铰链，可以控制活动范围。大多数支具包含一个活动关节。
  - 外髁垫和内衬由麂皮制成。一些支具使用的是气垫，以提高贴合度和舒适度。支具可通过尼龙带和尼龙搭扣固定。
  - 这种类型的支具的通用设计分为左或右两种款式，是根据上臂中部和肘部周长测量值进行选择的。
➡ **体位**：患者坐在贴扎台或工作台上，或者站立，将受影响的手臂置于体侧，受影响的肘部微屈。

➡️ **准备**：将支具的活动范围设置在所需的屈伸角度。将功能型支具直接固定在患者皮肤上。松开所有束带。每种功能型支具都有其对应的使用说明。为了确保正确的应用和使用，请按照步骤操作。以下为适用于大多数功能型支具的一般应用指南。

➡️ **应用**：

第1步：根据大多数套筒的设计，把较大的一端放在手上。向近端方向拉套筒，直到贴布在中间位贴合(图 9-22A)。当使用上臂缠绕设计时，环绕上臂并用尼龙搭扣固定这部分。

第2步：束带的应用将取决于具体的套筒设计。大多数束带的应用方式是通过拉紧束带并用尼龙搭扣贴合固定(图 9-22B)。

第3步：应用定制设计的套筒，首先，从远端到近端将支具拉到上臂、肘部和前臂上(图 9-22C)。在关节线上约 1/2 英寸处贴合。

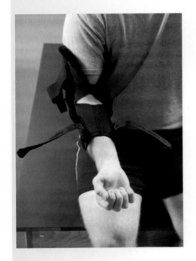
图 9-22A

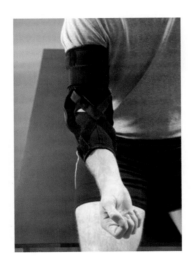
图 9-22B

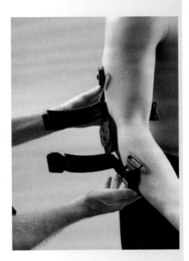
图 9-22C

第4步：束带的应用取决于特定的支具设计。当使用一些支具时，先固定前臂近端束带(图 9-22D)，再固定上臂远端束带(图 9-22E)。

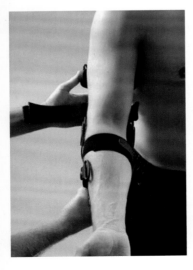
图 9-22D

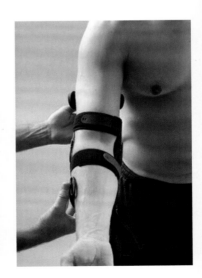
图 9-22E

(待续)

第5步：　接下来,固定上臂近端束带(图9-22F),然后固定前臂远端束带(图9-22G)。

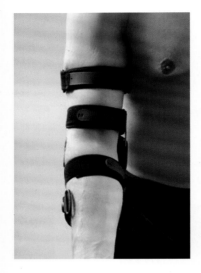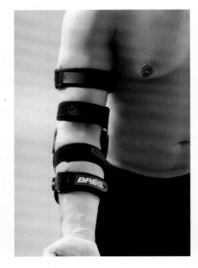

图 9-22F　　　　　　　　　　　　图 9-22G

第6步：　最后,固定上臂后部束带(图9-22H)。

第7步：　允许其主动屈伸肘关节,以确保适当体位适合其活动。如有必要,重
新固定束带和(或)重新定位支撑。

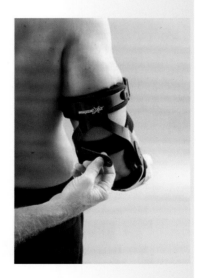

图 9-22H

┃ 带铰链杆的氯丁橡胶套筒　　图 9-23

➡ **目的**:被设计用于膝关节的带铰链杆的氯丁橡胶套筒(图6-22)也可用于治疗肘部扭伤、脱位和术后康
复,以提供压迫和轻度到中度的支撑。当没有通用的肘部支具设计或资源不允许购买时,可使用该技术。

要点

在康复、运动、工作和休闲活动中使用支具。通常用搭扣等非柔韧性材料进行固定,以满足 NCAA 和
NFHS 的规定。

带铰链杆的氯丁橡胶套筒技术 1

➠ **材料：**

- 通用的带铰链杆的氯丁橡胶套筒。

选择：

- 2 英寸或 3 英寸的弹性贴布或自粘性绷带,绷带剪刀。

➠ **体位：**患者坐在贴扎台或工作台上,或站立,将受影响的手臂置于体侧,受影响的肘部微屈。

➠ **准备：**将支具的活动范围设置在所需的屈伸角度。将带铰链的氯丁橡胶套筒直接套在患者皮肤上。松开束带。

➠ **应用：**

第 1 步：　把支具较大的一端放在手上。继续向肘部近端方向拉,将贴合胶布置于关节线上,并将套筒的髌骨切口置于鹰嘴上方(图 9-23A)。

第 2 步：　拉紧束带,用尼龙搭扣固定(图 9-23B)。

选择：　在上臂和前臂用 2 英寸或 3 英寸弹性贴布进行缠绕固定。

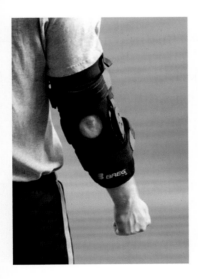
图 9-23A

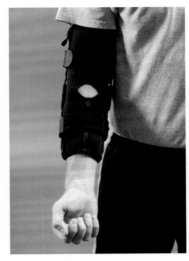
图 9-23B

注意事项

　带铰链杆的氯丁橡胶套筒按照预定的尺寸生产,这些尺寸对应于大腿、膝盖和(或)腿部周长。由于上臂和前臂周长测量的差别,通常需要在肘部使用的尺寸为 XS、S 和 M 的通用膝部支具。

证据总结

功能型肘部支具通常用于提供支撑、限制伸展过度、保护受伤后的愈合组织。虽然有一些通用的和定制的支具可用，但确定这些支具功效的调查有限。一些研究人员在运动员健康的研究中证明[10]，与预设的限制相比，通用的支具在生理负荷期间无法限制主动和被动伸展。但是，当预设为30°伸展极限时，这些相同的设计阻止了完全伸展。研究结果还揭示了个体通用的支具在限制肘关节伸展方面的显著差异。研究人员建议[10]，当预设限制设置为低于受保护的最小活动范围时，可以增强通用的肘部支具的运动限制效果。需要对通用的和定制的支具做进一步的研究，以确定不同设计、结构材料和佩戴方式对支持和限制运动以及工作活动期间过度外翻、内翻、旋转和过度伸展应力的影响，从而指导临床决策。

情景引导

如果使用带铰链杆的氯丁橡胶套筒技术时远端不能紧贴在前臂上，固定不扎实，可允许肘关节移动，则考虑应用重型弹性贴布。重型弹性贴布将贴合上臂和前臂，并安全地固定。

情景引导

如果应用伸展过度技术1或技术2不能有效地限制在扭伤后恢复活动时的过度伸展，则考虑使用功能型支具或带铰链杆的氯丁橡胶套筒技术，以提供更大的支撑以及限制过度伸展。

批判性思维问题3

在忙碌的一天结束时，一名窗户清洁工从脚手架下来，他的脚被几根安全带绊住了。清洁工摔倒在地上，右臂伸展着地，肘部后脱位，尺侧副韧带三度扭伤。手术和康复治疗后，他重返工作岗位。外科医生建议他在接下来的5个月里为肘部提供支撑。

➡ **问题：在这种情况下可以用哪种支具技术？**

肱骨上髁炎带   图9-24

➡ **目的：** 治疗肱骨外侧或内侧上髁炎时，很多肱骨上髁炎带支具设计可减轻腕伸肌或屈肌组织的张力（图9-24）。这些支具设计通常被称为反作用力支具[11]。

要点

在运动、工作或休闲活动中使用固定带。

➡ **设计：**

- 购买符合前臂近端周长测量值的通用的和预定尺寸的束带。有几种通用尺寸的设计可供选择。
- 大多数束带由氯丁橡胶或泡沫复合材料制成，带有D形环尼龙搭扣。
- 一些束带由非弹性泡沫材料制成。

- 一些束带包含整合到束带中的氯丁橡胶、泡沫、气垫、黏弹性材料、凝胶、填充塑料或填充塑料/金属架。
- 一些束带含有凝胶包,可移除、加热和(或)冷却,以帮助治疗腕伸肌和(或)屈肌组织。
- 一些支具是专为外侧或内侧上髁炎设计的,而另一些支具也可用于这两种情况。

➡️ **体位**:患者坐在贴扎台或工作台上,或站立,将受影响的手臂位于体侧,受影响的肘部微屈,前臂处于中立位置。

➡️ **准备**:将上髁炎带直接置于患者皮肤上。不需要额外固定。

➡️ **应用**:

| 第 1 步: | 应用肱骨外上髁炎带设计将其支撑物放在前臂外侧距离肱骨外上髁远端约 3/4 英寸处(图 9-24A)。 |

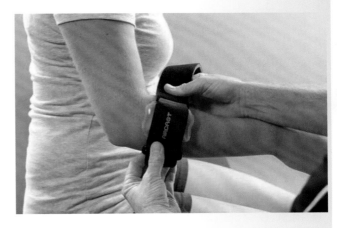

图 9-24A

| 第 2 步: | 将束带通过 D 形环固定或紧贴前臂近端缠绕(图 9-24B)。 |

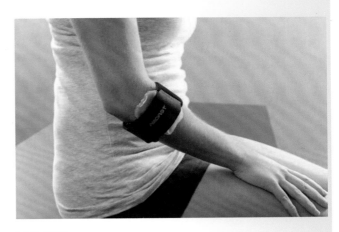

图 9-24B

| 第 3 步: | 根据肱骨内上髁炎带的设计,将支撑物置于前臂内侧肱骨内上髁的远端(图 9-24C)。 |

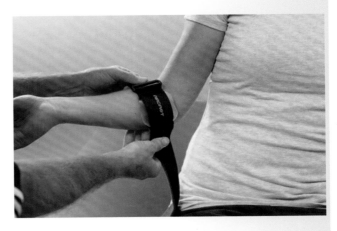

图 9-24C

(待续)

第4步：　缠绕并固定束带(图9-24D)。

第5步：　允许患者进行先前的疼痛活动。如有必
要，调整束带的张力。

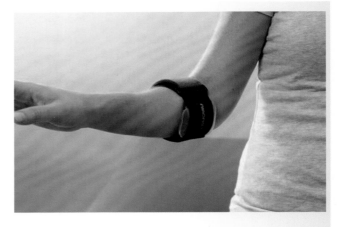

图9-24D

批判性思维问题4

　　过去3周，田径队一名标枪运动员因肱骨外上髁炎接受治疗。通过使用反作用力支具来减轻投掷动作带来的疼痛，他恢复了练习。在练习中，他戴上支具几天后，支具就松了，前臂外侧又开始疼痛。他缠上了绷带，但对减轻症状没有效果。

➡ 问题：在这种情况下可以采取什么措施？

证据总结

　　第一种前臂支具技术是在1971年引入的[12]；对于肱骨外上髁炎的治疗和康复，已经单独或联合使用了40种不同的干预措施[13]。对反作用力支具技术的效果进行了大量的研究，其结果是相互矛盾的。

　　文献中介绍了支具的几种理论机制。很多研究人员认为[5,14-16]，支具通过减少肌肉扩张和收缩力来减轻近端肌腱连接处的张力。另一些研究人员认为[2,6,17,18]，支具扩大了共同伸肌腱起点的区域，人为地创造了第二个更宽的肌肉起点。这种增宽可能将应力导向健康组织或韧带，从而减少外上髁的应力。

　　研究证明了支具治疗外上髁炎的疗效。在2002年的一项综述研究中[19]，对肱骨外上髁炎患者的5项研究显示，使用支具与保守治疗、注射治疗、抗炎药物并辅助手法治疗、超声波治疗和单独抗炎药物治疗相比，在疼痛和握力方面没有显著差异。2004年的一项综述包括了11项研究[20]，其中发现对于患有肱骨外上髁炎的患者，使用支具在减轻疼痛、增加握力和前臂力量上并没有决定性的证据。

　　2005年的一项综述研究仅对两项研究进行了回顾[21]，使用支具治疗肱骨外上髁炎的证据不足。这些综述似乎没有提供关于支具有效性的明确证据，这可能是因为结果测量、干预时间和支具设计的变化。

　　自2005年以来，已经进行了几项研究，以调查在外上髁炎患者中支具对前臂肌肉组织疼痛和强度的影响。支具和贴扎技术对外上髁炎相关疼痛的影响产生了不同的结果。研究人员已经证明，与无支具的情况相比，在外侧上髁机械加压时，使用前臂和前臂/肘部支具对压力痛阈没有显著影响[22]。其他研究人员发现，在2周和6周，支具、超声波治疗和激光治疗之间的疼痛感知视觉模拟量表[23]和支具、治疗性运动方案之间的疼痛感知视觉模拟量表，以及在1年时两种干预措施结合的疼痛感知视觉模拟量表，均无显著变化[24]。但是，另一些研究人员已经证明使用支具有积极的效果。与腕部夹板和保守治疗相比，两种不同的前臂/肘部支具设计可显著降低疼痛感知视觉模拟

量表评分[25]。与肘部支具设计相比,使用腕部延长夹板后 6 周疼痛显著减轻[26]。研究人员通过检查休息时和运动时的疼痛发现[27],在 2 周和 6 周的随访期内,前臂支具和腕部夹板能显著改善疼痛。其他研究人员发现[28],在使用前臂螺旋夹板 4 周后,疼痛感知视觉模拟量表评分显著降低,该夹板设计用于限制手腕伸展和限制前臂旋后和旋前。与无贴扎的情况相比,菱形贴扎技术的应用已被证明能显著降低疼痛感知视觉模拟量表评分[29]。贴扎技术由 4 条非弹性贴布带组成,直接应用于皮肤,在外上髁周围形成菱形图案。

研究表明,在患有外上髁炎的受试者中,支具和贴扎对无痛握力的影响产生了相互矛盾的结果。研究人员发现[22],与无支具的情况相比,使用前臂和前臂/肘部支具的握力没有显著变化。其他研究人员[23]调查了支具、治疗性运动以及两种干预措施结合的治疗效果,显示在 2 周和 6 周的握力没有变化。但是,另一种研究表明[28],在佩戴支具或夹板 4 周后,应用螺旋形前臂夹板显著增加了握力。研究人员对前臂支具和腕部夹板进行了调查,结果表明,在佩戴支具 6 周以及佩戴夹板 2 周和 6 周后,握力显著提高。与无贴扎的情况相比,使用菱形贴扎技术后握力显著提高[29]。

肌电数据证明使用支具对前臂肌肉有积极作用。研究人员检查了一组没有外上髁炎症状的网球运动员,发现他们在反手击球和发球时,支具组的尺侧腕伸肌和桡侧腕伸肌的肌电活跃性比未用支具组低。研究还表明,与对照组相比[30],佩戴支具可显著降低正常受试者桡侧短腕伸肌和指伸肌的肌电活动。研究发现[31],在正常受试者中,采用两种前臂支具设计的桡侧腕短伸肌的肌电活动明显降低。尽管有这些发现,但与反作用力支具相关的肌电活动减少并未被证明与外上髁炎的临床改善相关。

如何使用反作用力支具治疗肱骨外上髁炎在文献中的建议有所不同。研究者们对使用支具的建议:在急性治疗阶段使用[12,15],在活动疼痛时使用,在所有活动中出现中度症状时使用,如果出现严重的症状可以一直使用(睡眠除外),症状已消失一年可以使用。许多研究者认同反作用力支具可用于综合治疗项目的辅助手段。

支具应用于前臂的张力大小仍然未知。在以前的研究中,应用张力已经用"舒适"和"贴合"[5,32]来描述前臂近端的压力效果。一些研究人员建议,40~50mmHg 的应用压力可能提供最佳的压力效果。注意,支具张力过大可能导致水肿和骨间前神经综合征,影响神经内血流,导致前臂深部疼痛和手部肌肉组织无力[33]。如本章贴扎部分所述,在外侧上髁远端 3/4 英寸处放置支具似乎是治疗外上髁炎的首选前臂位置。文献中未发现内上髁炎的具体应用建议。

尽管研究表明,在治疗外上髁炎时,反作用力支具的效果好坏参半,但反作用力支具仍在继续使用。现有的证据可结合临床医生的经验和患者偏好来指导治疗和康复干预的临床决策。在不同的前臂和前臂/肘部支具设计中,附加具有标准化结果测量和干预持续时间的高质量随机对照试验可以为改善患者康复提供必要的证据。仍然需要做进一步研究,以检查应用张力和位置、最佳应用期及支具的长期临床效果。

氯丁橡胶套筒　　图 9-25

➡ **目的:** 在预防和治疗挫伤、扭伤、拉伤、断裂、脱位、滑囊炎、擦伤和过劳损伤时,氯丁橡胶套筒可提供压力和适度的支撑(图 9-25)。

要点
　　在康复、运动、工作和休闲活动中使用套筒。

➡️ **设计**：

- 通用套筒采用通用贴合设计制造，尺寸与肘关节周长测量值相对应。
- 大多数套筒设计从上臂中部延伸至前臂中部。一些套筒设计延伸至前臂远端，以提供额外的支撑和保护。
- 很多套筒设计在肘后部增加了防护衬垫。
- 一些套筒设计纳入黏弹性聚合物垫，以对腕屈肌和(或)伸肌肌肉组织提供额外的压力。
- 一些套筒设计包括一条外侧和(或)内侧上髁炎带和一个尼龙搭扣。

➡️ **体位**：患者坐在贴扎台或工作台上，或站立，将受影响的手臂置于体侧，受影响的肘部微屈。

➡️ **准备**：将氯丁橡胶套筒直接置于患者皮肤上。不需要额外固定。

➡️ **应用**：

| 第1步： | 握住套筒的两边，将较大的一端套在手上。向近端方向拉，直到将套筒拉到肘部的合适位置(图9-25)。 |

| 第2步： | 根据肱骨上髁炎套筒的设计，定位防护衬垫或支持带，缠绕并固定束带。 |

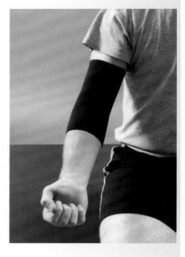

图 9-25

吊带

➡️ **目的**：在治疗肘部和前臂的损伤和病症时，用吊带提供支撑和固定。

- 使用吊带(见图8-19)治疗扭伤、拉伤、断裂、脱位、骨折、滑囊炎和过劳损伤；此技术也可用于术后康复。

防护衬垫技术

➡️ 在预防和治疗肘部和前臂损伤和病症时，可用通用的和定制的防护衬垫技术提供减震和保护。在一些校际运动中，肘部(或)前臂的防护衬垫是强制使用的。这些强制性技术将在第13章中进行更多讨论。

通用的防护衬垫　图 9-26 和图 9-27

➡️ **目的**：通用的防护衬垫技术有多种设计，以提供减震和保护。在预防和治疗挫伤、滑囊炎、擦伤和过劳损伤和病症时，可以使用这些技术。很多防护衬垫的设计类似于第6章所示的设计(见图6-26和图6-27)。以下是两种基本防护衬垫的说明。

柔软、低密度的防护衬垫

> **要点**
>
> 　　在棒球、篮球、曲棍球、橄榄球、冰球等运动中,柔软、低密度的防护衬垫通常用于为运动员肘部和前臂提供减震。这些防护衬垫也可用于工作和休闲活动。

➠ **设计:**

- 防护衬垫的设计可采用通用的尺寸与上臂、前臂、肘关节周长或个人的重量相对应。
- 许多衬垫由高冲击的开孔和闭孔泡沫制成,上面覆盖着聚酯/氨纶或机织物材料,并有尼龙搭扣和弹性带。
- 一些防护衬垫由机织物和氯丁橡胶材料制成,氯丁橡胶位于肘部和前臂内侧,为运动器材提供一个附着表面。
- 另一些衬垫在肘后部应用氯丁橡胶或布套并加入高冲击泡沫。

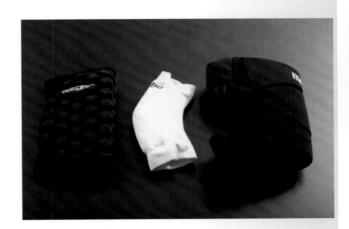

图 9-26A　各种柔软、低密度的防护衬垫。

➠ **体位:**患者坐在贴扎台或工作台上,或站立,将受影响的手臂置于体侧,受影响的肘部微屈。

➠ **准备:**将柔软、低密度的防护衬垫直接置于患者皮肤或紧身衣上。

➠ **应用:**

| 第1步: | 将防护衬垫较大的一端套在手上,沿近端方向拉到肘部和(或)前臂(图 9-26B)。当使用某些设计时,固定束带。 |

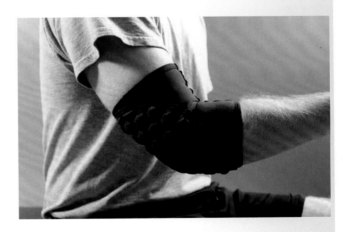

图 9-26B

坚硬、高密度的防护衬垫

> **要点**
>
> 　　坚硬、高密度的防护衬垫通常用于为棒球、篮球、曲棍球、橄榄球、冰球、长曲棍球、滑雪、垒球、排球和摔跤等运动员肘部和前臂提供减震。防护衬垫也可在工作和休闲活动中使用。

▸ **设计：**

- 这些防护衬垫有通用型和左右型，与上臂、前臂或肘关节周长测量值或个人年龄相对应（图 9-27A）。
- 很多防护衬垫包括聚碳酸酯或塑料外壳，内衬开孔和闭孔泡沫，并将其融入乙烯基或机织物材料中，这些衬垫是根据上臂、肘部和前臂的轮廓预先成型的。
- 大多数防护衬垫的设计是用保护材料覆盖上臂内侧和外侧、肘部和前臂，以提供额外的保护。
- 一些防护衬垫是一体式设计，而另一些防护衬垫是三片式设计，以提供最大的活动范围和舒适度。
- 根据技术目标的不同，有不同长度的设计。
- 坚硬、高密度的防护衬垫用各种可调节的尼龙带与尼龙搭扣或扣环固定在上臂、肘部和前臂上。
- 另一种防护衬垫使用一个内衬泡沫的聚碳酸酯杯，连接到功能型肘部支具的铰链上，以保护鹰嘴。

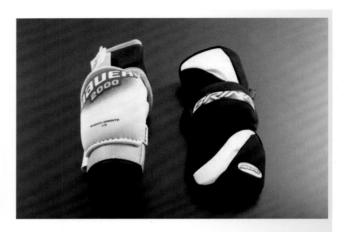

图 9-27A　各种坚硬、高密度的防护衬垫。（左）冰球。（右）长曲棍球。

▸ **体位：** 患者坐在贴扎台或工作台上，或站立，受影响的肘部微屈，置于体侧。

▸ **准备：** 将坚硬、高密度的防护衬垫直接置于患者皮肤或紧身衣上。

▸ **应用：**

| 第 1 步： | 将防护衬垫套在肘后部。束带的使用取决于具体的设计。通常，将束带拉过上臂前侧和前臂，用尼龙搭扣或环扣固定在衬垫上（图 9-27B）。如有必要，请重新调整束带，以确保合适。 |

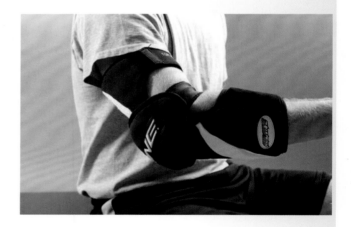

图 9-27B

加压包扎防护衬垫　　图 9-28

▸ **目的：** 在治疗肘部挫伤、扭伤、拉伤、断裂、脱位和滑囊炎时，使用加压包扎防护衬垫来减轻轻度、中度或重度肿胀和积液（图 9-28）。

▸ **材料：**

- 1/4 英寸或 1/2 英寸的开孔泡沫，绷带剪刀。

▶ **体位**:患者坐在贴扎台或工作台上,或站立,将受影响的手臂置于体侧,受影响的肘部置于无痛、屈曲的位置。

▶ **准备**:将防护衬垫直接置于患者皮肤上。

▶ **应用**:

第 1 步: 将防护衬垫穿过肘关节后,从肱骨外上髁延伸至肱骨内上髁,距离鹰嘴近端约 3 英寸(图 9−28A)。

第 2 步: 将防护衬垫置于肘部后侧,应用加压包扎技术进行固定(图 9−14、图 9−17、图 9−18 和图 9−28B)。

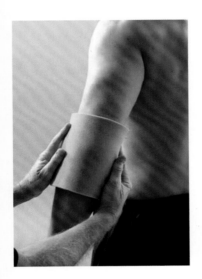

图 9−28A

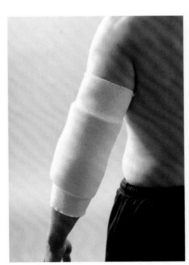

图 9−28B

定制的防护衬垫

▶ **目的**:使用热塑性材料定制的防护垫,在预防和治疗肘部和前臂挫伤时可吸收震动,提供保护。

强制型防护衬垫

　　NCAA[8]和 NFHS[9]要求运动员在所有击剑、曲棍球、冰球和长曲棍球的练习和比赛中使用肘部和(或)前臂防护衬垫。关于这些技术的进一步讨论可以在第 13 章中找到。

批判性思维问题 5

　　一名患者在当地骨科门诊进行左膝关节康复期间,她与医生讨论了肘部防护衬垫出现的问题。每个周末,当她滑旱冰时,护肘会滑落到她的前臂。她在体育用品店又配了一副护肘。在使用新的护肘时也滑落到她的前臂。她对这种情况感到厌烦,正在考虑不使用任何防护用品保护她的手肘。

▶ 问题:你如何处理这种情况?

循证实践

在本赛季的第二场比赛中，巡回赛的老牌骑牛手 Leo Reagan 在第一轮骑牛过程中被公牛抛下。Leo 将右手从绕着公牛的牛绳上松开，但左手手臂伸手时摔倒在地，导致左肘外侧脱位。Jay Patrick 是巡回赛医生，对 Leo 进行了评估。Jay 固定了 Leo 的左肘，Leo 被急救车送往当地医院。在急诊室，骨科医生进行了评估，包括进行了影像学检查，显示没有骨折，但尺侧副韧带二度扭伤。医生将 Leo 的左肘复位后固定在 90° 屈曲的位置，并允许他回家与当地的骨科医生进行后续评估。

第二天，Leo 在当地接受骨科医生的评估。骨科医生回顾了之前的影像资料，进行了临床评估，并同意初始诊断。这位骨科医生相信 Leo 可以通过非手术方式恢复以前的活动。Leo 以 90° 肘关节屈曲姿势保持固定 3 天，并开始在矫形诊所进行康复治疗。受伤 5 天后，停止了固定。骨科医生担心尺侧副韧带松弛，并建议 Leo 在这个阶段的康复过程中要避免肘部的屈曲和过度拉伸应力。Jay 和骨科医生为 Leo 选择了一种通用的功能型支具技术。

Leo 顺利地接受康复治疗，肘部和周围关节的灵活性、力量和动态稳定性都得到了提高。骨科医生对 Leo 的康复和进步感到满意，允许他在伤后 11 周左右进行骑牛活动。Jay 对 Leo 在康复过程中使用的通用的功能型支具技术的适用性和稳定性并不确定。Leo 的背负角增大、肘外翻，是由他在高中和大学期间作为棒球投手的经历造成的。在康复期间，这种情况有时会影响肘部屈伸时支具铰链在关节线上的定位。康复计划还导致 Leo 上臂和前臂肌肉的周长增加。在骑牛过程中，Leo 的左手是自由手，肘部要承受剧烈的屈伸。Jay 知道正确的支具应用和配合对保护 Leo 免受进一步伤害至关重要。Jay 和骨科医生决定研究通用的功能型支具技术，为 Leo 选择最有效的支具。

Leo 使用为他选择的支具技术重新开始骑牛训练。在他训练的第一个星期里，他的左肘摔了好几次。每次，左肘在支具中都处于屈曲位置。肘后部有疼痛和肿胀。经医生评估，Leo 被诊断为急性鹰嘴滑囊炎。为了保护 Leo 不受进一步的伤害，医生不允许其继续进行骑牛活动。对于这种情况，Jay 有经验，可以使用多种防护衬垫技术。他最近还收到了一种尖端衬垫设计的信息资料，这种衬垫是专门为支具技术而设计的。Jay 计划花些时间寻找保护 Leo 肘部的最佳技术。

1.根据案例提出两个与临床相关的问题，通过以下选择提供答案。①骑牛活动的支具技术；②Leo 尺骨鹰嘴滑囊炎的防护衬垫技术。问题应包括人群、干预措施、对比干预措施（如果相关）和相关的临床结果。

2.设计一个搜索策略，通过搜索找到回答临床问题的最佳证据。该策略应包括相关的检索词、电子数据库、在线期刊和印刷期刊，用于检索。与你的教师、骨科医生和其他卫生保健专业人员的讨论可以为专家意见提供证据。

3.从你的搜索或章节参考文献中选择 2~3 篇全文研究或评论。对每篇文章进行评估和评价，以确定其价值和对本案例的有用性。对每篇研究提出这些问题：①研究结果是否有效？②实际结果如何？③研究结果是否与患者有临床相关性？根据第 1 章的证据等级体系，准备一份包含问题答案的评估摘要，并对文章进行排序。

4.将证据中的发现、你的临床经验及 Leo 的目标和偏好整合到康复计划中。考虑哪种支具和衬垫技术可能适合 Leo。

5.评估 EBP 过程和你在案例中的经验。在评估中考虑以下问题。

临床问题的答案是什么？

搜索是否产生了高质量的证据？

证据评估是否恰当？

证据、你的临床经验、Leo 的预期目标是否在临床决策中得到了整合，以做出临床决策？

这些干预措施对 Leo 是否产生了成功的临床结果？

EBP 的经验对 Jay 和 Leo 是否是积极的？

结语

· 肘部和前臂的急慢性损伤和病症由直接作用力、活动范围异常、肌肉强力收缩以及超负荷和反复受力引起。

· 伸展过度贴扎技术可减少肘关节的活动范围。

· 肱骨外上髁炎贴扎和支具技术可减轻腕部伸肌和(或)屈肌对肱骨外上髁的张力。

· 环绕前臂和"8"字形贴扎技术可提供支撑并固定防护衬垫。

· 后夹板和吊带在受伤/手术后提供固定功能。

· 加压包扎和套筒提供压力,以控制肿胀和积液。

· 肘部和前臂的环绕包扎技术可用于支持和固定防护衬垫。

· 康复型支具提供支撑、固定和保护活动范围,而功能型支具则提供损伤/手术后的稳定性和功能恢复。

· 氯丁橡胶套筒和带铰链杆的套筒支具技术为肘部提供压力和支撑。

· 柔软、低密度和坚硬、高密度通用的和定制的防护衬垫技术提供减震、保护和压力。

· NCAA 和 NFHS 要求在多项运动中使用肘部和(或)前臂的强制性保护装备。

相关链接

美国运动医学研究所

http://www.asmi.org/

· 该网站提供了访问在线图书馆和其他教育资料的途径。

休斯敦诊所

http://www.hughston.com/

· 该网站允许访问休斯敦健康警报通讯和关于各种肘部和前臂损伤和病症的信息。

美国骨科医师协会

http://www.aaos.org/

· 该网站提供了有关肘部和前臂损伤和病症的治疗和康复信息,包括美国骨科医师协会的临床实践指南。

eMedicine

http://emedicine.medscape.com/

· 该网站提供了有关急性和慢性肘部和前臂损伤及病症的信息。

参考文献

1. Nirschl, RP, and Kraushaar, BS: Assessment and treatment guidelines for elbow injuries. Physician Sportsmed 24:42–60, 1996.

2. Nirschl, RP: Prevention and treatment of elbow and shoulder injuries in the tennis player. Clin Sports Med 7:289–308, 1988.

3. Starkey, C, and Brown, SD: Examination of Orthopedic and Athletic Injuries, ed 4. F.A. Davis, Philadelphia, 2015.

4. Meyer, NJ, Pennington, W, Haines, B, and Daley, R: The effect of the forearm support band on forces at the origin of the extensor carpi radialis brevis: A cadaveric study and review of literature. J Hand Ther 15:179–185, 2002.

5. Snyder-Mackler, L, and Epler, M: Effect of standard and Aircast tennis elbow bands on integrated electromyography of forearm extensor musculature proximal to the bands. Am J Sports Med 17:278–281, 1989.

6. Wadsworth, CT, Nielson, DH, Burns, LT, Krull, JD, and Thompson, CG: Effect of the counterforce armband on wrist extension and grip strength and pain in subjects with tennis elbow. J Orthop Sports Phys Ther 11:192–197, 1989.

7. Merolla, G, Bianchi, P, and Porcellini, G: Efficacy, usability, and tolerability of a dynamic elbow orthosis after collateral ligament reconstruction: A prospective randomized study. Musculoskelet Surg 98:209–216, 2014.

8. National Collegiate Athletic Association: 2014–15 Sports Medicine Handbook, 25th ed. NCAA, Indianapolis, 2014. http://www.ncaapublications.com/productdownloads/MD15.pdf.

9. National Federation of State High School Associations: 2015–16 Field Hockey Rules Book. National Federation of State High School Associations, Indianapolis, 2015.

10. Lake, AW, Sitler, MR, Stearne, DJ, Swanik, CB, and Tierney, R: Effectiveness of prophylactic hyperextension elbow braces on limiting active and passive elbow extension prephysiological and postphysiological loading. J Orthop Sport Phys 35:837–843, 2005.

11. Nirschl, RP: The etiology and treatment of tennis elbow. J Sports Med 2:308–328, 1974.

12. Froimson, AI: Treatment of tennis elbow with forearm support band. J Bone Joint Surg 53:183–184, 1971.

13. Luk, JKH, Tsang, RCC, and Leung, HB: Lateral epicondylitis: Midlife crisis of a tendon. Hong Kong Med

J 20:145–151, 2014.

14. Galloway, M, DeMaio, M, and Mangine, R: Rehabilitative techniques in the treatment of medial and lateral epicondylitis. Orthopedics 15:1089–1096, 1992.

15. Gellman, H: Tennis elbow (lateral epicondylitis). Orthop Clin North Am 23:75–82, 1992.

16. Jansen, CW, Olson, SL, and Hasson, SM: The effect of use of a wrist orthosis during functional activities on surface electromyography of the wrist extensors in normal subjects. J Hand Ther 10:283–289, 1997.

17. Kivi, P: The etiology and conservative treatment of humeral epicondylitis. Scand J Rehabil Med 15:37–41, 1982.

18. Nirschl, RP: Tennis elbow. Orthop Clin North Am 4:787–800, 1973.

19. Struijs, PAA, Smidt, N, Arola, H, van Dijk, CN, Buchbinder, R, and Assendelft, WJJ: Orthotic devices for the treatment of tennis elbow. Cochrane Database Syst Rev (1);CD001821, 2002.

20. Borkholder, CD, Hill, VA, and Fess, EE: The efficacy of splinting for lateral epicondylitis: A systematic review. J Hand Ther 17:181–199, 2004.

21. Bisset, L, Paungmali, A, Vicenzino, B, and Beller, E: A systematic review and meta-analysis of clinical trials on physical interventions for lateral epicondylagia. Br J Sports Med 39:411–422, 2005.

22. Bisset, LM, Collins, NJ, and Offord, SS: Immediate effects of 2 types of braces on pain and grip strength in people with lateral epicondylalgia: A randomized controlled trial. J Orthop Sports Phys Ther 44:120–128, 2014.

23. Öken, Ö, Kahraman, Y, Ayhan, F, Canpolat, S, Yorgancioglu, ZR, and Öken, ÖF: The short-term efficacy of laser, brace, and ultrasound treatment in lateral epicondylitis: A prospective, randomized, controlled trial. J Hand Ther 21:63–68, 2008.

24. Struijs, PAA, Korthals-de Bos, IBC, van Tulder, MW, van Gijk, CN, Bouter, LM, and Assendelft, WJJ: Cost effectiveness of brace, physiotherapy, or both for treatment of tennis elbow. Br J Sports Med 40:637–643, 2006.

25. Sadeghi-Demneh, E, and Jafarian, F: The immediate effects of orthoses on pain in people with lateral epicondylalgia. Pain Res Treat 2013:353597. doi: 10.1155/2013/353597.

26. Garg, R, Adamson, GJ, Dawson, PA, Shankwiler, JA, and Pink, MM: A prospective randomized study comparing a forearm strap brace versus a wrist splint for the treatment of lateral epicondylitis. J Shoulder Elbow Surg 19:508–512, 2010.

27. Altan, L, and Kanat, E: Conservative treatment of lateral epicondylitis: Comparison of two different orthotic devices. Clin Rheumatol 27:1015–1019, 2008.

28. Najafi, M, Arazpour, M, Aminian, G, Curran, S, Madani, SP, and Hutchins, SW: Effect of a new hand-forearm splint on grip strength, pain, and function in patients with tennis elbow. Prosthet Orthot Int, 2015. doi: 0309364615592694.

29. Shamsoddini, A, and Hollisaz, MT: Effects of taping on pain, grip strength and wrist extension force in patients with tennis elbow. Trauma Mon 18:71–74, 2013.

30. Groppel, JL, and Nirschl, RP: A mechanical and electromyographical analysis of the effects of various joint counterforce braces on the tennis player. Am J Sports Med 14:195–200, 1986.

31. Yoon, JJ, and Bae, H: Change in electromyographic activity of wrist extensor by cylindrical brace. Yonsei Med J 54:220–224, 2013.

32. Priest, JD: Tennis elbow: The syndrome and a study of average players. Minn Med 59:367–371, 1976.

33. Enzenauer, RJ, and Nordstrom, DM: Anterior interosseous nerve syndrome associated with forearm band treatment of lateral epicondylitis. Orthopedics 14:788–790, 1991.

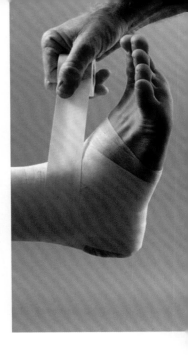

第 **10** 章

腕部

损伤和病症

　　腕部的急性和慢性损伤和病症可能由直接暴力、超负荷运动和重复性的压力等造成。腕部正常的活动范围和稳定性是参与大多数运动、工作和休闲活动所必需的。挫伤、扭伤、骨折、脱位、过劳损伤等和病症导致的活动范围丧失可能由直接暴力、摔倒时手掌撑地、活动范围过大和(或)重复性压力造成。扭伤、骨折和脱位可因活动范围过大和剪切力而发生,并可导致手腕失去稳定性。常见的腕部损伤包括如下。

- 挫伤。
- 扭伤。
- 三角纤维软骨复合体。
- 骨折。
- 脱位。
- 腱鞘囊肿。

- 过劳损伤。

挫伤

　　腕部挫伤虽然不常见,但确实会发生,可能由直接暴力引起。参加使用球杆运动的运动员可能会因为被对手击打手腕而受伤。虽然强制性使用的手套通常会保护手腕,但如冰球前锋在射门时就可能被球杆击中手腕。

扭伤

　　腕部扭伤在运动和工作中很常见,由多种机制引起。摔倒时手掌撑地、旋转力和不正常的活动范围都可能导致桡尺骨远端和桡腕关节韧带以及筋膜组织的损伤(图 10-1)。例如,摔跤运动员可能会在摔倒时扭伤手腕(图 10-2)。

三角纤维软骨复合体(TFCC)

　　摔倒时手掌撑地、旋转力和活动范围过大都会造成 TFCC 的损伤。上肢的闭链运动会增加损伤的风险[1](图 10-3)。例如,在自由体操运动中,过大的力量和不正常的活动范围可能导致 TFCC 损伤。

骨折

　　桡骨远端骨折可能是摔倒时手掌撑地造成的。摔倒时手掌撑地的剪切力可以导致舟状骨和钩骨骨折(图 10-4)。

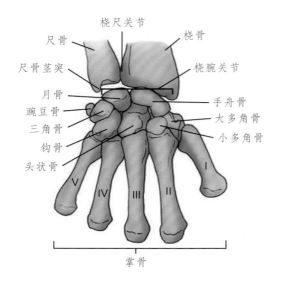

图 10-1　腕部骨骼和关节的背视图。

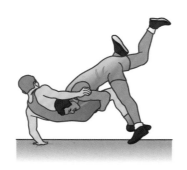

图 10-2　手腕扭伤。

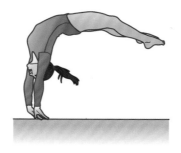

图 10-3　上肢的闭链运动。

脱位

　　腕关节脱位可发生在桡尺关节的远端，可能与骨折和软组织损伤有关。其原因包括过度伸展、旋前和旋后。

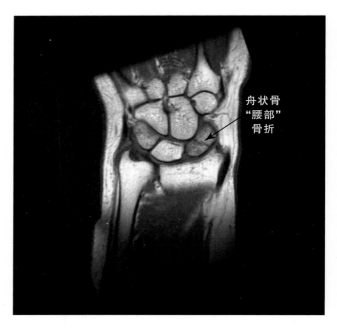

图 10-4　腕部的 T1 加权冠状位 MRI。舟状骨"腰部"的低信号线可见骨折。

腱鞘囊肿

　　扭伤或反复过度伸展运动后，可在腕背或掌侧形成腱鞘囊肿。背侧囊肿比较常见。例如，竞技举重运动员由于日常反复拉伸过度和超负荷训练，可能导致腱鞘囊肿。

过劳损伤

　　过劳损伤和病症由手腕过度、重复性的压力引起。在运动和工作过程中，手腕和手掌反复受压，可引起屈指肌腱炎（图 10-5）。腕关节桡侧腕屈肌和尺侧腕屈肌腱炎可能是在涉及使用球拍的运动中经常出现过度屈曲的结果。过度抓握和桡骨、尺骨旋转运动可引起桡骨茎突狭窄性腱鞘炎。过度使用锤子，需要不断地抓握和重复的手腕运动，可导致腱鞘炎。神经卡压和压迫综合征由腕关节反复屈伸、直接受力、结构异常和反复压迫引起，可影响正中神经、尺神经和（或）桡神经。正中神经受压称为腕管综合征[2]（图10-6）。例如，划船运动中的运动员手腕的过度屈伸就会导致腕管综合征。

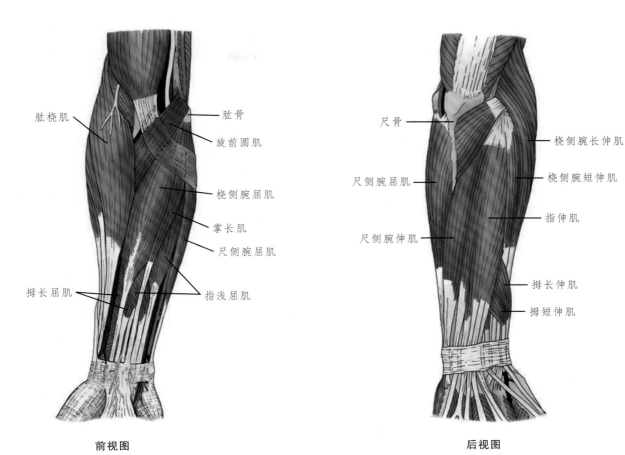

肱桡肌

肱骨

旋前圆肌

桡侧腕屈肌

掌长肌

尺侧腕屈肌

拇长屈肌

指浅屈肌

前视图

尺骨

尺侧腕屈肌

尺侧腕伸肌

桡侧腕长伸肌

桡侧腕短伸肌

指伸肌

拇长伸肌

拇短伸肌

后视图

图 10-5　前臂和腕部的浅表肌肉。

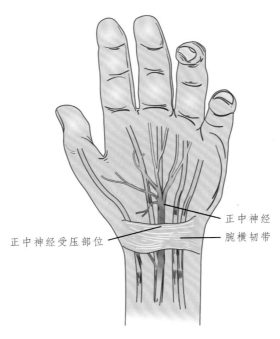

正中神经受压部位

正中神经

腕横韧带

图 10-6　腕管综合征。

贴扎技术

几种贴扎技术可以提供支撑、限制活动范围,并将防护衬垫固定在手腕上。很多技术用于预防和治疗扭伤、TFCC 损伤、骨折和脱位,提供支撑和减少过度的活动范围。只要应用得当,这些技术可以提供不同程度的支撑;对不同的人应用相同的技术可能会产生不同的结果。在决定使用哪种技术时,要考虑使用技术的目的、损伤程度、个体差异和活动情况。另一些贴扎技术用于固定手腕或固定防护衬垫。请注意,这些技术中的很多技术可以用于处理手部和拇指的损伤和病症。

腕部环绕　　图 10-7

➡ **目的**:使用腕部环绕技术提供轻度支撑,限制活动范围,并将防护衬垫固定在手腕上。在预防和治疗挫伤、扭伤、骨折和脱位时使用此技术。防护衬垫技术在"防护衬垫"部分进行说明。

➡ **材料**:
  ● 1.5 英寸或 2 英寸非弹性贴布。
  选择:
  ● 皮肤膜或自粘性绷带。
  ● 2 英寸或 3 英寸的弹性贴布,绷带剪刀。

➡ **体位**:患者坐在贴扎台或工作台上,手腕处于中立位置,手指处于外展状态。

> ✂ **注意事项**
> 保持手腕的中立位置,让患者将其伸出的手指外展,置于你的腹部区域。这个位置可以减少个人手臂在操作过程中的移动。

➡ **准备**:将腕部环绕技术直接应用于患者皮肤。
  选择:在手腕上应用皮肤膜或自粘性绷带,以减少刺激◀▥▥▥▶。

➡ **应用**:

| 第 1 步: | 将 1.5 英寸或 2 英寸的非弹性贴布固定在尺骨茎突处(图 10-7A)。 |

选择:　使用 2 英寸或 3 英寸的弹性贴布提供额外的支撑。

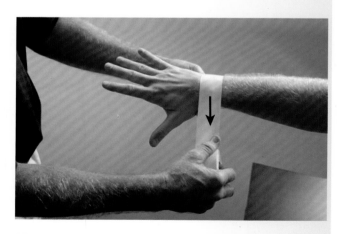

图 10-7A

第 2 步： 继续在手腕周围由尺侧到桡侧方向缠绕，施加适量的滚动张力，然后返回锚位(图 10-7B)。

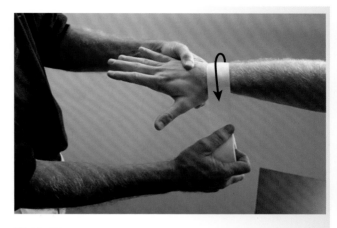

图 10-7B

第 3 步： 在手腕周围缠绕 4~5 圈，可以直接覆盖在最后一个条带上，也可以将贴布宽度重叠 1/2(图 10-7C)。缠绕贴布要用适度的滚动张力。

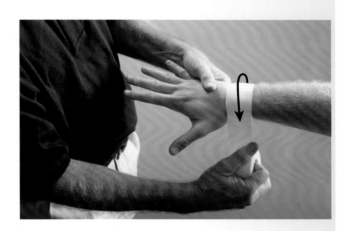

图 10-7C

选择： 使用 2 英寸或 3 英寸的弹性贴布在手掌近端周围做环形带，以提供额外的支撑或固定防护衬垫(图 10-7D)。这些贴布不应造成拇指和手部的压迫。

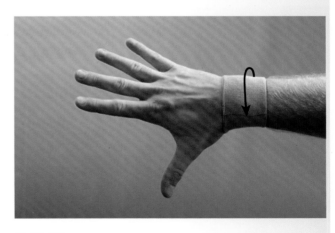

图 10-7D

(待续)

第4步： 在腕背部完成缠绕固定，防止在活动中接触物体而松开(图10-7E)。

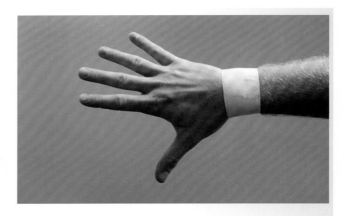

图 10-7E

"8"字形贴扎   图 10-8

▶ **目的：** 在预防和治疗挫伤、扭伤、TFCC损伤、骨折和脱位时，"8"字形贴扎技术可提供轻度到中度的支持，限制活动范围，并固定定制的支具和防护衬垫(图10-8)。

▶ **材料：**
- 1.5英寸或2英寸非弹性贴布。

选择：
- 皮肤膜。
- 1.5英寸或2英寸弹性贴布或自粘性绷带，绷带剪刀。

▶ **体位：** 患者坐在贴扎台或工作台上，手腕和手处于中立位置，手指外展。

▶ **准备：** 直接在患者皮肤上使用"8"字形贴扎技术。

选择：在手部和手腕处应用皮肤膜，以减少刺激◀▦▦▦▶。

▶ **应用：**

第1步： 在尺骨茎突处固定1.5英寸的非弹性贴布，以适度的滚动张力从尺侧到桡侧环绕手腕。

选择：考虑使用1.5英寸或2英寸的弹性贴布或自粘性绷带，以防止造成手部压迫。

第2步： 在尺骨茎突处，将贴布沿手背的桡侧方向前进(图10-8A)，绕过大鱼际，然后穿过手掌远端(图10-8B)。为了防止压迫，在覆盖大鱼际时，可能需要将贴布部分折叠起来。向贴布施加适度的滚动张力，并保持在掌指关节(MCP)近端。

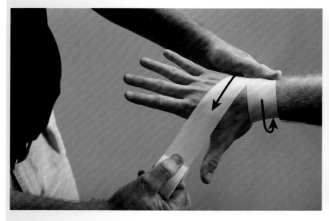

图 10-8A

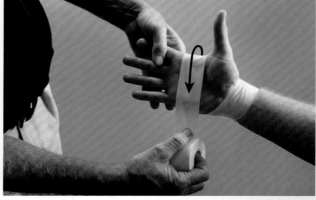

图 10-8B

第3步： 接着,从第五掌骨继续过手背至桡骨远端(图 10-8C),绕过手腕,以适度的滚动张力回到尺骨茎突,完成整个过程(图 10-8D)。

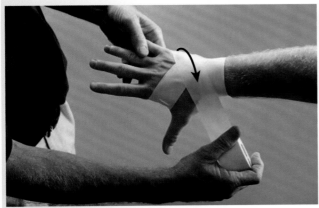

图 10-8C

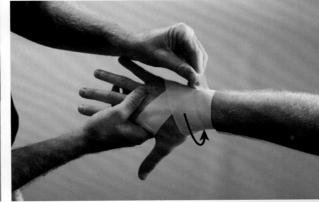

图 10-8D

第4步： 重复"8"字形贴扎,贴布宽度重叠 1/3,并固定在手腕背侧(图 10-8E)。在操作过程中不应导致手和拇指的压迫。

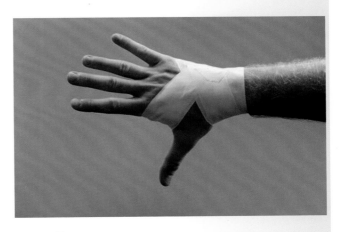

图 10-8E

扇形贴扎　图 10-9

➡ **目的:** 在预防和治疗扭伤、TFCC 损伤、骨折、脱位时,使用扇形贴扎技术提供适度支撑,限制过度屈伸(图 10-9)。

➡ **材料:**

●1.5 英寸或 2 英寸非弹性和弹性贴布,绷带剪刀。

选择:

●皮肤膜或自粘性绷带,黏性贴布喷剂。

➡ **体位:** 患者坐在贴扎台或工作台上,手腕处于中立位置,手指外展。将前臂放在贴扎台上,确定疼痛的活动范围。将肘部屈曲 90°,手腕放在贴扎台边缘,手背朝向地面。判断屈曲疼痛时,稳定前臂,将一只手放在指背上,慢慢移动手和手腕进入屈曲状态,直到出现疼痛。将一只手放在指面上,慢慢移动手和手腕进入伸展状态,以确定疼痛的伸展状态。一旦确定了疼痛的活动范围,将手腕置于无痛范围,并在贴扎过程中保持这个位置。

➠ **准备**：直接在患者皮肤上使用扇形贴扎技术。

　选择：在手部和手腕上使用黏性贴布喷剂，并应用皮肤膜或自粘性绷带，以提供额外的黏附性，减少刺激◀▥▥▥▶。

➠ **应用**：

第 1 步：　用 1.5 英寸或 2 英寸的非弹性贴布固定在掌指关节的远端，并在前臂远端用轻微滚动张力固定◀▥▥▥▶（图 10-9A）。

选择：　考虑使用 1.5 英寸或 2 英寸的弹性贴布作为手部和前臂的固定物，以防止压迫。

第 2 步：　为了限制手腕的屈曲，可将 1.5 英寸或 2 英寸非弹性贴布固定在手背侧。沿近端方向继续穿过手和手腕，并固定在前臂远端（图 10-9B）。注意观察手腕的无痛位置，并以适度的滚动张力使用贴布。

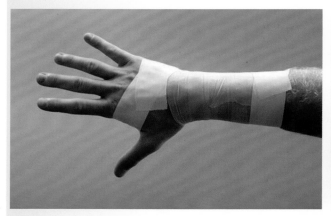

图 10-9A

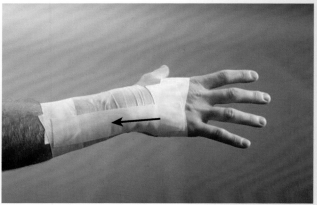

图 10-9B

第 3 步：　开始贴下一条贴布时与第一条贴布宽度重叠 1/3，在手背开始操作下一条贴布。继续穿过手和手腕，固定在前臂远端（图 10-9C）。

第 4 步：　将这种重叠模式与适度的滚动张力继续应用 4~5 条贴布（图 10-9D）。应用足够的贴布来覆盖手背。扇形贴扎不应压迫拇指。可以测量从手远端到前臂远端的长度，进行整体式扇形贴扎。

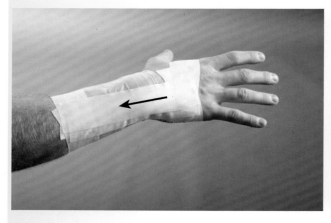

图 10-9C

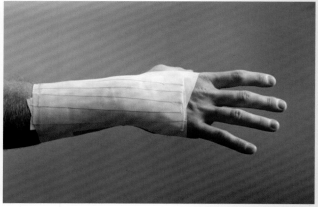

图 10-9D

![注意事项图标] **注意事项**

在贴扎台或工作台上，使用 1.5 英寸或 2 英寸的非弹性贴布，长度为从手的远端至前臂远端的距离。继续使用贴布，贴布宽度重叠 1/3，直到制成一个 3~4 英寸宽的扇形贴。用手弄平贴布条并粘在一起。通过从贴扎台上扯下第一条贴布来开始制作。

用从手到前臂长度的两倍来做两个扇形贴。继续将重叠的贴布接在一起，并将扇形贴从贴扎台上拆下来。把不粘的两端放在一起，把扇形贴切成两半。一半在手背上，另一半在手掌上。

第 5 步： 为了限制腕部的伸展，在手掌尺侧固定一条 1.5 英寸或 2 英寸的非弹性贴布；继续在手和手腕上施加适度的滚动张力，固定在前臂远端(图 10-9E)。以远端到近端方式反复重叠贴布(图 10-9F)。注意观察手腕的无痛位。

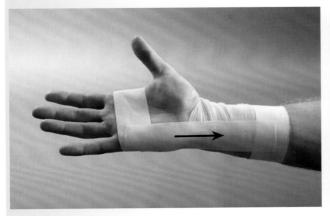

图 10-9E

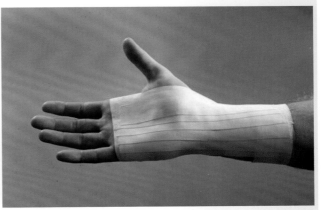

图 10-9F

第 6 步： 在手部远端和前臂，用 1.5 英寸或 2 英寸非弹性或弹性贴布，以适度的滚动张力贴扎 2~4 条贴布◀▥▥▥▶(图 10-9G)。贴布不应引起拇指压迫。必要时，可将贴布部分折进鱼际内。

第 7 步： 使用背侧和掌侧的扇形贴扎是为了限制腕部多方向的运动。腕部环绕贴扎或"8"字形贴扎技术可用于固定条带，并提供额外的支撑。

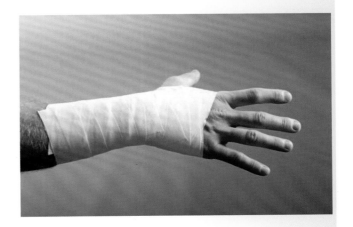

图 10-9G

带状贴扎　图10-10和图10-11

⇒ **目的**：在预防和治疗扭伤、TFCC损伤、骨折和脱位时，带状贴扎技术可提供适度的支撑，并限制过度的屈曲和伸展。在此基础上，提出了2种可互换的方法，可根据个人喜好和现有用品选择。

带状贴扎技术1

⇒ **材料**：

- 1.5英寸或2英寸非弹性和弹性贴布，4英寸弹力带，绷带剪刀。

选择：

- 皮肤膜或自粘性绷带，黏性贴布喷剂。

⇒ **体位**：患者坐在贴扎台或工作台上，手腕处于中立位置，手指外展。确定疼痛的活动范围。一旦确定疼痛的活动范围，将手腕置于无痛范围，并在贴扎过程中保持这一位置。

⇒ **准备**：直接在患者皮肤上使用带状贴扎技术。

选择：在手和手腕处使用黏性贴布喷剂，并应用皮肤膜或自粘性绷带，以增加黏附性，减少刺激◄▮▮▮▮►。

⇒ **应用**：

| 第1步： | 如图10-9A所示，确定锚点。 |

| 第2步： | 为了限制腕部的屈曲，用1.5英寸或2英寸的弹性贴布将4英寸的弹力带用适度的滚动张力锚定在手背◄▮▮▮▮►。留下2~3英寸的条带向远端延伸（图10-10A）。 |

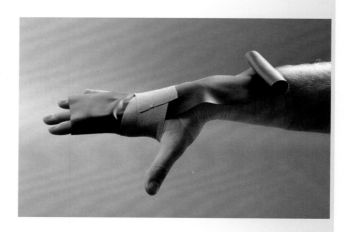

图10-10A

| 第3步： | 用适度的滚动张力将带子拉过手和手腕近端，用1.5英寸或2英寸的弹性贴布以轻度滚动张力固定在前臂远端◄▮▮▮▮►（图10-10B）。注意观察腕的无痛位置，将条带在超出锚点2~3英寸处剪开。第二条弹力带可以直接套在第一条弹力带上，以增加支撑力。 |

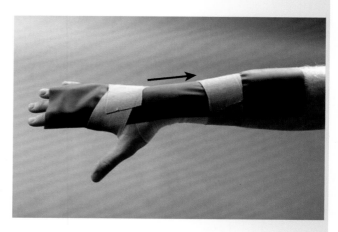

图10-10B

第 4 步： 为了限制腕部的伸展，用 1.5 英寸或 2 英寸的弹性贴布将 4 英寸弹力带用适度的滚动张力锚定在手掌上，留下 2~3 英寸的条带向远端延伸 ◀▥▥▶。用适度的张力将条带拉过手和手腕，锚定在前臂远端 ◀▥▥▶（图 10–10C）。将条带在超出锚点 2~3 英寸处剪开。注意观察手腕的无痛位置。如有必要，可使用第二条弹力带。

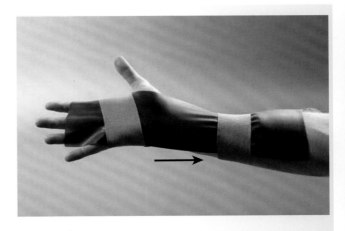

图 10–10C

第 5 步： 将多余的条带折叠在手和前臂远端固定点上，用 1.5 英寸或 2 英寸非弹性或弹性贴布以单独或连续的方式缠绕 2~3 圈 ◀▥▥▶（图 10–10D）。用适度的滚动张力使用贴布。

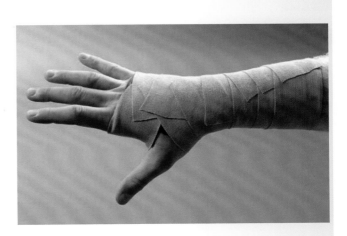

图 10–10D

第 6 步： 使用腕部环绕或"8"字形技术锚定弹力带并提供额外的支撑（图 10–10E）。观察拇指和鱼际间隙，以防止压迫。为了限制多方向的运动，应用一条背侧向掌侧的环形弹力带固定。

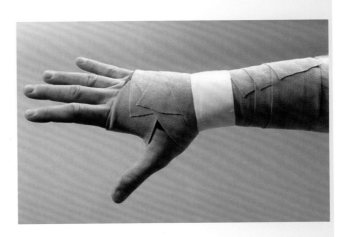

图 10–10E

带状贴扎技术 2

➠ **材料:**

- 1.5 英寸或 2 英寸非弹性或弹性贴布,2 英寸或 3 英寸高强度贴布,绷带剪刀。

选择:

- 皮肤膜或自粘性绷带,黏性贴布喷剂。

➠ **体位:** 患者坐在贴扎台或工作台上,手腕处于中立位置,手指外展。确定疼痛的活动范围。一旦确定疼痛的活动范围,将手腕置于无痛范围,并在贴扎过程中保持这一位置。

➠ **准备:** 直接在患者皮肤上使用带状贴扎技术。

选择:在手和手腕处使用黏性贴布喷剂,应用皮肤膜或自粘性绷带,以增加黏附性,减少刺激 ◀▦▦▦▦▶。

➠ **应用:**

第 1 步: 如图 10-9A 所示,确定锚点。

第 2 步: 从手的远端到前臂远端锚点处测量并切割一条 2 英寸或 3 英寸高强度贴布。

第 3 步: 为了限制腕部屈曲,将高强度贴布贴在手背上,以中等张力拉过手和手腕,贴在前臂远端(图 10-11A)。注意观察腕部的无痛位置。

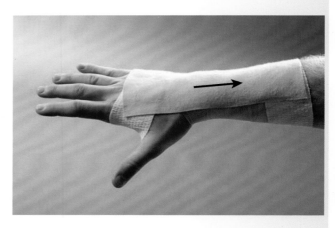

图 10-11A

第 4 步: 用高强度贴布在手和前臂远端以轻微张力固定 ◀▦▦▦▶ (图 10-11B)。

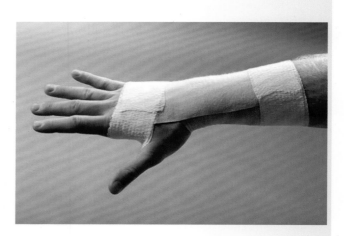

图 10-11B

第 5 步: 为了限制腕部的伸展,在手掌上贴上一层高强度贴布,用适度的张力继续覆盖手和手腕,然后固定在前臂远端(图 10-11C)。用 1.5 英寸或 2 英寸非弹性或弹性贴布以适度的张力在手部远端和前臂处固定 ◀▥▥▶(图 10-11D)。注意观察腕部的无痛位置。

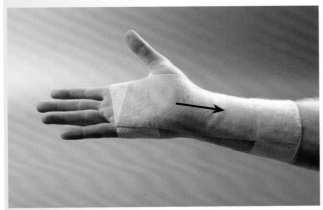

图 10-11C

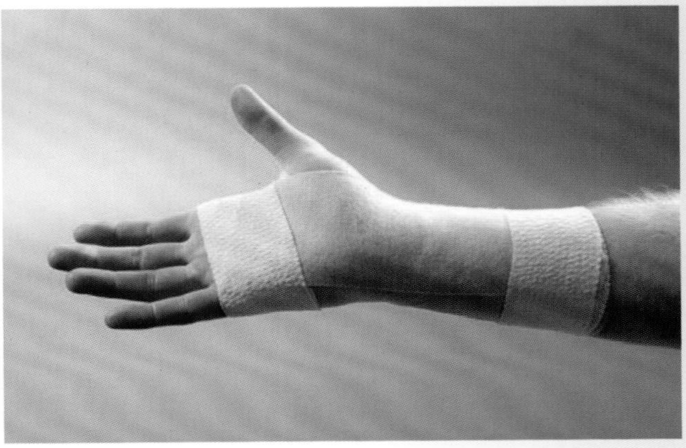

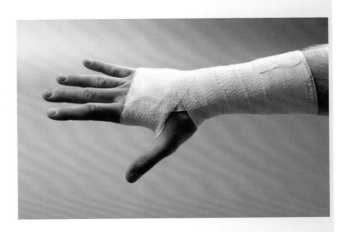

图 10-11D

第 6 步: 用 1.5 英寸或 2 英寸的非弹性或弹性贴布以单独或连续的方式,用适度的滚动张力在手和前臂周围缠绕 2~3 圈 ◀▥▥▶(图 10-11E)。

图 10-11E

第 7 步: 应用手腕环绕贴扎或"8"字形贴扎,用高强度贴布固定,提供额外的支撑(图 10-11F)。注意观察拇指和鱼际的空间,以防止压迫。使用两条高强度贴布来限制多向运动。

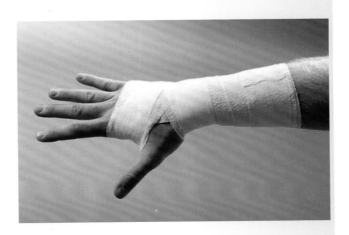

图 10-11F

┃ "X"形贴扎　　图 10-12

➠ **目的**：在预防和治疗扭伤、TFCC 损伤、骨折、脱位时，"X"形贴扎技术可提供适度的支撑，限制过度的屈伸（图 10-12）。

➠ **材料**：

- 1.5 英寸或 2 英寸非弹性或弹性贴布，绷带剪刀。

选择：

- 皮肤膜或自粘性绷带，黏性贴布喷剂。

➠ **体位**：患者坐在贴扎台或工作台上，手腕处于中立位置，手指外展。确定疼痛的活动范围。一旦确定疼痛的活动范围，将手腕置于无痛范围，并在贴扎过程中保持这一位置。

➠ **准备**：直接在患者皮肤上使用"X"形贴扎技术。

选择：在手和手腕处使用黏性贴布喷剂，并应用皮肤膜或自粘性绷带，以增加黏附性，减少刺激◀▥▥▥▶。

➠ **应用**：

第 1 步：　如图 10-9A 所示，确定锚点。

第 2 步：　为了限制腕部屈曲，用 1.5 英寸或 2 英寸非弹性贴布或弹性贴布以一定角度固定，在第二腕掌关节附近的手背上，用适度的滚动张力继续穿过手和手腕，并锚定在前臂外侧远端（图 10-12A）。注意观察腕部无痛位置。

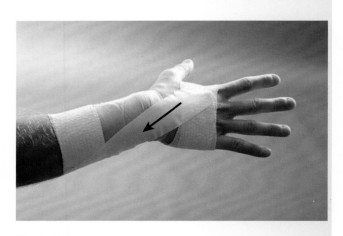

图 10-12A

第 3 步：　手背第五腕掌关节近端贴下一条绷带；穿过手和手腕，在前臂内侧远端完成固定（图 10-12B）。

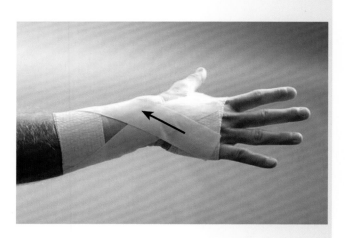

图 10-12B

第 4 步： 将贴布宽度重叠 1/3，并在"X"形图案中应用 2~4 条贴布，具有中等的滚动张力（图 10-12C）。注意观察腕部无痛位置。

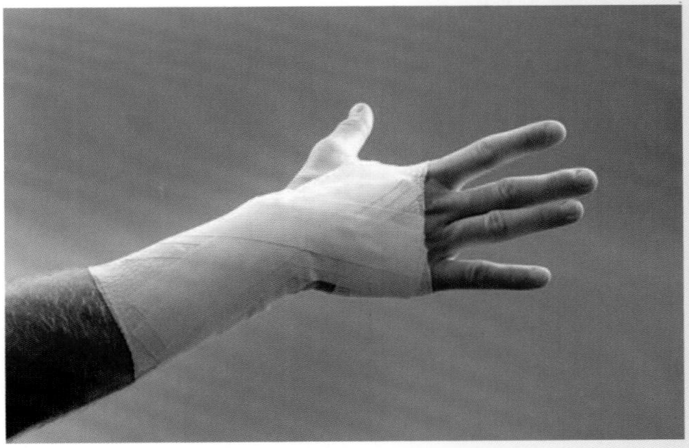

注意事项

在确定从手远端到前臂远端的长度后，预先在贴扎台或工作台上制作"X"形贴扎条，抹平并粘牢台面上的贴布，然后放在个人身上。用绷带剪刀修剪多余的贴布。

图 10-12C

第 5 步： 为了限制腕部的伸展，将 1.5 英寸或 2 英寸的非弹性贴布或弹性贴布以一定角度固定在第二腕掌关节附近的手掌上。继续穿过手和手腕，以适度的滚动张力固定在前臂内侧远端（图 10-12D）。

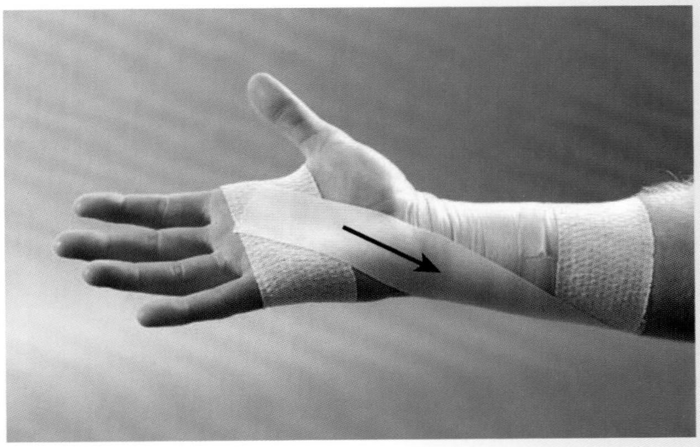

图 10-12D

第 6 步： 在靠近第五腕掌关节的手掌上，穿过手和手腕，并在前臂远端外侧固定一条带子（图 10-12E）。

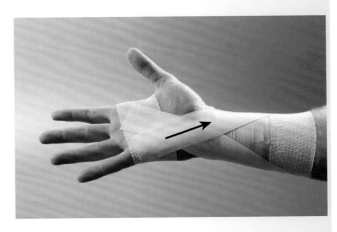

图 10-12E

（待续）

第7步： 在"X"形图案中应用2~4条额外的贴布，绷带宽度重叠1/3，具有中等的滚动张力（图10-12F）。注意观察腕部无痛位置。

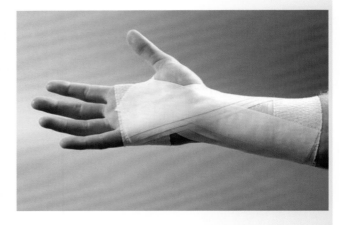

图10-12F

第8步： 用1.5英寸或2英寸非弹性或弹性贴布在手和前臂周围以环形模式贴2~4条具有中等滚动张力的闭合带 ◀▥▥▶（图10-12G）。

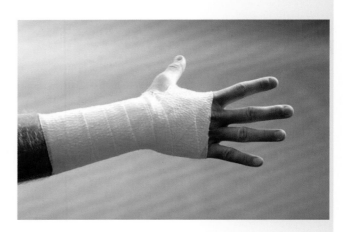

图10-12G

第9步： 应用腕部环绕或"8"字形贴扎技术固定条带并提供额外的支撑（图10-12H）。注意观察拇指和鱼际的空间，以防止压迫。使用手背和手掌"X"形条限制多向运动。

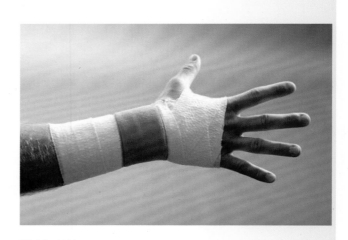

图10-12H

批判性思维问题1

　　在澳大利亚的足球联赛中途，一名前锋在比赛中因摔倒而扭伤了右手腕。经过一段时间的康复，他被允许佩戴已批准使用的现成功能型支具恢复活动。在第一场比赛中，这名前锋右手伸出摔倒，但仍继续比赛。

➡ 问题：在中场休息时，你能用什么贴扎技术来提供额外的稳定性？

如果一名运动员要求进行手腕包扎,而其没有受伤的历史,则考虑应用非弹性贴布腕部环绕技术;该技术可提供适度的支撑,可快速应用,并且需要用到的非弹性贴布更便宜。

腕部半刚性高分子绷带　图 10-13

➡ **目的**:在治疗扭伤、TFCC 损伤、骨折和脱位时,半刚性高分子绷带技术可提供最大的支撑和限制手腕的活动范围(图 10-13)。高分子绷带应由合格的医疗专业人员使用。可以在运动和工作活动中使用高分子绷带,取下后可再次使用。

➡ **材料**:
- 2 英寸或 3 英寸半刚性高分子绷带,手套,水,自粘性绷带,1/8 英寸泡沫或毛毡垫,2 英寸弹性贴布,胶带剪刀。
选择:
- 热塑性材料,加热源。

➡ **体位**:患者坐在贴扎台或工作台上,手和腕部处于医生指示的固定位置,手指外展。

➡ **准备**:用 1/8 英寸的泡沫或毛毡垫覆盖在患者拇指的骨突出和手掌表面,以减少刺激。

➡ **应用**:

第 1 步: 在手、腕部和前臂远端应用 2~3 层自粘性绷带,用轻度至中度滚动张力◀■■■■▶(图 10-13A)。可以应用于"8"字形贴扎方式。

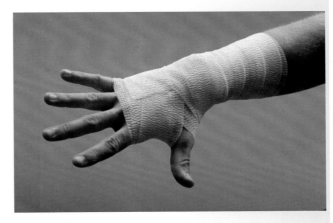

图 10-13A

第 2 步: 用 2 英寸或 3 英寸半刚性高分子绷带,锚定在前臂远端外侧,由尺侧向桡侧,并从近端向远端的方向施加适度的滚动张力,将绷带宽度重叠 1/3~2/3(图 10-13B)。

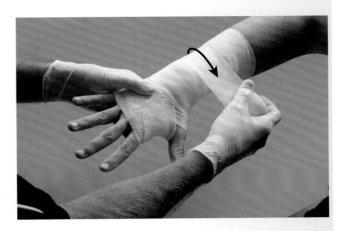

图 10-13B

(待续)

第 3 步： 在腕部，继续以"8"字形的方式，用适度的滚动张力将绷带贴在手和腕部（图 10-13C）。将绷带贴在 2~5 指的腕掌关节近端。根据个人手形的不同，在覆盖鱼际时，可能需要将高分子绷带折起或部分剪断，以防止压迫。

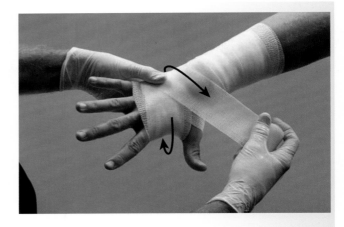

图 10-13C

选择： 在手背和（或）手掌和手腕上加入热塑性材料并塑形，以提供额外的支撑（图 10-13D）。

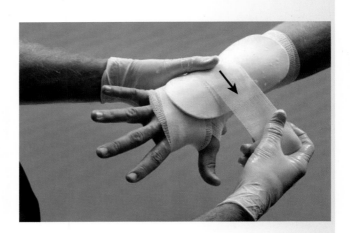

图 10-13D

第 4 步： 继续交替用"8"字形和环形模式缠绕手、腕部和前臂远端，贴布宽度重叠 1/3~2/3（图 10-13E）。

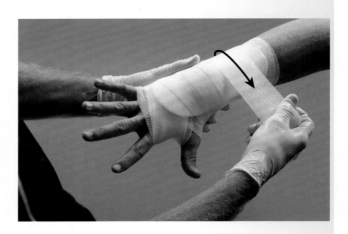

图 10-13E

第 5 步： 在腕部背侧或前臂远端完成固定，用手抚平并塑形高分子绷带(图 10-13F)。

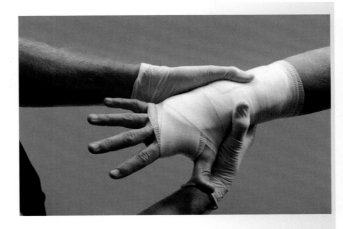

图 10-13F

第 6 步： 在所有体育锻炼和比赛中，用至少 1/2 英寸厚度的闭孔、慢回弹泡沫或类似材料覆盖刚性高分子绷带(见图 10-21A 和图 10-21B)。

第 7 步： 用绷带剪刀沿尺侧或桡侧切割，去除高分子绷带(图 10-13G)。选择受伤部位的另一侧。

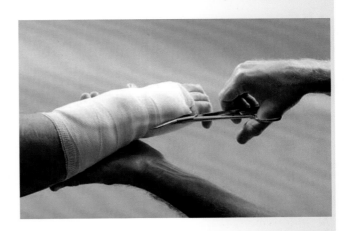

图 10-13G

第 8 步： 若要重复使用，在手、腕部和前臂远端应用 2~3 层自粘性绷带◀▦▦▦▶。将高分子绷带置于手、腕部和前臂上，用 2 英寸的弹性贴布或自粘性绷带以适度的滚动张力呈环形固定◀▦▦▦▶(图 10-13H)。

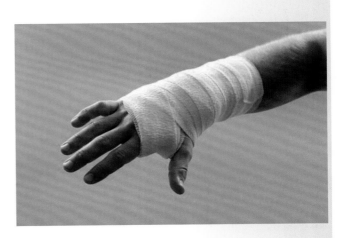

图 10-13H

后夹板技术　　图 10-14

➡ **目的**：在治疗扭伤、TFCC 损伤、骨折、脱位、过劳损伤和病症时，用后夹板技术固定手腕和手（图 10-14）。使用夹板作为临时固定，然后由医生进一步评估。该技术与第 9 章（见图 9-13）中适用的材料相同。

> **要点**
>
> 　　固定的时间通常由医生在评估个人情况后确定。高分子绷带技术人员和医生可以在松紧织物上使用刚性高分子绷带进行完全固定。

➡ **设计**：
- 购买通用的预切割刚性衬垫夹板。夹板由几层刚性玻璃纤维材料制成，覆盖 2 英寸、3 英寸、4 英寸和 5 英寸宽，10 英寸、12 英寸、15 英寸、30 英寸、35 英寸和 45 英寸长的织物和泡沫衬垫。

➡ **材料**：
- 通用的刚性衬垫夹板，手套，水，毛巾，两条 4 英寸宽、5 码长的弹性绷带，金属夹，1.5 英寸非弹性贴布或 2 英寸自粘性绷带。

➡ **体位**：患者坐在贴扎台或工作台上，手和腕部处于中立的位置。在医生的指示下，将手腕置于所需的屈曲或伸展范围内。在操作过程中保持此位置。

➡ **准备**：直接在患者皮肤上模制和应用衬垫。

➡ **应用**：

第 1 步：　将夹板从包装中取出，浸入 21~24℃的水中。将夹板浸泡一段时间，挤压夹板 1~2 次。从水中取出夹板并纵向放置在毛巾上。快速将夹板和毛巾卷在一起，去除多余的水（图 10-14A）。

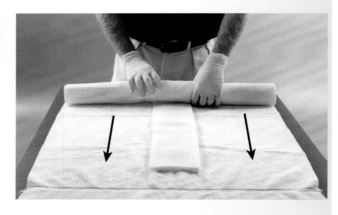

图 10-14A

第 2 步：　将夹板从掌指关节覆盖至前臂近端（图10-14B）。夹板最常用于手掌、腕部和前臂。

第 3 步：　用 4 英寸宽、5 码长的弹性绷带以螺旋模式包扎，施加适度的滚动张力将夹板固定于手、腕部和前臂◀▥▥▥▶（图10-14C）。用手将夹板塑形。观察腕部屈伸的位置，约 15 分钟后材料固化；拆下弹性绷带。

第 4 步：　将夹板用 4 英寸宽、5 码长的弹性绷带固定在手、腕部和前臂上，以适度的滚动张力，采用远端到近端螺旋固定◀▥▥▥▶（图10-14D）。可用金属夹固定绷带或松散地应用 1.5 英寸非弹性贴布或 2 英寸自粘性绷带固定。日常活动可能需要用吊带保护。

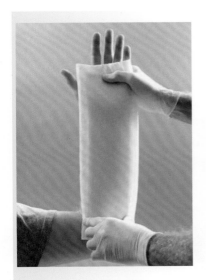

图 10-14B

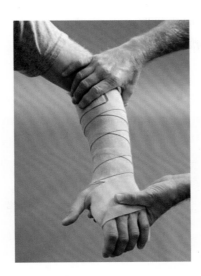

图 10-14C

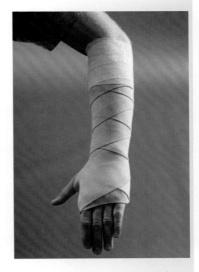

图 10-14D

绷带技术

　　使用绷带技术提供压力,以协助控制软组织损伤、疼痛以及肿胀。在预防和治疗挫伤、扭伤、骨折、脱位以及过劳损伤和病症时,也可使用弹性和自粘性绷带来固定防护衬垫和支具。这些技术也可用于手部损伤和病症。

▌手和腕部加压包扎　　图 10-15

➠ **目的**:在治疗挫伤、扭伤、脱位和神经节囊肿时,手和腕部加压包扎技术可提供压力,减少轻度、中度或严重的肿胀和炎症(图 10-15)。

➠ **材料**:
- 2 英寸、3 英寸或 4 英寸宽,5 码长的弹性绷带, 金属夹,1.5 英寸非弹性贴布或 1 英寸、2 英寸弹性贴布,1/8 英寸或 1/4 英寸泡沫或毛毡垫,绷带剪刀。

选择:
- 1.5 英寸、2 英寸或 3 英寸宽的自粘性绷带。
- 1/4 英寸或 1/2 英寸的开孔泡沫。

➠ **体位**:患者坐在贴扎台或工作台上,手腕和手处于无痛的位置,手指外展。

➠ **准备**:由于手和手腕形状不规则,将 1/8 英寸或 1/4 英寸的泡沫或毛毡垫直接置于患者炎症的部位,以协助静脉血回流。该衬垫特别适用于抽吸囊肿后提供压力、缓解肿胀。

➠ **应用**:

第1步： 将弹性绷带的一端固定在手背上，从第2~5指的掌指关节远端环绕手掌 ◀▬▬▬▶（图10-15A）。

选择： 如果没有弹性绷带，可以使用1.5英寸、2英寸或3英寸的自粘性绷带。

第2步： 继续绕着手的鱼际缠绕，绷带宽度重叠1/3~1/2（图10-15B）。

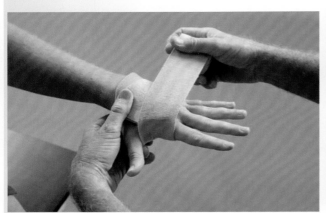

图 10-15A

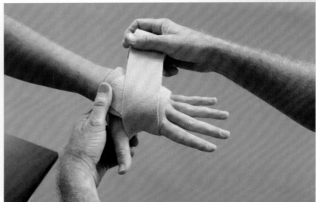

图 10-15B

第3步： 接下来，从手背开始，环绕手腕，然后穿过手背，用"8"字形模式环绕手和腕部（图10-15C）。

第4步： 重复"8"字形的模式，绷带宽度重叠1/3~1/2（图10-15D），覆盖所有裸露区域。缠绕时绷带的张力从远端向近端递减。

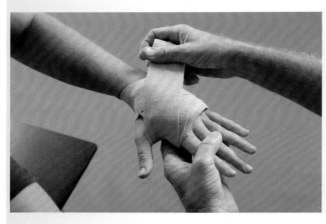

图 10-15C

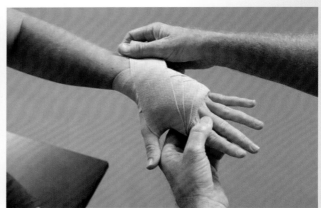

图 10-15D

第5步： 沿着手腕到前臂远端，继续进行螺旋式包扎。用尼龙搭扣、金属夹或用1.5英寸非弹性贴布或1.5英寸、2英寸弹性贴布 ◀▬▬▬▶ 在前臂远端背侧固定（图10-15E）。为了减少移位，用1.5英寸或2英寸的弹性贴布或自粘性绷带以"8"字方式松散地缠绕手 ◀▬▬▬▶（图10-15F）。

选择： 可将1/4英寸或1/2英寸的开孔泡沫垫置于手背，从掌指关节延伸到手腕，以进行额外的加压（见图11-27）。直接将衬垫置于皮肤上，用加压绷带覆盖固定。

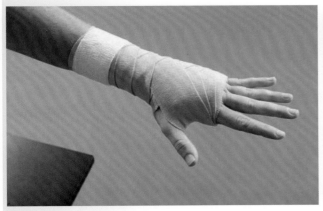

图 10-15E

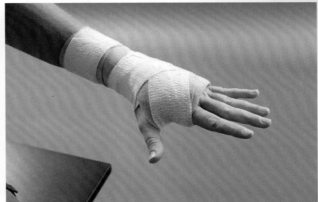

图 10-15F

"8"字形缠绕　图 10-16

➡ **目的**：在预防和治疗挫伤、扭伤、TFCC 损伤、骨折、脱位、过劳损伤和病症时，使用"8"字形缠绕技术提供适当的压力和支撑力，并固定定制的支具和防护衬垫（图 10-16）。

➡ **材料**：
- 2 英寸、3 英寸或 4 英寸宽，5 码长的弹性绷带，金属夹，1.5 英寸非弹性贴布或 1.5 英寸、2 英寸弹性贴布，绷带剪刀。

选择：
- 1.5 英寸、2 英寸或 3 英寸宽的自粘性绷带。

➡ **体位**：患者坐在贴扎台或工作台上，手腕和手处于中立位，手指外展。

➡ **准备**：为了减少移位，应用黏性贴布喷剂、贴布条，或直接固定在患者皮肤上（见图 1-7）。

➡ **应用**：

第 1 步：　将支具或衬垫置于受伤区域。

第 2 步：　将弹性绷带直接固定在尺骨茎突上方的皮肤上，并以中等滚动张力进行"8"字形贴扎（图 10-16A）。

选择：　如果没有弹性绷带，可以使用 1.5 英寸、2 英寸或 3 英寸的自粘性绷带。

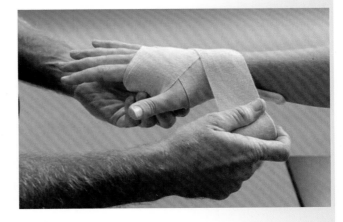

图 10-16A

（待续）

| 第3步： | 用尼龙搭扣、金属夹或应用1.5英寸非弹性贴布或1.5英寸、2英寸弹性贴布在手腕或前臂远端完成包扎和固定◀▥▥▶（图10-16B）。可用1.5英寸或2英寸的弹性贴布或自粘性绷带以"8"字形模式松散地缠绕手，以获得额外的支撑。 |

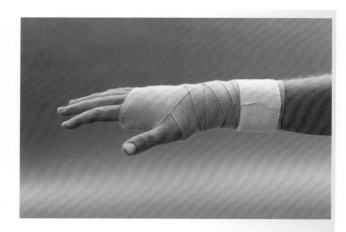

图 10-16B

情景引导

　　如果使用弹性或自粘性绷带来控制挫伤后手背和手腕的肿胀，则考虑使用手和腕部加压包扎；将这种技术与泡沫或毛毡垫配合使用，可提供比"8"字形包扎更大的压力。

支具技术

　　通用的和定制的腕部支具有多种设计。这些支具可分为3类：预防型、康复型和功能型。使用这些支具技术来预防和治疗急性和慢性损伤和病症。请注意，其中一些支具也用于手部和拇指外伤和病症。

预防型支具　　图 10-17

➡ **目的：**预防型支具是为了防止或减少腕部损伤的严重程度而设计的（图10-17）。这些支具被称为护腕，可提供适度的支撑，主要用于避免手腕发生扭伤、TFCC损伤、骨折和脱位。

要点

　　预防型支具通常在骑自行车、滑冰、滑雪、单板滑雪等运动中为手腕提供一定的稳定性，但也可用于工作和休闲活动中。大多数支具可以佩戴在运动手套和工作手套的里面或外面。预防型支具可与腕部环绕（图10-7）、"8"字形贴扎（图10-8）、扇形贴扎（图10-9）、带状贴扎（图10-10和图10-11）和"X"形贴扎（图10-12）技术结合使用，以提供额外的稳定性。

➡ **设计：**

- 通用的预防型支具有通用型和左右型两种，尺寸与腕围测量值或第2~5掌指关节的宽度相对应。
- 根据所需的保护量，支具采用不同长度的环向和开放设计。

- 大多数支具的外壳由尼龙网材料制造而成,还配置有 EVA 泡沫或凝胶垫和防潮衬里。
- 一些支具的外壳配置有一个高强度的塑料或铝板和(或)背杆,以限制手腕屈曲和(或)伸展。
- 另一些支具用塑料、皮革或 kevlar 掌垫覆盖整个或近端手掌。
- 大多数预防型支具是用尼龙搭扣固定在手、腕部和前臂上。
- 一些支具允许手指和拇指的活动范围不受限制,而另一些支具则有手套制动。

➡ **体位**:患者坐在贴扎台或工作台上,手腕和手处于中立位。

➡ **准备**:将支具直接置于患者皮肤或手套上。按照说明书应用预防型支具。以下指南适用于大多数预防型支具。

➡ **应用**:

| 第 1 步: | 松开束带,展开支具。 |

| 第 2 步: | 将支具置于对应的手、腕部和前臂上。在手、腕部和前臂的背侧和(或)掌侧对齐(图 10-17A)。必要时,重新调整支具。 |

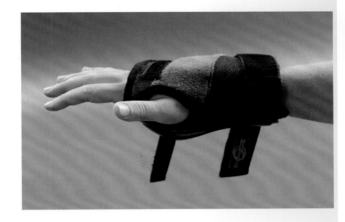

图 10-17A

| 第 3 步: | 将外壳包裹在手、腕部和前臂周围。然后,拉紧束带,用尼龙搭扣固定(图 10-17B)。 |

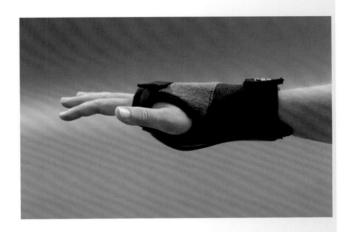

图 10-17B

 证据总结

　　一些研究已经描述了滑雪者[3,4]和滑冰者手腕损伤的高发病率[5,6]。很多人使用通用的护腕来保护手腕或减轻受伤的严重程度。加拿大儿科学会[7]有一份声明就是建议医生如何指导家长在儿童进行滑雪活动时使用护腕。虽然预防型膝关节和踝关节支具技术的效果已被充分论证,但文献中的有限调查已经验证了腕关节防护的有效性。

　　研究人员已经证明了通用的护腕的保护价值,并得出了积极的结果。研究显示,与未使用支具相比,使用支具时的受伤机制和程度存在差异。

用快速重力驱动的负荷,支具可防止关节囊破裂、腕关节骨折和韧带损伤[8]。研究人员通过采用液压负荷模拟手臂伸出时跌倒的受力,对比使用支具和未使用支具的结果,发现使用支具减少了桡骨远端骨应变并增加了能量吸收[9]。与对照组相比,在施加压力负荷时,使用支具可显著减少腕背屈[10]。在模拟雪地跌倒时,装有护具的试样比没有护具的试样需要更大的力才能产生断裂[11]。其他研究表明,在使用支具和未使用支具的试样中,使用准静态负荷产生断裂所需的力没有显著差异[12]。

2007年进行的一项循证研究[13]证明了护腕在预防滑雪者受伤方面的作用。6项研究结果显示,使用支具可显著降低腕部骨折和扭伤的风险。一些证据表明,护腕可以降低肩部受伤的风险。然而,也有一些数据表明,使用护腕会增加手指、肘、肩部受伤的风险。根据研究中的各种护腕[13],无法确定最有效的设计。

护腕的预防效果由很多因素决定,其中一个因素是,护腕材料对能量的吸收。一些研究人员证明,通用的支具模型在模拟跌倒过程中对手[14]和前臂/手复合体的冲击力衰减有限[15,16]。另一些研究人员发现[16]通用的支具可有效地减弱肘部的作用力。刚性护具可能会在支具的远端和(或)近端产生高应力负荷。研究人员报告了与滑冰运动员使用刚性护具有关的前臂骨折[17]。最佳的护腕应该能吸收最大的能量,而不产生这些高应力点[18]。

总之,大多数研究人员认为[8,11,18-23],在滑雪和滑冰活动中使用预防型护腕可以降低受伤的发生率和严重程度。但是,还需要进一步的研究来充分了解腕部损伤的机制、不同的护腕设计和材料,以及护腕的功能作用,为未来的护腕设计提供框架[8,11]。卫生保健专业人员可利用现有的文献和证据指导预防腕部损伤的临床决策。

情景引导

如果需要预防型支具来减少手腕的屈伸、尺骨和桡骨的偏移,则考虑环向设计,这将提供比开放设计更大的支撑。

康复型支具 图10-18

➡ **目的:**康复型支具是为了提供压力、帮助固定以及给予轻到中度的支撑而设计的。在治疗扭伤、TFCC损伤、骨折、脱位、肌腱炎、腱鞘炎、神经卡压和压迫综合征及术后康复时,支具还可限制活动范围并纠正结构异常(图10-18)。支具可以取代刚性高分子绷带,并可拆除以适应治疗和康复。康复型支具可与手和腕部加压包扎技术一起使用。

➡ **设计:**

● 通用的康复型支具有通用型和左右型,尺寸与腕围测量值或第2~5掌指关节的宽度相对应。

● 根据所需的保护量,支具采用不同长度的环向和开放设计。

● 一些支具在设计上是非弹性的,而另一些则是弹性的。

● 大多数非弹性支具采用聚酯棉或泡沫层压板、尼龙/纤维、帆布、软皮、穿孔绒面或塑料制成的外壳,内衬尼龙、棉、绒面或聚丙烯毡。

- 非弹性支具的外壳在背侧、掌侧、桡侧和(或)尺侧设计有铝条或塑料棒,以减少手腕的屈伸和(或)尺骨和桡骨的偏移。其中很多支具是可延展的,也可拆卸。

- 弹性支具设计包括棉、尼龙、聚酯或氯丁橡胶材料外壳与聚丙烯毡、棉或莱卡材料衬里。

- 其中一些设计包含一个可调节的气囊,可提供额外的压力和支撑。

－大多数支具在外壳有可调节的背侧和(或)掌侧铝或塑料棒。

－几种支具的掌侧配制了黏弹性聚合物垫,以减少压力。

－D 形环扣、束带和尼龙搭扣带将支具固定在手、腕部和前臂。

●一些非弹性和弹性支具设计允许手指和拇指不受限制地运动,而另一些支具则有一个附加的拇指套,将拇指置于一个中立位。

要点

非弹性支具通常将手腕固定在一个中立或特定的位置;大多数支具设计允许根据受伤情况调整适合位置。尽管大多数弹性支具设计也将手腕固定在一个中立或特定的位置,但是允许有限的活动范围。

➡ **体位**:患者坐在贴扎台或工作台上,受伤的手腕部可保持无痛位。

➡ **准备**:将支具直接戴在患者皮肤表面。每个康复型支具在购买时都包含了使用说明。以下指南适用于大多数设计。

➡ **应用**:

| 第 1 步: | 松开束带,展开支具。 |

| 第 2 步: | 将支具佩戴在受伤的手、腕部和前臂上。在手、腕部和前臂的背侧和(或)掌侧对齐(图 10-18A)。如有必要,重新调整支具。 |

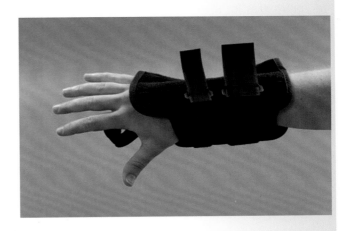

图 10-18A

| 第 3 步: | 将外壳包裹在手、腕部和前臂周围。束带的应用取决于具体的支具设计。大多数支具可通过束带进行固定。接下来,拉紧最远端的束带并固定。然后,继续沿近端拉紧并固定其余的束带(图 10-18B)。使用其他设计时,将带扣拉紧并固定。个人日常活动可能需要用吊带。 |

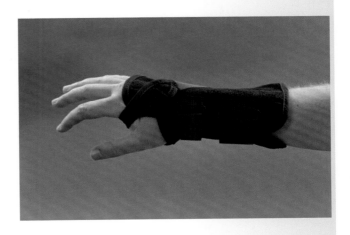

图 10-18B

批判性思维问题 2

一名退休的马戏团演员在当地一家骨科门诊就诊，被诊断为左腕腱鞘炎。一周前，医生为他戴上通用的拇指、手和腕部支具，并限制其日常钓鱼活动。他抱怨支具下皮肤瘙痒；移除后，左手腕背部出现轻微的红肿。医生最初要求佩戴支具 3 周。

➠ 问题：你如何处理这种情况？

功能型支具　　图 10–19

➠ **目的**：在预防和治疗扭伤、TFCC 损伤、骨折、脱位、肌腱炎、腱鞘炎、神经卡压和压迫综合征及术后康复时，功能型支具对手腕提供压力和中等稳定性（图 10–19）。

要点

功能型支具通常用于为棒球、篮球、跳水、击剑、曲棍球、橄榄球、体操、冰球、滑雪、垒球、排球和摔跤运动员提供手腕稳定性，但也可以用于工作和休闲活动。功能型支具通常在受伤后使用，并可与腕部环绕、"8"字形贴扎、扇形贴扎、带状贴扎和"X"形贴扎技术相结合，以提供额外的稳定性。

➠ **设计**：
- 通用的功能型支具有通用型和左右型，尺寸与腕围测量值或第 2~5 掌指关节的宽度相对应。
- 这些支具可采用不同长度的环向和开放设计，通常重量比康复型支具轻。
- 一些支具设计的外壳是用氯丁橡胶制造的，在背侧和（或）掌侧具有可调节、可互换的泡沫棒或铝棒，以限制过度的活动范围。
- 另一些支具是由棉/弹性纤维、尼龙或聚酯材料外壳与莱卡、棉纤维或聚丙烯毡衬里组成。可调节的背侧和（或）掌侧铝棒、塑料或碳纤维棒或金属弹簧被用来限制过度的活动范围。
- 用尼龙搭扣带和 D 形环扣将支具固定在手、腕部和前臂上，并调整至合适的位置。
- 大多数功能型支具允许手指和拇指不受限制地运动。

➠ **体位**：患者坐在贴扎台或工作台上，手和腕部处于中立位。

➠ **准备**：将支具直接戴在患者皮肤表面。松开所有的束带。按照制造商的使用说明应用功能型支具。以下指南适用于大多数支具。

➠ **应用**：

第 1 步： 将支具戴在受伤的手、腕部和前臂,这种方法适用于大多数设计。对齐背侧和(或)掌侧支撑棒,将外壳包裹在手、腕部和前臂周围,并固定束带(图 10-19A)。如有必要,重新调整支具。

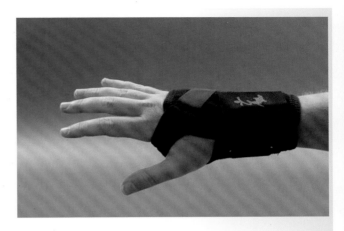

图 10-19A

第 2 步： 当使用另一些设计时,将氯丁橡胶材料外壳套在手指处,并向近端方向拉,直到固定在腕部(图 10-19B)。拉紧束带。

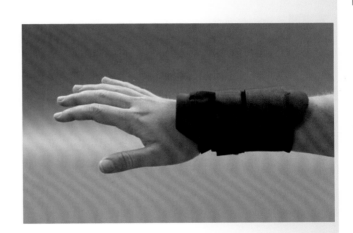

图 10-19B

批判性思维问题 3

　　在过去的一个月里,一名核实验室的技术人员一直在忍受右手拇指、示指和中指指尖的麻木和刺痛。两周前,她被医生诊断为腕管综合征。她佩戴了一个通用的支具,将右手腕固定于中立位。她只在晚上戴着支具。她的办公室和实验室已经做了符合人体工程学的改变,在短短两周内,她对治疗反应良好。尽管她的工作环境符合人体工程学并持续在夜间使用支具,但她的症状又复发了。她醒来时右手腕疼痛,她想知道在最近的一次航空旅行中,她的支具是否有损坏。

➡ 问题:你如何处理这种情况?

定制的支具　　图 10-20

➡ **目的:** 用热塑性材料制作定制的支具,以提供适度的支撑和固定、限制活动范围,并纠正各种手腕损伤和病症下的结构异常(图 10-20)。在预防和治疗扭伤、TFCC 损伤、骨折、脱位、肌腱炎、腱鞘炎、神经卡压和压迫综合征及术后康复时使用这些支具。当通用的支具不可用时,这种技术是有效的。

要点

定制的支具可用于康复、工作和休闲活动。定制的支具也可以与手和腕部加压包扎技术一起使用。

➡ **材料:**

- 纸,毡尖笔,热塑性材料,1/8英寸或1/4英寸泡沫或毛毡垫,2英寸或3英寸斜纹棉布,加热源,弹性绷带,绷带剪刀。

➡ **体位:** 患者坐在贴扎台或工作台上,手和手腕处于中立位。

➡ **准备:** 在患者掌指关节的背侧用纸样设计支具(见图1-10),通过手腕,止于前臂下段。对于手掌侧,从掌指关节开始,继续穿过手腕,在前臂远端结束。该支具应覆盖整个手、腕部和前臂的背侧或掌侧,而不会影响手指和拇指活动。按照医生的指示,在手腕活动的预期范围内对材料进行塑形。

➡ **应用:**

| 第1步: | 将1/8英寸、1/4英寸的泡沫或毛毡垫或2英寸、3英寸的厚毛头斜纹棉布附在材料的内层(图10-20),防止刺激皮肤。 |

| 第2步: | 将支具置于背侧或手掌、腕部和前臂上,直接接触皮肤。用"8"字形贴扎技术固定支具。 |

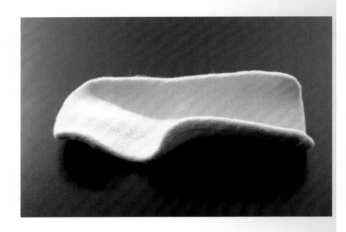

图10-20

证据总结

在腕管综合征的非手术干预中,可采用夹板技术将手腕固定在中立位置,通过限制手腕的屈曲和伸展来降低正中神经的压力[24]。在保守治疗这种疾病时通常采用夜间用夹板固定手腕的方式[25,26]。在最初或夜间使用夹板固定无效时,可能需要进行全天夹板固定。美国骨科医师学会临床实践指南[27]建议在考虑手术前为腕管综合征患者进行夹板治疗。2012年进行了一项循证综述[28],用来比较夹板固定、其他非手术干预以及未经治疗的腕管综合征。19项研究的结果显示,与未经治疗相比,支持在夜间佩戴3个月或更短时间通用的和定制的支具在减轻疼痛程度和改善功能状态方面效果的证据有限。该综述[28]还显示,与其他非手术干预措施相比,没有足够的证据来确定最有效的支具设计和夹板固定时间及夹板固定有效性。

2012年以来的几次小型调查发现了支持使用夹板的证据。研究人员认为[29],在慢性腕管综合征患者中,与不使用夹板相比,一个由全天使用和康复指导组成的为期8周的治疗方案能更好地缓解症状和改善功能状态。研究人员在研究夹板固定[30]和症状对比时发现,与白天和夜间有症状的患者相比,夹板固定90天的夜间夹板固定疗法可显著降低仅有夜间症状的患者的主观疼痛评分。其他研究人员证明[31],在腕管综合征患者中,夜间夹板固定1周可降低腕管入口处正中神经的MRI信号强度。腕管综合征患者的信号强度降低与该区域水肿的减轻有关[32,33]。

支具技术通常用于腕管综合征保守治疗。尽管证据有限,但表明夹板固定疗法比未治疗更有效。需要更多高质量的研究来调查支具的长期疗效,以及其他非手术干预是否能更有效地减轻症状。支具技术的选择和使用应基于患者的症状和治疗方案的依从性。

情景引导

如果通用的功能型支具过度限制运动或工作特定的动作,则考虑设计一个定制的支具;在保持必要的支撑和(或)限制活动范围的同时,将手腕固定在一个功能位置,定制支具。

吊带

→ **目的**:在治疗腕部损伤和病症时,吊带可提供支撑和固定。

● 在治疗扭伤、TFCC 损伤、骨折、脱位、过劳损伤和病症及术后复康时,可使用吊带(见图 8-19)。

防护衬垫技术

使用泡沫、毛毡垫和热塑性材料来吸收冲击,减少压力和重复应力,并保护腕部。这些技术适用于预防和治疗挫伤、腱鞘囊肿、骨折、脱位和术后康复。

高分子绷带防护衬垫　　图 10-21

→ **目的**:经过医生的批准,运动员可以在骨折、脱位或手术后,通过将手和腕部置于刚性或半刚性高分子绷带中,尽早恢复活动。NCAA[34]和 NFHS[35]规则要求使用高分子绷带,以保护受伤的运动员和其竞争对手免受伤害(图 10-21)。

→ **材料**:

● 纸,毡尖笔,慢回弹泡沫或类似材料,厚度至少为 1/2 英寸,2 英寸或 3 英寸宽、5 码长的弹性绷带,1.5 英寸或 2 英寸弹性贴布和皮肤膜,自粘性绷带,绷带剪刀。

→ **体位**:患者坐在贴扎台或工作台上,手和腕部处于固定的位置。

→ **准备**:为需要使用防护衬垫的区域制作纸样。将这个图案描在慢回弹泡沫或类似的材料上,并用绷带剪刀剪出衬垫。

→ **应用**:

第 1 步:　将泡沫置于高分子绷带上(图 10-21A)。用 2 英寸或 3 英寸弹性绷带、1.5 英寸或 2 英寸弹性贴布或具有中等张力的自粘性绷带固定衬垫◄▦▦▦►(图 10-21B)。使用弹性绷带时,首先在衬垫上应用皮肤膜,以保护泡沫不受贴布黏合剂的影响。泡沫可重复使用。

(待续)

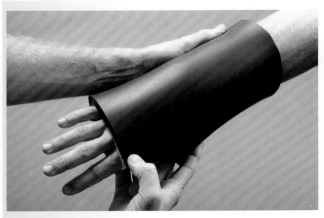

图 10-21A

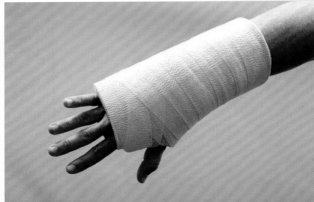

图 10-21B

定制的衬垫

➠ **目的**：由热塑性材料制成的定制衬垫可吸收冲击，并在预防和治疗腕部挫伤时提供保护。

衬垫

➠ **目的**：在治疗挫伤、骨折和腱鞘囊肿时，使用衬垫向外分散压力，以减少对某一区域的压迫（见图 3-26）。
- 用 1/8 英寸或 1/4 英寸的泡沫或毛毡垫制作衬垫，或购买带有黏合剂的预切割衬垫。
- 用黏性纱布材料或"8"字形贴扎技术将衬垫固定到皮肤上（见图 3-15）。

批判性思维问题 4

　　足球队的进攻中锋在练习后抱怨右腕背侧疼痛。评估显示该部位可触及一个小肿块。在上个赛季他的右手腕二度扭伤，但已经恢复了全部的活动，包括他的爱好举重。队医检查后认为腱鞘囊肿已经形成。此时，医生建议对症治疗并预防已知的病因。

➠ **问题**：在这种情况下，什么技术是合适的？

情景引导

　　如果需要用衬垫覆盖刚性或半刚性高分子绷带，则考虑使用热塑性泡沫；加热和成型后，泡沫可保持住形状，便于重新应用。

循证实践

　　Tracey Fife 同意在星期六早上和同事一起去滑冰。Tracey 从来没有滑过冰，但她相信自己在高中体育和摩托车越野的经历将为她提供快速学习曲线。她参观了一家滑冰商店，并购买了冰鞋、护肘和护膝，但她觉得佩戴护腕不舒服，并决定不买。

　　星期六早上，Tracey 来到公园并立刻开始滑冰。Tracey 未掌握动作要领,很快就失去了控制,她摔倒时右手伸出,着地时手腕过度背伸。她的同事帮助 Tracey 站起来,建议她去看医生。Tracey 可以开车去当地医院,在急诊室,主治医生 eval 发现 Tracey 手腕尺侧压痛和主动背伸、屈曲、桡偏和尺偏疼痛。X 线片显示没有骨折,医生认为她的右手腕二度扭伤。他固定了 Tracey 的右手腕,并将她转诊到医院旁边的 Lozman 骨科诊所。

3 天后,Tracey 在诊所看到 JoAnn Clark,他是一名 PT/AT,去年与 Tracey 一起工作,因车祸受伤。JoAnn 和一名骨科医生正在主持每周为当地高中运动员检查的工作,并在完成后为 Tracey 做检查。医生同意早期诊断,决定将 Tracey 右腕固定 2 周。在此期间,Tracey 要避免参加滑冰和越野活动。Tracey 在固定 2 周后返回诊所进行随访评估。医生发现在有效的活动范围内疼痛减轻了,在随访 X 线片上无骨折。医生允许 Tracey 与 JoAnn 开始治疗性锻炼计划,包括额外的 2 周夜间夹板固定。

治疗性锻炼计划进展顺利,如果给 Tracey 的腕部提供足够的支撑,医生允许 Tracey 恢复运动。医生和 JoAnn 讨论了为滑冰和越野活动提供支撑的技术。JoAnn 认为一种技术对滑冰有效,但不确定其是否对摩托车越野有效。JoAnn 计划与 Tracey 一起参观当地的越野赛道,以便更好地了解这项运动和设备。Tracey 和 JoAnn 在赛场上观察骑手,然后检查骑手穿着的防护装备和一辆与 Tracey 所骑相似的摩托车。JoAnn 根据实际情况选择一种适合 Tracey 的技术;轻巧的结构,具有足够的支撑,可与摩托车手套和摩托车服一起佩戴,并可把握摩托车把手上的油门和刹车。

1. 根据案例提出两个临床相关的问题,为以下选择提供答案:①适合滑冰技术和②适合摩托力越野技术。问题应包括人群、干预措施、对比干预措施(如果相关)和相关的临床结果。

2. 设计一种搜索策略,并进行搜索,以找到最佳的证据来回答临床问题。该策略应包括相关的检索词、电子数据库、在线期刊和印刷期刊,用于检索。与你的教师、预科医生和其他卫生保健专业人员的讨论可以为专家意见提供证据。

3. 从你的搜索或章节参考文献中选择 2~3 篇全文研究或评论。评估和评价每篇文章,以确定其对案例的价值和有用性。对每篇研究提出这些问题:①研究结果是否有效?②实际结果如何?③研究结果是否与患者有临床相关性?根据第 1 章中的证据等级体系,准备一份包含问题答案的评估摘要,并对文章进行排序。

4. 将证据中的发现、你的临床经验以及 Tracey 的目标和偏好整合到案例中。考虑哪些技术可能适合于这些情况。

5. 评估 EBP 过程和你在案例中的经验。在评估中考虑以下问题。

临床问题的答案是什么?

搜索是否产生了高质量的证据?

证据评估是否恰当?

证据、你的临床经验和 Tracey 的预期目标是否在临床决策中得到了整合,以做出临床决定?

这些干预措施对 Tracey 是否产生了成功的临床结果?

对于 JoAnn 和 Tracey 来说,EBP 的经验是否是积极的?

结语

- 压迫力、剪切力、旋转力和反复用力、活动范围异常和结构异常都会导致腕部的急性和慢性损伤和病症。
- 腕部环绕和"8"字形贴扎技术可提供支撑、限制活动范围和固定防护衬垫。
- 扇形、带状、"X"形和半刚性高分子绷带技术

支持和限制腕部的活动范围。

- 后夹板和吊带技术在损伤和(或)手术后提供固定。
- 弹性和自粘性绷带提供压力并固定支具和防护衬垫。
- 预防型、康复型、功能型和定制的支具技术提供压力、保护、稳定性和固定;限制活动范围以及纠正结构异常。
- 高分子绷带技术对受伤运动员和其对手在练

习和比赛中提供保护,NCAA 和 NFHS 规则要求使用高分子绷带技术。

- 定制和衬垫技术可吸收冲击，减轻压力并提供保护。

相关链接

eOrthopod

http://www.eorthopod.com/

- 该网站允许你查询各种腕部损伤和病症的解剖、预防、治疗和康复的信息。

eMedicine

http://emedicine.medscape.com/

- 该网站提供关于急性和慢性腕部损伤和病症的信息。

美国家庭医生学会

http://www.aafp.org/home.html

- 该网站允许查询美国家庭医生学会关于腕部损伤后病症的在线文章。

参考文献

1. Starkey, C, and Brown, SD: Examination of Orthopedic and Athletic Injuries, ed 4. F.A. Davis, Philadelphia, 2015.
2. Sternbach, G: The carpal tunnel syndrome. J Emerg Med 17:519–523, 1999.
3. Xiang, H, Kelleher, K, Shields, BJ, Brown, KJ, and Smith, GA: Skiing- and snowboarding-related injuries treated in U.S. emergency departments, 2002. J Trauma 58:112–118, 2005.
4. Flores, AH, Haileyesus, T, and Greenspan, AI: National estimates of outdoor recreational injuries treated in emergency departments, United States, 2004–2005. Wilderness Environ Med 19:91–98, 2008.
5. Jerosch, J, Heidjann, J, Thorwesten, L, and Lepsien, U: Injury pattern and acceptance of passive and active injury prophylaxis for inline skating. Knee Surg Sports Traumatol Arthrosc 6:44–49, 1998.
6. Houshian, S, and Andersen, HM: Comparison between in-line and rollerskating injury. A prospective study. Scand J Med Sci Sports 10:47–50, 2000.
7. Warda, LJ, Yanchar NL: Canadian Paediatric Society, Injury Prevention Committee. Position Statement: Skiing and snowboarding, http://www.cps.ca/en/documents/position/skiing-snowboarding-injury, Jan. 1, 2012.
8. Moore, MS, Popovic, NA, Daniel, JN, Boyea, SR, and Polly, DW: The effect of a wrist brace on injury patterns in experimentally produced distal radial fractures in a cadaveric model. Am J Sports Med 25:394–401, 1997.
9. Staebler, MP, Moore, DC, Akelman, E, Weiss, AP, Fadale, PD, and Crisco, JJ III: The effect of wrist guards on bone strain in the distal forearm. Am J Sports Med 27:500–506, 1999.
10. Grant-Ford, M, Sitler, MR, Kozin, SH, Barbe, MF, and Barr, AE: Effect of a prophylactic brace on wrist and ulnocarpal joint biomechanics in a cadaveric model. Am J Sports Med 31:736–743, 2003.
11. Greenwald, RM, Janes, PC, Swanson, SC, and McDonald, TR: Dynamic impact response of human cadaveric forearms using a wrist brace. Am J Sports Med 26:825–830, 1998.
12. Giacobetti, FB, Sharkey, PF, Bos-Giacobetti, MA, Hume, EL, and Taras, JS: Biomechanical analysis of the effectiveness of in-line skating guards for preventing wrist fractures. Am J Sports Med 25:223–225, 1997.
13. Russell, K, Hagel, B, and Francescutti, LH: The effect of wrist guards on wrist and arm injuries among snowboarders: A systematic review. Clin J Sport Med 17:145–150, 2007.
14. Hwang, IK, Kim, KJ, Kaufman, KR, Cooney, WP, and An, KN: Biomechanical efficiency of wrist guards as a shock isolator. J Biomech Eng 128:229–234, 2006.
15. Kim, KJ, Alian, AM, Morris, WS, and Lee, YH: Shock attenuation of various protective devices for prevention of fall-related injuries of the forearm/hand complex. Am J Sports Med 34:637–643, 2006.
16. Burkhart, TA, and Andrews, DM: The effectiveness of wrist guards for reducing wrist and elbow accelerations resulting from simulated forward falls. J Appl Biomech 26:281–289, 2010.
17. Cheng, SL, Rajaratnam, K, Raskin, KB, Hu, RW, and Axelrod, TS: Splint-top fracture of the forearm: A description of an in-line skating injury associated with the use of protective wrist splints. J Trauma 39:1194–1197, 1995.
18. Rønning, R, Rønning, I, Gerner, T, and Engebretsen, L: The efficacy of wrist protectors in preventing snowboarding injuries. Am J Sports Med 29:581–585, 2001.
19. Heitkamp, H-C, Horstmann, T, and Schalinski, H: In-line skating: Injuries and prevention. J Sports Med Phys Fitness 40:247–253, 2000.
20. Machold, W, Kwasny, O, Gässler, P, Kolonja, A, Reddy, B, Bauer, E, and Lehr, S: Risk of injury through snowboarding. J Trauma 48:1109–1114, 2000.
21. Machold, W, Kwasny, O, Eisenhardt, P, Kolonja, A, Bauer, E, Lehr, S, Mayr, W, and Fuchs, M: Reduction of severe wrist injuries in snowboarding by an optimized wrist protection device: A prospective randomized trial. J Trauma 52:517–520, 2002.
22. Hagel, B, Pless, IB, and Goulet, C: The effect of wrist guard use on upper-extremity injuries in snowboarders. Am J Epidemiol 162:149–156, 2005.

23. Slaney, GM, Finn, JC, Cook, A, and Weinstein, P: Wrist guards and wrist and elbow injury in snowboarders. Med J Aust 189:412, 2008.

24. Darowish, M, and Sharma, J: Evaluation and treatment of chronic hand conditions. Med Clin N Am 98:801–815, 2014.

25. Prentice, WE: Rehabilitation Techniques for Sports Medicine and Athletic Training, ed 5. McGraw-Hill, Boston, 2011.

26. Viera, AJ: Management of carpal tunnel syndrome. Am Fam Physician 68:265–272, 279–280, 2003.

27. American Academy of Orthopaedic Surgeons. AAOS Guideline on the Treatment of Carpal Tunnel Syndrome. http://www. aaos.org/research/guidelines/CT Streatmentguide.pdf, Clinical Practice Guideline, 2008.

28. Page, MJ, Massey-Westropp, N, O'Conner, D, and Pitt, V: Splinting for carpal tunnel syndrome. Cochrane Database Syst Rev (7);CD010003, 2012.

29. Hall, B, Lee, HC, Fitzgerald, H, Byrne, B, Barton, A, and Lee, AH: Investigating the effectiveness of full-time wrist splinting and education in the treatment of carpal tunnel syndrome: A randomized controlled trial. Am J Occup Ther 67:448–459, 2013.

30. Halac, G, Demir, S, Yucel, H, Niftaliyev, E, Kocaman, G, Duruyen, H, Kendirli, T, and Asil, T: Splinting is effective for night-only symptomatic carpal tunnel syndrome patients. J Phys Ther Sci 27:993–996, 2015.

31. Schmid, AB, Elliott, JM, Strudwick, MW, Little, M, and Coppieters, MW: Effect of splinting and exercise on intraneural edema of the median nerve in carpal tunnel syndrome—an MRI study to reveal therapeutic mechanisms. J Orthop Res 30:1343–1350, 2012.

32. Cudlip, SA, Howe, FA, Clifton, A, Schwartz, MS, and Bell, BA: Magnetic resonance neurography studies of the median nerve before and after carpal tunnel decompression. J Neurosurg 96:1046–1051, 2002.

33. Uchiyama, S, Itsubo, T, Yasutomi, T, Nakagawa, H, Kamimura, M, and Kato, H: Quantitative MRI of the wrist and nerve conduction studies in patients with idiopathic carpal tunnel syndrome. J Neurol Neurosurg Psychiatry 76:1103–1108, 2005.

34. National Collegiate Athletic Association: 2014-15 NCAA Sports Medicine Handbook, 25th ed. NCAA, Indianapolis, 2014. http://www.ncaapublications.com/productdownloads/MD15.pdf.

35. National Federation of State High School Associations: 2015 Football Rules Book. National Federation of State High School Associations, Indianapolis, 2015.

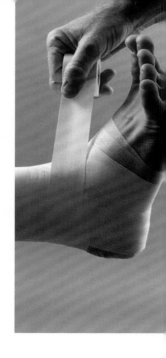

第 **11** 章

手、拇指和其他手指

学习目标

1.讨论手和手指发生的损伤和病症。

2.在对损伤进行预防、治疗和康复时,手和手指使用贴布、绷带、支具和防护衬垫技术。

3.解释和演示在临床案例中实施手和手指的贴布、绷带、支具和衬垫技术。

损伤和病症

手和手指对于运动、工作和休闲活动(如抓篮球、打字和园艺)是必不可少的。由于手和手指在日常活动中起着重要的作用,所以容易受伤。虽然手套确实能提供保护,但剪切力、压迫力和超范围活动常会导致骨和软组织损伤。手部和手指的常见损伤包括如下。

- 挫伤。
- 扭伤。
- 脱位。
- 骨折。
- 肌腱断裂。
- 水疱。

挫伤

在运动中,手部、手指的挫伤经常发生,因为骨结构对其保护很少[1]。在工作活动中也经常发生挫伤。局部肿胀更常见于手背,而非手掌,因为与手掌皮肤的坚韧性特征相比,手背皮肤具有松弛和柔软特征[2]。损伤机制包括剪切力和压迫力。例如,当潜水员在空中扭动时手、手指撞到跳水板,手部受到外力会导致挫伤。

扭伤

由于过度伸展和内翻或外翻的力量,手指可能发生扭伤[3]。手指扭伤会损伤副韧带,还会损伤关节囊和肌腱组织(图 11-1)。扭伤可发生在掌指(MCP)、近指间(PIP)或远指间(DIP)关节。尺侧副韧带扭伤("猎人拇指"也称"守门员拇指")由近节指骨的强力外展和过度伸展所致[4]。例如,当垒球运动员先滑入第三垒时,其于拇指开始接触,导致过度外展和背伸,从而造成尺侧副韧带损伤(图 11-2)。

要点

"猎人拇指"这个名词来源于在私人土地上管理猎场动物的管理者。这些人在从事与工作相关的任务时,受到过度外展背伸机制的影响,其中包括用手折断野兽的脖子。

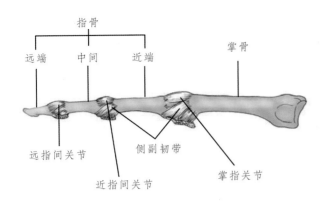

图 11-1　手指的掌指关节、近指间关节和远指间关节的骨骼和侧副韧带。

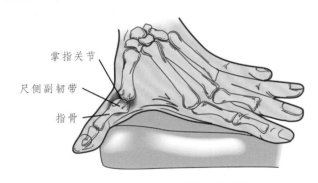

图 11-2　尺侧副韧带扭伤（"猎人拇指"）。

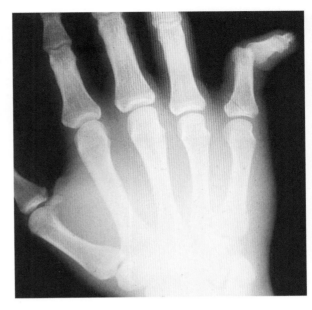

图 11-3　第五近指间关节（PIP 关节）脱位的 X 线片。(Courtesy of Starkey, C. and Brown, SD. Examination of Orthopedic & Athletic Injuries. 4th ed. Philadelphia, PA: F.A. Davis Company: 2015.)

脱位

脱位可发生在手指的 MCP、PIP 和 DIP 关节。其原因是指尖极度屈曲、伸展、旋转或作用力过大[5]。只有合格的医疗保健专业人员才可以尝试复位。所有脱位患者都应进行放射检查。例如，在棒球比赛中的球迷徒手在一些掩体上接住一个直线驱动的界外球时，可能导致 PIP 关节脱位，从而导致手指远端受压，近指间关节过伸（图 11-3）。

骨折

骨折见于腕骨、掌骨或指骨，由压迫力、旋转力或轴向力引起[1]（图 11-4）。可能引起手部关节内骨折包括：足球运动员抢断时球砸到手上或者对手摔倒在球员的手指上。第四或第五掌骨骨折（拳击者骨折）由直接的轴向力引起，可能由不当的击打造成[6]（图 11-5）。

肌腱断裂

指伸肌腱远端止点的断裂（槌状指）常伴随远节指骨的撕脱性骨折。手指保持伸直位，外力直接作用于指尖，使远节指骨过度屈曲，可引起肌腱撕裂[7]。例如，当篮球运动员伸出五指来接传球时，球击中指尖，导致远节指骨剧烈屈曲，可能导致指伸肌腱断裂（图 11-6）。

水疱

水疱通常出现在运动和工作活动中，这些活动涉及用手使用设备。在棒球、垒球、划船和举重等运动训练中，手指掌侧的剪切力会导致水疱的形成。

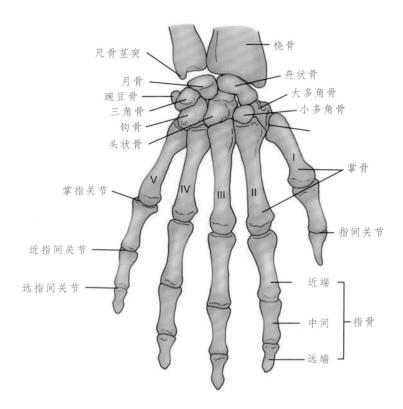

图 11-4 手部和手指的骨骼和关节。

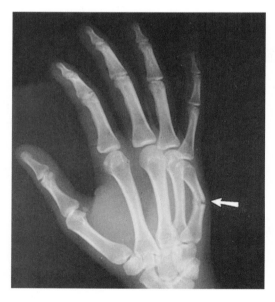

图 11-5 手的斜视图显示第五掌骨中段骨折(箭头所示)。
(Courtesy of McKinnis, LN. Fundamentals of Musculoskeletal Imaging, 4th ed. Philadelphia, PA: F.A. Davis Company: 2014.)

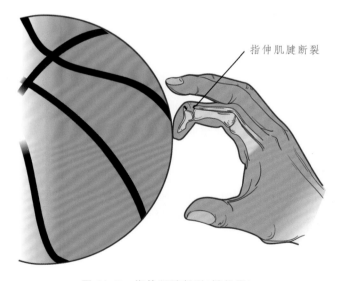

图 11-6 指伸肌腱断裂(槌状指)。

贴扎技术

　　手部和手指的贴扎技术可用于各种损伤和病症。在预防和治疗扭伤、脱位和骨折时，大多数手部贴扎技术可提供支撑并减少其过度活动。另一些手部贴扎技术用于预防和治疗皮肤损伤。

┃Buddy 贴扎　　图 11-5

➡ **目的**：在扭伤、脱位和骨折等损伤后，使用 Buddy 贴扎技术为手指的副韧带提供轻度至中度的支撑。顾名思义，就是将受伤的手指与其相邻的手指绑在一起，以提供支撑（图 11-7）。

➡ **材料**：
　　● 1/2 英寸非弹性贴布，1/8 英寸泡沫或毛毡垫，黏性贴布喷剂，绷带剪刀。
　　选择：
　　● 1 英寸非弹性或弹性贴布。

➡ **体位**：患者坐在贴扎台或工作台上，手和手指处于中立位。

➡ **准备**：将黏性贴布喷剂喷在患者手指上。将 1/8 英寸的泡沫或毛毡垫剪成最短手指的长度，以便用贴布固定。Buddy 贴扎技术可以直接应用于皮肤或专用运动手套上。

➡ **应用**：

| 第 1 步： | 将一条 1/2 英寸非弹性贴布固定在泡沫或毛毡垫近端，然后将泡沫或毛毡垫置于手指间，并与手指对齐◀▥▥▥▶（图 11-7A）。 |

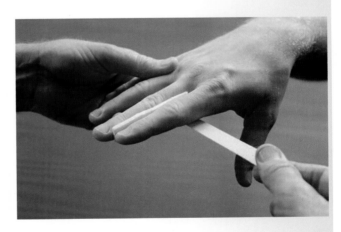

图 11-7A

| 第 2 步： | 在掌指关节和近指间关节之间用 1/2 英寸的非弹性贴布条以适度的张力环绕手指◀▥▥▥▶（图 11-7B）。由于汗水和湿气会影响贴布黏合性，这种贴布条可防止泡沫或毛毡垫脱落。 |

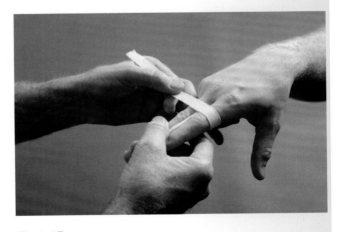

图 11-7B

（待续）

第3步： 保持手指对齐，在掌指关节和近指间关节之间、近指间关节和远指间关节之间，以及远端指骨周围，用 1/2 英寸的非弹性贴布将手指固定在一起。如有必要，用贴布以适度的张力环绕 3~5 圈 ◀▥▥▥▶ （图 11-7C）。在手指的背侧结束固定，以防止由于接触设备而散开。不要将贴布直接置于关节上。

选择： 1 英寸非弹性或弹性贴布环形带可用于大手指上，以提供足够的支撑或防止压迫。注意，使用弹性贴布可能会减少支撑以及增大活动范围。

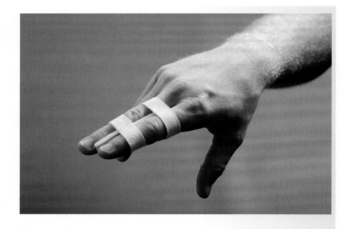

图 11-7C

第4步： 在完成这些环形带之后，需加用额外的锁定带 ◀▥▥▥▶ 。

注意事项

通过将一条贴布固定在手指背侧的近端环形带下方开始进行额外的固定（图 11-7D）。以适度的张力向远端移动，并在手指掌侧的近端环形带下完成固定（图 11-7E）。在掌指关节和近指间关节之间以适度的张力附加一条环形带，给予固定。

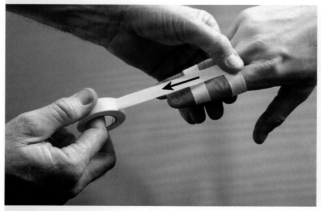

图 11-7D

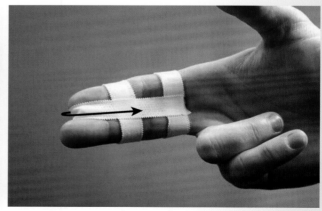

图 11-7E

证据总结

在55名骨科医生和手外科医生的一项小型研究中,对使用Buddy贴扎技术的并发症进行了检查。通过问卷调查研究人员[8]报告在近指间关节和掌指关节损伤及指骨和掌骨骨折的治疗中使用了Buddy贴扎技术。与该技术相关的并发症是患者移除贴布的低依从性以及由贴布引起的手指之间的皮肤损伤。虽然需要对Buddy贴扎技术和其他固定技术的有效性进行更多的研究,但这些发现强调了在应用贴布、绷带、支具和防护衬垫技术后对患者进行适当随访的重要性,以减少不良后果。

"X"形贴扎　图11-8

➡ **目的:**在扭伤、脱位和骨折等损伤后,"X"形贴扎技术还可为手指近指间关节的副韧带提供轻度至中度的支撑。对需要支撑但也希望所有手指都能独立运动的患者使用这种技术(图11-8)。

➡ **材料:**
- 1/2寸非弹性贴布,黏性贴布喷剂,绷带剪刀。

➡ **体位:**患者坐在贴扎台或工作台上,手和手指处于中立位。

➡ **准备:**在患者受影响的手指上喷黏性贴布喷剂。

注意事项

使用棉滴喷头将黏性贴布喷剂喷到手指上。这种方法将黏着剂集中在特定的区域,并防止扩散到相邻的手指。推荐使用黏着剂,特别是在温暖的环境中。

➡ **应用:**

第1步:　使用1/2英寸非弹性贴布,以适度的滚动张力交替应用倾斜角度带直接贴在近指间关节外侧和内侧关节线的皮肤上,形成一个"X"形(图11-8A和图11-8B)。每条贴布应达到近指间关节的近端和远端,但不跨过远指间关节或近指间关节。

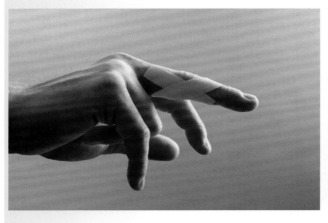

图11-8A

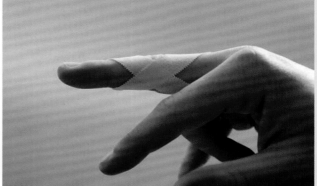

图11-8B

(待续)

第 2 步： 在近指间关节两侧进行"X"形贴扎后,重复这个步骤,贴布宽度重叠 1/8~1/4 英寸(图 11-8C)。

第 3 步： 在"X"形贴布的近端和远端以适度的滚动张力完成环绕固定,将锚点置于指背侧(图 11-8D)。

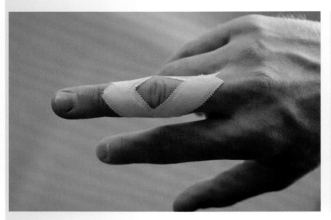
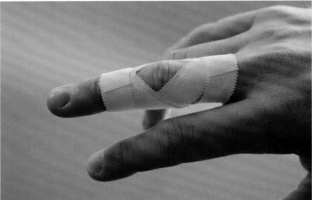

图 11-8C   图 11-8D

批判性思维问题 1

　　女子篮球队的一名后卫在练习争球时,左手无名指的近指间关节脱位。经过医生的复位和评估后,她可以重新开始投入练习。用 Buddy 贴扎技术来保护受伤的手指。很快,她报告这项技术令她感觉很不舒服。

➠ 问题:在这种情况下,你能采取什么措施?

弹性材料　　图 11-9~图 11-11

➠ **目的**:在治疗创伤、挫伤和水疱时,有几种方法可以覆盖伤口敷料,并在手和手指上固定衬垫。这种材料应具有弹性和强大的黏附强度,且不妨碍手和手指的活动。在该技术的应用中介绍了 3 种方法,可根据伤口或挫伤部位的差异来选择。

弹性材料技术 1

➠ **材料**:

● 黏性纱布,绷带剪刀。

➠ **体位**:患者坐在贴扎台或工作台上,手和手指处于中立位。

➠ **准备**:将黏性纱布直接置于患者皮肤上,不要使用黏性贴布喷剂。

➠ **应用**:

第 1 步： 裁剪黏性纱布,使其与无菌伤口敷料或衬垫重叠 1/2~1 英寸,为皮肤提供一个有效的锚定基础。

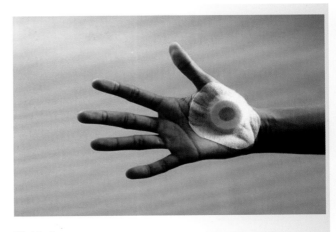

图 11-9

注意事项

最好把材料的所有边角都剪成弧形，以防止边缘因接触衣服或设备而脱落。

第 2 步： 应用无菌材料、衬垫或润滑剂后，将黏性纱布直接置于皮肤上(图 11-9)。

弹性材料技术 2

➡ **材料**：
- 黏性纱布，1 英寸或 1.5 英寸非弹性贴布，绷带剪刀。

选择：
- 2 英寸或 3 英寸轻型或重型弹性贴布。

➡ **体位**：患者坐在贴扎台或工作台上，手和手指处于中立位。

➡ **准备**：将无菌材料、衬垫或减摩润滑剂直接用于患者手掌上。将弹性材料技术 2 直接应用于患者皮肤。

➡ **应用**：

第 1 步： 将黏性纱布剪成 12~16 英寸的长条。

选择： 如果没有黏性纱布，可使用 2 英寸或 3 英寸轻型或重型弹性贴布。

第 2 步： 折叠条带，中间剪一个比手指稍小的洞。

第 3 步： 把条带上的洞放在指尖上。将条带向近端方向牢固地拉到手指之间的指蹼(图 11-10A)。如有必要，修剪纱布，以防止刺激相邻手指的指蹼。

第 4 步： 将黏性纱布平滑地贴在手掌和手背。

第 5 步： 在手腕处完成固定，用绷带剪刀剪掉多余的部分。用 1 英寸或 1.5 英寸的非弹性贴布在手腕处以适度的滚动张力进行环绕固定 ◀▥▥▥▶(图 11-10B)。

(待续)

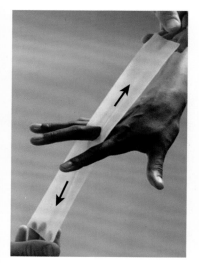

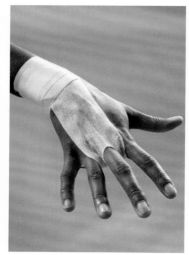

图 11–10A　　　　　　　图 11–10B

弹性材料技术 3

要点

　　使用黏性纱布或轻型弹性贴布也可以处理手指和指尖的伤口和水疱。指尖绷带往往过大，导致绷带材料过多，影响手指的运动和感觉。

➡ **材料：**
- 黏性纱布，绷带剪刀。

选择：
- 2 英寸或 3 英寸的轻型弹性贴布。
- 1/2 英寸非弹性贴布。

➡ **体位：** 患者坐在贴扎台或工作台上，手和手指处于中立位。

➡ **准备：** 将无菌材料、衬垫或减摩润滑剂直接用于患者手指上。直接在患者皮肤上应用弹性材料技术 3。

➡ **应用：**

第 1 步： 剪下一块黏性纱布，覆盖从指尖到远指间关节或近指间关节近端的区域。

选择：　如果没有黏性纱布，可使用 2 英寸或 3 英寸的轻型弹性贴布。

第 2 步： 将指尖置于黏性纱布的中心（图 11–11A）。

第 3 步： 把黏性纱布对折置于手指上，避免出现褶皱。

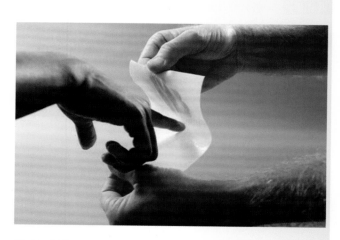

图 11–11A

第 4 步：　手指紧贴黏性纱布(图 11-11B)。

第 5 步：　从侧面切下多余的材料,留下足够的材料以保持黏附性(图 11-11C)。

选择：　在指骨周围应用 1/2 英寸非弹性贴布的环形带,用适度的滚动张力固定黏性纱布或轻型弹性贴布◀▥▥▥▶。在指背侧固定,以防止松解。

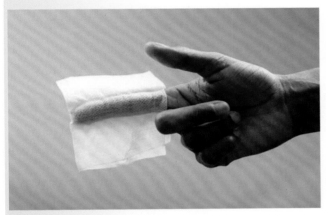

图 11-11B

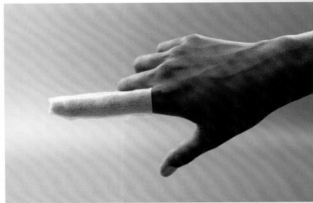

图 11-11C

拇指"人"字形贴扎　　图 11-12~图 11-16

　　拇指"人"字形贴扎技术是用简单的"8"字形模式环绕手腕和拇指。这种技术可提供轻度到中度的支撑,限制掌指关节的过度外展和屈伸。可在预防和治疗拇指扭伤、脱位和骨折等损伤时使用该技术。"人"字形贴扎技术可与不同的支撑技术一起使用,并与运动专用手套结合使用。本部分首先说明"人"字形贴扎技术的基本应用,探索几种变化形式,并讨论添加其他材料以获得最大支撑。

基本拇指"人"字形贴扎技术

➡ **目的**:在预防和治疗拇指扭伤、脱位和骨折等损伤时,可用基本拇指"人"字形贴扎技术提供轻度到中度的支撑,并减少掌指关节的过度活动范围(图 11-12)。

➡ **材料**:
- 1 英寸非弹性或弹性贴布,1.5 英寸非弹性贴布。
  选择:
- 皮肤膜或自粘性绷带。

➡ **体位**:患者坐在贴扎台或工作台上,手和拇指处于中立位。

➡ **准备**:将基本拇指"人"字形贴扎技术直接应用于患者皮肤。

⇒ 应用：

选择：　　在手腕上应用 1~3 层皮肤膜，继续缠绕拇指，然后回到手腕处，以减轻刺激 ◀▮▮▮▮▶。可使用自粘性绷带代替皮肤膜。按照图 11-12A 所示，使用自粘性绷带。

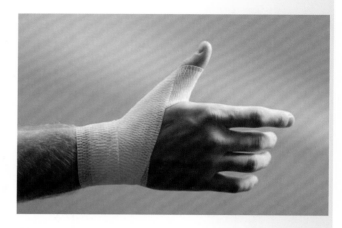

图 11-12A

第 1 步：　将一条 1 英寸非弹性或弹性贴布固定在手腕背侧，并以适度的滚动张力沿手腕内侧至外侧方向继续缠绕至拇指掌指关节（如图 11-12B）。

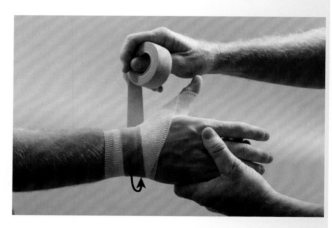

图 11-12B

第 2 步：　接下来，穿过掌指关节，环绕拇指，以适度的滚动张力固定在手腕背侧（图 11-12C）。稍微内收和弯曲拇指，同时锚定在背侧，以减少过度外展和屈伸。

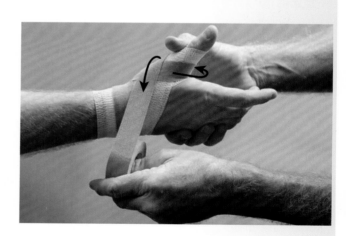

图 11-12C

第3步： 以适度的滚动张力，以内侧到外侧的模式贴上 2~3 条 1 英寸的非弹性或弹性贴布，在拇指近端重叠贴布宽度的 1/4~1/2（图 11–12D）。贴布条应保持在拇指指间关节（IP）附近。可在拇指和手腕周围以单独或连续的"8"字形模式应用条带。

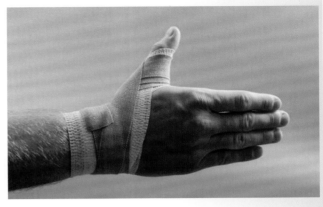

图 11–12D

第4步： 用 1 英寸或 1.5 英寸的非弹性贴布在手腕周围以适度的滚动张力环绕固定 ◀▥▥▥▶（图 11–12E）。

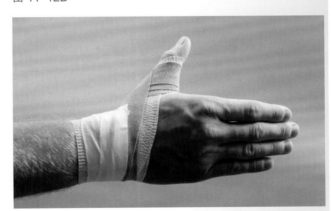

图 11–12E

变化 1

➡ **目的**：这种变化是基于拇指"人"字形贴扎技术，可提供轻度到中度的支撑，限制掌指关节的活动范围，却不限制手腕的活动（图 11–13）。

➡ **材料**：
- 1 英寸非弹性或弹性贴布。

➡ **体位**：患者坐在贴扎台或工作台上，手和拇指处于中立位。

➡ **准备**：可将变化 1 技术直接应用于患者皮肤上或覆盖在皮肤膜或自粘性绷带上。

➡ **应用**：

第1步： 将 1 英寸的非弹性或弹性贴布，固定在手的背侧，并以适度的滚动张力继续以内侧到外侧的模式环绕，固定在尺骨茎突的远端位置（图 11–13A）。

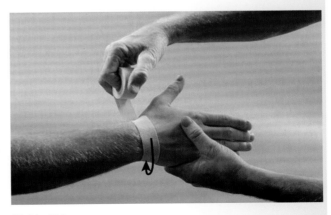

图 11–13A

（待续）

| 第2步： | 在掌指关节处用适度的滚动张力环绕拇指，完成固定(图11-13B)。拇指稍微内收和屈曲，在手背处完成固定。 |

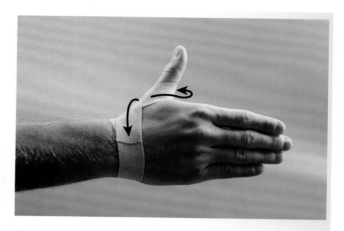

图 11-13B

| 第3步： | 用1英寸的非弹性或弹性贴布，以单独或连续模式从内侧到外侧缠绕，在拇指近端方向重叠贴布宽度的1/4~1/2，应用另外2~3条贴布，并在手背处固定(图11-13C)。贴布应保持在尺骨茎突的远端和拇指指间关节的近端。不要在手腕周围使用固定条带。 |

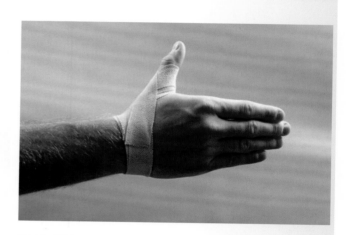

图 11-13C

情景引导

　　如果一名篮球运动员扭伤后需要用拇指"人"字形贴扎技术来支撑掌指关节，则考虑使用变化1技术，其可提供支撑并允许腕部的全范围运动，在投篮过程中对手腕的屈曲和伸展影响最小。

变化2

➡ **目的**：当损伤需要更大的支撑和减少掌指关节的活动范围时，使用腕部环绕贴扎技术(图10-7)或用附加材料施加拇指"人"字形贴扎(图11-14)。

➡ **材料**：

● 1英寸非弹性或弹性贴布，1.5英寸非弹性贴布，应用皮肤膜或自粘性绷带，2英寸或3英寸贴布的废弃贴布芯，绷带剪刀。

➡ **体位**：患者坐在贴扎台或工作台上，手和拇指处于中立位。

➡➡ **准备**：按照基本"人"字形贴扎技术，应用 2~3
层皮肤膜或自粘性绷带。裁剪废弃的贴布芯，
形成比掌指关节稍大的泪滴形状（图 11-
14A）。剪成圆角，以防止尖锐边缘刺激皮肤。

➡➡ **应用**：

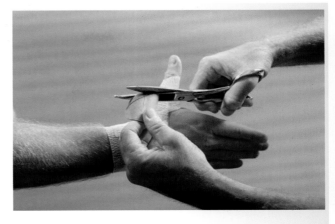

图 11-14A

| 第 1 步： | 用 1 英寸的弹性贴布，以单独或连续的方式应用 2~3 次基本"人"字形贴扎，要使用适度的滚动张力。 |

| 第 2 步： | 将裁剪好的贴布芯放在掌指关节处(图 11-14B)，用 1 英寸弹性贴布以基本"人"字形贴扎带重叠固定 3~5 条(图 11-14C)。贴布应固定在拇指指间关节的近端。 |

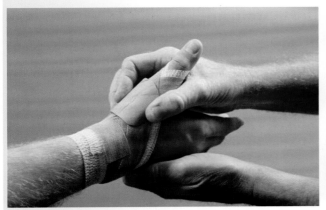

图 11-14B

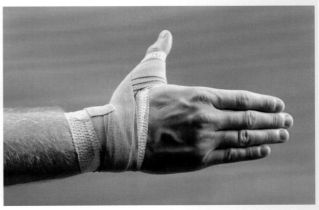

图 11-14C

| 第 3 步： | 将 1~2 条 1 英寸的非弹性贴布用基本"人"字形贴扎带方法以适度的滚动张力固定在手腕处(图 11-14D)。 |

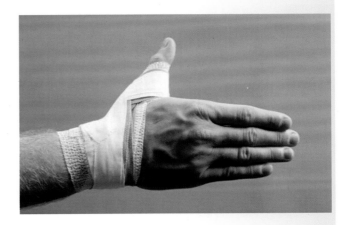

图 11-14D

（待续）

第 4 步：用 1 英寸或 1.5 英寸的非弹性贴布，以适度的滚动张力环绕手腕，固定贴布 ◀▥▥▥▶（图 11-14E）。

第 5 步：应用腕部环绕贴扎技术来提供额外的支撑。

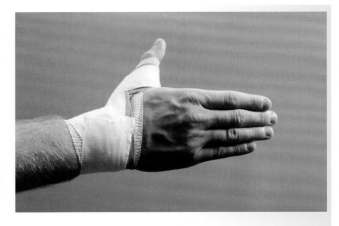

图 11-14E

变化 3

➡ **目的**：制作并应用热塑性材料，为掌指关节提供额外的支撑。材料的大小和形状取决于所需的支撑。使用小泪滴形状来覆盖掌指关节，并提供适度的支撑，或者使用定制的支具来包裹整个拇指，以提供适度的支撑和固定（图 11-15）。

➡ **材料**：
● 纸，毡尖笔，热塑性材料，加热源，1 英寸非弹性和弹性贴布，1.5 英寸非弹性贴布，皮肤膜或自粘性绷带，2 英寸宽的厚毛头斜纹棉布，绷带剪刀。

➡ **体位**：患者坐在贴扎台或工作台上，手和拇指保持中立位。

➡ **准备**：如基本"人"字形贴扎技术所示，应用 2~3 层皮肤膜或自粘性绷带。用纸样设计泪滴形状（见图 1-10）。在掌指关节处剪切、模制并塑形热塑性材料（图 11-15A）。将 2 英寸的棉布置于材料的内表面，以防止刺激。

➡ **应用**：

第 1 步：应用 2~3 条 1 英寸弹性贴布基本"人"字形贴扎带，施加适度的滚动张力，以单独或连续的模式使用贴扎带。

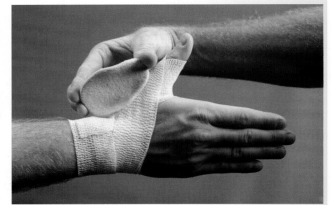

图 11-15A

第 2 步：接下来，将热塑性材料置于掌指关节上，用 1 英寸弹性贴布以基本"人"字形贴扎带重叠固定 3~4 条，并施以适度的滚动张力（图 11-15B）。贴布应保持在拇指指间关节的近端。可以使用 1~2 条 1 英寸非弹性贴布以基本"人"字形贴扎带重叠固定，以提供额外的支撑。

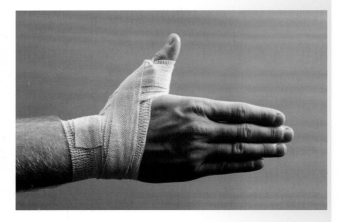

图 11-15B

第3步:	在手腕处用 1 英寸或 1.5 英寸非弹性贴布,以适度的滚动张力进行环形固定 ◀▥▥▥▶ (图 11-15C)。
第4步:	可采用腕部环绕贴扎技术来提供额外的支撑。

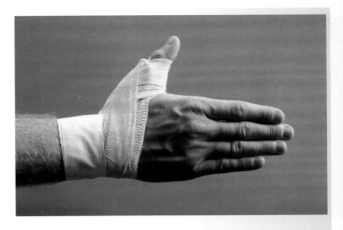

图 11-15C

基本"人"字形贴扎和"人"字形贴扎变化的锚定技术

➠ **目的:** 在应用基本"人"字形贴扎或"人"字形贴扎变化技术后,在掌指关节上固定水平条,用来限制关节运动(图 11-16)。在预防和治疗扭伤、脱位和骨折后损伤时,可考虑使用这些条带为掌指关节提供额外的支撑。

➠ **材料:**
● 1/2 英寸和 1 英寸非弹性贴布。

➠ **体位:** 患者坐在贴扎台或工作台上,手和拇指处于中立位。

➠ **准备:** 应用基本拇指"人"字形贴扎或变化 1 技术。

➠ **应用:**

第1步:	从掌指关节近端开始,用 1 英寸的非弹性贴布向关节内侧施加同等张力。将每条贴布固定在拇指的内侧和外侧。继续向关节远端方向使用贴布,贴布宽度重叠 1/2,并在掌指关节远端固定(图 11-16A 和图 11-16B)。

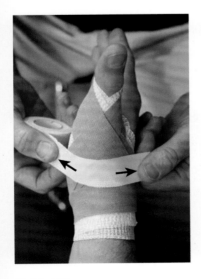

图 11-16A

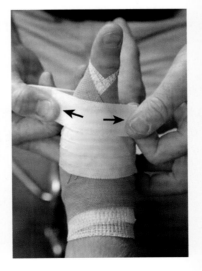

图 11-16B

(待续)

第 2 步：　固定水平条的方法是，从手腕、拇指下方和周围放置一条 1/2 英寸的非弹性贴布带，采用轻度到中度的滚动张力，并固定在手腕上（图 11-16C）。

第 3 步：　用 1 英寸非弹性贴布以适度的滚动张力缠绕于手腕◀▥▥▥▶。

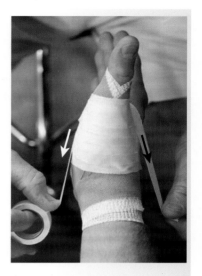

图 11-16C

情景引导

　　如果对足球后卫应用拇指"人"字形贴扎技术来防止和治疗掌指关节损伤，可以考虑使用"人"字形贴扎变化 2、变化 3 和（或）锚定技术，这些技术可提供额外的支撑，可以应用在手套内或手套外。

拇指"人"字形半刚性高分子绷带　图 11-17

➡ **目的**：半刚性高分子绷带可提供最大的支撑，限制掌指关节和腕部的活动范围（图 11-17）。这样半刚性高分子绷带只能由专业医护人员使用。在治疗扭伤、脱位和骨折等损伤时，活动时使用拇指"人"字形半刚性高分子绷带；运动或工作后可以取下半刚性高分子绷带，其可以重复使用。

➡ **材料**：
- 2 英寸或 3 英寸半刚性高分子绷带，手套，水，自粘性绷带，1/8 英寸泡沫或毛毡垫，2 英寸弹性贴布，绷带剪刀。

选择：
- 热塑性材料，加热源。

➡ **体位**：患者坐在贴扎台或工作台上，手、拇指和手腕处于固定位置（由医生指示），手指外展。

➡ **准备**：将 1/8 寸泡沫或毛毡垫置于患者骨性突起处，以减少刺激。

➡ **应用**：

第 1 步： 用基本拇指"人"字形贴扎和"8"字形贴扎技术（见图 10-8 和图 11-12），在手、拇指和手腕上缠 2~3 层自粘性绷带，具有轻度到中度的滚动张力。

第 2 步： 使用 2 英寸或 3 英寸的半刚性高分子绷带，将其固定在手腕内侧表面，并以适度的滚动张力围绕手腕和拇指进行基本拇指"人"字形贴扎（图 11-17A）。根据个人情况，在环绕拇指时，可能需要减掉一部分高分子绷带（图 11-17B）。

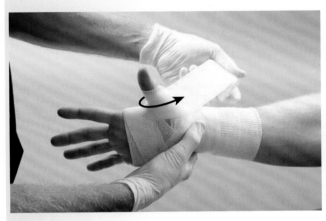

图 11-17A

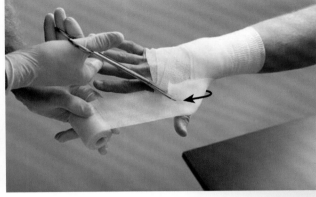

图 11-17B

第 3 步： 在手和手腕处以适度的滚动张力交替使用基本拇指"人"字形贴扎与"8"字形贴扎，绷带宽度重叠 1/3（图 11-17C）。绷带应固定在手指的第二至第五掌指关节的近端和拇指指间关节的近端。

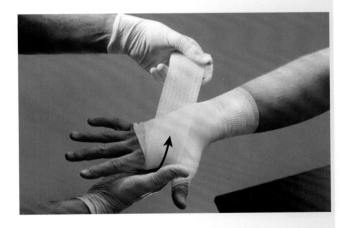

图 11-17C

选择： 在掌指关节上加入热塑性材料，以提供额外的支撑（图 11-17D）。

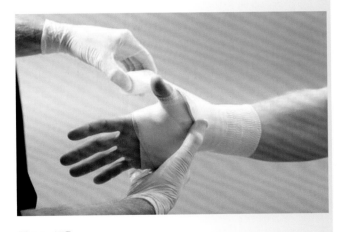

图 11-17D

（待续）

| 第 4 步： | 在手腕背侧完成固定,用手抚平半刚性高分子绷带的褶皱并塑形(图 11–17E)。 |

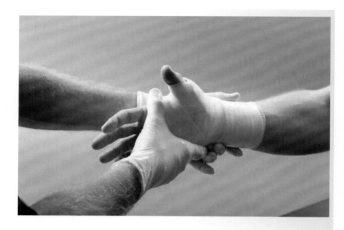

图 11–17E

| 第 5 步： | 在运动练习和比赛之前,用至少 1/2 英寸厚的闭孔、慢回弹泡沫或类似材料覆盖半刚性高分子绷带(见图 11–26A 和图 11–26B)。 |

| 第 6 步： | 在运动或工作后,用绷带剪刀沿尺侧剪开并移除半刚性高分子绷带(图 11–17F)。移除自粘性绷带并将半刚性高分子绷带置于通风良好的地方,保持半刚性高分子绷带内部整夜的干燥。 |

注意事项

将压舌板放在半刚性高分子绷带内,使其边缘分开,保证其干燥。

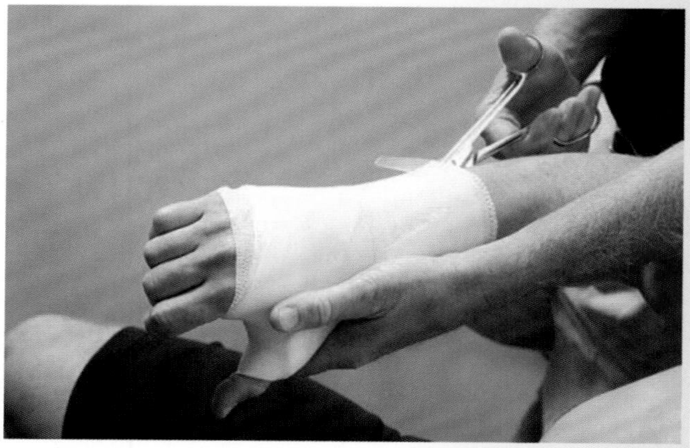

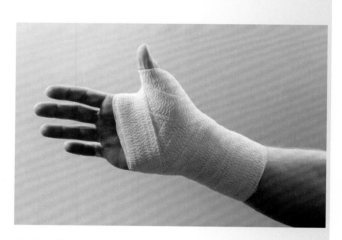

图 11–17F

| 第 7 步： | 重复使用时,用基本拇指"人"字形贴扎和"8"字形贴扎,以适度的滚动张力在手、拇指和手腕处缠 2~3 层自粘性绷带。更换手、拇指和手腕上的半刚性高分子绷带,用 2 英寸弹性贴布或自粘性绷带,以适度的滚动张力环绕固定 ◀▬▬▶(图 11–17G)。 |

图 11–17G

"8"字形贴扎

➡ **目的**：在预防和治疗手部损伤和病症时，使用"8"字形贴扎技术固定防护衬垫。

- 在预防和治疗挫伤时，使用"8"字形贴扎技术（见图 10-8）固定防护衬垫。

批判性思维问题 2

　　赛季中期，橄榄球队的一名运动员在进攻训练中右手拇指尺侧副韧带三度扭伤。手术后，他的拇指用"人"字形半刚性高分子绷带固定 3 周。3 周后，他和医生开始讨论恢复活动的问题。医生根据以下准则允许他恢复活动。

　　术后 3~6 周：在术后第 4 周恢复练习和比赛，并给予最大的支撑；在非体育活动时用夹板固定右手拇指。

　　术后第 6~8 周：继续参加运动，给予适度支撑；非体育活动时可不用夹板固定。

➡ **问题**：在这种情况下，你可以使用哪些技术？

绷带技术

　　在治疗手和手指损伤和病症时，使用绷带技术提供压力和支撑。弹性绷带、贴布、袖套、自粘性绷带和保形纱布可用于控制受伤后的肿胀。在软组织和骨骼损伤后，可用绷带固定防护衬垫。

手部和腕部加压包扎　　图 11-18

➡ **目的**：在治疗挫伤、扭伤、脱位和肌腱断裂时，手和腕部或手指加压包扎技术通过施加机械压力[9]减轻轻度、中度或重度肿胀和炎症（图 11-18）。

➡ **材料**：

- 2 英寸、3 英寸或 4 英寸宽，5 码长的弹性绷带，金属夹，1.5 英寸非弹性贴布或 2 英寸弹性贴布，1/8 英寸或 1/4 英寸泡沫或毛毡垫，绷带剪刀。
- 1 英寸弹性贴布或手指、拇指的自粘性绷带。

选择：

- 2 英寸、3 英寸或 4 英寸宽的自粘性绷带。
- 1/4 英寸或 1/2 英寸开孔泡沫。

➡ **体位**：患者坐在贴扎台或工作台上，手腕和手处于无痛位置，手指外展。

➡ **准备**：直接将泡沫或毛毡垫覆盖在患者皮肤的炎症位置。

➡ **应用**：

第1步： 对于手部,将弹性绷带以环形模式固定在手背上,也就是在第二至第五掌指关节远端,然后用手部和腕部加压包扎技术(见图10-15和11-18A)。

选择： 如果没有弹性绷带,可以使用2英寸、3英寸或4英寸的自粘性绷带。将1/4英寸或1/2英寸的开孔泡沫衬垫放在手背上,以增加压力,协助静脉血回流(见图11-27A)。将泡沫衬垫直接置于皮肤上,然后进行手和腕部加压包扎。

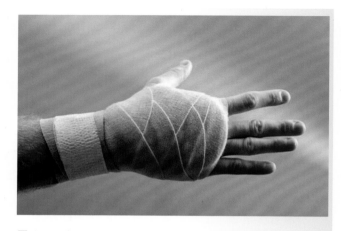

图 11-18A

第2步： 在手指上以远端到近端的环形模式应用1英寸弹性贴布或自粘性绷带 ◀▥▥▶ (图11-18B)。在远端施加的压力最大,向近端施加的压力较小。手指尖应保持暴露,以监测血液循环。不需要用额外的固定物。

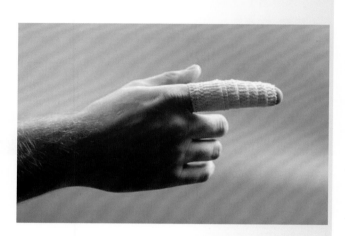

图 11-18B

指套   图 11-19

➡ **目的**:在治疗扭伤时,使用指套对近指间关节提供轻度到中度的支撑和压迫,以减轻轻度、中度或重度肿胀(图11-19)。这种技术的好处是:患者无须他人帮助,可按照应用指导自己使用指套。

➡ **设计**:
- 指套是根据手指的宽度测量而预先确定的通用尺寸。
- 大多数指套由尼龙和弹性或氯丁橡胶材料制成,有单指或双指设计。
- 指套的设计应允许远指间关节的正常活动范围。

➡ **材料**:
- 通用的单指或双指套。

➡ **体位**:患者坐在贴扎台或工作台上,手和手指处于无痛状态。

➡ **准备**:将指套直接置于患者皮肤上。

➡ **应用**:

使用时,沿近端方向将指套拉到手指上(图 11–19)。无须固定,指套可清洗并重复使用。

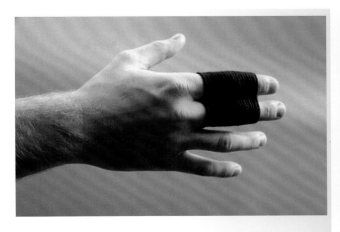

图 11–19

拳击手式包扎　图 11–20

➡ **目的**:拳击手式包扎可以作为手部的加压包扎,以减轻轻度、中度或重度挫伤后的肿胀(图 11–20)。拳击手式包扎衬垫技术将在本章后面讨论。

➡ **材料**:
- 1.5 英寸、2 英寸或 3 英寸保形纱布或自粘性绷带,1.5 英寸非弹性贴布,1/8 英寸或 1/4 英寸泡沫或毛毡垫,绷带剪刀。

选择:
- 1/4 英寸或 1/2 英寸开孔泡沫。

➡ **体位**:患者坐在贴扎台或工作台上,手和手指处于无痛状态,手指外展。

➡ **准备**:直接将拳击手式包扎应用于患者皮肤。将 1/8 英寸或 1/4 英寸的泡沫或毛毡垫置于炎症部位,以帮助静脉血回流。

➡ **应用**:

第 1 步:　将 1.5 英寸、2 英寸或 3 英寸的保形纱布或自粘性绷带固定在手腕内侧表面,并以适度的滚动张力绕手腕内侧至外侧方向继续固定(图 11–20A)。

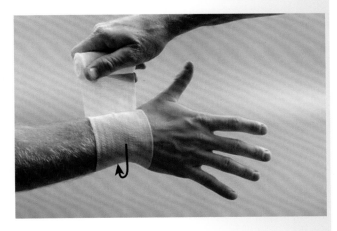

图 11–20A

(待续)

第 2 步： 从手腕开始，将纱布或绷带横跨手背，用轻度到中度的滚动张力缠绕示指的掌指关节，然后返回并围绕手腕的内侧到外侧方向进行固定（图 11–20B）。

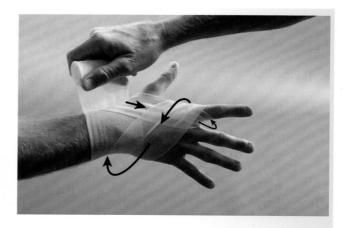

图 11–20B

第 3 步： 继续这种模式，在掌指关节处环绕中指、无名指和小指（图 11–20C）。指导患者在每次绕掌指关节时，积极屈曲手指并握拳。

注意事项

在这项技术中允许手指的主动屈曲，可防止保形纱布或自粘性绷带收缩和磨损手指蹼。

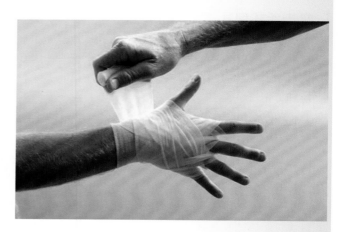

图 11–20C

第 4 步： 接下来，用纱布或绷带，以适度的滚动张力进行 2~3 个基本拇指"人"字形包扎（图 11–20D）。

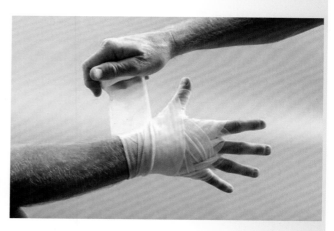

图 11–20D

| 第 5 步： | 用重叠的"8"字形覆盖手掌的其余部分（见图 10-8），用适度的滚动张力松散地固定在手腕上（图 11-20E）。 |

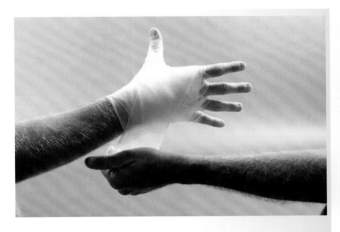

图 11-20E

| 第 6 步： | 用 1.5 英寸的非弹力贴布松散地缠绕手腕固定 ◀▥▥▶（图 11-20F）。 |

| 选择： | 考虑使用 1/4 英寸或 1/2 英寸的开孔泡沫衬垫在手背上增加压力。将泡沫衬垫直接置于皮肤上，然后用拳击手式包扎。 |

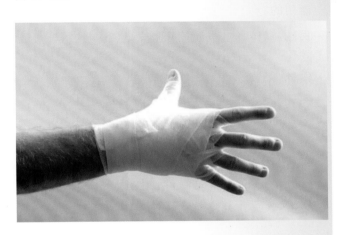

图 11-20F

"8"字形包扎

▥▶ **目的**：在预防和治疗手部损伤和病症时，可用"8"字形包扎技术来固定防护衬垫。

- 在预防和治疗挫伤时，使用第 10 章中的技术（见图 10-16）来固定防护衬垫。

情景引导

　　如果使用手指支具时出现肿胀和炎症，则应在支具下方使用加压包扎技术来控制肿胀和炎症；注意，可能需要用更大尺寸的支具，以确保手指的适当佩戴、支撑和固定。

支具技术

　　支具技术用于预防和治疗急性和慢性手部、手指损伤和病症。通用的和定制的支具设计可以提供压力、支撑和固定，并减少活动范围。第 10 章讨论了几种用于手和拇指损伤和病症的支具。

手部支具　　图 11-21

➠ **目的**：在治疗第四和第五掌骨骨折时，通用的和定制的手部支具可提供支撑和固定，并限制活动范围（图 11-21）。这些支具通常被称为沟槽夹板，在第四指和第五指、手、手腕和前臂远端形成一个通道。在该技术的应用中说明了两种方法。可根据个人喜好和可用物品选择一种技术。

要点

　　支具常用于拳击手骨折急性损伤后的保守治疗。通用的和定制的支具设计也可与腕部加压包扎技术结合使用。

通用的

➠ **目的**：在治疗第四和第五掌骨稳定骨折时，使用通用的手部支具。支具可提供压力、适度支撑和固定，并减少活动范围。

➠ **设计**：
- 通用的右型或左型设计有与腕围尺寸相对应的预定尺寸。
- 开放式设计的支具由尼龙/聚酯材料外壳和聚丙烯毡衬里组成。
- 外壳中的可塑性背侧和掌侧铝条可用于限制手腕、手、第四指和第五指的活动范围。
- 尼龙搭扣带和"D"形环扣将支具固定在手腕、手部和手指上，并允许调整合适的位置。

➠ **体位**：患者坐在贴扎台或工作台上，手腕、手和手指处于固定位置（由医生指示）。

➠ **准备**：将通用的支具直接置于患者皮肤上。购买时，每个手部支具都有使用说明。以下指南适用于大多数支具。

➠ **应用**：

| 第1步： | 松开束带，展开支具。 |

| 第2步： | 将第四指和第五指、手和手腕放入支具中，继续向前臂方向拉动支具。将第五指穿过连接的环（图 11-21A）。 |

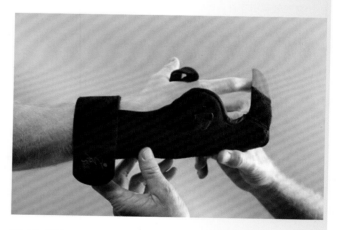

图 11-21A

第3步：将外壳包裹在手指、手和手腕上。束带的应用将取决于具体的支具设计。在使用大多数支具时，先将束带拉到手腕上并固定。下一步，将束带拉过鱼际，穿过"D"形环闭合，然后固定。最后，将束带固定在手指远端(图 11–21B)。

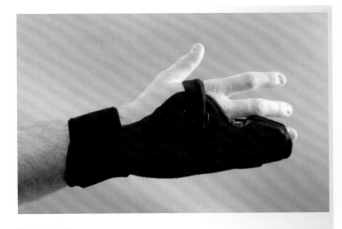

图 11–21B

定制的

➡ **目的**：当没有通用的支具设计时，用热塑性材料制作定制的支具。在治疗第四和第五掌骨稳定骨折时，这些设计也能提供适度的支撑、压力和固定，并限制活动范围。

➡ **材料**：

- 纸，毡尖笔，热塑性材料，1/8 英寸泡沫或 2 英寸、3 英寸宽的厚毛头斜纹棉布，加热源，1/2 英寸或 1 英寸非弹性贴布，1.5 英寸或 2 英寸自粘性绷带，绷带剪刀。

➡ **体位**：患者坐在贴扎台或工作台上，手腕、手和手指处于固定的位置(由医生指示)。

➡ **准备**：用纸样设计支具。将此技术直接用于患者皮肤上。

➡ **应用**：

第1步：用纸从第四指和第五指远端的背侧和掌侧表面做一个模型，继续向近端方向穿过手背和手掌，然后穿过手腕，最后在前臂远端结束。该模型应与第四指和第五指以及手、手腕和前臂的尺侧贴合，类似于沟槽。

第2步：在第四指和第五指上应用"Buddy"贴扎技术(见图 11–7)。

第3步：使用该模型，切割热塑性材料，然后加热。根据医生的指示，在所需的部位上将材料模压成型。必要时，裁剪支具。

第4步：在材料内表面贴上 1/8 英寸泡沫或 2 英寸、3 英寸厚棉布，防止刺激(图 11–21C)。

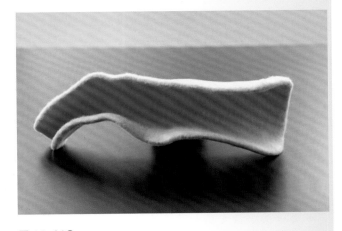

图 11–21C

(待续)

第5步： 将支具置于手指、手腕和前臂上。用腕部环绕贴扎、"8"字形贴扎或包扎技术固定支具(见图10-7、图10-8和图10-16)。使用1.5英寸或2英寸自粘性绷带，在支具远端周围使用3~4条环形贴布条，施加适度的滚动张力 ◀█████▶ (图11-21D)。在支具背侧结束包扎，防止松开。

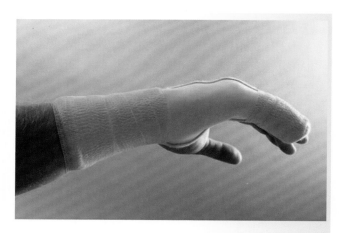

图 11-21D

证据总结

2005年的一项循证研究综述[10]调查了保守治疗拳击手骨折的各种干预措施的有效性。该综述纳入了5项研究，但没有一项研究描述了主要的结果衡量标准，即通过有效的手部功能评分显示的功能。因此，作者[10]从数据中没有发现任何证据来推荐一种最好的治疗方法，包括沟槽夹板、支具和高分子绷带；加压包扎；以及功能性贴扎技术。需要在不同人群中进行精心设计、高质量的研究，以确定哪种干预措施在第五掌骨骨折后产生最大的临床和功能效果。

手指支具 图 11-22

➡ **目的：** 在治疗扭伤、骨折和肌腱断裂时，使用通用的和定制的手指支具(也称指套)提供支撑和固定，并限制活动范围(图11-22)。在该技术的应用中说明了两种方法。可根据个人喜好和可用物品选择一种技术。

通用的

➡ **目的：** 几种通用的支具技术可用于治疗指伸肌腱断裂和(或)远端指骨骨折。使用这些支具为远指间关节提供适度支撑和完全固定。无论使用哪种支具，都要经常将支具从手指背侧旋转到掌侧，以防止皮肤浸渍。在更换支具时，要保持远指间关节的伸展。在治疗近指间关节或远指间关节扭伤时，其他支具设计可提供轻度支撑并限制活动范围。

> **要点**
>
> 手指支具通常用于在各种运动中为运动员提供支撑，但也可用于工作和休闲活动。

➡ **设计：**
- 通用的手指支具有与手指长度或宽度的测量结果相对应的预定尺寸。
- 一些手指支具由塑料材料构成，可以购买成套设备，其中包括几种类型的预制尺寸的手指支具。这些手指支具可以进行最小的调整，用非弹性或弹性贴布固定在手指上。
- 另一些手指支具由可塑性铝材和开孔泡沫衬垫构成。这些支具可以根据伤情进行调整，并使用非弹性或弹性贴布固定。
- 另一种支具设计是将半刚性的塑料条融入黏性材料中，包裹在手指上以限制活动范围。

➡ **材料：**
- 1/2 英寸非弹性贴布，1 英寸非弹性或弹性贴布，绷带剪刀。

➡ **体位：** 患者坐在贴扎台或工作台上，手和手指处于中立的位置。将受影响手指的远指间关节伸直。

➡ **准备：** 将通用的支具直接置于患者皮肤上。

➡ **应用：**

第 1 步： 将支具放在手指尖，然后以远端到近端的方向拉支具，直到手指尖接触到支具的远端。手指应紧贴支具(图 11-22A)。

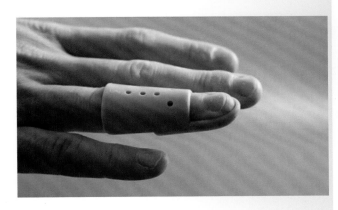

图 11-22A

第 2 步： 用 1/2 英寸非弹性贴布或 1 英寸非弹性或弹性贴布在支具近端以轻度至中度的滚动张力进行固定。应用 3~5 个连续的环形缠绕 ◀▥▥▥▶ (图 11-22B)。在手指背侧完成固定，以防止松开。

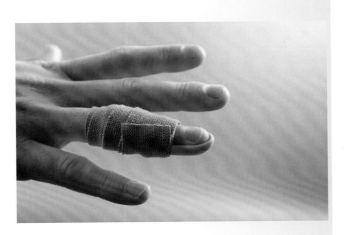

图 11-22B

第 3 步： 另一些支具设计需要根据手指情况进行切割和成型。按从远指间关节近端到手指远端的长度切割一块铝材(图 11-22C)。

第 4 步： 修剪铝材的锋利边缘，以防受伤，并稍微弯曲支具的远端以保持远指间关节的完全伸展。

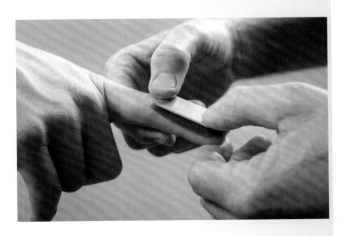

图 11-22C

(待续)

第5步： 将支具放在手指的背侧或掌侧。将 1/2 英寸或 1 英寸非弹性贴布固定在支具的顶部,用适度的滚动张力在支具的远端和近端连续粘贴 3~5 个环形,使远指间关节完全伸展◀▦▦▦▶(图 11-22D)。在手指的背侧完成固定。

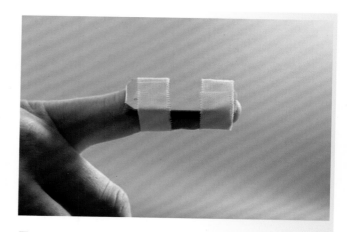

图 11-22D

定制的

▶ **目的：** 在没有通用的支具设计的情况下,使用热塑性材料为手指定制支具。在治疗指伸肌腱断裂和(或)远端指骨骨折时,这种技术也能提供适度的支撑并固定远指间关节。要经常将支具从手指的背侧旋转到掌侧,以防止皮肤浸渍。在更换支具时,要保持远指间关节的伸展。定制的手指支具设计是可以重复使用的。

▶ **材料：**

- 纸,毡尖笔,热塑性材料,1/8 英寸泡沫或 2 英寸宽的厚毛头斜纹棉布,加热源,1/2 英寸或 1 英寸非弹性贴布,绷带剪刀。

▶ **体位：** 患者坐在贴扎台或工作台上,手指保持中立的位置。将患指的远指间关节伸直。

▶ **准备：** 用纸样设计支具,取从远指间关节近端到手指远端的宽度和长度。加热热塑性材料。此技术可直接应用于患者皮肤。

▶ **应用：**

第1步： 将材料贴合在手指的背侧或掌侧(图 11-22E)。切记在贴合过程中要保持远指间关节的完全伸展,修剪材料的边缘以防止受伤,并在材料内表面覆盖 1/8 英寸的泡沫或 2 英寸的棉布以保证舒适性。

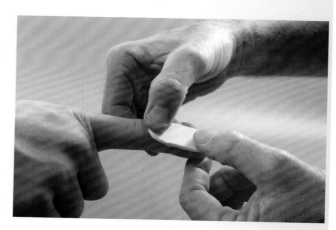

图 11-22E

第 2 步： 在手指的背侧或掌指使用支具。将 1/2 英寸或 1 英寸的非弹性贴布置于支具的顶部，并以适度的滚动张力在支具的远端和近端周围连续粘贴 3~5 个环形进行固定 ◀▥▥▥▶（图 11-22F）。保持远指间关节完全伸展。在手指背侧完成固定。

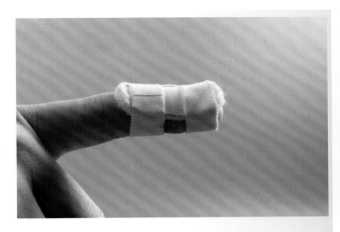

图 11-22F

 证据总结

为了治疗槌状指，研究人员对各种治疗干预措施、固定期和支具设计进行了调查。槌状指通常采用保守治疗，包括使用支具或夹板固定一段时间。在调查研究手术和保守治疗的基础上，一篇综述发现[11]，对于不复杂的槌状指损伤，使用支具固定的保守治疗是有效的。大多数研究人员建议，如果远指间关节在最初的固定期后仍有伸展受限，则用夹板将其固定在中性至轻微的过度伸展状态[12,13]，持续 6~8 周。2004 年的一项综述研究中，研究人员发现[14]，在 42 项低质量的研究中没有足够的证据证明通用的和定制的支具的有效性，以及受伤后哪种设计更合适。然而，最近的两篇评论[13,15]显示，通用的和定制的支具在固定 6~8 周后的伸直受限没有差异。一篇综述还报道，与定制的支具设计相比，通用的支具会产生更多的皮肤并发症（浸渍、疼痛、溃疡）。目前文献中的证据支持对不复杂的槌状指损伤进行保守治疗。在决定采用哪种类型的支具设计方面，无论是通用的还是定制的，应以临床医生的专业知识和患者的喜好为指导，如运动和工作活动的需要和舒适度。

要点

是在手指的背侧还是在掌侧佩戴通用的或定制的支具，取决于个人的活动情况。非运动或非工作时，应将支具戴在掌侧。运动或工作时，经常需要手指的触觉。在这种情况下，应将支具套在手指的背侧。

拇指支具　图 11-23

➡ **目的：** 在运动和工作活动中，使用通用的和定制的拇指支具提供压力和支撑，并限制活动范围。非运动和非工作时，这些支具也提供压力和固定。在预防和治疗拇指扭伤、脱位和骨折后损伤时，可使用这些支具设计（图 11-23）。需要注意的是，第 10 章中讨论的一些康复型腕部支具可以用于治疗拇指扭伤、脱位和骨折后损伤。在拇指支具技术的应用中，说明了两种方法，可根据个人喜好和可用物品选择。

通用的

➡ **目的：**在预防和治疗扭伤、脱位和骨折后损伤时，使用通用的拇指支具提供压力、适度支撑和固定，并减少活动范围。

要点

拇指支具通常是为各种运动中的运动员提供支撑。拇指支具也可用于工作和休闲活动。

➡ **设计：**

- 通用型和左右型设计有与腕围尺寸相对应的预定尺寸。有些支具设计有通用尺寸。
- 大多数支具由氯丁橡胶或尼龙材料的外壳和莱卡或棉材料的内衬构成。
- 大多数支具设计都有一个背侧的热塑料棒，将其纳入外壳，以防止过度的外展和掌指关节伸展。其中许多支具是可塑性的。
- 一些支具设计使用氯丁橡胶带包裹手腕和拇指，以限制过度的活动范围。
- 支具用聚乙烯或氯丁橡胶带(带尼龙搭扣或 D 形环)固定到拇指和手腕，并允许进行适当调整。
- 大多数支具设计覆盖手腕，但允许手和第二至第五指不受限制的活动。

➡ **体位：**患者坐在贴扎台或工作台上，手和拇指处于中立位。

➡ **准备：**直接将支具置于患者皮肤上或戴在运动专用手套上。

在使用支具的过程中，要按照制造商的使用说明。以下指南适用于大多数支具设计。

➡ **应用：**

| 第1步： | 松开束带，展开支具。 |

| 第2步： | 将支具放在受伤的拇指上(图 11-23A)。将外壳包裹在拇指和(或)手腕上。如果包含热塑料棒，则将棒对准拇指背侧。 |

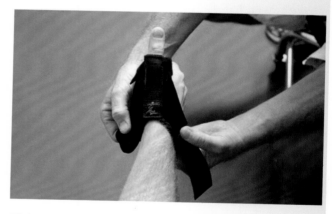

图 11-23A

| 第3步： | 束带的使用方法取决于具体的支具设计。在大多数情况下，可在手腕处拉紧束带，并用尼龙搭扣固定(图 11-23B)。当使用其他支具设计时，可以将束带缠绕在拇指和(或)手腕上，然后固定。 |

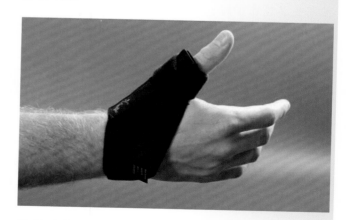

图 11-23B

定制的

⏩ **目的**：用热塑性材料定制支具可提供适度的支撑和固定，并限制活动范围，以预防和治疗扭伤、脱位和骨折后损伤。在没有通用支具设计的情况下，通常使用这些定制支具。

⏩ **材料**：

- 纸，毡尖笔，热塑性材料，1/8 英寸泡沫或 2 英寸宽的厚毛头斜纹棉布，加热源，自粘性绷带，2 英寸或 3 英寸宽、5 码长的弹性绷带，皮肤膜和 1 英寸宽的弹性贴布，绷带剪刀。

⏩ **体位**：患者坐在贴扎台或工作台上，手和拇指保持中立位。

⏩ **准备**：设计一个从掌指关节上方到指间关节远端的纸样支具，部分合并手腕。为拇指和手腕塑形。将 1/8 英寸的泡沫或者 2 英寸的厚毛头斜纹棉布垫在支具的内表面，以防止刺激。将支具直接置于患者皮肤上，或套在皮肤膜或自粘性绷带上（见图 11-12A）。这些支具也可以在运动专用手套上使用。

⏩ **应用**：

| 第 1 步： | 将支具置于拇指上（图 11-23C）。 |

| 第 2 步： | 用 2 英寸或 3 英寸宽、5 码长的弹性绷带、自粘性绷带或皮肤膜以及 1 英寸弹性贴布（以轻度至中度的滚动张力），以基本拇指"人"字形包扎方法固定支具（图 11-23D）。 |

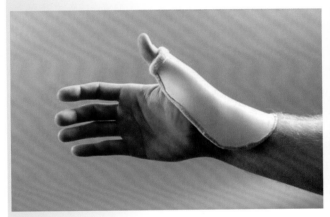

图 11-23C

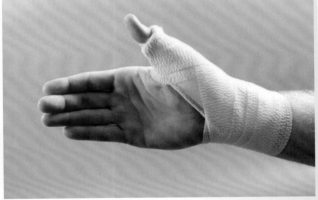

图 11-23D

批判性思维问题 3

棒球队的中外野手在滑向二垒时，左手拇指尺侧副韧带一度扭伤。经过评估后，队医允许这名运动员在保护其免受进一步伤害的情况下重返赛场。这名运动员用右手击球和投掷，是队里的主要盗垒手。

⏩ **问题：哪些技术适合训练和比赛？**

情景引导

如果运动员和（或）工作的人需要一个手指支具，则可以考虑定制支具；这些支具设计比较轻巧，背侧应用可不影响触觉。

防护衬垫技术

各种衬垫材料可提供减震、保护和减压,减轻手和手指损伤以及病症的压力。毛毡垫和泡沫可以预防和治疗挫伤、扭伤和水疱。在术后恢复活动或治疗扭伤、脱位和骨折时,使用热塑性材料和泡沫覆盖刚性和半刚性高分子绷带。

拳击手式包扎　　图 11-24

➡ **目的**:如前所述,防护衬垫是拳击手式包扎的传统用法。这种包扎能有效地吸收冲击,防止挫伤,并能治疗需要用衬垫的手部损伤(图 11-24)。

> **要点**
>
> 　　这种包扎对棒球、曲棍球、橄榄球、体操、冰球、长曲棍球、垒球和拳击运动中的运动员非常有用,也可与运动专用手套结合使用。

➡ **材料**:

- 1.5 英寸、2 英寸或 3 英寸保形纱布或自粘性绷带,1.5 英寸非弹性贴布,2 英寸弹性贴布,1 英寸非弹性或弹性贴布,1/8 英寸或 1/4 英寸泡沫或毛毡垫,绷带剪刀。

➡ **体位**:患者坐在贴扎台或工作台上,手和手指处于中立位,手指外展。

➡ **准备**:剪下一块 1/8 英寸或 1/4 英寸的泡沫或毛毡垫,覆盖在患者手背上。衬垫可延长至覆盖手指的掌指关节。可将拳击手式包扎直接应用于患者皮肤,也可用于运动专用手套上。

➡ **应用**:

| 第1步: | 将防护衬垫直接放在手背皮肤上(图 11-24A)。将 1.5 英寸、2 英寸或 3 英寸保形纱布或自粘性绷带锚定在手腕内侧表面,如图 11-20 所示,用适度的滚动张力进行拳击手式包扎。 |

| 第2步: | 使用 2 英寸弹性贴布或自粘性绷带,在拳击手式包扎带上再覆盖 2~4 个"8"字形贴扎(见图 10-8),施加适度的滚动张力(图 11-24B)。 |

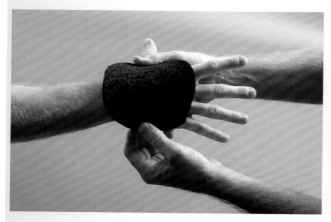

图 11-24A

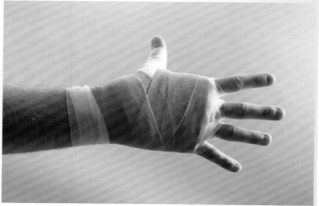

图 11-24B

第3步：　用 1 英寸非弹性或弹性贴布,用适度的滚动张力粘贴 2~3 个基本拇指"人"字形贴扎,以提供额外的支撑(图 11-24C)。

第4步：　在手腕背侧完成"8"字形和(或)基本拇指"人"字形贴扎,并用 1.5 英寸非弹性贴布以适度的滚动张力进行环形固定 ◀▥▥▥▶ (图 11-24D)。请注意,也可以采用腕部环绕贴扎技术(见图 10-7)来提供额外的支撑。

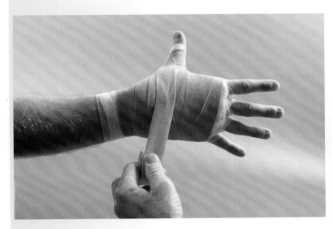

图 11-24C

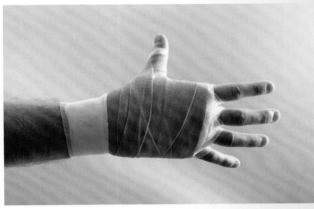

图 11-24D

泡沫防护衬垫　图 11-25

▶ **目的**:在预防和治疗手指挫伤和水疱时,有几种泡沫结构的衬垫设计可以吸收冲击,减少摩擦和压力(图 11-25)。

▶ **材料**:

- 通用的手指和拇指套,有与手指宽度的测量值相对应的预定尺寸。
- 通用的泡沫圈或 1/4 英寸、1/2 英寸的闭孔泡沫,绷带剪刀。

▶ **体位**:患者坐在贴扎台或工作台上,手和手指处于中立位。

▶ **准备**:剪裁合适尺寸的指套,使之与手指和拇指的受伤部位重叠。可将 1/4 英寸或 1/2 英寸的闭孔泡沫裁剪成适当大小的泡沫圈。如果手指或拇指的面积允许,可将衬垫剪成向疼痛区域四周延伸 1/2 英寸至 1 英寸大小。在泡沫衬垫上标记疼痛区域,并用绷带剪刀剪掉该区域,形成一个洞(见图 3-26)。这个洞可保护疼痛区域免受压力和(或)冲击。

▶ **应用**:

第 1 步： 按照从远端到近端的模式,将指套直接拉到手指的表面(图 11–25A)。不需要使用自粘性贴布或固定带,指套可以清洗并重复使用。

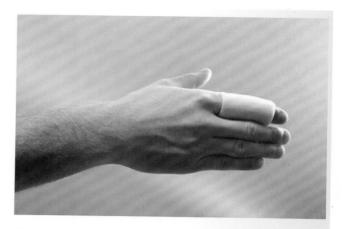

图 11–25A

第 2 步： 通过使用通用的或定制的闭孔泡沫圈来预防和治疗与使用运动器械相关的拇指和手掌挫伤。将泡沫圈直接套在拇指上,或套在运动专用手套上使用(图 11–25B),不需要固定泡沫圈,可重复使用。

第 3 步： 可以使用基本拇指"人"字形贴扎技术,将通用的或定制的衬垫用 1 英寸的弹性贴布或自粘性绷带以适度的滚动张力粘贴在拇指上(见图 11–12)。

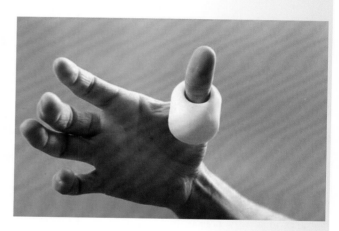

图 11–25B

高分子绷带衬垫　　图 11–26

➡ **目的：** 高分子绷带衬垫技术可以保护受伤运动员及其竞争对手不受伤害,并符合 NCAA[16]和 NFHS[17]规则(图 11–26)。当运动员在骨折、脱位或手术后恢复活动时,使用该技术覆盖刚性或半刚性高分子绷带。

➡ **材料：**
- 纸,毡尖笔,闭孔、慢回弹泡沫或至少 1/2 英寸厚的类似材料,2 英寸或 3 英寸宽、5 码长的弹性绷带,2 英寸或 3 英寸弹性贴布和皮肤膜,自粘性绷带,绷带剪刀。

选择：
- 热塑性材料,加热源。

➡ **体位：** 患者坐在贴扎台或工作台上,手、手指和拇指置于特定位置。

➡ **准备：** 首先制作高分子绷带衬垫区的纸样。将纸样描摹到闭孔、慢回弹泡沫或类似材料上,然后用绷带剪刀裁剪衬垫。

➡ **应用：**

第 1 步：用 2 英寸或 3 英寸弹性绷带、2 英寸或 3 英寸弹性贴布或自粘性绷带以适度的滚动张力将泡沫覆盖在高分子绷带上并固定◀▦▦▦▶(图 11-26A)。如果使用弹性贴布,则先用皮肤膜覆盖泡沫,以保护泡沫不受贴布黏合剂的影响◀▦▦▦▶,泡沫可以重复使用。

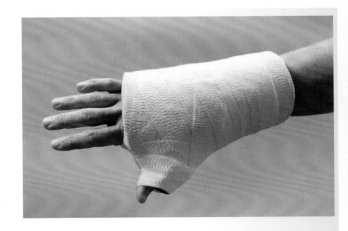

图 11-26A

选择：覆盖手指和(或)拇指以提供额外保护的决定取决于个人的活动和运动位置。例如,可以为橄榄球后卫制作一个热塑性材料的半刚性衬垫罩,以保护手指和拇指不受伤害(图 11-26B)。因为防守型后卫需要使用手指,所以用衬垫罩可能不方便。用符合 NCAA[16]和 NFHS[17]规则的适当材料垫衬垫罩下(图 11-26C)。

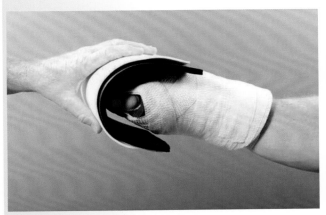

图 11-26B

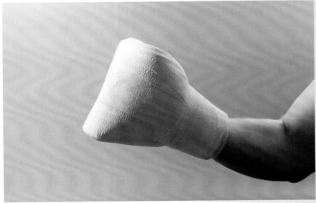

图 11-26C

▎加压包扎防护衬垫　　图 11-27

➡ **目的**：在治疗手部挫伤和扭伤时,加压包扎防护衬垫可协助减轻轻度、中度或重度肿胀(图 11-27)。

➡ **材料**：
 ● 1/4 英寸或 1/2 英寸的开孔泡沫,绷带剪刀。

➡ **体位**：患者坐在贴扎台或工作台上,手腕和手处于无痛位置,手指外展。

➡ **准备**：直接将衬垫置于患者皮肤上。

➡ **应用**：

第 1 步：将衬垫从第一掌指关节延伸到第五掌指关节,并从掌指关节延伸到手腕(图 11-27A)。

第 2 步：将衬垫放在手背上,用手和腕部加压包扎(见图 10-15)或拳击手式包扎技术(见图 11-20)(图 11-27B)。

(待续)

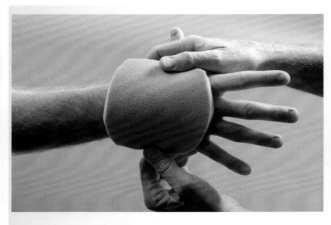

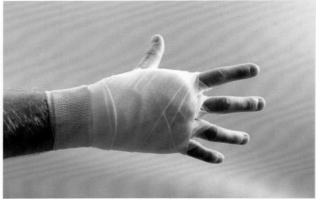

图 11-27A　　　　　　　　　　　　　　　　图 11-27B

批判性思维问题 4

在公司的野餐会上,数据录入部门赢得了投掷比赛,但几名成员的指尖掌侧起了水疱。周一,这几名成员因为水疱带来的疼痛和压力而无法使用键盘。

➡ 问题:你如何处理这种情况?

强制性防护衬垫

NCAA[16]和 NFHS[17]要求参加击剑、曲棍球、冰球和长曲棍球的运动员在所有训练和比赛中都要佩戴防护衬垫。这些防护衬垫大多是通用的,也是针对特定的运动项目和位置而设计的。第 13 章将对这些防护衬垫技术进行更深入的讨论。

情景引导

如果曲棍球或长曲棍球运动员受伤后需要用手背的衬垫和第一掌指关节的支撑,则可以考虑在手背上使用泡沫或毛毡垫的拳击手式包扎,在第一掌指关节上使用热塑性材料,以增加防护或支撑。

 循证实践

在垒球比赛中,Grey Zelda 向右移动,将一个快速打向他的线球击出。Grey 是垒球队的三垒手。该队正在参加男子国家锦标赛的四分之一决赛。Grey 立即将戴着手套的手举过胸部,跟着球快速向右移动。他把右手放在手套的边缘,帮助固定球。当球接近他的手套时,球击中了他伸出的右手第四指尖。Grey 没能接住球,击球手上了一垒。对方下一棒击球者击出右外野的弹飞,Grey 的队伍获胜,晋级半决赛。比赛结束后,Grey 的队友让他去比赛医疗区检查手指。Grey 没有去,他认为只是手指扭伤,并打算回酒店后用冰敷。

第二天早上醒来时,Grey 的第四指远端出现疼痛和肿胀。他还注意到,他无法完全伸展指尖。Grey 继续冰敷,并将第三指和第四指绑在一起以提供支撑。Grey 和几名队友决定驱车前往垒球场,观看当天的第一场半决赛,因为他们的比赛是在晚上。在看台上,Grey 试图捡回一个界外球。他无法握住球,决定走到医疗区,对自己的手指进行检查。

Grey 进入医疗区,首先被负责报道比赛的 Steve Elder 看到。Steve 向 Grey 询问了完整的病史,包括他作为爆炸物处理专家的职业信息。Steve 观察到 Grey 远端指骨呈 25°~35° 屈曲状态。远端指间关节有肿胀和点状触痛。Grey 无法主动伸展远端指骨,但允许 Steve 被动地将其移至伸展状态。Steve 完成了检查,并保持远端指间关节的伸展。Steve 认为 Grey 是手指伸肌腱断裂。赛事医生走近并对 Grey 进行检查。检查结果相同。现场 X 线片显示没有骨性病变。医生同意 Steve 的说法,Grey 的第四指的伸肌腱断裂。Grey 意识到他不能继续参加比赛,并询问需要进行什么样的治疗。医生和 Steve 与 Grey 讨论了建议的固定时间和技术。Grey 担心固定治疗会影响他的职业。他的工作包括包装和倾倒炸药、连接起爆器和导火索,以及处理爆炸性弹药等,这就要求他有能力抓握和操作小物件。Steve 和医生都不确定在这种情况下,哪种固定技术适合让 Grey 安全地回到工作和垒球活动中。

1. 根据案例提出一个与临床相关的问题,为 Grey 选择固定技术提供答案。问题应包括人群、干预措施、对比干预措施(如果相关)和相关的临床结果。

2. 设计搜索策略,通过搜索找到回答临床问题的最佳证据。该策略应包括相关的检索词、电子数据库、在线期刊和印刷期刊,用于搜索。与你的教师、预科医生和其他卫生保健专业人员的讨论可以为专家意见提供证据。

3. 从你的搜索或章节参考文献中选择 3~5 篇全文研究或评论。对每篇文章进行评估和评价,以确定其价值和对本案例的有用性。对每篇研究提出这些问题:①研究的结果是否有效?②实际结果是什么?③研究结果是否与患者有临床相关性?根据第 1 章的证据等级体系,准备一份包含问题答案的评估摘要,并对文章进行排序。

4. 将证据中的发现、你的临床经验和 Grey 的目标和偏好整合到案例中。考虑哪些固定技术可能适合 Grey。

5. 评估 EBP 过程和你在案例中的经验。再评价思考这些问题。

临床问题的答案是什么?

检索是否产生了高质量的证据?

证据评估是否恰当?

证据、你的临床经验、Grey 的目标是否整合,以做出临床决定?

这些干预措施是否对 Grey 产生了成功的临床结果?

EBP 的经验对 Steve 和 Grey 来说是积极的吗?

结语

- 剪切力、压迫力、旋转力和极端的活动范围都会对手和手指造成伤害。
- "Buddy"和"X"形贴扎技术支撑手指的副韧带。
- 弹性材料和贴布在治疗手和手指创伤时提供保护。
- 拇指"人"字形贴扎技术及其变化技术和拇指"人"字形半刚性高分子绷带包扎技术在预防和治疗扭伤、后脱位和骨折后的损伤时为掌指关节提供支撑。
- "8"字形贴扎和包扎技术用于将防护衬垫固定在手部。
- 手和腕部、指套和拳击手式加压包扎技术可以减少受伤后的肿胀和炎症。
- 通用的和定制的支具设计可以在扭伤、脱位、骨折和肌腱断裂后提供支撑、限制活动范围,并固定手和手指。
- 拳击手式包扎、泡沫和加压包扎防护衬垫技术可提供减震、保护和压力。
- 高分子绷带衬垫技术为受伤运动员和对手提供保护,并符合 NCAA 和 NFHS 规则的要求。
- NCAA 和 NFHS 要求在多项运动中对手部和手指使用防护装备。

相关链接

美图手外科协会

http://www.assh.org/handcare/

- 该网站允许查询手部损伤和病症的信息。

OrthoInfo

http://orthoinfo.aaos.org/main.cfm

- 该网站允许访问关于手和手指损伤和病症的解剖、检查和治疗信息。

医学健康检索信息

http://www.nlm.nih.gov/medlineplus/handinjuries and-disorders.html

- 该网站提供关于手和手指各种损伤和治疗的一般信息。

参考文献

1. Prentice, WE: Arnheim's Principles of Athletic Training: A Competency-Based Approach, ed 15. McGraw-Hill, Boston, 2014.

2. Houglum, PA: Therapeutic Exercise for Musculoskeletal Injuries, ed 3. Human Kinetics, Champaign, IL, 2010.

3. Anderson, MK, and Parr, GP: Foundations of Athletic Training: Prevention, Assessment, and Management, ed 5. Lippincott Williams & Wilkins, Philadelphia, 2013.

4. Kim, S, Endres, NK, Johnson, RJ, Ettlinger, CF, and Shealy JE: Snowboarding injuries: Trends over time and comparisons with alpine skiing injuries. Am J Sports Med 40:770–776, 2012.

5. Cahalan, TD, and Cooney, WP: Biomechanics. In Jobe, FW, Pink, MM, Glousman, RE, Kvitne, RS, and Zemel, NP (eds): Operative Techniques in Upper Extremity Sports Injuries. Mosby, St. Louis, 1996.

6. Starkey, C, and Brown, SD: Examination of Orthopedic and Athletic Injuries, ed 4. F.A. Davis, Philadelphia, 2015.

7. Wilson, RL, and Hazen, J: Management of joint injuries and intraarticular fractures of the hand. In Hunter, JM, Mackin, EJ, and Callahan, AD (eds): Rehabilitation of the Hand: Surgery and Therapy, ed 4. Mosby, St. Louis, 1995.

8. Won, SH, Lee, S, Chung, CY, Lee, KM, Sung, KH, Kim, TG, Choi, Y, Lee, SH, Kwon, DG, Ha, JH, Lee, SY, and Park, MS: Buddy taping: Is it a safe method for treatment of finger and toe injuries. Clin Orthop Surg 6:26–31, 2014.

9. Prentice, WE: Rehabilitation Techniques for Sports Medicine and Athletic Training, ed 5. McGraw-Hill, Boston, 2011.

10. Poolman, RW, Goslings, JC, Lee, J, Statius Muller, M, Steller, EP, and Struijs, PAA: Conservative treatment for closed fifth (small finger) metacarpal neck fractures. Cochrane Database Syst Rev (3);CD003210, 2005.

11. Smit, JM, Beets, MR, Zeebregts, CJ, Rood, A, and Welters, CF: Treatment options for mallet finger: A review. Plast Reconstr Surg 126:1624–1629, 2010.

12. Rayan, GM, and Mullins, PT: Skin necrosis complicating mallet finger splinting and vascularity of the distal interphalangeal joint overlying skin. J Hand Surg Am 12:548–552, 1987.

13. Valdes, K, Naughton, N, and Algar, L: Conservative treatment of mallet finger: A systematic review. J Hand Ther 28:237–246, 2015.

14. Handoll, HHG, and Vaghela, MV: Interventions for treating mallet finger injuries. Cochrane Database Syst Rev (3);CD004574, 2004.

15. Witherow, EJ, and Peiris, CL: Custom made finger orthoses have fewer skin complications when compared to prefabricated finger orthoses in management of mallet injury: A systematic review and meta-analysis. Arch Phys Med Rehabil. doi: 10.1016/j.apmr.2015.04.026, 2015.

16. National Collegiate Athletic Association: 2014–15 Sports Medicine Handbook, 25th ed. NCAA, Indianapolis, 2014. http://www.ncaapublications.com/productdownloads/MD15.pdf.

17. National Federation of State High School Associations: 2015–16 Field Hockey Rules Book. National Federation of State High School Associations, Indianapolis, 2015.

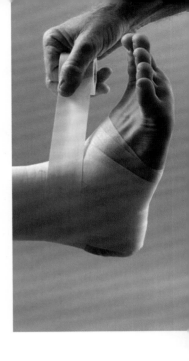

第 **12** 章

胸部、腹部和脊柱

学习目标

1. 讨论胸部、腹部和脊柱常见的损伤和病症。

2. 在对损伤进行预防、治疗和康复时，应用胸部、腹部和脊柱的贴扎、包扎、支具和防护衬垫技术。

3. 讨论和演示在临床案例中实施胸部、腹部和脊柱的贴扎、包扎、支具和防护衬垫技术的循证实践。

损伤和病症

在运动和工作活动中，急性和慢性的力量、压力或运动会使胸部、腹部和脊柱受到伤害。直接和间接的作用力会导致挫伤、骨折和软骨损伤。活动范围过大、肌肉剧烈运动和负荷过大会导致扭伤。参与碰撞和接触性运动会使运动员容易发生臂丛神经损伤和脊柱过劳损伤和病症，这些都由运动范围过大、压迫和重复性压力引起。胸部、腹部和脊柱的常见损伤包括如下。

- 挫伤。
- 扭伤。
- 拉伤。
- 骨折。
- 软骨损伤。
- 臂丛神经损伤。

- 过劳损伤。

挫伤

胸部、腹部和脊柱的挫伤是压迫力造成的，可累及软组织和(或)骨结构。对胸部的直接撞击会导致肋骨、乳房和肋间肌肉挫伤(图 12-1 和图 12-2)。虽然在运动中不常见，但是严重的摔倒在地面或者坚硬的运动设备上可能会导致肺挫伤。例如，当一名足球守门员在边线上被两名防守后卫猛烈抢断，摔倒在工作台附近无人看管的头盔上时，就可能发生肺挫伤。在碰撞运动以及与高速射弹的运动和工作活动中，更有可能发生腹壁和肾脏的挫伤[1]。由于外部暴露，男性生殖器可能受到直接力量的伤害。如被踢到或被设备击中，这些伤害在体育活动中是常见的。在篮球和橄榄球运动中，胸部和(或)腰部容易发生挫伤，在这些区域需要防护衬垫。例如，当一名右利手橄榄球四分卫在传球下场时放球，并被对手的肩垫击中时，右侧腰部肌肉可能发生挫伤(图 12-3)。从高处坠落或直接打击可导致尾骨挫伤(图 12-4)。

扭伤

胸部、颈部和腰部扭伤由过度的活动范围和重复的压力引起。由于支撑不足，女性乳房在运动活动中反复运动会对乳房悬韧带造成伤害。强迫颈部屈曲、伸展或旋转或肌肉组织突然收缩可导致颈部小关节扭伤。例如，当摔跤手被对手抱住头部时，导致

367

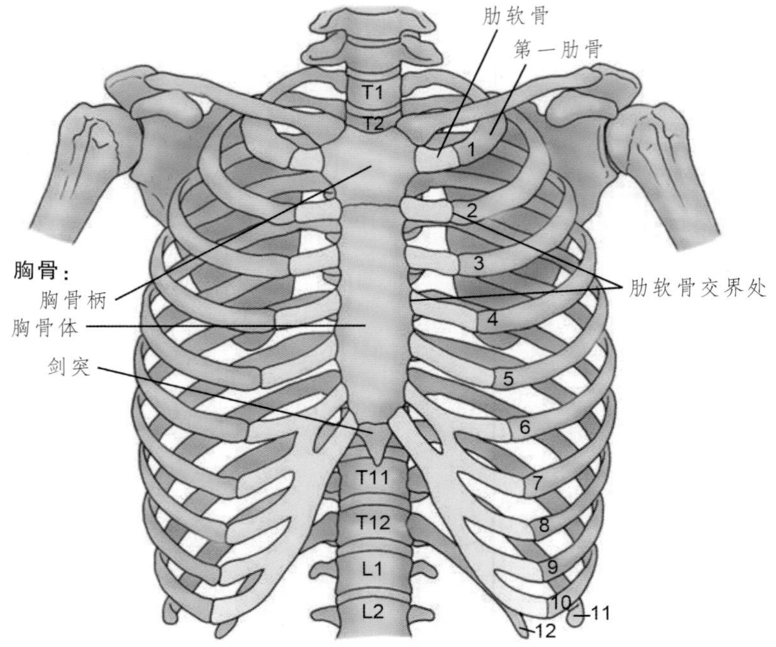

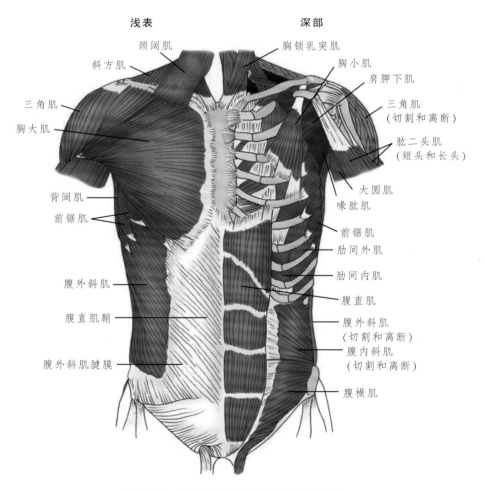

图 12-1 胸前部骨骼。

图 12-2 胸前部和腹部的浅表和深部肌肉。

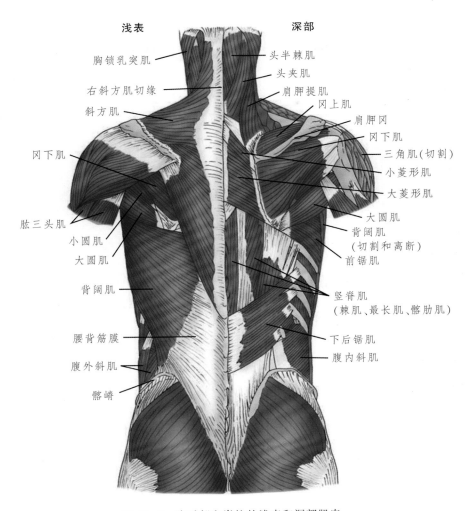

浅表 深部

胸锁乳突肌 — 头半棘肌
右斜方肌切缘 — 头夹肌
斜方肌 — 肩胛提肌
冈上肌
冈下肌 — 肩胛冈
冈下肌
三角肌(切割)
肱三头肌 — 小菱形肌
小圆肌 — 大菱形肌
大圆肌 — 大圆肌
背阔肌 — 背阔肌
(切割和离断)
前锯肌
腰背筋膜 — 竖脊肌
(棘肌、最长肌、髂肋肌)
腹外斜肌 — 下后锯肌
髂嵴 — 腹内斜肌

图 12-3 胸后部和脊柱的浅表和深部肌肉。

颈部屈曲和旋转,可能会导致颈部扭伤。头颈部长时间的不正常定位可能导致扭伤或急性斜颈。睡在一个太小或太大的枕头上,弓着身体在书桌前阅读,头颈部没有支撑,也可能导致扭伤或急性斜颈。需要最大躯干屈曲和(或)旋转伸展的活动可能会对腰椎小关节造成伤害。损伤可能是急性的,也可能是由反复的压力造成的。在动力清洁或死举强化运动中,不适当的提升和(或)定位技术会导致腰部扭伤。

拉伤

超负荷和突然的、剧烈的运动会导致胸部、腹部和脊柱的肌肉紧张。在主动收缩和剧烈的减速运动中超负荷会导致胸大肌拉伤。当一名业余举重运动员在极限抬举过程中增加杠铃的重量,导致肌肉组织超负荷,可能导致拉伤。躯干突然旋转会导致肋间

肌肉组织损伤。腹直肌损伤可能是躯干突然剧烈运动的结果,如扭转和伸展。例如,当网球运动员在比赛中发球时会出现过伸运动, 导致胸部过度伸展和扭曲(图 12-5)。颈部拉伤的发生方式与扭伤、强迫活动范围和突然的肌肉收缩相同;两种损伤可能同时发生[2];躯干伸展再加上超负荷的压力和脊柱的结构异常,可能导致腰部拉伤。反复抬举、脊柱侧弯和腰椎前凸也可能导致腰部拉伤。

骨折

胸部、腹部和脊柱的骨折可能累及肋骨、脊柱和尾骨。肋骨骨折可由直接和间接的作用力引起。对胸部前部或后部的直接作用力,其严重程度足以导致骨折,通常会损伤第五至第九肋骨的外侧和前部[3]。例如,当棒球运动员试图阻挡本垒板得分,与接球手

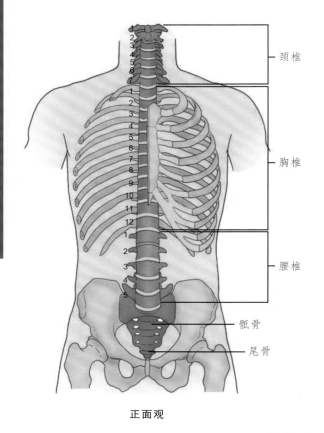

正面观　　　　　　　　　　　　侧面观

图 12-4　正常的脊柱曲线。

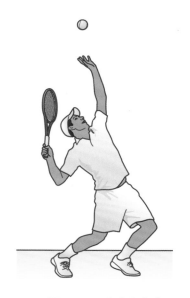

图 12-5　腹直肌拉伤。

头盔和护面发生碰撞，可能发生第六和第七肋骨的外侧/前部骨折。急性和应激性骨折也可能由间接作用力所致，如剧烈的肌肉收缩、重复性压力和训练错误。据报道，参加团体赛、高尔夫、排球、网球、体操和棒球的运动员中存在应激性骨折[4,5]。错误的运动和过度训练没有适当的恢复，导致异常的肌肉收缩和超负荷，也可能导致肋骨骨折。头部和颈部的强迫性过度屈曲、过度伸展和轴向负荷可导致颈椎骨折。例如，当一名防守足球运动员抢断时，头部和颈部过度屈曲和轴向负荷，可能导致颈椎骨折。从高处坠落造成的直接作用力可能导致尾骨骨折。例如，一名体操运动员从高低杠上跳下，失去平衡，以坐姿猛烈地摔在垫子上，可能导致骨折。

软骨损伤

胸骨和(或)肋软骨交界处的分离通常被称为脱位或扭伤(见图 12-1)。损伤的机制包括直接压迫、剧烈的躯干旋转，以及手臂的强迫屈曲和水平外展。例如，当篮球后卫扑向球，被对手击中并转向左侧时，就可能发生脱位或扭伤，导致躯干旋转以及摔倒在地时直接受压迫。

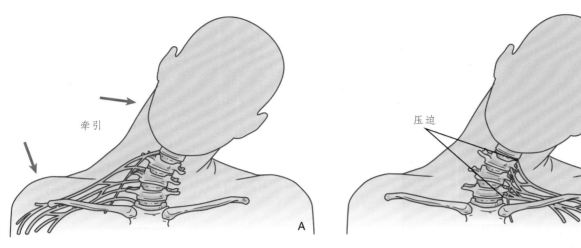

图 12-6 臂丛神经损伤。A.拉伸和(或)牵引。B.压迫。

臂丛神经损伤

拉伸/牵引或压迫臂丛神经损伤(烧伤或刺伤)在参加橄榄球、冰球、曲棍球和摔跤运动员中最常见[6-9](图 12-6)。当肩部和锁骨受压，颈部被迫向远离受累臂丛神经的相反方向侧屈时，可能发生拉伸/牵引损伤。当橄榄球后卫被扑倒，左肩直接着地，颈部被迫向右侧屈，会导致左臂丛的拉伸/牵引损伤。手臂的剧烈外旋、外展和伸展也会导致拉伸/牵引损伤。臂丛的压迫性损伤可能是颈部向同一侧伸展和旋转的结果，也可能是臂丛神经在颈部前外侧的 Erb 点受到撞击的结果。在这个位置，臂丛神经最浅。右臂丛神经的压迫性损伤可能发生，例如，当一名足球后卫用右肩接球，导致肩胛骨和肩垫之间的臂丛神经损伤。

过劳损伤

过劳损伤和病症由脊柱过度的、重复压力引起。碰撞和接触性运动中常见的反复轴向负荷和压力，可能导致颈椎间盘突出(见图 12-4)。随着时间的推移，足球运动中重复的跳跃、铲球和断球以及头球，都会导致颈椎间盘的退行性变化。先天性无力和躯干伸展过度与体操、举重、足球和排球扣球有关，可导致关节间隙缺损[10-12](图 12-7)。这种缺陷称为峡部裂，通常会导致关节间隙的单侧应力性骨折(图 12-8)。在持续的压力下，这种缺陷可以双边进展。最终可能导致脊柱前移，允许上椎在其下方的椎体上运动。脊柱前移和脊柱滑脱可以发生在沿脊柱的任何一点，但最常见的是在 L4-L5 或 L5-S1 水平[13-15]。

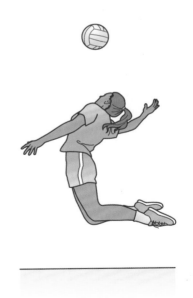

图 12-7 在排球中扣球伸展过度。

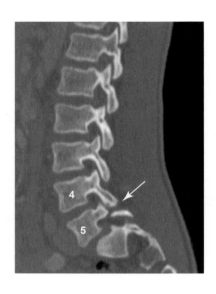

图12-8 一名14岁男孩在L5处双侧峡部裂的矢状位CT图像。箭头所示右侧L5部缺陷。与正常PAR相比，其水平更高。(Courtesy of McKinnis, LN, and Mulligan, M. Musculoskeletal Imaging Handbook. Philadelphia, PA: F.A. Davis Company: 2014.)

贴扎技术

在预防和治疗胸部、腹部和脊柱的挫伤和骨折时，使用贴扎技术来固定通用的和定制的防护衬垫。防护衬垫技术在"防护衬垫"部分进行了说明。

挫伤/骨折贴扎　　图12-9

➡ **目的**：使用挫伤/骨折贴扎技术吸收冲击，同时将通用的和定制的衬垫固定胸部、腹部和脊柱，以预防和治疗挫伤和骨折（图12-9）。

➡ **材料**：
- 2英寸、3英寸或4英寸重型弹性贴布，黏性贴布喷剂，绷带剪刀。

➡ **体位**：患者坐在贴扎台或工作台上，或站立，双臂置于体侧。

➡ **准备**：将挫伤/骨折贴扎技术直接应用于患者皮肤。

➡ **应用**：

第1步：将胸部、腹部和（或）脊柱衬垫区域及其周围4~6英寸区域喷上黏性贴布喷剂，并让喷剂干燥。

第2步：剪下几条2英寸、3英寸或4英寸重型弹性贴布，其长度覆盖衬垫，并在衬垫两侧延伸4~6英寸。将衬垫置于伤处。

第 3 步： 接下来，使用第 8 章中所示的释放–拉伸–释放顺序应用贴布条(图 8–10) ◀▥▥▥▶，贴布宽度重叠 1/2，并应用足够的贴布覆盖大部分衬垫(图 12–9)。

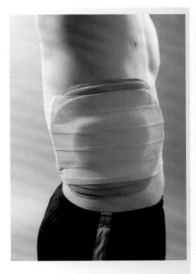

图 12-9

绷带技术

在预防和治疗软组织和骨骼损伤时，使用包扎技术提供压力、支撑和固定，并将防护衬垫固定在胸部、腹部和脊柱处。在挫伤、拉伤和骨折后使用弹性贴扎和包扎技术来减轻肿胀，并在肋骨骨折后提供固定。这些材料也可以用来固定防护衬垫，以预防和治疗挫伤、拉伤、骨折和肋软骨损伤。

要点

在应用胸部、腹部和脊柱弹性包扎技术时要小心。遵循应用指南，并在应用期间注意让患者吸气和呼气，以防止限制胸部运动和正常呼吸模式。如果患者出现呼吸急促、疼痛增加和(或)脉搏过速、微弱或血压低[2]，怀疑存在严重的胸部损伤或病症，应立即转诊至专业医生处。

▌胸部、腹部加压包扎　图 12-10

➤ **目的：** 当治疗胸部、腹部和脊柱挫伤、拉伤和骨折时，用胸部和腹部加压包扎技术来控制轻度、中度或重度肿胀(图 12-10)。

➤ **材料：**
- 6 英寸宽、5 码长，或 4 英寸、6 英寸宽、10 码长弹性绷带，绷带长度根据个人情况决定，金属夹，2 英寸或 3 英寸弹性贴布，绷带剪刀。

选择：
- 1/4 英寸或 1/2 英寸泡沫或毛毡垫。

➤ **体位：** 患者站在地面上，手臂放在侧臀部，处于放松的位置。

➤ **准备：** 为了减少移位，应用黏性贴布喷剂，贴布条，或直接固定在患者皮肤上(见图 1-7)。

选择：将 1/4 英寸或 1/2 英寸的泡沫或毛毡垫直接置于皮肤的炎症区域，以提供额外的压力并控制肿胀。

➤ **应用：**

第1步：将绷带的末端直接锚定在稍低于受伤区域的皮肤上并环绕固定 ◀▥▥▥▶（图12-10A）。

第2步：继续以远端到近端方向进行螺旋式包扎，绷带宽度重叠1/3~1/2（图12-10B）。在远端应用最大的滚动张力，在近端用较小的滚动张力。

第3步：用尼龙搭扣、金属夹或松散地应用2英寸或3英寸弹性贴布固定绷带 ◀▥▥▥▶（图12-10C）。在前胸或腹部的环形贴扎图案上完成固定，以确保黏附性，并防止松解和刺激。

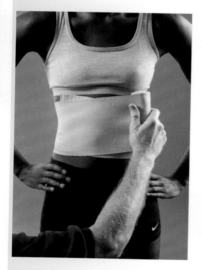

图 12-10A

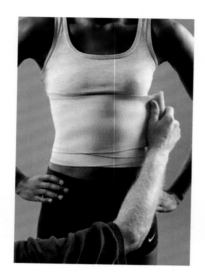

图 12-10B

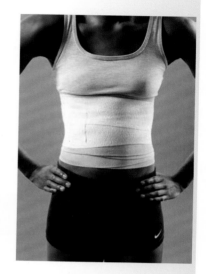

图 12-10C

环形包扎　图 12-11

➠ **目的**：在预防和治疗挫伤、拉伤、骨折和软骨损伤时，环形包扎技术可提供压力和温和的支撑，并将通用的和定制的衬垫固定在胸部、腹部和脊柱处（图12-11）。

➠ **材料**：
- 6英寸宽、5码长的弹性绷带，4英寸或6英寸宽、10码长的弹性绷带，2英寸或3英寸的弹性贴布，绷带剪刀。

➠ **体位**：患者站在地面上，手臂放在侧臀部，处于放松的位置。

➠ **准备**：为了减少移位，应用黏性贴布喷剂、贴布条，或直接固定在患者皮肤上。

➠ **应用**：

第1步：为了提供支撑，将绷带的末端直接锚定在皮肤上，并环绕固定 ◀▥▥▥▶（图12-11A）。

第2步：继续以远端到近端方向或近端到远端方向进行环绕包扎，绷带宽度重叠1/3~1/2，施加适度的滚动张力（图12-11B）。

第3步：若要附加衬垫，可将衬垫直接置于受伤区域的皮肤上（图12-11C）。应用环形包扎技术，在衬垫的中间留下一个小暴露区域。

第4步：用尼龙搭扣或2英寸、3英寸弹性贴布固定包扎，施加适度的滚动张力，缠绕2~3个连续的环形。在前胸或腹部的环形贴扎图案上完成固定，以防止松解。

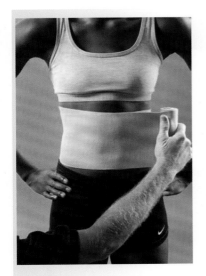

图 12-11A

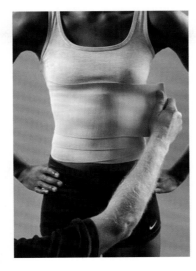

图 12-11B

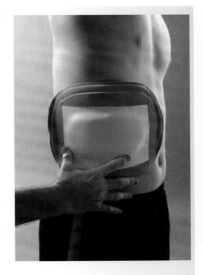

图 12-11C

第 5 步： 当使用衬垫时,将 2 英寸或 3 英寸的弹性贴布直接锚定在衬垫的暴露部分(图 12-11D),并在绷带和衬垫上绕 1~ 2 个连续的环形,施加适度的滚动张力(图 12-11E)。将贴布固定在前胸或腹部的环形贴布上。为了防止 移位,可以使用远端至近端张力弹性贴布的远端环形条;将松散的末端锚定在环形贴布上。不需要进行额外的固定。

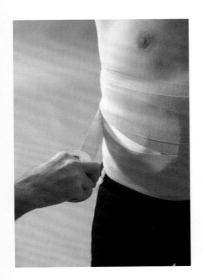

图 12-11D

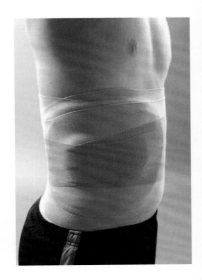

图 12-11E

肋骨束带包扎

➡ **目的:** 在肋骨骨折的即时治疗中使用肋骨束带包扎技术,通过将手臂固定在受影响的胸部、肩部一侧,为 肋骨提供轻度至中度的支撑和固定。

支具技术

　　胸部、腹部和脊柱的支具技术可提供压力和支撑,减少活动范围,并纠正异常结构。支具采用的通用的设计适用于各种损伤和病症。

▌肋骨带　　图 12-12

➡ **目的:** 肋骨带的设计是为胸部和肋软骨损伤提供压力和轻度至中度支撑(图 12-12)。使用这些支具治疗肋骨挫伤和骨折、肋间拉伤和肋软骨损伤。

要点

　　肋骨带可用于各种运动的运动员。支具可以用于工作和休闲活动,并且是可以重复使用的。

➡ **设计:**
- 通用的支具有通用型和适合男性以及女性的设计,尺寸与胸围尺寸相对应。一些支具设计有通用尺寸。
- 大多数支具设计由弹性材料与泡沫/法兰绒、软层压泡沫、棉质针织内衬构成。
- 支具的宽度为 4~12 英寸;大多数女性的支具设计都是为了舒适和合身。
- 一些支具设计将弹性或塑料插入物或撑条置于束带中,以提供额外的支撑。
- 支具通过尼龙搭扣闭合固定在胸部。

➡ **体位:** 患者站在地面上,手臂放在侧臀部,处于放松的位置。

➡ **准备:** 将支具直接置于患者皮肤或紧身衣上。

　　在应用支具时,要遵循制造商的说明。以下指南适用于大多数支具设计。

➡ **应用:**

第 1 步: 解开束带,将束带放在胸部周围。将泡沫内衬置于受伤区域上方(图 12-12A)。

第 2 步: 当患者吸气时,用适度的张力拉束带,并用尼龙搭扣固定在其腹部或背部(图 12-12B)。如果需要,调整束带,以防止影响其正常胸部运动和呼吸模式。

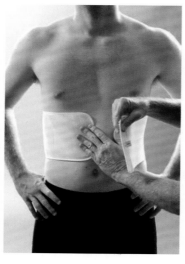 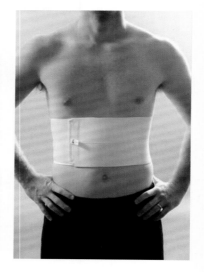

图 12-12A　　　　　　　　　　图 12-12B

证据总结

肋骨骨折的加压和支撑治疗一直受到质疑。有限的证据[16,17]已经表明,加压和支撑包扎和(或)束带可减轻一些人的疼痛程度。相比之下,另一些人[4,18]没有发现疼痛程度的减轻和限制。机械限制也可能进一步增加疼痛程度,并使患者易患稳态肺炎,这可能由疼痛和机械限制引起的通气不足所致[16,19,20]。肋骨带的设计是为了向胸部受伤的区域提供压力和支撑。不过,一些证据已经表明[20],该技术很难固定胸部的特定区域而不固定整个胸部,因为胸部在呼吸过程中作为一个整体发挥作用。

批判性思维问题1

在即将到来的三项全能运动训练中,一名幼儿教师在健身房进行健身球练习时发生肋软骨分离。医生检查后允许她在休息几天后继续使用通用的肋骨带进行训练。她恢复了训练,在达到受伤前的强度水平之前没有症状。超过这个程度,她很难保持正常的呼吸模式,并且因为佩戴肋骨带而感到疼痛加剧。

➡ 问题:你如何处理这种情况?

情景引导

如果运动员在恢复活动期间因肋软骨损伤而接受治疗时需要压迫和支撑胸部,则考虑使用通用的肋骨带,而不使用弹性绷带;由于躯干反复屈曲、伸展和出汗,弹性绷带和贴布可能会滚动和(或)卷曲,并变得不舒服。

| 腰骶支具   图 12-13

➡ **目的**:在预防和治疗腰椎扭伤、腹直肌和腰椎拉伤、腰椎峡部裂和腰椎滑脱时使用腰骶支具(图 12-13)。这些支具可提供压力和适度的支撑、减少活动范围,并纠正结构异常。

要点

腰骶支具可用于运动员参加各种运动。这些支具也可以用于工作和休闲活动。

➡ **设计**:

- 通用的支具有与腰围测量值相对应的尺寸,一些支具有通用尺寸。
- 这些支具由棉/聚酯、穿孔弹性或乙烯基、聚酯/尼龙或氯丁橡胶材料外壳与软泡沫或氯丁橡胶内衬构成。
- 大多数支具设计的外壳都有可调节的尼龙带、弹性带或氯丁橡胶带,以提供额外的压力和支撑。在使用一些支具时,这些束带可以在不使用时移除。
- 支具的宽度为4~13英寸;一些女性支具设计是为了舒适和贴合。
- 很多支具设计使用刚性或半刚性氯丁橡胶、塑料、热塑性塑料、泡沫、气囊或凝胶、硅胶或钢弹簧支撑物或插入物,以提供额外的压力和支撑。

- 大多数支撑物/插入物可以根据个人情况模制和(或)调整,不使用时可移除。
- 另一些支具设计由可延伸的前、后刚性塑料板构成,与高压弹性绳连接。弹性绳可调整压力和贴合性。
- 在举重中常用的一些支具设计由皮革制成,并有泡沫内衬。
- 几种支具设计可搭配可拆卸肩带,以减少移位。
- 支具通过尼龙搭扣和(或)D 形环闭合或扣住,并可以调整贴合性。

➠ **体位**:患者站在地面上,手臂放在侧臀部,处于放松的位置。

➠ **准备**:将支具直接置于患者皮肤上或紧身衣服和裤子上。每个支具设计都包含了应用支具的具体说明。仔细按照步骤操作,以确保正确佩戴和支撑。以下应用程序指南适用于大多数支具。

➠ **应用**:

第 1 步：松开束带。将支具放置在腰部/骶部区域,并将末端包裹在腰部(图 12–13A)。

第 2 步：当使用一些支具时,将支撑物/插入物放置在腰部/骶部和(或)腹部区域,以实现技术的目标。

> **✂ 注意事项**
>
> 如果肋骨带或腰骶支具中包含塑料或金属支撑物/插入物,则在使用过程中监测支撑物/插入物的位置;支撑物/插入物可以从外壳向上或向下移位,并损伤软组织。

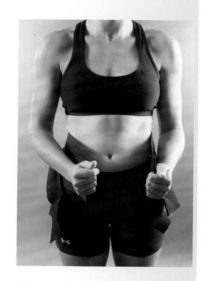

图 12–13A

第 3 步：当使用大多数支具设计时,当患者吸气时以适度的张力拉动末端,并用尼龙搭扣和(或)D 形环固定在其腹部(图 12–13B)。

第 4 步：应用和调整束带取决于具体的支具设计。当使用很多支具时,将束带拉到腰部周围的外壳上,并用尼龙搭扣固定(图 12–13C)。如有必要,调整支具和(或)束带,使其舒适和贴合。

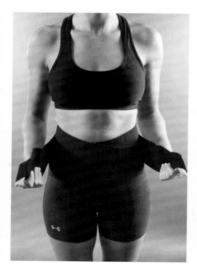

图 12–13B

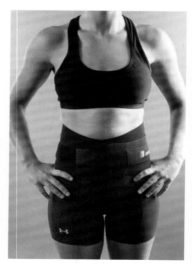

图 12–13C

证据总结

　　腰骶支具常用于预防和治疗腹部和脊柱的各种损伤和病症,提供支撑、压力并限制活动范围。虽然很多医疗保健专业人员继续在预防和治疗方案中使用这些支具,但研究人员证明,与其他干预措施或不治疗相比,在确定其有效性方面没有确定的证据。

　　2008 年的一项循证研究[21]探讨了腰骶支具在非特异性腰痛防治中的有效性。七项随机对照试验(RCT)对不同工作环境中的个体进行了腰痛预防研究。研究结果提供了适度的证据,即与不治疗相比,支具在预防短期或长期腰痛或工作时间损失方面没有更有效的效果。数据还显示,在预防长期腰痛和工作时间损失方面,使用支具和起重技术训练之间没有差异。8 项 RCT 研究了腰骶支具

治疗腰痛的效果。研究人员发现,有限的证据表明,在急性、亚急性或慢性疼痛患者中,使用支具与不进行干预或其他干预措施(治疗性运动、手法治疗、按摩)相比,在减少短期疼痛和改善功能结果方面没有差异。2011 年的一项研究综述[22]调查了物理和康复干预(运动、教育、腰骶支具)对成人非特异性慢性腰痛的治疗效果。根据搜索标准,没有确定将 RCT 调查腰骶支具的疗效纳入研究。

　　这些综述的研究结果[21,22]为支持使用腰骶支具提供了最低限度的证据。未来的 RCT 有必要检查特定的亚组(急性或慢性疼痛)个体单独或联合使用的各种干预措施,以根据亚组的特点确定成功的技术。

颈部固定器　　图 12-14 和图 12-15

⟹ **目的**:在预防和治疗扭伤、急性斜颈、拉伤、稳定骨折、颈椎间盘突出和臂丛神经损伤时,颈部固定器可提供支撑和固定,并减少活动范围。两个颈部固定器设计如下所示。

康复型支具技术

⟹ **目的**:康复型支具技术旨在为受伤和手术后的颈椎提供中度至最大的支撑和完全固定(图 12-14)。

⟹ **设计**:

- 康复型支具有两种基本设计:刚性和半刚性项圈。
- 这些通用的支具有与颈部周长测量值相对应的尺寸。一些支具设计有通用的尺寸。
- 刚性支具设计由聚乙烯或热塑性材料制成的外壳和泡沫内衬组成。
- 一些刚性支具设计用于损伤后颈椎的急性固定(外展项圈),而另一些支具则用于需要长时间完全固定的情况。
- 大多数急性支具设计允许在应用期间调整颈部周长和长度测量。
- 这些支具通常是一件式设计;一些支具可以购买不同的颈部长度。
- 制造支具时要带有开口,以便进行脉搏检查、气道管理和视觉检查。
- 急性支具通过尼龙搭扣连接到颈椎,可用于大多数急性损伤情况。大多数支具设计都是可以重复使用的。
- 大多数刚性、耐磨支具设计由两个部分组成,并配有额外的内部衬垫,以提供舒适性。这些支具也可以调整舒适度和贴合度,并与尼龙搭扣连接。
- 半刚性颈部固定器设计由柔软的、中密度泡沫覆盖松紧织物。
- 支具为一件式设计,轮廓分明,可调节,适用于不同的颈部长度。这些支具用尼龙搭扣固定。

要点

　　刚性、耐磨的支具可用于康复和低强度的工作和休闲活动。半刚性支具设计可用于康复和低强度工作和休闲活动,可清洗和重复使用。

注意事项

为了减少脏污和过度磨损,可用松紧织物覆盖半刚性支具。可以根据需要更换和清洗松紧织物。

➡ **体位**:患者躺着、坐在贴扎台上或站在地面上,颈部处于无痛的位置。

➡ **准备**:直接在患者皮肤上使用康复型支具。每种支具都包含了支具的使用说明。若要正确使用,要遵循操作步骤。以下一般应用指南适用于大多数刚性和半刚性支具设计。

➡ **应用**:

第1步: 当使用一些急性期的刚性支具设计时,测量患者从肩部到下巴的长度,并针对测量数值调整支具。不要在患者身上调整支具。

第2步: 继续应用可调节和大多数急性支具,将前支具放置在下巴下方(图 12-14A)。

第3步: 接下来,定位并将支具包裹颈部(图 12-14B)。用尼龙搭扣固定支具,张力适中(图 12-14C)。

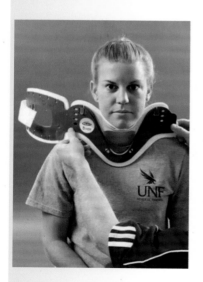
图 12-14A

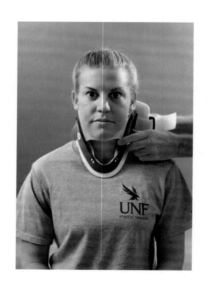
图 12-14B

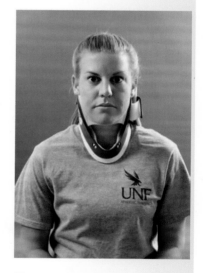
图 12-14C

要点

　　注意,这些都是一般应用指南。对怀疑颈椎损伤的适当护理对于防止进一步损伤至关重要。相关更完整的信息可参考网络参考文献。

第4步：　开始应用刚性、耐磨支具设计，将支具的前片放在下巴下方(图 12-14D)。使用一些支具设计时，将弹性带包裹在颈部，并固定在支具前片。

第5步：　接下来，将支具的后片放在后颈部周围(图 12-14E)。

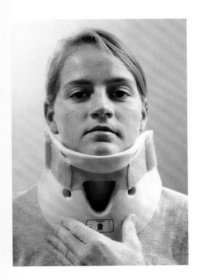

图 12-14D

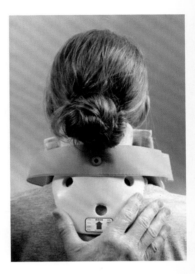

图 12-14E

第6步：　使用适度的张力，用尼龙搭扣固定支具(图 12-14F)。必要时，重新调整支具。

第7步：　当使用半刚性支具设计时，将支具的轮廓区域置于下巴下方，并以适度的张力将末端包裹在颈部(图 12-14G)。用尼龙搭扣固定。必要时，重新调整支具。

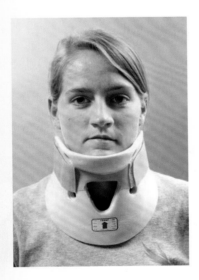

图 12-14F

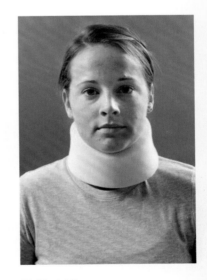

图 12-14G

功能型支具

➡ **目的**：在预防和治疗橄榄球运动员颈椎扭伤、拉伤、椎间盘突出和臂丛神经损伤时，功能型支具可提供适度支撑、吸收冲击和限制活动范围(图 12-15)。这些支具设计减少了过度的颈椎伸展和侧屈，但允许正常的屈曲。这些功能型支具可与橄榄球运动员肩垫结合使用。

➡️ **设计：**

- 这些支具是通用的，尺寸与颈部周长测量值或个人的重量相对应。一些支具设计可以购买通用的尺寸。
- 一些支具设计包括一个预先成型的闭孔聚乙烯泡沫颈圈，该颈圈与泡沫衬垫背心结合在一起。
- 一些背心支具设计的颈圈可以调节，以减少特定的活动范围。
- 一种背心支具设计使用由刚性塑料材料制成的可选板，直接连接到颈圈，以提供额外的支撑。
- 背心设计是穿在橄榄球运动员肩垫的下方或连接在肩垫的颈部开口处，并用带子固定在肩垫上。
- 另一些功能型支具由刚性材料制成，并直接用螺栓固定在橄榄球运动员肩垫上。
- 一些功能型支具设计是由开孔和闭孔泡沫构成，并用束带和(或)螺栓固定在橄榄球运动员肩垫上。
- 根据受伤和所需的活动范围，这些泡沫支具可采用不同厚度的平面和滚动设计。

 注意事项

　　由于一些功能型颈圈设计直接固定在肩垫上，肩垫必须正确安装并正确佩戴。接触时，连接到肩垫顶部的支具可能会离开颈部区域，从而允许过度的活动和(或)压力范围[23]。将肩垫固定在肩部和躯干的束带应始终扣紧，以减少肩垫和颈圈的移位。

➡️ **体位：** 患者站立，手臂置于体侧。

➡️ **准备：** 将功能型支具连接到肩垫上。将肩垫直接置于患者皮肤或衣服上。

　　按照每种支具设计中包含的分步说明操作。以下一般应用指南适用于大多数功能型支具设计。

➡️ **应用：**

第1步： 　当使用背心支具设计时，通过肩垫的颈部开口定位颈圈(图12-15A)。支具与衬垫的固定取决于设计。当使用大多数支具设计时，用带子固定背心(图12-15B)。

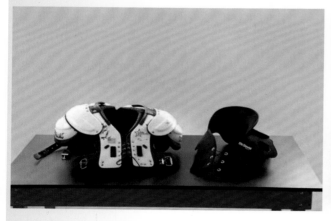

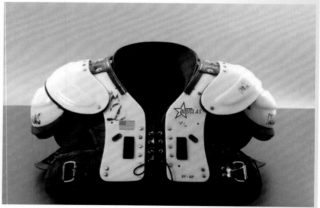

图 12-15A 功能型颈圈。(左)橄榄球肩垫。(右)背心支具设计。　图 12-15B 背心支具设计与橄榄球肩垫相连。

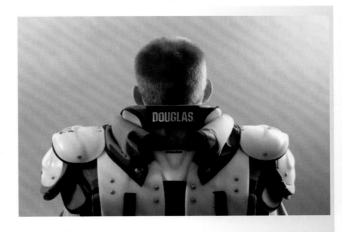

第 2 步： 用螺栓和（或）带子将其他支具设计直接
连接到肩垫上（图 12–15C）。

图 12–15C

情景引导

如果使用功能型颈圈技术治疗压迫性臂丛神经损伤，则考虑使用泡沫衬垫背心设计；该支具将限制
活动范围，泡沫衬垫背心可以减少对 Erb 点的压迫/冲击。

 ### 证据总结

功能型颈部固定器的设计是为了在预防和治疗臂丛神经损伤时减少颈椎过伸和侧屈。虽然在橄榄球比赛中使用颈部固定器很常见，但在检查其疗效的文献中却很少有证据。在橄榄球运动员中进行的两项小型调查为使用颈部固定器提供了一些支持。在受控环境下检查背心、尼龙带和泡沫卷设计，研究人员[24]发现，与单独使用肩垫相比，活跃的颈部过伸显著减少。虽然背心支具允许的过伸比泡沫卷小，但 3 种设计都允许在施加被动超负荷时额外的过伸。其他调查人员[25]已证明，与单独使用肩垫相比，背心、泡沫卷和定制设计明显限制了颈部过伸。两项研究[24,25]未显示被动侧屈受限。通过使用男性试验假人进行动态冲击试验，研究人员[26]证明，通过泡沫和合成卷设计的颈部冲击、头部加速度和通过颈部的力传递有所降低；背心泡沫和合成卷设计限制了正面碰撞导致的颈部过伸；以及使用合成防翻滚支具减少侧面碰撞产生的侧屈。本研究中，合成卷颈圈的独特设计[26]允许在撞击过程中与头盔的底部接触，限制了颈部的过度活动范围。

对预防臂丛神经损伤和使用功能型颈部固定器提出了几项建议。一些研究人员[6,25,27,28]建议，对于那些经历过反复发作或孤立的严重损伤或在高风险的比赛姿势中经历过单一损伤的运动员，应强制使用支具，以减少受伤概率。根据损伤机制和有限的研究数据，预防损伤可能不仅仅涉及功能型支具技术。一些研究人员[24,29,30]建议对颈部和肩胛骨进行全面的康复计划，包括力量、柔韧性和神经肌肉训练。另外，有研究人员则建议指导正确的铲球和击球技术[7,30,31]以及使用合适的肩垫和头盔[7,9,30]。需要进行更多的研究，以确定功能型颈部固定器在预防和治疗损伤方面的有效性。这些研究可以比较不同颈部固定器和肩垫设计对颈椎活动范围限制的影响，以及单独或联合使用的各种颈肩强化和柔韧性计划和运动员教育对受伤概率的影响，以确定最有效的干预措施。

批判性思维问题 2

　　校际足球队的一名新生防守后卫在季前训练的一次铲球训练中臂丛神经受伤。他的病史显示了高中时的慢性损伤。他在高中时使用泡沫卷功能型支具，目前佩戴类似的支具。与队医一起进行评估并讨论预防型支具技术。

➡ 问题：什么样的支具技术适合其恢复活动？

吊带

➡ **目的**：在治疗胸部和脊柱损伤和病症时，吊带可提供支撑和固定。
- 使用吊带（图 8-19）治疗胸大肌拉伤和臂丛神经损伤。

防护衬垫技术

　　各种通用的防护衬垫技术可以用来预防和治疗胸部、腹部和脊柱的损伤和病症。定制的衬垫也可以由热塑性材料和泡沫制成。胸部、腹部和脊柱的衬垫是一些校际运动所要求的。这些防护衬垫技术将在第 13 章中进行讨论。

通用的防护衬垫　　图 12-16 和图 12-17

➡ **目的**：通用的防护衬垫技术有多种设计，可提供减震和保护。在预防和治疗肋骨、腹部、肾脏、肺部、生殖器、乳房和尾骨挫伤，乳房悬韧带扭伤，肋骨、尾骨和稳定型颈椎骨折，软骨和臂丛损伤时，可使用这些技术。以下是两种基本衬垫设计的描述。

柔软、低密度衬垫

要点

　　柔软、低密度衬垫通常用于为参加各种运动的运动员的胸部、腹部和脊柱提供减震。这种防护衬垫可以与强制性防护设备结合使用，可在不同的运动中使用，也可以单独佩戴。可在工作和休闲活动中使用衬垫。这些衬垫可以清洗和重复使用。

➡ **设计**：
- 这些通用的贴合设计尺寸与胸围或腰围测量值或个人年龄相对应。
- 衬衫式衬垫设计由聚酯/氨纶材料制成，在肋骨、肾脏和脊柱的内衬中加入热泡沫衬垫，以提供减震。
- 软垫短裤是由尼龙/氨纶材料制成，带有网眼布覆盖物。
- 这些衬垫设计包含乙烯醋酸乙烯酯（EVA）泡沫，结合在内衬的尾骨和脊柱区域。
- 软垫短裤从大腿中部延伸到腰部；大多数短裤都有弹性腰带。
- 胸罩和上衣设计由尼龙/氨纶材料制成，并附加额外的泡沫，以支撑和保护乳房。

- 单独的衬垫设计由不同厚度的低密度开孔和闭孔泡沫制成；黏弹性聚合物或凝胶材料有多种尺寸，可用于胸部、腹部、脊柱和尾骨的减震。

➡ **体位**：患者站立，手臂置于体侧。

➡ **准备**：将衬衫、短裤、胸罩、上衣和单独的衬垫直接置于患者皮肤上。可以在紧身服装或运动服装内使用单独的衬垫。

➡ **应用**：

第 1 步：要穿着带衬垫的衣服，要将衣服套在头上，将手臂穿过袖子。将衣服和衬垫拉到胸部、腹部和脊柱上（图 12-16A）。如果需要，调整衬垫。

第 2 步：当使用短裤设计时，将双脚放入短裤中，并向近端方向拉动，直到定位在腰部（图 12-16B）。调整骶骨和脊柱上的衬垫。

第 3 步：将胸罩和上衣设计套在头部和手臂上。将衬垫置于乳房上。

第 4 步：将单独的闭孔泡沫衬垫置于紧身衣服下面或运动腰带内，将其固定在脊柱和（或）尾骨上（见图 7-22F）。

第 5 步：将另一些闭孔泡沫设计应用于头部和肩部，并用弹性带固定在腋下，或用尼龙搭扣固定在胸前（见图 8-23G）。

第 6 步：将黏弹性聚合物或凝胶材料衬垫固定在橄榄球运动员肩垫的内衬上（见图 8-23F）。衬垫也可以用挫伤/骨折带技术或环绕包扎技术进行固定。

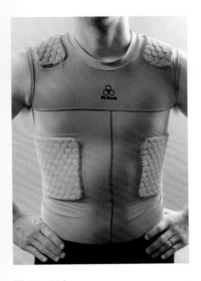

图 12-16A

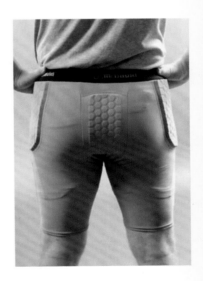

图 12-16B

证据总结

　　柔软、低密度的衬垫已被用于防止臂丛神经损伤；骨架、黏弹性聚合物或凝胶衬垫附在橄榄球运动员肩垫下方，可减少损伤发生的概率[6,32]。使用这些衬垫来改善肩垫的贴合度，减轻颈椎的压力，并提供额外的减震[33]。一些人建议，附加的衬垫可将肩垫从肩膀上抬起来，减少颈部的侧屈程度[7]。

坚硬、高密度衬垫

要点
坚硬、高密度衬垫通常为参加各种运动的运动员提供胸部、腹部和脊柱的减震。衬垫可与强制性运动装备结合使用，也可单独佩戴。衬垫可在工作和休闲活动中使用，并可重复使用。

要点
橄榄球运动员肩垫可以提供胸部上方的前后部分和颈椎区域的保护，但这些衬垫不能保护胸部下方和腹部区域免受伤害[34]。

➡ **设计：**

- 通用贴合设计尺寸与胸围测量值或个人年龄相对应（图 12-17A）。
- 肋骨背心或夹克的外壳由高密度塑料材料制成，外壳按照胸腔和腹部的轮廓预先成型。外壳衬有开孔泡沫。

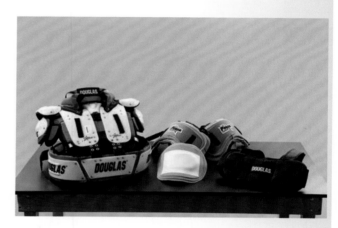

图 12-17A　各种坚硬、高密度衬垫。

要点
词语"flak"是 Flugzeugabwehrkanone（高射攻击炮）的缩写。"flak"在第二次世界大战期间被用来描述德国的防空火力[35]。"flak jacket"这个名称来源于盟军部队和空勤人员为抵御子弹和炮弹碎片而穿的一种装甲夹克。

- 衬垫有不同的长度和宽度，这取决于个人情况和需要保护的区域。
- 一些衬垫设计用拉链、螺栓和（或）尼龙带直接固定到橄榄球运动员肩垫上。
- 一些衬垫则是用可调节的弹性吊带固定到胸部和腹部。
- 大多数肋骨背心或夹克的设计都是用系带或尼龙搭扣固定在前胸/腹部上。

要点
作为某项运动的必备装备而设计的背心或夹克也可用于另一项运动。例如，为参加棒球或篮球运动的运动员使用长曲棍球肋骨衬垫。

- 另一种衬垫设计使用高密度塑料板，内衬为开孔泡沫。这种衬垫直接用拉链、螺栓和(或)尼龙带固定到橄榄球肩垫上，覆盖胸部、腹部和脊柱的前后方。
- 运动员罩杯由高密度、弹性塑料或碳纤维层压材料制成，并根据生殖器部位的轮廓预先成型。这些衬垫设计的边缘被闭孔泡沫或黏弹性聚合物覆盖，以防止刺激。这些衬垫设计适用于男性和女性，男性和女性都有设计，通常与弹性支具一起使用。另一种罩杯衬垫设计由低密度聚乙烯塑料材料制成。这种罩杯是针对女性乳房设计的，与胸罩和上衣结合使用。

➡ **体位**：患者站立，双臂置于体侧。

➡ **准备**：将这些衬垫设计直接置于患者皮肤、紧身衣服内外或运动服内。

➡ **应用**：

第 1 步：　开始应用一些肋骨背心/夹克和垫板，将其连接到橄榄球肩垫(图 12-17B)。安装并固定肩垫。

第 2 步：　接下来，将背心/夹克或垫板置于胸部、腹部和(或)脊柱上。在大多数衬垫设计中，用系带或尼龙搭扣将衬垫紧紧固定在胸部或腹部前方(图 12-17C)。如有需要，可调整系带或闭合装置，以防止限制胸部运动和呼吸模式。

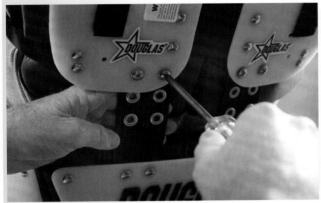

图 12-17B

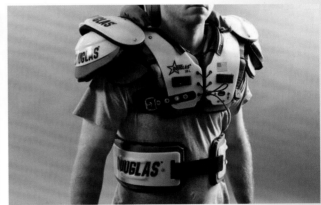

图 12-17C

第 3 步：　将吊带套在肩上，穿上其他背心/夹克。将衬垫置于胸部、腹部和(或)脊柱周围，然后固定(图 12-17D)。

第 4 步：　使用运动罩杯衬垫设计时，将双脚放入运动支具中，向近端方向拉动，直到支具位于腰部。将头部和手臂放入胸罩或衣服中，拉到胸部上方。

第 5 步：　将大多数罩杯放在支具或胸罩/衣服的袋子里(图 12-17E)。罩杯也可以在紧身衣服下使用。

(待续)

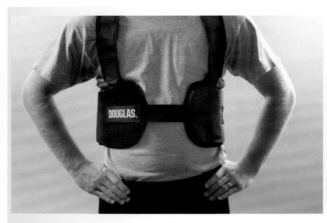

图 12-17D

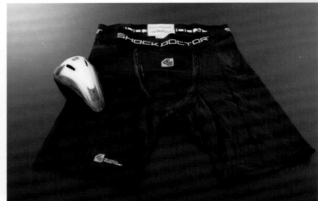

图 12-17E

批判性思维问题 3

　　足球比赛快结束时,一名 8 岁的守门员在一次射门时被对手的肘部击中背部中低部位。他的球队正在外地参加一个州级青少年比赛。他无法继续比赛,被带到当地的一家门诊医疗诊所进行评估。医生对他进行了评估,怀疑是一级肾挫伤。如果该部位有衬垫保护,医生允许其重返赛场。球队还剩三场比赛,他的父母允许其在安全的前提下参加比赛。他的父母在当地的体育用品商店寻找加衬垫的肋骨/胸部背心和夹克,但所有的产品对他来说都太大了。另一位家长是青少年足球队的教练,常会在他的 SUV 汽车后座上携带一些足球防护装备。

➡ 问题:在这种情况下,你可以应用什么防护衬垫技术?

定制的防护衬垫

➡ **目的:** 在预防和治疗肋骨、腹部、肾脏、肺部、生殖器、乳房和尾骨挫伤,肋骨和尾骨骨折,以及使用热塑性材料和泡沫造成的肋软骨损伤时,用衬垫来吸收冲击并提供保护。当没有通用的衬垫设计时,请使用这些定制的衬垫。

➡ **材料:**

- 纸,毡尖笔,热塑性材料,1/8 英寸或 1/4 英寸泡沫或毛毡垫,加热源,2 英寸或 3 英寸弹性贴布、弹性绷带,柔软的低密度泡沫,橡胶水泥,绷带剪刀。

➡ **体位:** 患者站立,双臂置于体侧。

➡ **准备:** 用纸样设计衬垫。在胸部、腹部和(或)脊柱的受伤部位剪切、模压并塑造热塑性材料。将柔软的低密度泡沫贴在材料的内表面。

➡ **应用:**

第 1 步: 将衬垫放在受伤部位,用挫伤/骨折带或环形包扎技术固定。衬垫使用的材料要符合 NCAA[36]和 NFHS[37]的要求。

第 2 步: 另一种选择是将定制的衬垫置于紧身衣服或运动服内的胸部、腹部和(或)脊柱上。

注意事项

如果通用的或定制的衬垫技术刺激到乳头,可在该部位涂抹皮肤润滑剂,并用伤口敷料或黏性纱布材料覆盖。

强制的防护衬垫

一些高中和大学校际运动要求使用防护设备。NCAA[36]和 NFHS[37]要求参加棒球、击剑、曲棍球、橄榄球、冰球、长曲棍球和垒球的运动员在所有训练和比赛中都要在胸部、腹部和(或)脊柱上佩戴防护衬垫。这些衬垫通常有通用的产品可以购买,也有许多特定运动的衬垫设计可以使用。关于这些护垫技术的进一步讨论可参见第 13 章。

批判性思维问题 4

一名击球手向边线处击球,被球击中左前肋骨,其立即痛苦地倒在地上,并被从球场上抬走。医生的评估(包括 X 线片)显示第六和第七肋骨前部骨折。经过几个星期制动,该球员被允许回到球场。

➡ 问题:在比赛中,你可以使用什么衬垫技术来保护这个受伤区域?

循证实践

在本赛季揭幕战的第二节,圆顶学院的大三外接手 John Mariani 跳起来接球。当球到达时,安全员与 John 相撞,使他转为半水平位置。John 保持着对球的控制,将球抵住右胸部,并向地面摔去。落地时,John 的右肩着地,接着他的胸部撞到了球的上方,然后是他的下半身。安全员同时倒在 John 身上,迫使 John 的头和颈部向左转。John 仍在场上;Bernadette Chamberlain 立即来到球场。John 主诉右臂远端有灼痛和麻木感,右侧胸部疼痛。Bernadette 在队医到达时开始进行初步评估。初步评估结束后,Bernadette 和队医将 John 扶到一旁,进行进一步的测试。评估结果显示右肩和右臂疼痛和感觉异常,右肩袖肌肉无力,第六至第九肋骨外侧有点压痛,深吸气和咳嗽时疼痛。John 进行 X 线片检查。X 线片结果是阴性;队医认为 John

受到了二级右臂丛神经损伤,同时伴有中度肋骨挫伤。队医要求对肩部和肋骨进行支撑、压迫和固定。Bernadette 应用吊带支撑和固定右肩以及胸腹部包扎技术对胸部和肋骨进行压迫和支撑。

第二天,John 接受队医的诊治。包括力量、活动范围、神经根、肌电图和特殊测试的评估证实了最初的诊断。John 被安排接受 Bernadette 的治疗性运动项目,并由队医密切跟踪。经过数周的治疗和康复,John 达到了受伤前的力量和活动范围,并且没有了神经系统症状。队医允许 John 重新开始足球活动,并与 Bernadette 讨论颈部和胸部的保护方案。Bernadette 去储物室取回多种尺寸和设计的防护装备。Bernadette 和队医选择了功能性的颈椎固定器和坚硬、高密度的肋骨衬垫,以限制颈椎的活动范围,并吸收胸部的冲击。

恢复足球活动的进展顺利，John 全速开始伤后的第一次训练。在跑深路线时，John 注意到他无法完全向右或向左旋转头部来看球，因此他丢掉了几次传球。随后，他跑了几个短距离的转身模式，很容易就接住了球，但跑动时却无法将球固定在手臂上抵住胸部。John 变得很沮丧，并与 Bernadette 讨论了去除支具和衬垫的可能性。Bernadette 认为 John 使用支具和衬垫技术时，已经取得了积极的临床效果，但她意识到这是一种她以前从未见过的特殊情况。她咨询了队医，并决定寻找一种支具和衬垫技术，以提高 John 的视力和控球能力，同时提供必要的保护，使他能够继续进行足球活动。

1. 根据案例提出两个与临床相关的问题，为以下选择提供答案：①限制颈椎活动范围的支撑技术；②为 John 在胸廓上吸收冲击的填充技术生成答案。

这些问题应包括人群、干预措施、对比干预措施(如果相关)和相关的临床结果。

2. 设计搜索策略，并进行搜索，以找到最佳证据来回答临床问题。该策略应包括相关的检索词、电子数据库、在线期刊和印刷期刊，用于检索。与你的老师、预科医生和其他卫生保健专业人员的讨论可以为专家意见提供证据。

3. 从你的搜索或章节参考文献中选择 2~3 篇全文研究或评论。对每篇文章进行评估和评价，以确定其价值和对本案例的有用性。对每篇研究提出这些问题：①研究结果是否有效？②实际结果如何？③研究结果是否与患者有临床相关性？根据第 1 章的证据等级体系，准备一份包含问题答案的评估摘要，并对文章进行排序。

4. 将证据中的发现、你的临床经验以及 John 的目标和偏好整合到案例中。考虑哪些支具和防护衬垫技术可能适合这些情况。

5. 评估 EBP 过程和你在案例中的经验。在评估中考虑这些问题。

临床问题的答案是什么？搜索是否产生了高质量的证据？证据评估是否适当？

证据、你的临床经验、John 的预期目标是否在临床决策中得到了整合，以做出临床决策？

干预措施对 John 是否产生成功的临床结果？EBP 的经验对 Bernadette 和 John 来说是积极的吗？

结语

- 胸部、腹部和脊柱的急性和慢性损伤和病症可能由压迫性和重复性的力量、过度的活动范围、超负荷和剧烈的肌肉收缩造成。

- 挫伤/骨折贴扎和环形包扎技术将防护衬垫固定在胸部、腹部和脊柱上。

- 加压包扎技术用于控制损伤后的轻度、中度和严重肿胀。

- 束带包扎和吊带支具技术可提供支撑和固定。

- 肋骨带和腰骶支具技术可用于提供压力和支撑、减少活动范围及纠正结构异常。

- 康复型和功能型颈部固定器支具技术可以提供支撑和固定、吸收冲击、限制损伤和手术后的活动范围。

- 通用的和定制的衬垫技术由柔软、低密度的和坚硬、高密度的材料构成，在预防和治疗损伤和病症时吸收冲击并提供保护。

- NCAA 和 NFHS 要求在一些运动项目中对胸部、腹部和(或)脊柱使用强制的防护衬垫。

相关链接

国家运动员训练治疗师协会

国家运动员训练治疗师协会立场声明：预防运动中的猝死

http://www.nata.org/sites/default/files/Preventing-Sudden-Death-Position-Statement_2.pdf

- 该网站可以获得关于预防、治疗和管理受伤人员的建议。

国家运动员训练治疗师协会立场声明：颈椎受伤运动员的急性处理

http://www.nata.org/sites/default/files/AcuteMgmtOf CervicalSpineInjuredAthlete.pdf

　　• 该网站可以获得关于运动员严重颈椎损伤的治疗建议。

预防中学体育项目猝死协会间工作组：最佳做法建议

http://natajournals.org/doi/pdf/10.4085/1062-6050-48.4.12

　　• 该网站可以获取关于预防伤害和使用适当设备的建议。

国家运动员训练治疗师[5]协会执行摘要：脊柱损伤运动员的适当院前管理

http://www.nata.org/sites/default/files/Executive-Summary-Injury-updated.pdf

　　• 该网站可以获得关于运动员颈椎损伤的住院前处理建议。

迈阿密治疗瘫痪项目

http://www.miamiproject.miami.edu/

　　• 该网站允许访问研究中心，获得有关脊髓损伤的信息和正在进行的寻找更有效治疗方法的研究。

创伤组织结构

http://www.trauma.org

　　• 该网站提供了大量有关创伤领域的信息，包括教育材料、手稿、演示和照片。

参考文献

1. Prentice, WE: Arnheim's Principles of Athletic Training: A Competency-Based Approach, ed 15. McGraw-Hill, Boston, 2014.
2. Anderson, MK, and Parr, GP: Foundations of Athletic Training: Prevention, Assessment, and Management, ed 5. Lippincott Williams & Wilkins, Philadelphia, 2013.
3. Starkey, C, and Brown, SD: Examination of Orthopedic and Athletic Injuries, ed 4. F.A. Davis, Philadelphia, 2015.
4. Grod, JP: Diagnosis and evaluation of rib fracture. Top Clin Chiropractic 6:49–61, 1999.
5. Gurtler, R, Pavlov, H, and Torg, JS: Stress fracture of the ipsilateral first rib in a pitcher. Am J Sports Med 13:277–279, 1985.
6. Markey, KL, Di Benedetto, M, and Curl, WW: Upper trunk brachial plexopathy: The stinger syndrome. Am J Sports Med 21:650–655, 1993.
7. Feinberg, JH: Burners and stingers. Phys Med Rehab Clin North Am 11:771–784, 2000.
8. Kelly, JD IV: Brachial plexus injuries: Evaluating and treating "burners." J Musculoskel Med 14:70–80, 1997.
9. Chao, S, Pacella, MJ, and Torg, JS: The pathomechanics, pathophysiology and prevention of cervical spinal cord and brachial plexus injuries in athletics. Sports Med 40:59–75, 2010. Med 28:57–62, 2000.
13. Motley, G, Nyland, J, Jacobs, J, and Caborn, D: The pars interarticularis stress reaction, spondylolysis, and spondylolisthesis progression. J Athl Train 33:351–358, 1998.
14. Pezzullo, DJ: Spondylolisthesis and spondylolysis in athletes. Ath Ther Today 4:36–40, 1999.
15. Iwamoto, J, Takeda, T, and Wakano, K: Returning athletes with severe low back pain and spondylolysis to original sporting activities with conservative treatment. Scand J Med Sci Sports 14:346-351, 2004.
16. O'Kane, J, O'Kane, E, and Marquet, J: Delayed complication of a rib fracture. Phys Sportsmed 26:69–77, 1998.
17. Quick, G: A randomized clinical trial of rib belts for simple fractures. Am J Emerg Med 8:277–281, 1990.
18. Lazcano, A, Dougherty, JM, and Kruger, M: Use of rib belts in acute rib fractures. Am J Emerg Med 7:97–100, 1989.
19. Mayberry, JC, and Trunkey, DD: The fractured rib in chest wall trauma. Chest Surg Clin N Am 7: 239–261, 1997.
20. Kerr-Valentic, MA, Arthur, M, Mullins, RJ, Pearson, TE, and Mayberry, JC: Rib fracture pain and disability: Can we do better? J Trauma 54:1058–1064, 2003.
21. van Duijvenbode, I, Jellema, P, van Poppel, M, and van Tulder, MW: Lumbar supports for prevention and treatment of low back pain. Cochrane Database Syst Rev (2);CD001823, 2008.
22. van Middelkoop, M, Rubinstein, SM, Kuijpers, T, Verhagen, AP, Ostelo, R, Koes, BW, and van Tulder, MW: A systematic review on the effectiveness of physical and rehabilitation interventions for chronic non-specific low back pain. Eur Spine J 20:19–39, 2011.
23. Archambault, JL: Brachial plexus stretch injury. J Am Coll Health 31:256–260, 1983.
24. Gorden, JA, Straub, SJ, Swanik, CB, and Swanik, KA: Effects of football collars on cervical hyperextension and lateral flexion. J Athl Train 38:209–215, 2003.
25. Hovis, WD, and Limbird, TJ: An evaluation of cervical orthoses in limiting hyperextension and lateral flexion in football. Med Sci Sports Exerc 26:872–876, 1994.
26. Rowson, S, McNeely, DE, Brolinson, PG, and Duma, SM: Biomechanical analysis of football neck collars. Clin J Sport Med 18:316–321, 2008.

27. Koffler, KM, and Kelly, JD 4th: Neurovascular trauma in athletes. Orthop Clin North Am 33:523–534, 2002.

28. Weinstein, SM: Assessment and rehabilitation of the athlete with a "stinger": A model for the management of noncatastrophic athletic cervical spine injury. Clin Sports Med 17:127–135, 1998.

29. Cramer, CR: A reconditioning program to lower the recurrence rate of brachial plexus neurapraxia in collegiate football players. J Athl Train 34:390–396, 1999.

30. Cross, KM, and Serenelli, C: Training and equipment to prevent athletic head and neck injuries. Clin Sports Med 22:639–667, 2003.

31. Safran, MR: Nerve injury about the shoulder in athletes, part 2: Long thoracic nerve, spinal accessory nerve, burners/stingers, thoracic outlet syndrome. Am J Sports Med 32:1063–1076, 2004.

32. Di Benedetto, M, and Markey, K: Electrodiagnostic localization of traumatic upper trunk brachial plexopathy. Arch Phys Med Rehabil 65:15–17, 1984.

33. Watkins, RG: Neck injuries in football players. Clin Sports Med 5:215–246, 1986.

34. Levy, AS, Bassett, F, Lintner, S, and Speer, K: Pulmonary barotraumas: Diagnosis in American football players. Am J Sports Med 24:227–228, 1996.

35. Wikipedia: Flak jacket. https://en.wikipedia.org/wiki/Flak_jacket.

36. National Collegiate Athletic Association: 2014–15 NCAA Sports Medicine Handbook, 25th ed. NCAA, Indianapolis, 2014. http://www.ncaapublications.com/productdownloads/MD15.pdf.

37. National Federation of State High School Associations: 2015 Football Rules Book. National Federation of State High School Associations, Indianapolis, 2015.

第 4 部分

防护技术

图标	
注意事项	
贴布可从左侧或右侧定向粘贴	
循证实践	
证据总结	

第 **13** 章

防护设备和衬垫

围绕防护设备的责任问题

法律问题围绕着防护设备和衬垫的设计、制造、安装、应用和使用的全过程。确保设备和衬垫的合理设计和使用的责任由制造商、购买者、安装者、使用设备和衬垫的个人共同承担。如果使用者在使用产品时受伤，或发现产品有缺陷或存在不符合其用途的设计，制造商则可能要承担相应的责任。如果某些与产品使用相关的可预见或预期的风险没有减少或消除，制造商也可能需要负责[1]。专业的医疗保健人员有责任根据制造商的应用指南和设备的预期用途进行安装及使用防护设备。若不按照设备预期用途

进行改造或使用设备及衬垫而造成的不良后果可能会由医疗保健人员和(或)个人承担责任。由于设备的不当改造而对使用者造成的伤害可能由安装者(或提供治疗者)来承担相应责任。

专业医疗保健人员和其他涉及防护设备和衬垫的相关人员可以利用以下建议来降低责任风险：

- 只选择和购买信誉良好的制造商生产的高质量设备和衬垫。

- 熟悉所有购买的设备和衬垫的禁忌和预期用途。

- 在为使用者安装设备和衬垫时，认真阅读并遵循制造商的使用说明。不要试图修改和(或)改造任何设备和衬垫的结构。

- 专业医疗保健人员应指导使用者正确使用和防护设备及衬垫。

- 确保使用者认真阅读相关使用禁忌，并且充分了解设备或衬垫的使用和护理方法。使用者应该签署知情同意书，证明他们已经了解相关使用禁忌和运动或活动所涉及的风险。

- 持续监测设备和衬垫的使用情况，并且检查设备的安全状况。

- 按照制造商的建议，定期对设备和衬垫进行维护。

这里围绕防护设备的相关法律问题仍给我们留下了一些疑问：如果专业医疗保健人员没有定期监测设备或安排定期维修，造成不良影响后他们是否

要承担相应的责任？如果他们没有充分指导使用者如何使用设备，他们是否应该承担责任？对于这些责任问题的全面讨论超出了本书的研究范围，具体的讨论和研究可以在其他图书中找到。更多完整的信息可参见网络参考文献。

批判性思维问题 1

在周末校际棒球联赛前的击球练习中，中外野手拿起他的击球头盔，发现开孔和闭孔泡沫内衬部分丢失。他把头盔拿给你，问你是否可以更换衬垫。此时球队远离主场，而队里没有人戴同样大小的头盔。

➡ 问题：在这种情况下，你能采取什么措施来保护中外野手不受伤，同时避免法律责任问题？

标准和测试

现在已经成立了很多国家机构和国际组织，以保护个人免受无效的设计和使用不当的防护设备和衬垫所带来的伤害[2]。针对一些体育、娱乐和工作活动中各种高发的急性损伤，这些机构和组织制订了设备和衬垫的制造、维护和使用标准以及相应的测试程序。国际运动员标准设备执行委员会（NOCSAE）、曲棍球设备认证委员会（HECC）、国际 ASTM 组织、加拿大标准协会（CSA）、美国国家标准协会（ANSI）和美国消费品安全委员会（CPSC）目前正在为防护设备和衬垫制订标准并进行测试和研究。

NOCSAE 成立于 1969 年，其目的是"进行旨在减少伤害的研究"[3]。NOCSAE 由来自医学协会和学会、校内和校际体育协会以及体育产业的代表共同组成。其通过制订推荐性测试标准及努力提高防护

要点

NOCSAE 成员包括美国儿科学会、美国运动医学院、美国大学健康协会、美国运动医学会、美国运动医学骨科学会、美国足球教练协会、运动设备管理者协会、国家运动训练师协会、国家运动器材修整师协会、国家大学体育协会、全国州立高中联合会及运动与健身行业协会。

设备的质量来减少与参加体育活动相关的伤害的发生。

1978 年应美国曲棍球协会的要求，成立了 HECC。HECC 目前主要负责评估业余曲棍球管理机构在防护设备和安全方面的需求，并提出相应建议[4]。HECC 鼓励和支持以预防和减少与参加冰球运动有关的伤害为重点的研究。其设备认证测试的作用是以 ASTM 和 CSA 等其他组织制订的标准为基础，检验制造商提供的认证是否符合标准。

国际 ASTM 组织原名为美国材料试验学会，是一个制订推荐性标准的组织，成员来自政府、学术界、消费者和制造商等[5]。国际 ASTM 组织成立于 1898 年，致力于通过制订标准来指导生产更高效、更经济的产品以及提供更安全的服务。该组织制订了与防护设备直接相关的标准，特别是运动头盔和护目镜相关的认证标准。

CSA 负责制订满足企业、行业、政府和消费者需求的标准[6]。该组织作为中立的第三方，为标准制订（包括安全和预防）提供了框架和论坛。目前 CSA 已经为冰球和长曲棍球头盔、面罩以及护目镜的设计和制造制订了标准。

目前，NOCSAE、HECC、ASTM 和 CSA 已公布的标准适用于以下几种类型的装备：足球、棒球和垒球击球手和捕手、长曲棍球、冰球和马球的头盔及适当的面罩；冰球面罩和护目镜；足球护腿；足球手套；以及护嘴和护目镜。以下是对运动所需头盔和面罩设计样本的测试方法的简要总结。

橄榄球头盔

橄榄球头盔（不包括面罩和其他配件）采用了 NOCSAE 的跌落测试法进行测试[3]，该测试由头盔制造商和原检测的旧头盔的维修商在内部进行。在跌落测试中，头盔被放置在一个头模（头部模型）上，然后使其跌落到一个圆柱形橡胶垫上，使头盔的 6 个不同的区域分别受到冲击。符合 NOCSAE 标准的橄榄球头盔必须永久、清晰地标明制造商的名称、型号和尺寸。同时在头盔的外部，应该有一个简明清楚的警告标签和 NOCSAE 鉴定标志[3]。

NOCSAE 不负责监督橄榄球头盔是否符合标准，确保头盔状态的责任由购买者和佩戴者自己承

担。NOCSAE 确实建议对所有在生产时就获得认证的头盔实施翻新和重新认证计划。头盔翻新和重新认证的频率应根据其使用量和强度而定[3]。翻新和重新认证包括头盔的维修、清洁和重新测试。在高水平的比赛中，如校际橄榄球赛和职业橄榄球比赛，每个赛季结束后，比赛用的头盔都要进行修复和重新认证。NOCSAE 提供的标准并不是抵御伤害或负责判定的保证，但大多数头盔制造商都会对头盔外壁提供 3~5 年的安全保证。

要点

NOCSAE 标准是针对橄榄球产生的损伤而提出的。1970 年，NOCSAE 制订了头盔标准，该标准于 1973 年公布，1974 年随着新的头盔型号生产而实施。该标准改变了外壳的尺寸，并且选择了更加柔软的头盔结构材料，使头盔生产的型号从 1972 年的 85 个减少到 1992 年的 25 个，同时也加强了在其生产过程中的质量控制。

棒球和垒球击球手的头盔

新制造的棒球和垒球击球者的头盔要按照 NOCSAE 标准来进行弹丸撞击测试[3]。测试者将头盔固定到滑动台面的头模上；测试包括：通过一个空气炮向头盔发射棒球或垒球，并击中头盔的不同部位。符合 NOCSAE 标准的棒球和垒球击球手的头盔必须永久、清晰地标明制造商的名称、头盔的型号和尺寸。NOCSAE 的标志和警告标签[3]（类似于橄榄球头盔的标签）必须贴在外壳上。经 NOCSAE 认证的棒球和垒球击球手的头盔也应按照制造商的建议，采用翻新和重新认证计划。

棒球和垒球捕手的头盔及面罩

NOCSAE 对新型棒球和垒球捕手附带面罩的头盔的标准测试法包括跌落测试法和弹丸撞击测试法[3]。在所有测试过程中，面罩必须固定在头盔上。符合标准的棒球和垒球捕手的头盔必须与击球手的头盔一样，标有 NOCSAE 的标志和警告标签[3]。制造商出售的捕手头盔，即使没有面罩，也必须在外壳上永久贴上警告标签。带独立防护衬垫的面罩必须在销售时附上制造商给出的指南，并且说明应与此面罩一起使用的头盔种类。此外，面罩上也必须贴有警告标签[3]。

带面罩的长曲棍球头盔

新款带面罩的长曲棍球头盔的测试标准包括头盔稳定性和固定性测试、跌落法测试和弹丸冲击测试[3]。在所有测试过程中，必须将经过 NOCSAE 认证的面罩安装在头盔上。在稳定性和固定性测试中，头盔被固定到稳定的头模上，扣上自身的固定带，并保持向下倾斜；并在整个测试过程中，头盔一直保持固定在头模上，才算通过测试。跌落测试是通过头盔向圆柱形橡胶垫上进行撞击来进行的。而冲击测试是通过使用符合 NCAA 认证标准的长曲棍球来对头盔进行撞击来进行测试。符合 NOCSAE 标准的带面罩的长曲棍球头盔必须永久标明制造商的信息。NOCSAE 标志和警告标签必须标记在头盔外壳上。

冰球头盔

根据 NOCSAE 标准，新生产的冰球头盔要通过固定性测试、稳定性测试、跌落法测试和弹丸撞击测试才算通过认证[3]。在所有测试中，头盔的面罩和面罩相关组件都会被拆除。通过固定性测试评估下颌处固定带的动态强度，测试方法是将头盔固定在具有强度和伸展测试装置的头模上[3]。首先，放下一个重物来拉长固定带。接着，重物落下以释放固定带，观察头盔是否会脱落。冰球头盔的稳定性测试、跌落法测试和弹丸撞击测试与垒球头盔测试相似，不同点只是采用冰球作为弹丸来进行测试。符合 NOCSAE 标准的冰球头盔会永久标明制造商信息、NOCSAE 标志和警告标签[3]。HECC[4]和 CSA[6]也会对新的冰球

要点

中小学校际、大学校际和业余体育不同的管理机构可能会对训练和比赛中经批准使用的防护设备有不同的测试标准要求。例如，尽管是由 NOC-SAE 对冰球头盔进行测试，NCAA 和 NFHS 要求冰球头盔和面罩符合 HECC 和（或）ASTM 标准。为确保符合规定，在购买和使用防护设备之前，请阅读并遵守相关管理机构的规定。

头盔进行滞留性测试、穿透性测试和跌落法测试。符合标准的头盔会在外壳上标有 HECC 和（或）CSA 标志。

防护设备和衬垫

根据运动项目、比赛位置、活动内容、个人需求或技术目标，可提供多种设计目的的防护设备和衬垫。这些防护设备和衬垫的设计所需的材料是多种多样的。一些衬垫由柔软的低密度材料制成，如开孔和闭孔泡沫，而另一些衬垫由坚硬的高密度聚碳酸酯、芳纶纤维或丙烯腈-丁二烯-苯乙烯（ABS）等塑料材料制成。有几种防护设备和衬垫的设计所需的材料由柔软的低密度材料和坚硬的高密度材料共同制成。例如，橄榄球肩部衬垫由高密度材料的外壳和开孔、闭孔泡沫材料的内衬组成。防护设备和衬垫的正确佩戴及应用的方法是至关重要的；请仔细遵循制造商的使用说明[5]，以防止产生对使用者的伤害，避免纠纷。以下是适用于大多数设备的一般使用指南。

- 棒球、长曲棍球、垒球和足球护胫，曲棍球护胫、护腿及守门员鞋的生产有定制和通用的合身设计，其尺寸与小腿的长度测量值或个人年龄相对应。

- 冰球和长曲棍球的肩垫可与胸围的测量值相对应，并进行个性化的设计。

- 棒球、曲棍球、橄榄球和垒球手套均为个性化设计，右手和左手手套设计尺寸与双手第三指尖到手腕长度的测量值一致。

- 棒球、曲棍球和垒球的护胸尺寸根据胸围的测量值来制造。

- 棒球和垒球击球手和捕手，曲棍球、橄榄球、冰球、长曲棍球头盔和摔跤的护耳都是根据头围的测量值来预定尺寸并进行个性化设计的。对于大多数标准来说，头围的测量是在眉毛上方 1 英寸处进行的。

- 棒球、曲棍球、长曲棍球和垒球的护喉都有通用的尺寸设计。

中小学校际、大学校际和业余田径运动的管理机构已经制订了关于强制性使用防护设备和衬垫的原则。全国大学体育协会（NCAA）、全国校际体育协会（NAIA）、全国州立高中协会联合会（NFHS）、美国奥林匹克委员会（USOC）和个别州高中体育协会共同要求在几个运动项目中使用防护设备和（或）衬垫。为了达到我们的目的，我们将重点关注 NCAA[7] 和 NFHS[8-16] 所要求的佩戴的防护设备和衬垫。

除了特殊要求外，很多运动员还会穿戴一些额外的设备和衬垫，如 NCAA 不要求棒球接球手穿戴护胸或护胫。但接球手还是会自愿穿戴这些设备，因为不佩戴防护衬垫会增加受伤的风险。本节讨论了运动员在参加训练和比赛时通常穿戴的必备防护设备和其他标准设备。本节最后将讨论护目镜和护嘴。

棒球

强制性设备

以下人员要使用强制性设备：等候上场的球员，击球手和跑垒员(NCAA 和 NFHS)，退役的跑垒员，教练席上的球员/学生，非成人投手或击球手(NFHS)。

- 头盔采用双耳设计，符合 NOCSAE 标准，表面防眩光(NFHS)。

捕手

- 头盔：采用 NOCSAE 标准(NCAA)。
- 头盔和面罩：采用双耳设计，采用 NOCSAE 标准(NFHS)。
- 护喉(NCAA 和 NFHS)。
- 护甲、护胫、防护罩杯(NFHS)。

标准设备

击球手

- 手套。

击球手的头盔由预成型的 ABS、聚碳酸酯、碳纤维/树脂或聚乙烯塑料等材料制成外壳，它有一个帽檐和一对护耳，以及开孔和闭孔泡沫的内衬。有几种构件设计是可以调整位置的；另一些设计是用组件来连接束带或防护罩杯和(或)金属面罩(图 13-1)。

捕手的头盔和面罩有一体式和两件式两种。一体式的设计是由预成型的玻璃纤维树脂、尼龙聚合物、芳伦纤维或 ABS 塑料材料构成外壳，由开孔和闭孔泡沫做内衬。面罩与外壳相连；大多数面罩由金属和(或)钢制复合材料制成(图 13-2)。其中有几种设计具有可调节的后板和束带，可以提高舒适性。两件式的设计由独立的头盔和面罩组成，可相互组合使用。头盔的设计与棒球头盔类似，分为有帽檐和护耳以及没有帽檐和护耳两种。面罩由管状钢架或空心钢丝框架构成。用金属扣或尼龙搭扣将可拆卸的软衬垫——上面覆盖着聚氨酯、皮革和(或)合成革材料等，固定在钢丝框架上。大多数面罩是通过三向可调节的弹性安全带固定在头盔上(图 13-3)。

护喉由硬质塑料材料制成；大多数护喉是用系带或束带固定在面罩下端(图 13-4)。很多一体式的

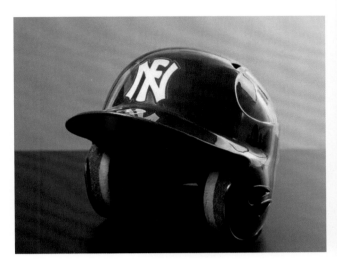

图 13-1　双耳棒球头盔。

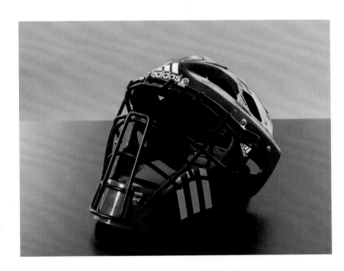

图 13-2　一体式捕手头盔。

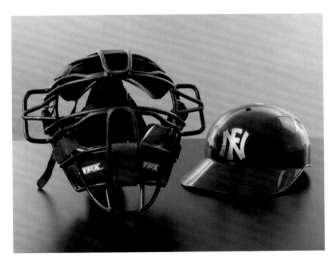

图 13-3　两件式捕手头盔。

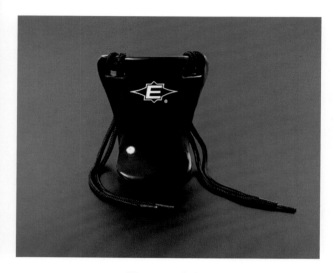

图 13-4 护喉。

捕手头盔/面罩和单独的面罩都在喉部和颈部有加长的部分。

护胸是独立结构,有左右手设计,由开孔和闭孔泡沫制成,外层覆盖尼龙网状材料。一些设计具有向侧向延伸的部分,可以保护上臂和生殖器。护胸的外部设计是用可调节的系带与尼龙搭扣和(或)D 形环连接(图 13-5),这样就可以使肩部和手臂的活动范围不受限制。

护胫由多块聚碳酸酯或其他硬质材料构成外壳,由合成革或尼龙材料制成内衬,内有开孔和闭孔泡沫或乙烯-醋酸乙烯酯(EVA)泡沫、气囊或橡胶等填充材料。护胫可以用带金属扣的可调节尼龙带进

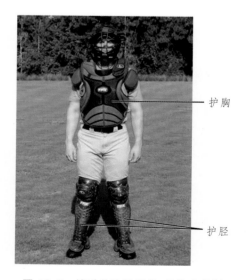

图 13-5 捕手的防护设备:护胸和护胫。

行连接(见图 13-5)。

棒球和垒球使用的防护罩杯在第 12 章的防护衬垫部分进行了详细讨论(见图 12-17)。

曲棍球

强制性装备

守门员

- 全脸覆盖的头盔(NCAA 和 NFHS),无突出面罩(NFHS)。
- 护喉(NCAA 和 NFHS)。
- 护胸(NCAA 和 NFHS)。
- 护肘(NCAA)。
- 手套(NCAA 和 NFHS)。
- 护腿(NFHS)。
- 守门员鞋(NCAA 和 NFHS)。

场上球员

- 护目镜:符合 ASTM 曲棍球标准。
- 护胫。

所有运动员(NCAA和NFHS)

- 护齿:口内设计,覆盖所有上齿或下齿(NFHS),颜色醒目(不是白色或透明)(NFHS)。

标准装备

守门员

- 裤子。

头盔的外壳由预成型的玻璃纤维树脂、聚乙烯或聚碳酸酯塑料等材料制成,而内衬选用开孔和闭孔泡沫材料。有很多种头盔的设计延伸覆盖到喉部。用碳钢线将面罩连接到外壳上。头盔采用可调节的束带进行固定(图 13-6)。

护喉由硬质的塑料材料制成,内衬有预成型的泡沫,外壳覆盖棉和(或)尼龙材料。这些护喉环绕颈部,并使用尼龙搭扣固定(见图 13-6)。还有些护喉的设计可以延伸到胸部。

护胸分为个性化设计和通用设计,由开孔、闭孔和(或)EVA 泡沫制成,内衬为尼龙网。大多数的环绕式护胸设计的背面使用的是尼龙网。一些护胸在胸部设计有额外的衬垫,而很多护胸在肩部和手臂周围设

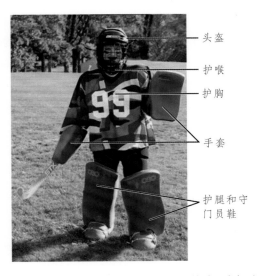

图 13-6　守门员的防护设备：头盔、护喉、护胸、手套、护腿和守门员鞋。

计有可拆卸的衬垫。护胸通过可调节的系带和带尼龙搭扣和(或)D 形环的束带固定(见图 13-6)。

手臂和肘部衬垫采用单独的贴合设计，尺寸与上臂中部到前臂中部的长度相对应，这些衬垫由氨纶和(或)尼龙材料制成，外壳有氯丁橡胶和(或)EVA 泡沫的内衬。肘部和前臂上护具的外壳材料纳入了预成型的聚碳酸酯或硬质塑料等材料。而臂部和肘部的衬垫则采用可调节的尼龙带与尼龙搭扣进行连接。

手套主要由皮革材料制成，手指和指关节处的材料为氨纶或莱卡材料，整个手套内有泡沫和(或)凝胶作为填充材料。除守门员手套外，还有多种设计可供运动员选择，例如，为了保护非主力击球手，其手套在手背上加入泡沫和(或)凝胶等填充材料。手套选用尼龙弹性带和尼龙搭扣进行固定(见图 13-6)。

护腿和守门员鞋由预成型的层压泡沫制成，并用尼龙带和塑料锁扣进行连接(见图 13-6)。

在本节最后讨论护齿(见图 13-26、图 13-27 和图 13-28)。

护胫由预成型的硬质塑料外壳和软泡沫内衬组成。还有部分护胫由热塑性塑料或玻璃纤维材料制成，可以进行个性化定制。还有一些护具则可以延伸覆盖到内踝和外踝，以提供额外的保护。大多数护胫用尼龙搭扣连接(图 13-7)。一些护胫有尼龙脚蹬，可以减少活动时护胫的移动。

橄榄球

强制性装备

所有运动员

- 头盔：NOCSAE 标准，具有伤害风险警告标签，附带面罩(NCAA 和 NFHS)，四点式(NCAA 和 NFHS)或六点式束带(NCAA)。
- 肩垫(NCAA 和 NFHS)。
- 臀部、大腿和尾骨衬垫(NCAA 和 NFHS)。
- 护膝(NCAA 和 NFHS)：厚度至少 1/2 英寸(NCAA 和 NFHS)或 3/8 英寸(NFHS)。
- 护齿：口内设计，能够覆盖所有上齿(NCAA 和 NFHS)或下齿(NFHS)，颜色醒目(不是白色或透明的)(NCAA 和 NFHS)，使用 FDA 批准的材料(FDCS)(NCAA)。

标准装备

所有运动员

- 手套。

橄榄球运动员的头盔使用聚碳酸酯合金或 ABS 塑料等材料制造外壳。一些头盔的设计是使用一个到两个头顶气囊和双密度泡沫作为内衬，还有一些则是使用由一个气囊和双密度泡沫共同构成的多个独立衬垫作为内衬。位于头盔外壳上的充气口可以调整气囊内的气压，内衬填充的泡沫有不同的厚度

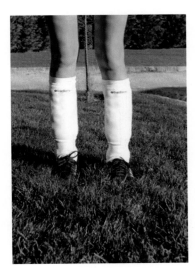

图 13-7　护胫。

和硬度,可以便于调整头盔贴合度。同时,大多数头盔的气囊和(或)泡沫衬垫是可拆卸的,以便使用者更换和维护。部分头盔在设计的内衬中加入传感器,可以记录在训练和比赛中因撞击而产生的头部加速度数据。

头盔通过各种各样的下颌带进行固定,而其固定方式分为两点式固定、四点式固定、六点式固定和卡扣式固定。下颌带由带有乙烯基涂层的棉质材料制成,通过塑料或金属的卡扣固定在头盔上。一些下颌带在设计上选择了柔软的下颌托,而还有一些设计则选用了聚碳酸酯制成的下颌托。此外,许多下颌带的设计都选用了泡沫材料作为内衬。

要点

在紧急情况下,应由训练有素的专业医护人员取下运动装备,如头盔、面罩和肩垫。更多完整的信息可参见第 12 章相关链接资料。

要点

橄榄球头盔通用佩戴指南[19]

● 让运动员保持站立姿势,头发的长度应为本赛季所留的长度。专业人员需将运动员头发弄湿,模拟出汗。

● 应使用头盔制造商提供的卡尺或量尺,测量耳朵上方的头围,以确定头盔外壳的尺寸(图 13-8A)。

● 选择合适的头盔外壳尺寸。取下下颌垫,并将所有气囊放气。

● 让运动员将头盔戴在头上。

● 根据运动员下颌确定需要什么尺寸的衬垫。选择并安装合适的下颌托,使其佩戴后可以紧贴脸部(见图 13-8B)。应用一些产品设计时,需要给下颌衬垫充气。

● 从外壳上的孔向头盔气囊中充气,使头盔上升到眉毛上方 1~2 根手指宽或 1 英寸左右的位置(见图 13-8C)。

● 将下颌托调整至下巴中央。调整头盔侧面的下颌带,使每条束带和固定器的张力相等(见图 13-8D)。

● 下颌带应位于面罩下方。

● 如果头盔侧面和背面有气囊,请给侧面和背面的气囊充气。

● 检查头盔整体是否佩戴合适。检查头盔是否贴合,头盔的顶部、前部、后部和两侧应紧贴而不是过松或过紧。

● 头盔应覆盖颅底骨,但不妨碍颈部的正常伸展范围。

● 头盔的耳孔应与耳朵对齐。

● 面罩的位置应距离鼻子和前额 2~3 根手指宽,并且不遮挡视线(见图 13-8E)。

● 让运动员继续保持头部和颈部不移动,继续检查头盔佩戴是否合适。

● 用手向下按压头盔的顶部(见图 13-8F),头盔不应移动。

● 抓紧面罩并向下拉(见图 13-8G),头盔不应移动。

● 将手放在头盔两侧及前后,尝试旋转头盔(见图 13-8H),头盔不应旋转。

● 取下头盔,戴上肩垫,然后让运动员重新戴上头盔。让运动员做几个特定位置的动作,检查头盔佩戴是否合适。头盔在任何时候都不应该移动,并且同时能够保证上半身的正常活动范围。

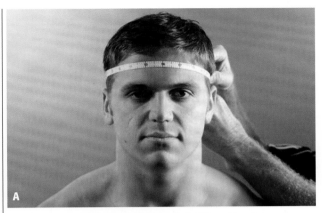

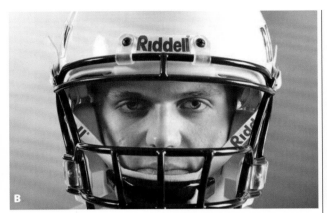

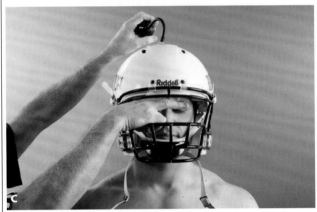

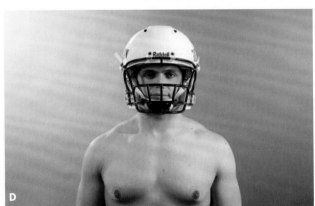

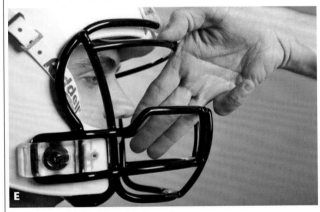

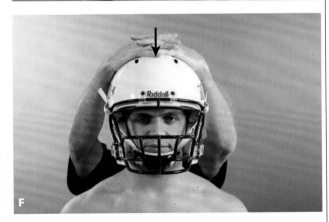

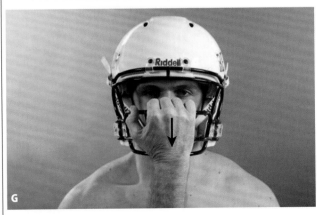

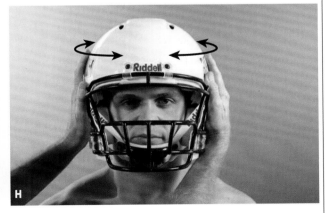

图 13-8A~H

证据总结

NCAA 和 NFHS 规定一些运动项目必须使用头盔；这些头盔的设计是根据 NOCSAE、HECC、ASTM 和（或）CSA 等标准进行认证的。虽然这些头盔符合当前的测试方法，但所有参加运动的运动员即使有最好的头部保护措施，也可能会损伤头部[20]。无论如何，所有运动员都必须使用经过认证的头盔，以保护自己免受伤害。

经过认证的头盔能为运动员提供什么样的保护？头盔的设计主要是为了避免不可逆转性的伤害。2009 年的一篇综述研究发现[21]，头盔能有效地减少自行车、单板滑雪和双板滑雪运动中发生颅骨骨折和颅内血肿的发生率。美国国家运动训练师协会[22]和美国运动医学会[23]的声明中为运动中脑震荡的管理和预防提供了相关指南。但是，该指南中没有足够的证据证明使用头盔可以预防脑震荡[22]。声明中有限的证据既不支持也不反驳在橄榄球运动中使用保护性头盔可以降低脑震荡的风险。尽管如此，声明中[22,23]还是建议在适当的运动项目中使用经认证的头盔。

NOCSAE、HECC、ASTM 和 CSA 的认证标准和测试评估了设备在预防伤害方面的保护价值。

头盔的认证标准和测试旨在评估头盔预防不可逆转性头部伤害的能力[24,25]。部分研究人员已经开发了评估系统来测试已通过认证的橄榄球和冰球头盔[24,25]。这些系统结合 NOCSAE、HECC 和 CSA 的标准和测试方法来实施，以评估头盔减少脑震荡的保护能力，为消费者提供头盔性能评级以指导购买，同时或许还能推动制造商未来的头盔设计进展[24,25]。有关橄榄球和冰球头盔的完整排名，请参见相关链接中弗吉尼亚理工大学和维克森林大学生物伤害力学中心提供的相关数据。

经过 NOCSAE、HECC、ASTM 和（或）CSA 认证的头盔并不是为了防止所有的头部伤害而设计的，但整体建议运动员在适当的情况下使用[22,23]。佩戴者应保持头盔的原始形态，并不断监测其佩戴情况。定期请专业维修人员对头盔进行评估和维修，并应当遵守制造商的指南。最后，专业人员应教育运动员正确使用头盔，掌握安全的运动技术（如阻挡和拦截），以及了解头颈部急性和慢性创伤后的症状。虽然在头盔设计方面取得了重大进展，但仍需要在所有运动头盔中进行更多的研究和开发，以降低头部受伤的风险。

根据比赛的位置和所需要的保护水平，制造商设计出了各种款式和尺寸的面罩。大多数面罩由碳钢、管状钢或钛制成，并有乙烯基涂层。之后再使用塑料扣眼和螺钉将面罩直接固定在头盔上。部分面罩设计带有快速去除装置，以便更快地拆除面罩。

肩垫是根据胸围、肩锁关节到对侧肩锁关节或侧肩到对侧肩的长度的测量结果，按预定的尺寸进行个性化设计的。肩垫有两种基本设计来适应不同球位的运动员：悬臂式和平板式。两种设计都是由两片式的拱形或壳型高密度塑料材料组成，并且需要根据胸廓预先成型。预先成型的高密度塑料外壳以及覆盖肩部和上臂的防护罩杯被连接在护胸的外壳上。悬臂式设计具有一个高密度的塑料拱桥结构，位于肩锁关节处外壳的下方。悬臂式肩垫用于将冲击力从肩部和肩锁关节分散到衬垫覆盖的胸部表面。悬臂式肩垫提供了最大的保护，但由于体积庞大，限制了盂肱关节的活动范围。这种肩垫通常被内线球员、后卫和边后卫使用。平板式肩垫不使用悬臂结构，没有那么笨重，提供了更多的轮廓贴合性，并允许运动员进行更大范围的盂肱关节活动，但它们可以提供的保护较少。这种肩垫通常用于四分卫、接球手和防守后卫，但又不限于这些球员使用。

注意事项

当橄榄球头盔的面罩因环境条件和（或）汗水而生锈时，请使用符合或超过原制造商规格的部件更换面罩。NOCSAE 已经发布了一个关于面罩硬件腐蚀特性的测试标准[3]。专业人员的定期维护可以提高面罩防护能力，并保证了在紧急情况下可以拆除面罩。

内衬的结构取决于具体的衬垫的设计。大多数的内衬设计使用了开孔和闭孔泡沫的组合，并在上面覆有防潮的尼龙材料，同时具有不同的图案和尺寸。各个内衬垫用尼龙搭扣或拉链连接到外壳上；大多数的内衬设计允许佩戴者调整贴合度。内衬在肩部和肩锁关节处形成一个连接，以此将力量分散到胸部衬垫上。有一种肩垫在设计中添加了移除结构，可以允许佩戴者在紧急情况下分离和（或）移除肩垫。肩垫由可调节的前后系带、带 T 形钩扣的弹性束带和（或）带搭扣的聚氨酯带等进行固定。

要点

橄榄球肩垫佩戴通用指南[26]

- 运动员不穿衬衫或只穿 T 恤，并保持站立姿势。对运动员进行评估测量，包括体重和身高、胸围和（或）肩围，并且记录病史、比赛的位置。
- 将运动员的体形、既往史（肩锁关节扭伤、上臂挫伤等）、比赛位置、胸围/肩长测量值等与相应的肩垫设计相匹配。详情可参考制造商提供的尺码表。
- 将肩垫放在运动员身上，并固定好系带、肩带和（或）腰带，固定应该舒适和贴合。
- 接下来，进行前部、外侧和后部的可视评估。
- 前部：肩垫应完全覆盖锁骨、肩锁关节、胸大肌和斜方肌，并应在三角肌上方延伸 1/2 英寸。领口应使颈部有一个舒适的活动范围，手臂举过头顶不应导致颈部的挤压。防护罩杯应紧贴三角肌。外壳均匀相接，无重叠，系紧束带，位于前胸中心位置（图 13-9A）。
- 外侧：内衬应在肩锁关节处形成一个间隔，不能与肩锁关节直接接触。防护罩杯应覆盖三角肌（见图 13-9B）。
- 后部：外壳应延伸到肩胛骨下角以下，覆盖肩胛骨、菱形肌、斜方肌和背阔肌。如果后部有系带，应将其紧紧地系在后胸中心位置。领口不应引起颈部的挤压（见图 13-9C）。
- 最后的评估在戴上头盔和穿上运动服后进行。让运动员根据比赛姿势的要求，做几个不同的上、下肢动作。
- 合适的肩垫在紧贴于整个胸部和肩部时，仍能保证上半身的活动范围。
- 衬垫应在运动后仍位于胸部和肩部。
- 正确穿戴的球衣和袖套应有助于将衬垫固定在肩部、胸部和上臂处。

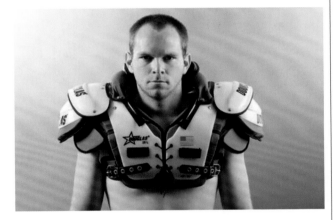

图 13-9A

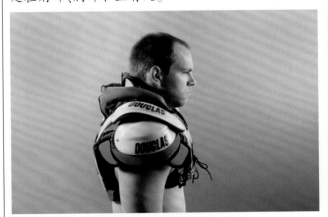

图 13-9B

图 13-9C

膝部、臀部、大腿和尾骨的衬垫是根据大腿或腰部的周长测量值或个人的年龄，按预先确定的尺寸进行个性化或通用型设计生产的。通用的衬垫由不同厚度的高冲击或高密度材料、开孔和闭孔以及 E-VA 泡沫制成（见图 7-22A）。部分衬垫还涂有乙烯基。大多数大腿衬垫是用硬质塑料作为内衬制造的。与通用的衬垫相比，个性化贴合的臀部和大腿衬垫尺寸更大，并且有额外的衬垫，通常在运动员受伤后使用，以便提供额外的保护（见图 7-22B~C）。大多数制造商都提供成套的膝部、臀部、大腿和尾骨衬垫。这些衬垫被装在尼龙、聚酯、莱卡等材质腰带的衬垫袋里（见图 7-22F）。一些衬垫可以放在橄榄球裤的衬垫袋里。

用于橄榄球的护齿设计如图 13-26、图 13-27 和图 13-28 所示。

冰球

强制性装备

所有运动员

● 带下颌带的头盔：HECC 标准（NCAA）和 HECC-ASTM 标准（NFHS）。

● 面罩：HECC-ASTM F 513-89 曲棍球运动员眼部和面部防护设备标准（NCAA 和 NFHS）。

● 口内设计的护齿（NCAA 和 NFHS）：覆盖所有上齿（NCAA 和 NFHS）及下齿（NFHS），颜色醒目（不透明）（NFHS）。

● 手套（NFHS）。

守门员

● 护腿：宽度不超过 11 英寸，长度不超过 38 英寸（NFHS）。

● 手套：宽度不超过 8 英寸，长度不超过 15 英寸（NFHS）。

● 分离型通用护喉（NFHS）。

标准装备

除守门员外的所有运动员

● 护肘。

● 护胫。

● 裤子。

● 肩垫。

守门员

● 护胸。

头盔由预成型的聚碳酸酯或聚乙烯塑料外壳和双密度、EVA 泡沫或气囊内衬共同组成。很多头盔设计由两件式的外壳构成，以便调整成合适的尺寸。头盔可带或不带面罩。大多数面罩由碳钢或钛丝制成，延伸到下颌，焊接到最外层的外壳上。这些头盔用可调节的两点式或四点式下颌带固定，下颌带的材质往往是棉布或尼龙材料（图 13-10）。很多头盔的设计有一个柔软的下颌托。

守门员的头盔和面罩多为两件式，由预成型的芳纶纤维、玻璃纤维树脂或聚合物尼龙材料等构成外壳。在外壳后部中加入一个可调节填充物，可以调整其贴合度。内衬采用双密度泡沫和凝胶材料。碳钢丝或钛合金制成的面罩被直接固定到外壳上。守门员头盔通过可调节的弹性或尼龙下颌带和（或）下颌托进行连接（图 13-11）。

守门员护腿或护腿衬垫是根据脚背到膝盖、髌骨至大腿远端长度之和以及冰鞋尺寸等的测量结果，按预先确定的尺寸进行个性化生产的。护腿由厚厚的层压泡沫材料外壳和合成皮革及尼龙等被覆材料共同组成。外壳被包裹在层压泡沫的内衬中，内衬由围绕膝盖、小腿、足踝和脚部的垂直支架和附件组成。大多数护腿都用带塑料、金属或尼龙材质搭扣的皮革和（或）尼龙带进行固定（图 13-12）。

运动员手套采用个性化、左右手设计，按预定尺寸生产，长度与各指尖到前臂中部的长度测量值或

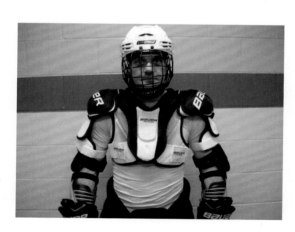

图 13-10 带面罩的头盔。

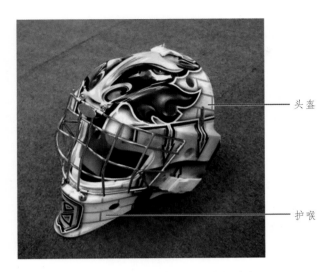

图 13-11　守门员的带护喉的头盔。

头盔

护喉

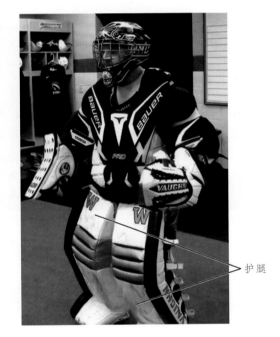

图 13-12　守门员的护腿。

护腿

守门员手套分为接球手套和挡球手套。接球手套和挡球手套是个性化、左右手设计，但预测量尺寸的方法与运动员通用手套相同。接球手套戴在不拿球杆的手上，由多层皮革、合成革和（或）尼龙的外壳和防潮网状材料的内衬共同组成，具有独立的手指和拇指分隔。同时还有皮革或合成革制成的网状袋连接在手套外层。制造商在整个手套外层中加入了高密度的泡沫和（或）气囊和聚乙烯等衬垫，以提供保护作用和改善贴合度。接球手套通过多条带有搭扣的束带进行固定（图 13-14）。挡球手套戴在拿有球杆的手上。由双密度泡沫和皮革、合成革或尼龙外壳等共同组成。挡球手套的内表面由泡沫填充，并且通过预成型的高密度泡沫和聚乙烯衬垫来为远端指关节、拇指和手腕提供保护。大多数挡球手套都有手指、手掌的衬垫和固定手套的束带，并且通过不同种类的系带与织带等连接固定。

护喉可根据颈围测量值进行个性化设计。大多数护喉都由预成型的高密度泡沫材质制成，衣领和围兜由防弹尼龙材料覆盖。一部分护喉由可调节的带尼龙搭扣弹性带进行固定。还有一些护喉由硬质塑料材料制成，通过束带或系带固定在头盔和面罩

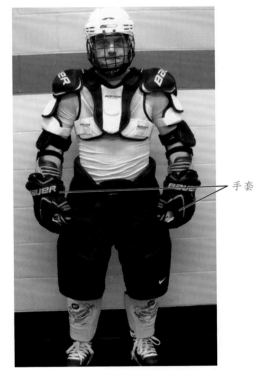

图 13-13　运动员的手套。

手套

从各指尖到肘部远端的长度测量值相对应。手套由多层皮革、合成皮革或尼龙材料制成外层，内衬则为尼龙网状材料。大多数手套在手掌、手指和拇指的袼褙加入了皮革。多密度泡沫或气囊衬垫以及聚乙烯或芳纶纤维衬垫填充了所有指背、拇指、手部和手腕周围，以吸收冲击力并提供保护。这些手套采用两件式或三件式的喇叭形或翼形袖口，以提供更多的保护。大多数手套用带尼龙搭扣的束带进行固定（图13-13）。

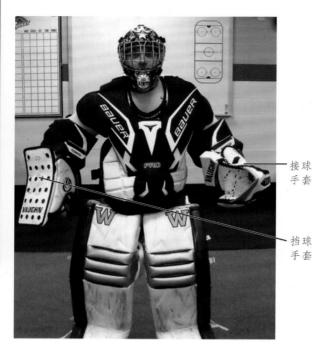

图 13-14 守门员手套。接球和挡球手套。

接球
手套

挡球
手套

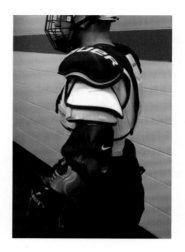

图 13-15 手臂和肘部衬垫。

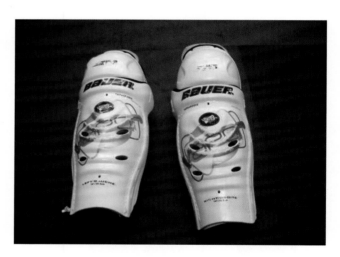

图 13-16 护胫。

上（见图 13-11）。

图 13-26、图 13-27 和图 13-28 讨论了护齿。

手臂和肘部的衬垫有通用型和左右手定制型两种。衬垫根据运动员上臂中部到前臂中部的测量长度，或根据肩垫远端到手套近端的测量长度来预先确定衬垫尺寸。大部分防护衬垫由聚碳酸酯或塑料的外壳与乙烯、尼龙或编织布材料的内层组合而成，内层衬垫用开孔和闭孔泡沫。衬垫通过带有尼龙搭扣的可调节尼龙带进行固定（图 13-15）。

护胫可根据髌骨到滑冰板表面的测量长度，按预先提供的适合尺寸进行定制和通用的设计。这些护胫由聚碳酸酯或其他刚性材料的外壳与各种泡沫结构的内壳结合而成。护胫的外壳和内壳上覆盖着聚酯网、尼龙或热塑性材料。一些护胫的内壳和衬垫可以被移除和（或）调整，以增加额外的保护或进行定制的设计。大多数护胫使用可调节的尼龙带和尼龙搭扣进行固定（图 13-16）。

肩垫的外壳由不同厚度的开孔、闭孔泡沫或 EVA 材质制成，上面覆盖尼龙/聚酯纤维材料。大多数肩垫有防潮内衬，并且在脊柱、胸部、肩部、上臂等部位有硬质聚乙烯塑料板和圆帽。一些肩垫还在锁骨上方装有一块聚乙烯板，另一些肩垫装有可拆卸的腹部衬垫。肩垫用可调节的尼龙带和尼龙搭扣进行固定

（图 13-17）。

护胸可根据胸围的测量结果，按预定尺寸进行个性化的贴身设计。这些护胸由开孔和闭孔块状泡

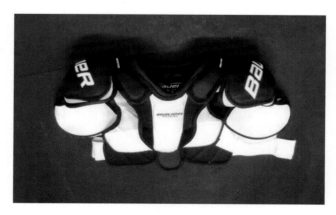

图 13-17 肩垫。

沫衬垫制成，这些块状泡沫衬垫以不同形状进行排列，并在上面覆盖尼龙材料。护胸的胸部、腹部、肩部、上臂和肘部都装有预成型的聚乙烯塑料板和罩杯帽。护胸由可调节的系带进行固定，系带上有尼龙搭扣和(或)D 形环(图 13-18)。

长曲棍球

女性曲棍球

强制性装备

所有运动员

- 护目镜：符合 ASTM 的长曲棍球标准(NCAA)以及 3077 规格标准(NFHS)。
- 护齿(NCAA 和 NFHS)：采用口内设计，覆盖所有上齿(NCAA 和 NFHS)或下齿(NFHS)。使用醒目的颜色(NFHS)。

守门员

- 带面罩的头盔(NCAA 和 NFHS)：符合 NOC-SAE 标准(NFHS)，配有下颌带(NFHS)。
- 护胸：符合 NCAA 和 NFHS 标准。
- 护喉：符合 NCAA 和 NFHS 标准
- 手套：符合 NFHS 标准。
- 护胫：符合 NFHS 标准。
- 大腿衬垫：符合 NFHS 标准。

男性长曲棍球

强制性装备

所有运动员

- 头盔：符合 NOCSAE 标准(NCAA 和 NFHS)，贴有受伤风险警告标签(NFHS)，配有下颌带和下颌垫(NFHS)，或者配有高点挂钩四点式的下颌带以及下颌垫(NCAA)。
- 面罩：符合 NOCSAE 标准(包括 NCAA 和 NFHS)，可固定式，中杆从顶部到底部进行固定，水平开口不超过 1.5 英寸(NFHS)。
- 手套：符合 NCAA 和 NFHS 标准。
- 护齿：采用口内设计，覆盖所有上齿(NCAA 和 NFHS)或下齿(NFHS)，使用黄色或任何醒目的颜色(NCAA 和 NFHS)。

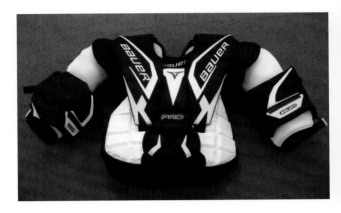

图 13-18　守门员护胸。

- 肩垫：符合 NCAA 和 NFHS 标准，守门员可以选择佩戴。
- 护臂：符合 NFHS 标准，守门员可以选择佩戴。

守门员

- 护胸：符合 NCAA 和 NFHS 标准。
- 护喉：符合 NCAA 和 NFHS 标准。

长曲棍球运动员的头盔由聚乙烯或聚碳酸酯塑料材质的外壳和气囊和(或)双密度泡沫内衬组成。头盔的遮阳板装在外壳内部，而由碳钢制造的面罩则固定在外壳外部。坚硬的塑料下颌护罩与面罩的远端相连并向下延伸。大多数头盔和面罩都配有一个四点式并且可调节的下颌带和下颌托来固定头盔(图 13-19)。

肩垫可以同时保护运动员的胸部。其由开孔、闭孔和 EVA 泡沫塑料或其他黏弹性凝胶材料制成外

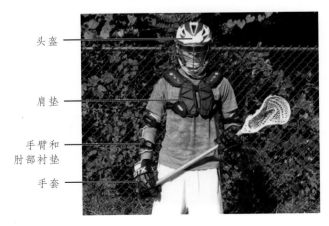

图 13-19　曲棍球运动员的防护设备：头盔、肩垫、手臂和肘部衬垫及手套。

壳,并在上面覆盖有网状材料的内衬。大多数肩垫内衬的填充材料为防潮材料。在大多数肩垫的设计中,制造商在肩垫的胸部、肩部和上臂的外壳上配有聚乙烯塑料材质板和罩杯。一些设计在肩部的外壳中增加了铁丝网,以提供额外的保护。运动员通过可调节的尼龙带和尼龙搭扣穿戴和固定肩垫(见图 13-19 和图 13-20)。

长曲棍球的护臂和护肘的制造、安装和佩戴方式与冰球护臂和护肘相同(见图 13-19)。

手套有各种长度的个性化设计和左右手设计,并根据与冰球手套相同的长度测量方法确定手套尺寸。多片式手套包括:成型的皮革、合成皮革和(或)乙烯基外层;防潮内衬;手指的指套;手掌上的皮革或网状覆盖面;以及喇叭形或翼形的袖套。手套在整个指背面和手掌表面加入了多密度泡沫和聚乙烯填充物,以提高保护性和稳定性。大多数手套都具有系带或尼龙搭扣(见图 13-19)。

护喉由硬质塑料材料或高密度泡沫制成。护喉通过系带或带金属扣的尼龙带与远端面罩相连(见图 13-20)。

护胫的制造、安装和连接方式与曲棍球护胫设计相同(见图 13-7)。

守门员常用的大腿衬垫装配在尼龙、涤纶、莱卡等材质的裤子上,并根据腰围尺寸相对应的裤子尺寸大小进行个性化制作。裤子中填充有多个闭孔泡沫衬垫,以不同的形状在大腿和臀部排列。这些衬垫设计都以弹性腰带固定。

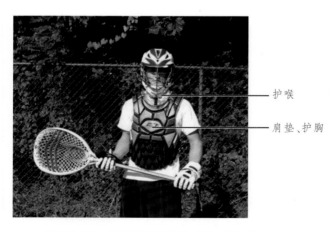

图 13-20　守门员防护设备:肩垫、护胸和护喉。

本节最后讨论了用于长曲棍球的护目镜(见图 13-25)。

图 13-26、图 13-27 和图 13-28 说明了长曲棍球的护齿设计。

要点

更多关于长曲棍球头盔装配、面罩移除和眼睛保护的详细资料可参阅网络参考文献。

批判性思维问题 3

在一场橄榄球比赛的下半场,一名前锋被人擒抱后左肘后侧着地造成中度挫伤。经过队医的评估和数天的治疗后,在保护得当的情况下,其可以重返赛场。

➠ 问题:你可以用什么防护衬垫技术来确保充分的保护?

足球

强制性设备

所有运动员

● 护胫:符合 NOCSAE 标准,专业制造商生产,选择适合年龄和尺寸的防护设备,防护设备无改动(NCAA 和 NFHS),底边不高于足踝 2 英寸(NFHS)。

标准设备

守门员

● 手套。

护胫大多由预成型的刚性或半刚性塑料制成。但是也有部分护胫为进行个性化定制使用的热塑性材料。护胫的内衬是柔软的 EVA 或闭孔泡沫材料。许多护胫的设计是在小腿的内侧和外侧加衬垫。一些护胫用尼龙网状材料覆盖,而一些则用棉袜或弹性套筒覆盖。大多数护胫使用可调节的尼龙带和尼龙搭扣进行固定 (图 13-21)。部分护胫还有尼龙脚蹬,防止移位。

证据总结

参加足球比赛过程中受到的大多数损伤发生在下肢,包括轻微的外伤(挫伤)和高冲击力造成的外伤(骨折)等[27]。现在的护胫是为了吸收冲击力,并在预防和治疗小腿损伤和病症时提供保护。尽管 NCAA 中足球运动、NFHS 中足球运动、曲棍球和女子长曲棍球等都强制要求使用护胫,但关于其在减少小腿创伤方面的有效性能够提供的证据有限。

一些研究者认为,护胫可以减少轻微外伤的发生率[28,29],而另一些研究者认为,护胫可以防止小腿骨折。在娱乐、校际、业余和职业足球运动员中,使用护胫被证明可以预防小腿骨折[30-32]。骨折的减少归功于护胫设计的改进和护胫的强制性使用。部分研究人员发现,使用玻璃纤维[33]和金属[34]制成的小腿防护设备模型接受在 20cm、30cm、40cm 和 50cm 不同下降高度的冲击载荷测试中,防护设备模型的近端和远端受到的冲击力的峰值减低。其他研究者[35]还研究了定制和通用的碳纤维小腿模型中,定制碳纤维防护设备和通用的聚丙烯护胫的防护有效性的差异。结果表明,与通用的防护设备相比,定制的防护设备在定量的低冲击力和高冲击力的冲击试验期间,显著降低了模型前部的最大冲击力和冲击的持续时间[35]。

有限的研究结果提供了一些证据来支持一个观点——使用护胫可以防止小腿损伤。然而,保护程度可能取决于防护设备的大小和结构。虽然较重、较厚、较长的防护设备最可能提供更大的保护,但足球运动者更喜欢短小、较轻的设计,以保证防护设备的贴合性和舒适性[33]。由优质材料(如碳纤维)制成的更薄的设计可以提供更大的保护[35]和舒适性,这也许可以提高佩戴者的使用率。新制造的护胫要经过冲击和固定测试,以确定其是否符合 NOCSAE 标准[3]。符合标准的防护设备必须永久标明制造商的信息、佩戴者的适配身体围度和 NOCSAE 认证标志[3]。根据强制使用护胫的相关循证依据和指南,制造商和专业人员需要研究并设计出最佳的护胫,为各级足球、曲棍球和长曲棍球的运动员提供最大的保护和舒适性。

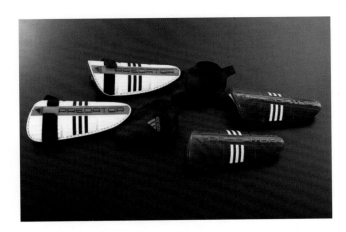

图 13-21　护胫。

情景引导

如果足球护胫不能为小腿前部提供足够的保护,则可以考虑购买大尺寸的护胫或热塑性材料设计的护胫;大尺寸的护胫可以扩大覆盖范围,而热塑性材料的护胫可以进行个性化定制。

强制性装备

守备球员、击球和跑垒(NCAA 和 NFHS)出局的跑垒员、教练席上的球员/学生、未成年的击球手和跑垒员(NFHS)都要使用强制性装备。

- 双耳式头盔:符合 NOCSAE 标准 (NCAA 和 NFHS),具有伤害风险警告标签(NFHS),无眩光表面(NFHS)。

一垒手(NFHS)

- 双耳式面罩头盔:符合 NOCSAE 标准。

捕手

- 头盔:符合 NOCSAE 标准(NCAA 和 NFHS),无眩光表面(NFHS)。
- 面罩:符合 NOCSAE 标准(NCAA 和 NFHS)。
- 护喉(NCAA 和 NFHS)。
- 护胸(NCAA)。

- 护胫:覆盖脚到膝盖(NCAA)。
- 护甲、护胫(NFHS)。
- 防护罩杯(男捕手)同时投手热身(NFHS)。

标准装备

击球手

- 手套。

头盔、面罩、护喉、护胸和护甲、护胫和防护罩杯的设计与棒球防护设备相同(见图13-1~图13-5)。

摔跤

强制性装备

所有运动员

- 护耳(NCAA 和 NFHS)。
- 护齿:口内设计,覆盖所有上齿和(或)下齿,适用于带牙套或特殊正畸装置的运动员(NFHS)。

护耳的外层由各种尼龙和(或)氯丁橡胶带构成,并在耳朵上的固定带中加入聚丙烯和(或)气囊填充。大多数护耳的内衬是 EVA 泡沫和(或)氯丁橡胶材料。一些护耳使用加入衬垫的尼龙外罩,连接到护耳外侧以保护前额。护耳用带尼龙搭扣或金属扣的可调节的尼龙和(或)氯丁橡胶带进行固定(图13-22)。一些设计有下颌托。

图 13-26~图 13-28 说明了摔跤选用的护齿设计。

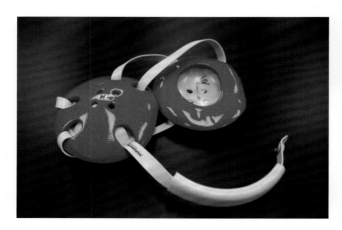

图 13-22 护耳。

护目设备

护目设备可根据头围尺寸、头盔和面罩的样式,按预计尺寸进行个体化设计。护目设备有三种形式:眼镜、防护罩和护目镜。护目设备是 NCAA 和 NFHS 规定的女子长曲棍球以及 NFHS 规定的曲棍球等的强制性设备,但也可以为参加棒球、篮球、击剑、橄榄球、冰球、步枪、滑雪、垒球、游泳、排球和水球的运动员提供保护。棒球、击剑、曲棍球、橄榄球、冰球、长曲棍球和垒球等的头盔、面罩和面具在设计上也能对眼睛提供一定的保护。

眼镜是为棒球、篮球、曲棍球、橄榄球、冰球、长曲棍球和垒球运动员提供保护。大多数眼镜由聚碳酸酯或高级氨基甲酸乙酯聚合物(Trivex)等材料制造镜片,并有紫外线(UV)防护、防雾、防眩和防刮涂层,以及视力矫正功能。镜片装在一体式或三片式聚碳酸酯或其他塑料材质镜架中,横跨眼睛和侧脸。鼻片上垫有泡沫或其他黏弹性材料;一些镜架通过这些材料的内衬以提供额外的保护。眼镜在耳后进行固定和(或)通过可调节的弹性尼龙带进行固定(图13-23)。

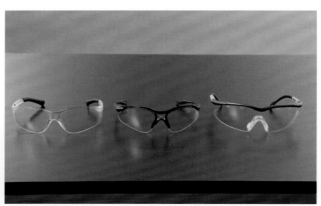

图 13-23 护目镜。

注意事项

护目设备应紧密贴合面部。用手指轻轻绕过护目设备的外周以测试设备是否合适。合适的设备不应该出现足以让手指轻触到眼睛的间隙。

防护罩的设计用于与棒球和垒球接球手、曲棍球、橄榄球、冰球和曲棍球运动员的头盔和面罩结合使用，以提供保护。这些防护罩由聚碳酸酯、合成材料或其他塑料材料制成，表面有涂层来进行紫外线防护以及防止刮擦，并可以防雾和防眩光。防护罩扩大了面罩的保护范围；大多数防护罩用塑料扣环或者钢丝或塑料的系带固定在面罩的内侧（图 13-24）。

护目镜为曲棍球、长曲棍球、滑雪、游泳和水球等运动员提供保护（图 13-25）。大多数护目镜设计由聚碳酸酯或 Trivex 材质镜片构成，具有防紫外线、防刮擦、防雾和防眩光的功能。一些长曲棍球和曲棍球的护目镜由泡沫内衬、轻金属丝或钛合金框架及可调节的弹性带共同组成。滑雪镜与头盔结合使用，用可调节的尼龙带将其连接在头盔上。游泳镜和水球镜的镜片整体设计为杯状，紧贴眼窝，镜架则使用了防水硅胶、氯丁橡胶或闭孔泡沫垫圈和可调节的鼻托等材料。大多数护目镜设计由可调节的硅胶带进行固定。

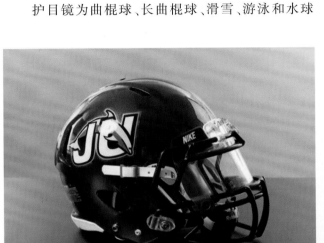

图 13-24 连接有防护罩的橄榄球头盔。

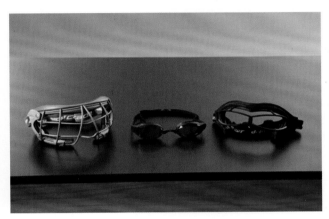

图 13-25 护目镜。

 证据总结

任何涉及棍棒或球拍、球及其他投射物或具有身体接触的运动都存在眼睛受伤的风险。虽然眼睛受伤的风险与常见的碰撞、接触和非接触运动等分类没有关联，但其中碰撞和接触性运动通常有最高的受伤风险。眼部受伤的风险与受到严重冲击造成损伤的机会成正比[37]。眼部受伤风险较高的运动项目包括棒球、篮球、拳击、击剑、曲棍球、冰球、长曲棍球、武术、彩球、垒球和壁球[37]。但是，至少有 90% 的眼部损伤可以通过使用通用的护目设备来预防。

这里有几项研究调查了体育活动中眼部损伤的发生率。在校际篮球运动员中，估计每个赛季有 5.5% 的运动员受伤[39]。在 6229 名校际橄榄球运动

员中，每 1000 次训练和比赛中的眼部受伤发生率为 0.03[40]。在 2004—2009 年的 5 个竞技赛季中，研究人员[41]发现校际曲棍球运动员每 1000 次训练和比赛中的眼部受伤发生率为 0.07。研究者[42]对 2002—2013 年的职业冰球运动员进行了调查，报告显示了平均每 1 万次比赛中的眼部受伤次数为 2.48 次。其他研究人员的调查显示，在女子曲棍球的运动员中，脸部、眼部和牙齿受伤的发生率为 6.2%~9.9%[43]。

校际体育管理机构和职业体育管理机构修改装备标准，要求运动员强制使用护目设备，以此减少了眼部受伤的发生率。研究人员对使用护目设备的规定修改及实施前后的受伤率进行了对比，

发现校际曲棍球[44]和女子曲棍球[45]在训练和比赛期间的眼部和眼眶的损伤显著减少。同时,在校内曲棍球[44]和女子曲棍球[45]比赛中,使用护目设备也减少了头部和面部损伤的发生率。但是,研究者[44,45]还发现,在这些运动项目中使用护目设备后,脑震荡的发生率却增加了,虽然这也可能是由于人们对脑震荡的认识和诊断能力提高而造成的结果。还有的研究者[42]在10个赛季的时间内对职业冰球运动中眼部损伤的发生率进行了研究,发现运动员不佩戴半覆盖防护设备时,眼部损伤的风险明显增加。现在,职业冰球运动员使用半覆盖防护设备的比例从2002—2003赛季的32%上升到2012—2013赛季的73%[42]。在2013年规定所有球员必须使用面罩后,所有职业冰球运动员中面罩的总体使用率已经上升到77.8%[43]。

在2009年的一项系统回顾研究中,对使用冰球面罩是否可以预防脑震荡进行了研究[21]。在青少年、校际和职业运动员中进行的三项研究,结果显示,使用全覆盖、半覆盖和不使用面罩的运动员的脑震荡发生率没有明显差异。其中一项研究发现,与使用半覆盖面罩相比,使用全覆盖面罩的校际运动员每次训练和比赛出现脑震荡后所需要的恢复时间更短。另一项在职业运动员中进行的研究表明,使用面罩和不使用面罩在脑震荡后所需要的恢复时间没有明显差异。此外,还有一项研究是使用实验室头模测试冲击后头模的峰值加速度

的大小,结果表明全覆盖面罩比半覆盖面罩产生的峰值加速度更低,这表明了使用全覆盖面罩的保护作用更大。美国儿科学会和美国眼科学会在2013年发布的一份声明建议[37],所有参加有眼部损伤风险的运动员都应使用护目设备。并且,在眼科医生的建议下,功能性独目运动员以及从眼部手术或外伤中康复的运动员必须使用护目设备。

为减少受伤的风险、选择正确的护目设备涉及三个步骤。首先,进行眼部病史询问、眼部检查和视力筛查,以确定潜在的眼部问题[47]。第二,只选择和使用符合ASTM、ANSI和NOCSAE标准的护目设备[37]。最后,请有经验的眼科医生、验光师、配镜师或其他卫生保健专业人员选择和佩戴护目设备[37]。眼镜应包括聚碳酸酯或Trivex材质的镜片和聚碳酸酯或其他热塑性材质的镜框,其镜框可以带有或不带有泡沫内衬[38,48]。最后单纯的隐形眼镜不能提供保护,佩戴者应使用眼镜、防护罩或护目镜进行眼部保护[37]。

体育运动中眼部损伤的高风险,以及使用护目设备时预防损伤的高成功率,都指明了相关体育协会和组织应该考虑在高风险运动中强制使用经认证的护目装备的必要性。目前研究人员还需要进行更多的研究来评估护目设备的使用效果及其对运动员视力和整体运动表现的影响,以确定运动员可以选择最有效的护目设备来预防眼部损伤。

批判性思维问题4

橄榄球队里有一名后卫在所有训练和比赛中都需要佩戴隐形眼镜。在季前赛的训练中,有好几次泥土和草屑穿过面罩进入他的眼睛里,然后损坏了镜片,但幸运的是他的眼睛没有受到损伤。现在,在他的头盔和面罩上安装了一个聚碳酸酯的防护罩。不过,防护罩虽然可以防止大的物体穿过面罩进入眼睛,但部分小碎屑仍会进入他的眼睛。

➡️ 问题:你可以用什么技术来防止小碎屑穿过面罩,进入眼睛?

护齿

ASTM协会根据安装过程和佩戴者的舒适度和保护水平等相关数据,对正在修订标准中的护齿进行了分类,包括Ⅰ型通用型、Ⅱ型口内型和Ⅲ型个性

定制型。在NCAA和NFHS中的曲棍球、橄榄球、冰球、长曲棍球运动和NFHS中的摔跤运动规定必须使用通用型、口内型或定制型护齿,但护齿的使用并不局限于以上运动。

通用型护齿可根据口周尺寸预先确定护齿的尺

寸(图 13-26)。这些护齿由预成型的橡胶或聚乙烯材料制成,购买后即可使用,不允许进行定制。通用型的护齿是通过咬合牙齿来固定的,通常会影响说话和呼吸。一些护齿设计可以使用环带将护齿固定到面罩上。

口内型护齿是按照与口周尺寸相对应的预计尺寸制造的(图 13-27A)。这种护齿是最常用的护齿。

部分口内型护齿又称加热咬合式护齿,因为其由热塑性材料制作而成;而其他口内型护齿则由硬质材料外壳和甲基丙烯酸乙酯内衬构成。这些护齿在沸水中加热后,最好由牙医根据运动员口腔和牙齿的轮廓进行口内塑形。如果外形合适,口内型护齿可固定在牙齿上。大多数护齿都具备面罩固定带。

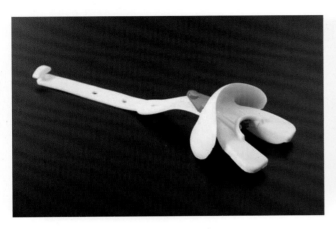

图 13-26　通用型环带护齿。

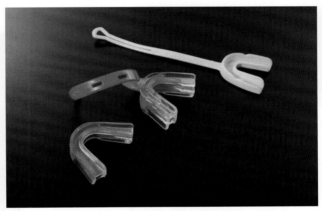

图 13-27A　口内型护齿。左侧为无环带式。中间和右侧为带环带式。

要点

口内型护齿制作过程

● 握住护齿环带,将护齿放入沸水中,直到护齿变得柔软(图 13-27B)。对于大部分护齿制作,建议在 20~30 秒内取出护齿。

● 将护齿从沸水中取出,并将多余的水空掉,等待约 5 秒钟。

● 将护齿直接放入适配者口中。对于大多数护齿,需要将其置于上牙弓之上(见图 13-27C)。以环带为定位标准,将护齿置于牙齿的中心。

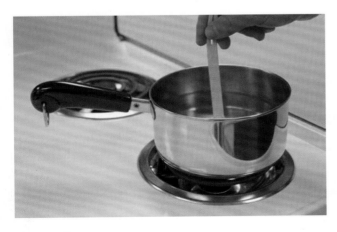

图 13-27B

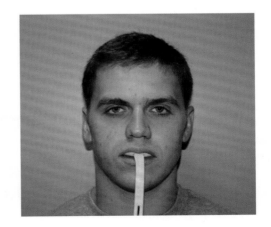

图 13-27C

- 将嘴紧闭在一起形成密封的环境，并配合大力吸吮护齿，使其紧贴上牙弓，以使其结构与口腔结构一致（见图 13-27D）。对于大多数护齿，建议以上步骤保持 15~30 秒。
- 在护齿成型的过程中，不要将上下颌合拢或咬住护齿。
- 从口中取出护齿，用冷水冲洗。
- 切断护齿后端或修剪牙龈旁的边缘可能会降低护齿保护性能并增加口腔受伤的风险（见图 13-27E）。
- 如果需要重新调整护齿，则用新的护齿重新适配。

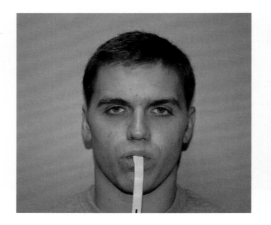
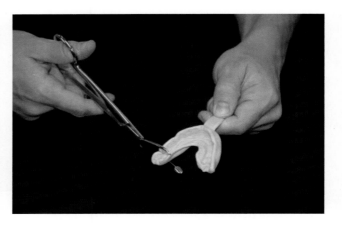

图 13-27D　　　　　　　　　　　图 13-27E

个性定制型护齿是根据运动员上牙弓或下牙弓结构进行个性化的设计而制造的（图 13-28）。部分护齿由热塑性材料通过真空工艺制成的。也有护齿由热塑性材料或层压树脂材料通过压力成型的层压工艺而进行制造的。这些护齿通常在牙科诊所或实验室内制造，但也可以在机构内定制。虽然由于定制的缘故很少需要环带，但在这些护齿设计中也可以加入一个与面罩相连的环带。

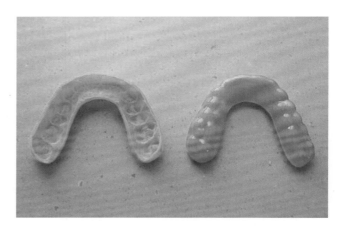

图 13-28　个性定制型护齿。

 证据总结

在一些运动项目中，佩戴护齿是强制性的，但所使用的护齿类型通常由机构和（或）运动员共同选择。术语"护齿"包括很多不同类型的设计，从通用型到定制型。这些护齿通常按照指导过程进行分类，包括通用型、口内型和个性定制型；或者按照构造分为单拱型和双拱型[50]。单拱型护齿只覆盖一个牙弓（通常为上牙弓），而双拱型设计则是覆盖了上下两个牙弓[51]。适当的选择和使用可能决定了护齿可以提供的保护程度。

文献中对护齿的保护效果进行了研究，研究结果支持使用护齿来预防牙齿损伤。护齿似乎可以作为一种吸收冲击力的防护设备来提供保护[52]，其可以减少冲击力对牙齿和软组织的影响，以降低损伤的严重程度。2007 年的一项系统性回顾研究[53]表明，不使用护齿而参加运动的人发生口面损伤的总体风险是使用护齿的运动者的 1.6~1.9 倍。也有研究人员[50,54-57]证明，使用护齿可以降低牙齿损伤的发生率和严重程度。美国国家运动训练师协会[22]和美国运动医学会[23]的声明支持使用护齿来预防牙齿损伤。但是，这些声明[22,23]缺乏证据证明护齿能降低各种运动项目中运动员发生脑震荡的风险。美国牙科协会[58]和美国儿童牙科学会[59]建议所有参加有牙齿损伤风险的娱乐或体育活动的人都应该使用合适的护齿。

护齿的选择和使用似乎是基于传统的理念和认知，而不是临床效果[60]。据报道，目前运动人群所使用的护齿 90% 以上都是通用型护齿[61]。很多运动员认为护齿笨重、不舒适，影响说话和呼吸，而导致在训练和比赛中不使用护齿。几项小规模的研究调查了护齿对功能表现的影响，结果显示口内型和定制型的护齿对运动员的有氧运动[62-66]、力量变现[65]和反应速度[63]等总体上没有明显的负面影响。

护齿的有效性取决于其结构厚度和制作过程中使用的材料。一些研究者建议护齿的唇部厚度为 3mm，咬合处为 2mm，腭部为 1mm[67]。由高刚性材料制成的护齿似乎可以重新分配负荷，在与软物碰撞下提供更多的保护[68]。虽然比通用型护齿更昂贵，但定制型护齿的真空压力构造和层压式护齿佩戴起来更加舒适，并且提供更多保护。一个合适的护齿应该是有弹性的、抗撕裂的、无味的、有保护作用的、容易清洗的，以及不限制说话或呼吸的[52]。

现有证据支持使用护齿预防运动中的牙齿损伤，且对运动员的成绩没有负面影响。未来各管理组织及协会应该继续努力，在更多中小学校际、大学校际、业余及职业运动中推行新的规则标准，以要求所有运动员使用护齿。目前我们还需要进行更多的研究，以开发出一种可以提供最大的保护且易于佩戴的适宜的护齿设计，并且价格适宜，以鼓励运动者在娱乐和体育活动中使用。

情景引导

如果运动员在使用过程中不断咬断加热咬合式护齿，则可以考虑将护齿更换为硬质外壳口内型护齿或定制型护齿。

循证实践

蒂尔曼大学明年将开展女子长曲棍球项目，Mike McCallum 正在努力敲定该项目相关医疗服务的协调工作。Mike 是蒂尔曼大学的首席运动训练师，他有 30 多年的 AT 经验，但在长曲棍球方面的研究背景有限。他在整个运动训练预算中预测了女子曲棍球所需要的各项资金，并从有限的资金中拨出部分来为运动员购买护齿。在蒂尔曼大学内，护齿一般不通过预算购买，因为大学内没有任何需要使用护齿的运动项目。虽然 Mike 之前在橄榄球和曲棍球运动中有使用通用型护齿的经验，但他不知道这些设计是否对长曲棍球运动员最有效。他创建了一份关于选择使用护齿的细节清单，这些细节将在选择护齿时被慎重考虑。该清单内容包括如下。

- 体育管理机构的标准要求所有的长曲棍球运动员必须佩戴口内型护齿，并且其颜色必须非常醒目以及覆盖所有上牙。

- 根据运动员的喜好，护齿的选择必须是合适的、佩戴舒适的、无味的、稳定的和不限制呼吸和说话的。

- 护齿必须具有较高性价比，因为运动训练的预算是有限的。

- 球队的牙医将继续为蒂尔曼大学的运动员服务，但其办公室里没有设备来制作定制型护齿。

- 一家位于 200 英里外的大型牙科诊所表示有兴趣与蒂尔曼大学发展长期合作关系，为运动员制作护齿。

- 一位退休的牙医和蒂尔曼大学体育项目的资助者已经开始与 Mike 进行交流，讨论捐赠必要的资金来为曲棍球队购买护齿。

通过这份清单，Mike 开始寻找一种护齿——佩戴者对它的依从性极高，并且能防止曲棍球运动员受伤并减少受伤的严重程度。

1.根据案例提出一个与临床相关的问题，为长曲棍球运动员选择合适的护齿提供答案。该问题应包括人群或选择面临的困难、可以进行的干预措施、比较相关的干预措施和你所感兴趣的临床结果。

2.设计一个搜索策略，并通过搜索找到回答该临床问题的最佳证据。该策略应包括相关的搜索词、电子数据库、在线期刊和印刷期刊来进行搜索。与你的老师、专科医生和其他卫生保健专业人员进行讨论，从而可以为专家意见提供相关证据。

3.从你的搜索或参考文献章节中选择 3~5 篇进行全文研究或探讨。评估和评价每篇文献，以确定其研究价值和对案例的有效性。对每篇研究提出这些问题。①研究的结果是否有效？②研究的真实结果是什么？③研究结果是否与患者有临床相关性？准备一份带有问题答案的评估摘要，并根据第 1 章中的证据等级体系对文献进行排序。

4.将证据中的发现、你的临床经验、患者的目标和偏好整合到案例中。考虑哪些护齿可能适合长曲棍球运动员。

5.评估 EBP 过程和你在案例中获得的经验。在评估中思考这些问题。

我的研究是否回答了临床的问题？

检索后是否获得了高质量的证据？

是否对证据进行了适当的评估？

证据、临床经验、患者的目标是否被整合起来，以帮助做出临床决定？

临床干预是否为长曲棍球运动员带来了成功的临床结果？

EBP 的经验对 Mike 和曲棍球运动员来说是积极的吗？

结语

- 设计、制造、购买、装配和使用防护设备和衬垫者都有确保其安全的法律责任。

- 只购买高质量的设备和衬垫，遵循制造商的说明，不进行修改，并进行定期维护和监控。

- NOCSAE、HECC、ASTM 和 CSA 已经为防护设备和衬垫的制造、维护和使用建立了安全标准和测试程序。

- 符合 NOCSAE、HECC、ASTM 和 CSA 测试标准的棒球、橄榄球、长曲棍球、冰球和垒球头盔和面罩及足球护胫都必须印有永久性的标志。

- NCAA 和 NFHS 要求很多运动项目的运动员必须穿戴强制性的防护设备和衬垫。

- 运动员可以自愿穿戴很多在训练和比赛中不需要的防护设备和衬垫。

- 现有的设备和衬垫技术有各种通用的和定制的设计，以帮助吸收冲击和提供保护。

- 虽然防护设备不是为了防止所有的运动损伤而设计的，但建议运动员在适当的时候使用这些防护设备和衬垫。

相关链接

国家运动员训练治疗师协会

国家运动员训练治疗师协会立场声明：运动性脑震荡的管理

http://www.nata.org/sites/default/files/Concussion_Management_Position_Statement.pdf

- 该网站提供了与运动相关的脑震荡管理建议，包括在各种运动中使用头盔。

国家运动员训练治疗师协会立场声明：预防运动中的猝死

http://www.nata.org/sites/default/files/Preventing –Sudden–Death–Position–Statement_2.pdf

- 该网站可查询关于受伤人员的预防、治疗和管理建议。

美国眼科协会

http://www.aao.org/

- 该网站提供了有关护目设备的建议，以防止与运动相关的眼部损伤。

美国口腔颌面外科医生协会

http://www.aaoms.org/index.php

- 该网站可查询关于预防和治疗口腔运动损伤的信息。

加拿大标准协会

http://www.csagroup.org/ca/en/home

- 该网站可查询为运动防护设备制定的标准。

弗吉尼亚理工大学和威克森林大学损伤生物力学中心

http://www.cib.vt.edu/

- 该网站提供了跨学科研究的途径，研究人类对橄榄球和冰球冲击负荷的耐受性和头盔等级。

康奈尔大学法学院法律信息研究所

http://www.law.cornell.edu/

- 该网站可查询有关体育法和产品责任的信息。

Douglas

http://www.douglaspads.com/shop/pc/about.asp

- 该网站是制造商的在线目录，提供橄榄球、棒球和垒球设备的尺寸和订购信息。

大湖正畸有限公司

http://www.greatlakesortho.com/

- 该网站提供有关定制护嘴设备的信息。

全国大学体育协会

http://www.ncaapublications.com/

- 该网站可查询各赞助体育项目关于强制性和推荐防护设备的在线规则和指南。

国家高中协会联合会

http://www.nfhs.org/

- 该网站可查询有关赞助体育项目规则和指南的信息，其中包括强制性和推荐的防护设备。

国家运动器材标准操作委员会

http://www.nocsae.org/

- 该网站提供保护设备的标准、认证和测试程序。

职业装备运动

http://www.footballshoulderpads.com/

- 该网站允许访问有关橄榄球防护设备的信息。此外，该网站还提供了有关橄榄球肩垫修复的信息。

Riddell

http://www.riddell.com/

- 该网站是防护设备制造商的在线目录，提供技术、装配和订购信息。

Schutt 体育

http://www.schuttsports.com/

- 该网站提供了包含防护设备的体育专用目录。

曲棍球器材认证委员会

http://www.hecc.net/

- 该网站提供有关冰球、曲棍球设备测试和认证的信息。

美国长曲棍球

http://www.uslacrosse.org/about –the –sport/health –safety/.aspx

- 该网站可查询体育科学与安全委员会，以及关于头盔、护嘴和护目镜的立场声明。

参考文献

1. Ray, R, and Konin, JG: Management Strategies in Athletic Training, ed 4. Human Kinetics, Champaign, IL, 2011.
2. Anderson, MK, and Parr, GP: Foundations of Athletic Training: Prevention, Assessment, and Management, ed 5. Lippincott Williams & Wilkins, Philadelphia, 2013.
3. National Operating Committee on Standards for Athletic Equipment: http://nocsae.org/, 2016.
4. The Hockey Equipment Certification Council, Inc:

Introduction. http://www.hecc.net, 2016.

5. ASTM International: Home page. http://www.astm.org/, 2016.

6. Canadian Standards Association: Codes & Standards. http://www.csagroup.org/global/en/services/codes-and-standards, 2016.

7. National Collegiate Athletic Association: 2014–15 Sports Medicine Handbook, 25th ed. NCAA, Indianapolis, 2014. http://www.ncaapublications.com/productdownloads/MD15.pdf.

8. National Federation of State High School Associations: 2015 Baseball Rules Book. National Federation of State High School Associations, Indianapolis, 2014.

9. National Federation of State High School Associations: 2015–16 Field Hockey Rules Book. National Federation of State High School Associations, Indianapolis, 2015.

10. National Federation of State High School Associations: 2015 Football Rules Book. National Federation of State High School Associations, Indianapolis, 2015.

11. National Federation of State High School Associations: 2014–15 Ice Hockey Rules Book. National Federation of State High School Associations, Indianapolis, 2014.

12. National Federation of State High School Associations: 2015 Boys Lacrosse Rules Book. National Federation of State High School Associations, Indianapolis, 2014.

13. National Federation of State High School Associations: 2015–16 Soccer Rules Book. National Federation of State High School Associations, Indianapolis, 2015.

14. National Federation of State High School Associations: 2015 Softball Rules Book. National Federation of State High School Associations, Indianapolis, 2014.

15. National Federation of State High School Associations: 2014–15 Wrestling Rules Book. National Federation of State High School Associations, Indianapolis, 2014.

16. United States Lacrosse: 2016 Women's Rule Book. USLacrosse, Sparks, MD. http://www.uslacrosse.org/sites/default/files/public/documents/rules/2016-womens-rulebook.pdf.

17. Maron, BJ, Gohman, TE, Kyle, SB, Estes, NAM, and Link, MS: Clinical profile and spectrum of commotio cordis. JAMA 287:1142–1146, 2002.

18. National Athletic Trainers' Association: NATA Official Statement on Commotio Cordis. http://www.nata.org/sites/default/files/CommotioCordis.pdf, 2016.

19. Davidson, M: Helmets. Annual Athletic Equipment Managers Association Convention, Kansas City, MO, June 9, 2004.

20. Virginia Tech Department of Biomedical Engineering and Mechanics: Virginia Tech helmet ratings. http://www.beam.vt.edu/helmet/, 2016.

21. Benson, BW, Hamilton, GM, Meeuwisse, WH, McCrory, P, and Dvorak, J: Is protective equipment useful in preventing concussion? A systematic review of the literature. Br J Sports Med 43:i56–i67, 2009.

22. Broglio, SP, Cantu, RC, Gioia, GA, Guskiewicz, KM, Kutcher, J, Palm, M, and Valovich McLeod, TC: National Athletic Trainers' Association position statement: Management of sport concussion. J Athl Train 49:245–265, 2014.

23. Harmon, KG, Drezner, JA, Gammons, M, and et al: American Medical Society for Sports Medicine position statement: Concussion in sport. Br J Sports Med 47:15–26, 2013.

24. Rowson, S, and Duma, SM: Development of the STAR evaluation system for football helmets: Integrating player head impact exposure and risk of concussion. Ann Biomed Eng 39:2130–2140, 2011.

25. Rowson, B, Rowson, S, and Duma, SM: Hockey STAR: Methodology for assessing the biomechanical performance of hockey helmets. Ann Biomed Eng 43:2429–2442, 2015.

26. Davidson, M: Shoulder pads. Annual Athletic Equipment Managers Association Convention, Kansas City, MO, June 9, 2004.

27. Esquivel, AO, Bruder, A, Ratkowiak, K, and Lemos, SE: Soccer-related injuries in children and adults aged 5 to 49 years in US emergency departments from 2000 to 2012. Sports Health 7:366–370, 2015.

28. Kujala, UM, Taimela, S, Antti-Poika, I, Orava, S, Tuominen, R, and Myllynen, P: Acute injuries in soccer, ice hockey, volleyball, basketball, judo, and karate: Analysis of national registry data. BMJ 311:1465–1468, 1995.

29. Tenvergert, EM, Ton Duis, HJ, and Klasen, HJ: Trends in sports injuries, 1982–1988: An in-depth study on four types of sport. J Sports Med Phys Fitness 32:214–220, 1992.

30. Boden, BP, and Garrett, WE: Tibia and fibula fractures in soccer players. Knee Surg Sports Traumatol Arthrosc 7:262–266, 1999.

31. Cattermole, HR, Hardy, JRW, and Gregg, PJ: The footballer's fracture. Br J Sports Med 30:171–175, 1996.

32. Chang, WR, Kapasi, Z, Daisley, S, and Leach, WJ: Tibial shaft fractures in football players. J Orthop Surg Res 2:11, 2007.

33. Francisco, AC, Nightingale, RW, Guilak, F, Glisson, RR, and Garrett, WE, Jr: Comparison of soccer shin guards in preventing tibia fracture. Am J Sports Med 28:227–233, 2000.

34. Bir, CA, Cassatta, SJ, and Janda, DH: An analysis and comparison of soccer shin guards. Clin J Sport Med 5:95–99, 1995.

35. Tatar, Y, Ramazanoglu, N, Camliguney, AF, Saygi, EK, and Cotuk, HB: The effectiveness of shin guards used by football players. J Sports Sci Med 13:120–127, 2014.

36. Vinger, P: The mechanisms and prevention of sports eye injuries. https://www.astm.org/COMMIT/The-Mech-and-Prev-of-Sports-Eye-Injuries.pdf, 2016.

37. American Academy of Ophthalmology: Joint Policy Statement: Protective Eyewear for Young Athletes-2013. AAO, San Francisco. http://www.aao.org/clinical-

statement/protective-eyewear-young-athletes, 2016.

38. Vinger, PF, Parver, L, Alfaro, DV, III, Woods, T, and Abrams, BS: Shatter resistance of spectacle lenses. JAMA 277:142–144, 1997.

39. Powell, JW: National Athletic Injury/Illness Reporting System: Eye injuries in college wrestling. Int Ophthalmol Clin 21:47–58, 1981.

40. Zemper, ED: Injury rates in a national sample of college football teams: A 2-year prospective study. Phys Sportsmed 17:100–105, 1989.

41. Gardner, EC: Head, face, and eye injuries in collegiate women's field hockey. Am J Sports Med 43:2027–2034, 2015.

42. Micieli, JA, Zurakowski, D, and Ahmed, II: Impact of visors on eye and orbital injuries in the National Hockey League. Can J Ophthalmol 49: 243–248, 2014.

43. Vinger, PF: The eye and sports medicine. In Tasman, W, and Jaeger, EA (eds): Duane's Clinical Ophthalmology. JB Lippincott, Philadelphia, 1994, pp 1–103.

44. Kriz, PK, Zurakowski, RD, Almquist, JL, Reynolds, J, Ruggieri, D, Collins, CL, d'Hemecourt, PA, and Comstock, RD: Eye protection and risk of eye injuries in high school field hockey. Pediatrics 136:521–527, 2015.

45. Lincoln, AE, Caswell, SV, Almquist, JL, Dunn, RE, Clough, MV, Dick, RW, and Hinton, RY: Effectiveness of the women's lacrosse protective eyewear mandate in the reduction of eye injuries. Am J Sports Med 40:611–614, 2012.

46. Micieli, R, and Micieli, JA: Factors influencing visor use among players in the National Hockey League (NHL). Open Access J Sports Med 5:43–46, 2014.

47. Conley, KM, Bolin, DJ, Carek, PJ, Konin, JG, Neal, TL, and Violette, D: National Athletic Trainers' Association position statement: Preparticipation physical examinations and disqualifying conditions. J Athl Train 49:102–120, 2014.

48. Hoskin, AK, Philip, S, Dain, SJ, and Mackley, DA: Spectacle-related eye injuries, spectacle-impact performance and eye protection. Clin Exp Optom 98:203–209, 2015.

49. American Society for Testing and Materials: Standard Practice for Care and Use of Athletic Mouth Protectors. Designation: F 697-00(2006). http://www.astm.org/DATABASE.CART/WORKITEMS/WK37941.htm, 2016.

50. Woodmansey, KF: Athletic mouthguards prevent orofacial injuries: A review. Gen Dent 47:64–69, 1999.

51. Chalmers, D: Mouthguards: Protection for the mouth in rugby union. Sports Med 25:339–349, 1998.

52. Tuna, EB, and Ozel, E: Factors affecting sports-related orofacial injuries and the importance of mouthguards. Sports Med 44:777–783, 2014.

53. Knapik, JJ, Marshall, SW, Lee, RB, Darakjy, SS, Jones, SB, Mitchener, TA, delaCruz, GG, and Jones, BH: Mouthguards in sport activities: History, physical prop-

erties and injury prevention effectiveness. Sports Med 37:117–144, 2007.

54. Cohenca, N, Roges, RA, and Roges, R: The incidence and severity of dental trauma in intercollegiate athletes. J Am Dent Assoc 138:1121–1126, 2007.

55. Labella, CR, Smith, BW, and Sigurdsson, A: Effect of mouthguards on dental injuries and concussions in college basketball. Med Sci Sports Exerc 34:41–44, 2002.

56. Glendor, U: Aetiology and risk factors related to traumatic dental injuries: A review of the literature. Dent Traumatol 25:19–31, 2009.

57. Maeda, Y, Kumamoto, D, Yagi, K, and Ikebe, K: Effectiveness and fabrication of mouthguards. Dent Traumatol 25:556–564, 2009.

58. American Dental Association: Oral Health Topics, Mouthguards. http://www.ada.org/en/member-center/oral-health-topics/mouthguards, 2016.

59. American Academy of Pediatric Dentistry: Policy on prevention of sports-related orofacial injuries. AAPD, Chicago, IL. http://www.aapd.org/media/policies_guidelines/p_sports.pdf, 2016.

60. Westerman, B, Stringfellow, PM, and Eccleston, JA: Forces transmitted through EVA mouthguard materials of different types and thickness. Aust Dent J 40:389–391, 1995.

61. McCarthy, MF: Sports and mouth protection. Gen Dent 38:343–346, 1990.

62. Piero, M, Simone, U, Jonathan, M, and et al: Influence of a custom-made maxillary mouthguard on gas exchange parameters during incremental exercise in amateur road cyclists. J Strength Cond Res 29: 672–677, 2015.

63. Bailey, SP, Willauer, TJ, Balilionis, G, Wilson, LE, Salley, JT, Bailey, EK, and Strickland, TL: Effects of an over-the-counter vented mouthguard on cardiorespiratory responses to exercise and physical agility. J Strength Cond Res 29:678–684, 2015.

64. Collares, K, Correa, MB, Mohnsam da Silva, IC, Hallal, PC, and Demarco, FF: Effect of wearing mouthguards on the physical performance of soccer and futsal players: A randomized cross-over study. Dent Traumatol 30:55–59, 2014.

65. Duddy, FA, Weissman, J, Lee, RA Sr, Paranjpe, A, Johnson, JD, and Cohenca, N: Influence of different types of mouthguards on strength and performance of collegiate athletes: A controlled-randomized trial. Dent Traumatol 28:263–267, 2012.

66. Gebauer, DP, Williamson, RA, Wallman, KE, and Dawson, BT: The effect of mouthguard design on respiratory function in athletes. Clin J Sport Med 21:95–100, 2011.

67. Scott, J, Burke, FJT, and Watts, DC: A review of dental injuries and the use of mouthguards in contact team sports. Br Dent J 176:310–314, 1994.

68. Cummins, NK, and Spears, IR: The effect of mouthguard design on stresses in the tooth-bone complex. Med Sci Sports Exerc 34:942–947, 2002.

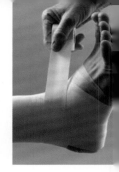

肌内效®贴扎

肌内效®贴扎技术创立于 1973 年,适用于任何损伤和预防阶段的所有年龄和病症的患者,每次使用 3~5 天[1]。肌内效贴布不含乳胶,防水,是根据仿生学特性制造,以达到保护肌肉骨骼系统、促进运动功能或特定治疗目的的非侵入性治疗技术。肌内效贴扎的核心理论是贴扎与人体之间的力学互动与感觉输入,摆位、拉力大小及方向往往是体现技术的关键。牵伸状态摆位及自然拉力是产生良好皱褶的关键。当使用时,贴布具有重新训练神经肌肉系统,减少疼痛,增强肢体表现,防止损伤,改善局部循环,促进淋巴液回流,同时又不限制关节活动范围的作用[1]。

生理效应

肌内效贴布的生理作用主要有 5 种:皮肤、淋巴循环、筋膜、肌肉和关节[1]。

1.皮肤:使用贴布可以通过减轻疼痛感受器的压力来减轻疼痛,通过增加液体的活动来减少肿胀[1]。

2.淋巴循环:应用贴布可以增加皮肤下的空间,从而加速淋巴液的循环流动。有研究表明,淋巴液回流的改善可以减少皮肤下神经受体的压力,从而减轻疼痛[1]。

3.筋膜:因为身体的所有层互相连接,在皮肤表面应用肌内效贴布可以影响更深的组织群[1]。

4.肌肉:使用贴布会对肌肉健康和功能产生一些影响,如减少疼痛和肌肉疲劳,增加活动度,效果良好的情况下可使长度/张力比率正常化,并有助于组织恢复[1]。

5.关节:肌内效贴布有助于改善关节的生物力学和排列,保护肌肉和减少肌肉疼痛,促进韧带和肌腱的功能,并增强运动知觉[1]。

贴布类型

应用肌内效贴布是使用几条不同形状的条带。用剪刀把贴布剪成"X""I""Y"形、扇形、"O"形等。条带也有预先切割的形状。选择合适的形状是基于临床评估的结果,将采用什么技术和随后预期的效果,以及需要治疗的身体部位所需贴布的长度和形状。

应用说明

肌内效贴扎技术包括 3 个步骤:①评估/筛选个体和损伤/病症;②应用贴布;③重新评估个体。每条肌内效贴布包含 3 个区域:起始锚点、治疗区(目标组织)和基底[1]。锚点和基底区无拉力应用在皮肤上,造成 0% 的张力。当放置在目标组织上时,治疗区应出现张力。贴布的张力是通过对两个锚点施加拉力而产生的。

肌内效贴布使用时的张力指引如下:超轻,0%~10%;撕下贴布张力 10%~15%;轻度,15%~25%;中度,25%~35%;重度,50%~75%;全部,75%~100%。10%~15%的贴布张力,发生于贴布直接从纸基材上撕下贴到皮肤上时。

当为淋巴功能贴扎时,应使用 15%~50%的张力。对关节、韧带和关节定位,贴布应该延伸≥50%。贴上后,轻轻摩擦贴布激活黏合剂。

肌内效贴扎的矫正方法有 6 大类。这些方法包括机械、筋膜、间隙、韧带/肌腱、功能和循环/淋巴。除特别注明外,"X""I""Y"形、扇形、"O"形等均可在这些类别内使用。

1.机械性:其也被称为"位置保持",贴布施加50%~75%的张力,用向下/向内的压力。这个应用可以提供持续的保护,使肌肉在运动时持续得到保护,保持活动的范围,维持循环,抑制病理运动。

2.筋膜:其被称为"摆动组织",贴布以 15%~50% 的张力,通过摆动运动来保持筋膜的位置。有两种振荡技术可以应用:边对边以及多和短。张力可以施加在贴布的尾部或底部。

3.间隙:其被称为"提升"技术,贴布中间应用 10%~50%的张力。目标是通过在组织上产生弹力和提升来减少对目标组织的压力。"I"形、"O"形等被用于这种技术。

4.韧带/肌腱:其被称为"本体"技术,肌腱矫正时应用贴布 50%~75%张力,韧带矫正时应用贴布 75%~100%张力。这项技术可以减少肌腱和韧带上的压力,并通过皮肤生成用于感知靶组织正常张力的信号传递到大脑。

5.功能:其也被称为"弹性辅助或限制",应用贴布 50%~75%的张力。这种技术提供感官刺激来辅助或限制动作。通过运动和应用贴布张力有助于预防组织过度拉伸,关节活动度过大或再次损伤。

6.循环/淋巴:其被称为"通道",贴布应用 0%~20%的张力。贴布的定向拉动可以引导渗出液通过浅表淋巴管途径到达较肿胀的区域。锚点通常应用在需要渗出回流的近端,而扇形贴布应用在肿胀的区域。

禁忌证和预防措施

在文献中提到肌内效贴布有一些禁忌证和预防措施。肌内效贴布不能应用于恶性肿瘤活跃、蜂窝织炎、皮肤感染、开放性伤口或深静脉血栓部位。预防措施包括糖尿病、肾脏疾病、充血性心力衰竭、冠状动脉疾病或颈动脉杂音、脆弱难以愈合的皮肤。应用后,不要吹干贴布激活黏合剂。

证据总结

在很多临床环境中,使用肌内效贴扎来治疗损伤和病症已成为卫生保健专业人员的普遍做法。这项技术可以单独使用,也可以与治疗模式和(或)康复项目结合使用,用来减轻疼痛程度、增加功能预后。过去的研究利用对比法的证据来支持肌内效贴扎可以改善功能表现、力量、活动范围、本体感受和降低疼痛的功效。基于这些研究的方法,这些发现表明限制应用于临床实践的证据水平较低。然而,自 2012 年以来,已经发表了 9 篇循证综述证据对于肌内效贴扎在各种损伤条件中的疗效。

在最近的文献综述中,有 3 项关于肌内效贴扎治疗肌骨损伤的研究。1 项研究调查了肌内效贴扎对肌肉力量的影响。1 项 2014 年的系统综述,包括了 12 项整体临床试验,它们对比肌内效贴扎与安慰贴扎、训练、手法治疗、电疗法在治疗 PFP、肩峰撞击、足底筋膜炎、下腰痛和颈部疼痛中关于残疾和生活质量评分方面并没有显著差异。2014 年的 8 项试验的 Meta 分析发现在减少疼痛水平上,肌内效贴扎常单独使用或与康复治疗一起使用。然而,它与安慰贴扎、电疗和康复、Mc-Connell 贴扎技术和手法治疗 PFP、下腰部和颈部疼痛相比,在临床上没有疼痛减少的显著效果。2015 年 1 项 Meta 分析的结果包括 17 项试验,并提供了使用肌内效贴扎对治疗 PFP、de Quervain 腱鞘炎、足底筋膜炎、肩峰撞击、下腰痛、颈部和肌筋膜疼痛的最少证据。研究结果显示,肌内效贴扎与不贴扎、安慰贴扎或最小拉伸和加强练习相比,更能减少持续 4 周以上的疼痛。然而,在肌内效贴扎和各种贴扎方式以及手法治疗之间并没有发现明显的疼痛差异。通过研究残疾评分指数发现,没有证据可以表明肌内效贴扎会降低残疾评分指数。综述中的两项试验调查了肌内效贴扎与康复治疗联合使用的效果,发现与单独康复治疗相比,联合使用肌内效贴扎会使疼痛和残疾评分显著降低。2015 年的 1 项单独的 Meta 分析对 19 项试验进行了分析,研究了肌内效贴扎对增强健康成年人肌肉力量的影响。但对健康者而言,肌内效贴扎在增加膝关节屈伸、握力、足踝跖屈与背屈、手指屈伸、肘屈和躯干屈曲肌肉力量方面的作用微不足道。

文献中可用的证据为单独或与康复治疗联合使用肌内效贴扎技术来减轻与肌肉骨骼损伤和病症相关的疼痛水平提供了最低限度的支持。总之，肌内效贴扎技术在减轻疼痛方面并不比其他常用的干预手段更有效。

尽管上面的研究综述中，卫生保健专业人员继续利用多种肌内效贴扎技术来治疗各种损伤和病症。与其他干预措施相比，肌内效贴扎可能在成本和时间是有效的，可用于辅助康复治疗。尽管肌内效贴扎是基于可用证据的临床决策，但肌内效贴扎的临床经验和专家意见以及患者的偏好方面的支持证据很小。肌内效贴扎在临床实践中为不同人群提供有力的证据，进一步的研究需要设计良好的随机对照试验和使用标准化技术应用(贴布张力、贴扎方向、持续时间)以及结果的措施(疼痛、活动范围、强度)是有必要的。

肌内效贴扎技术

外侧踝关节扭伤淋巴矫正

➡ **目的**：应用淋巴矫正技术治疗急性踝关节内翻和外翻扭伤，以减轻轻度、中度、重度肿胀。

➡ **材料**：
- 2英寸或3英寸肌内效贴布和绷带剪刀。

➡ **体位**：患者坐在贴扎台或工作台上，将小腿伸出贴扎台边缘，足处于无痛的体位。

➡ **准备**：清洗并擦干患者皮肤。为了保证使用的效果，可能需要剃除皮肤汗毛。把贴布直接贴在患者皮肤上。这种技术需要两条扇形贴布。将贴布剪成4~6条分叉。

➡ **应用**：

第1步：将第一个扇形贴布的底部无张力地锚定在跟腱的远端(图 A-1A)，激活胶布的黏合剂。

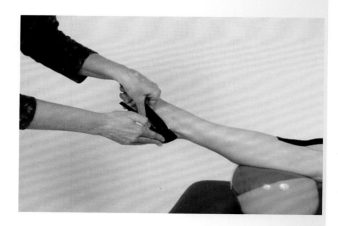

图 A-1A

第 2 步： 用轻微张力(15%~25%)将扇尾条在足踝外侧的水肿区域轻轻拉紧。使患者最大限度地、无痛地主动进行足底跖屈并抬高。继续穿过足背,无张力地固定每条扇尾条(图 A-1B)。在患者进一步活动之前,将扇形贴布全面贴合于皮肤来激活贴布的黏合剂。

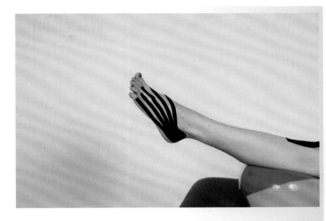

图 A-1B

第 3 步： 将第二条扇形条的底部无张力地固定在跟腱远端(图 A-1C)。

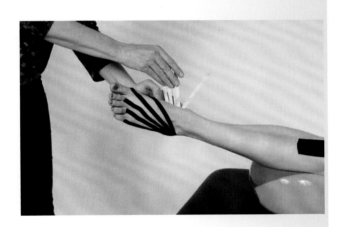

图 A-1C

第 4 步： 在脚踝内侧的水肿区域用轻微的张力(15%~25%),贴上扇形条(图 A-1D)。继续穿过足背与第一条扇形贴布重叠。无张力地固定每条扇形贴布尾部(图 A-1E)。激活贴布的黏合剂。

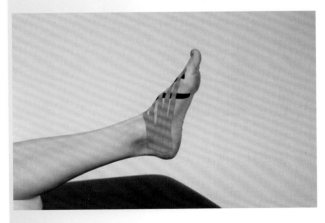

图 A-1D

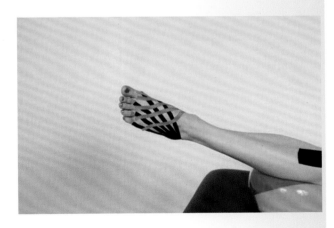

图 A-1E

跟腱矫正和抑制

➡ **目的**：这是一种治疗跟腱炎时进行的肌腱矫正和抑制小腿腓肠肌和比目鱼肌的联合技术。

➡ **材料**：

- 2英寸或3英寸肌内效贴布和绷带剪刀。

➡ **体位**：患者俯卧在贴扎台或工作台上，将小腿伸出贴扎台边缘，足处于中立位。

➡ **准备**：清洗并擦干患者皮肤。为了保证使用的效果，可能需要剃除表面汗毛。把贴布直接贴在患者皮肤上。这种技术需要"I"形和"Y"形贴布。

➡ **应用**：

| 第1步： | 在跟骨上无张力地固定"I"形贴布的底部（图 A-2A）。激活贴布的黏合剂。 |

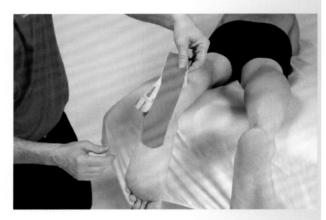

图 A-2A

| 第2步： | 在跟腱的肌腱连接处施加50%~75%的张力。激活贴布的黏合剂。 |

| 第3步： | 将贴布的下一段贴在小腿后侧，将贴纸揭下，施加轻微张力（10%~25%）（图 A-2B）。不要拉紧贴布条。激活贴布的黏合剂。 |

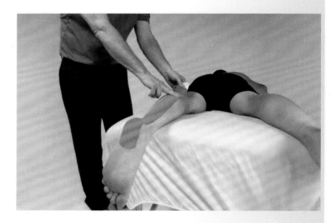

图 A-2B

| 第 4 步： | 将 "Y" 形贴布的底部无张力地固定在跟骨上，紧靠 "I" 形贴布的远端 (图 A-2C)。激活贴布的黏合剂。使患者足背屈。 |

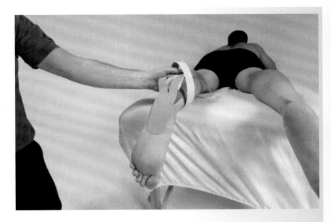

图 A-2C

| 第 5 步： | 沿腓肠肌内侧缘，将贴布尾部内侧纸揭去，以 10%~25% 的轻度张力 (图 A-2D) 贴合。在无张力的情况下锚定贴布尾部。激活贴布的黏合剂。 |

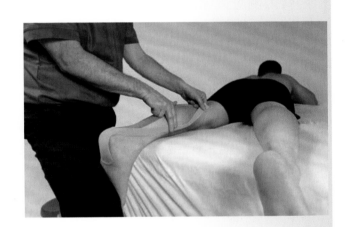

图 A-2D

| 第 6 步： | 沿腓肠肌外侧缘，将贴布尾部纸揭去，以 10%~25% 的轻度张力贴合。在无张力的情况下锚定贴布尾部。激活贴布的黏合剂 (图 A-2E)。 |

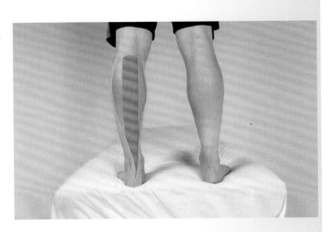

图 A-2E

(待续)

| 第7步： | 根据具体治疗前评估判断，是否需要在足底使用"I"形和"Y"形贴布来固定（图 A-2F）。 |

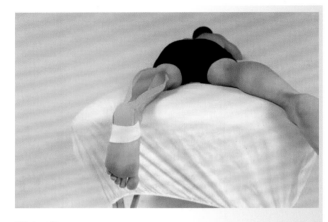

图 A-2F

胫骨内侧应激综合征的抑制和矫正

⟹ **目的：** 联合抑制胫骨前壁及对胫骨及周围组织进行机械矫正和间隙矫正的技术来治疗胫骨内侧应激综合征。

⟹ **材料：**
  ● 2英寸或3英寸肌内效贴布和绷带剪刀。

⟹ **体位：** 患者坐在贴扎台或工作台上，将脚伸出贴扎台边缘，足处于无痛位置。

⟹ **准备：** 清洗并擦干患者皮肤。为了保证使用的效果，可能需要剃除皮肤表面汗毛。把贴布直接贴在患者皮肤上。这种技术需要"I"形和"Y"形贴布。

⟹ **应用：**

| 第1步： | 将"I"形贴布的底部无张力地锚定在足底内侧楔形骨上（图 A-3A）。激活贴布的黏合剂。使患者主动地将足置于跖屈位置。 |

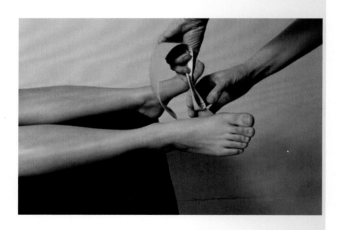

图 A-3A

第 2 步： 用轻度张力(15%~25%)将"I"形贴布施加于足背,并继续覆盖小腿的前外侧(图 A-3B)。不要拉紧贴布,激活贴布的黏合剂(图 A-3C)。

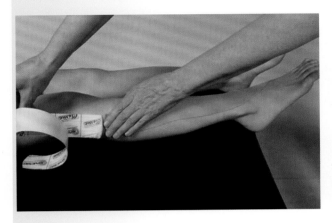

图 A-3B

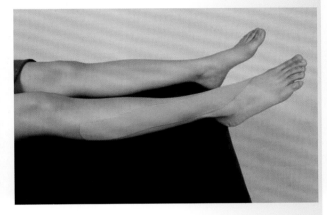

图 A-3C

第 3 步： 将"Y"形贴布底部固定在胫骨内侧疼痛区的下方,不要施加张力(图 A-3D)。激活贴布的黏合剂。

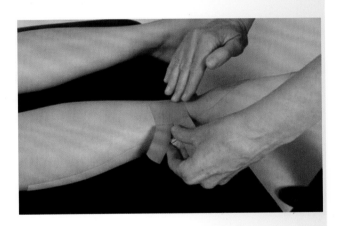

图 A-3D

第 4 步： 握住"Y"形贴布底部,将皮肤向胫骨内侧牵拉。继续在"Y"形贴布分叉施加 50%~75%的拉力,并贴合于皮肤上。

第 5 步： 在"I"形贴布上施加轻微张力(10%~25%)(图 A-3E)。最后无张力地固定贴布尾部,并将贴布粘贴牢固。

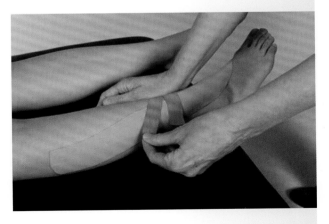

图 A-3E

(待续)

第6步： 在"I"形贴布的两尾部处施加 10%~25% 的张力，在尾部无张力地定锚。激活贴布的黏合剂（图 A-3F）。

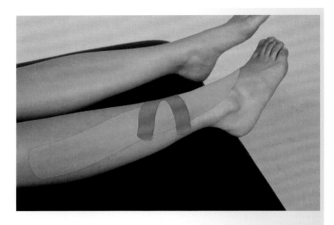

图 A-3F

改善髌腱炎

➡ **目的：** 髌腱炎贴扎技术用于治疗髌腱炎，以减轻疼痛和对该区域的本体性刺激。

➡ **材料：**
- 2 英寸或 3 英寸肌内效贴布和绷带剪刀。

➡ **体位：** 患者仰卧在贴扎台或工作台上，将小腿伸出贴扎台边缘，足处于中立位。

➡ **准备：** 清洗并擦干患者皮肤。为了保证使用的效果，可能需要剃除表面汗毛，以方便将贴布直接贴在患者皮肤上。这种技术需要"I"形和"Y"形贴布。

➡ **应用：**

第1步： 在股直肌近端无张力地锚定第一条"Y"形贴布的底部（图 A-4A）。激活贴布的黏合剂。让患者主动地伸髋并弯曲膝盖。

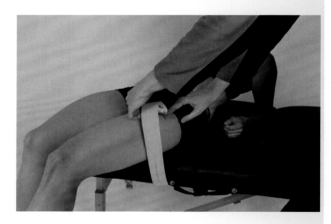

图 A-4A

第2步： 在股直肌上向远端以 15%~35% 的中度张力粘贴，直到"Y"形贴布到达髌骨上端。激活贴布的黏合剂。

第 3 步： 沿着髌骨的内侧边缘，在"Y"形贴布的内侧尾支上施加 10%~25%的拉力固定，在胫骨结节附近无张力地锚定贴布尾部远端。激活贴布的黏合剂(图 A-4B)。

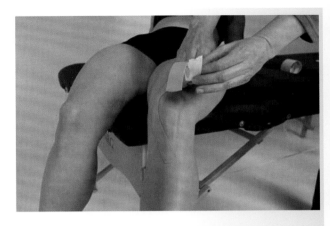

图 A-4B

第 4 步： 沿髌骨外侧边缘，在"Y"形贴布的外侧尾支上施加 10%~25%的拉力固定(图 A-4C)。在胫骨结节附近无张力地锚定贴布尾部远端。激活贴布的黏合剂(图 A-4D)。

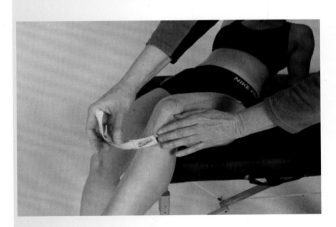

图 A-4C

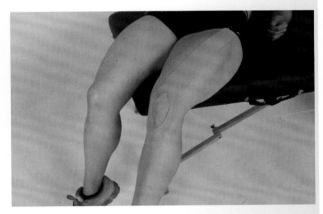

图 A-4D

第 5 步： 患者站立时，将第 2 条"Y"形贴布的底部锚定在距胫骨结节下方 2~3 英寸处(图 A-4E)。激活贴布的黏合剂。

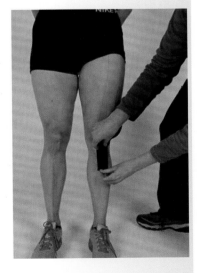

图 A-4E

(待续)

第6步： 让患者把膝关节置于主动屈膝位。一只手固定锚点,确保不增加其张力,再将贴布以50%~75%拉力固定,直到"Y"形贴布到达髌骨的下端。激活贴布的黏合剂。

第7步： 沿着髌骨的外侧边缘,将外侧尾支轻轻拉紧(10%~25%),并将尾部无张力地固定在股外侧肌远端。激活贴布的黏合剂。

第8步： 沿髌骨内侧边缘,将贴布尾部内侧纸揭去,以10%~25%的轻度张力(图A-4F)粘贴。无张力地将尾部固定在股内侧肌远端。激活贴布的黏合剂(图A-4G)。

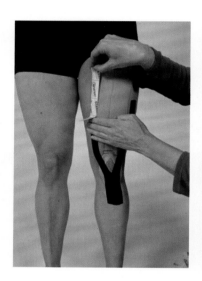 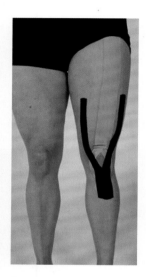

图A-4F　　　　　　　　图A-4G

外上髁炎的抑制和矫正

➡ **目的：** 这是一种用于治疗肱骨外上髁炎的联合技术,以减轻水肿和疼痛,并对疼痛的前臂外侧提供筋膜和间隙矫正。

➡ **材料：**
- 2英寸或3英寸肌内效贴布和绷带剪刀。

➡ **体位：** 患者站立,将受影响的手臂置于体侧。

➡ **准备：** 清洗并擦干患者皮肤。为了保证使用的效果,可能需要剃除表面汗毛。把贴布直接贴在患者皮肤上。这种技术需要两条"Y"形贴布。

➡ **应用：**

第1步： 将第一个"Y"形贴布的底部锚定在第二、第三掌骨底部附近，不要拉紧贴布(图 A–5A)。激活贴布的黏合剂。

第2步： 让患者主动将手腕定位在尺侧偏位。沿伸肌群轻轻拉紧(10%~25%的张力)，将内侧尾的纸揭下。将尾部无张力地锚定在远端近肱骨外上髁处。激活贴布的黏合剂。

第3步： 将外侧支沿伸肌群轻轻拉紧(10%~25%的张力)。将贴布尾部锚定在近肱骨外上髁处远端，无张力。激活贴布的黏合剂(图 A–5B)。

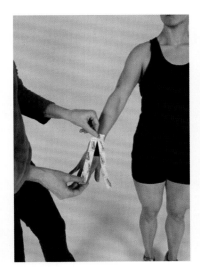 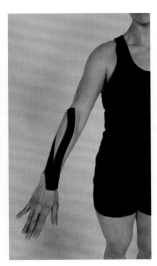

图 A–5A   图 A–5B

第4步： 让患者主动将肘部置于屈曲位置。在疼痛区下方 1/2~1 英寸处锚定第二条"Y"形贴布的底部，无张力(图 A–5C)。激活贴布的黏合剂。

第5步： 将一只手固定锚点，以确保没有增加张力。对每条贴布尾部施加 10%~50%的张力。将贴布从底部固定疼痛区域。释放尾部的张力，在无张力的情况下将其锚定在第一个"Y"形贴布上(图 A–5D)。激活贴布的黏合剂。

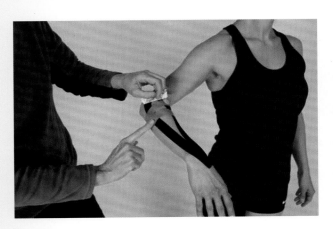 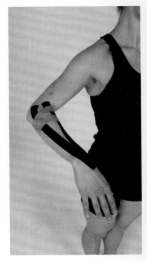

图 A–5C   图 A–5D

腕管综合征的控制与矫正

⟫ **目的**：这种贴扎技术用于治疗腕管综合征，以减轻疼痛并增加腕掌侧的空间。

⟫ **材料**：
- 2 英寸或 3 英寸肌内效贴布和绷带剪刀。

⟫ **体位**：患者站立，将受影响的手臂置于体侧。

⟫ **准备**：清洗并擦干患者皮肤。为了保证使用的效果，可能需要剃除表面汗毛。把贴布直接贴在患者皮肤上。这种技术需要两条"I"形贴布。在大约一个手掌的长度的"I"形贴布的中间剪两个洞（纽扣洞）。不要把洞做得太大，因为这可能导致贴布撕裂。

⟫ **应用**：

第1步：　将两个纽扣洞穿在第三和第四指上，但不要有张力。将第 1 条"I"形贴布的底部无张力地定锚在手背上。激活贴布的黏合剂（图 A-6A）。

第2步：　让患者主动将手腕置于桡偏位置。将纸揭下，在手部、手腕和前臂的内侧施加中等张力（10%~35%）（图 A-6B）。

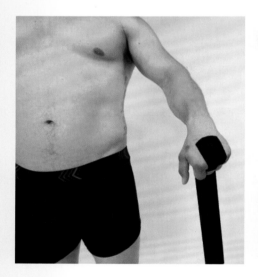

图 A-6A

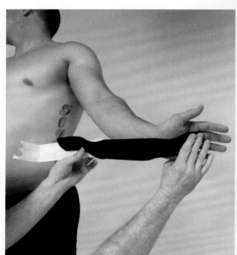

图 A-6B

第3步：　将贴布的底部固定在肱骨内上髁处，不要有张力。激活贴布的黏合剂。

第4步：　将第 2 条"I"形贴布的中间部分以中等张力（25%~35%）固定在手腕的掌侧（图 A-6C）。

第5步：　在手腕周围的贴布上施加 25%~35% 的张力。释放尺骨茎突和桡骨茎突处的张力。

第6步：　将贴布两个尾端固定在手腕和手的背部，不要有张力。避免两条贴布重叠。激活贴布的黏合剂（图 A-6D）。

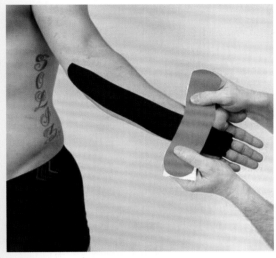

图 A-6C

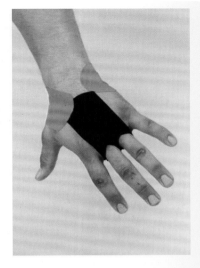

图 A-6D

抑制肩峰撞击症

➠ **目的**:这种抑制技术用于治疗肩峰撞击症,抑制冈上肌和三角肌,减少水肿和疼痛。

➠ **材料**:
- 2英寸或3英寸肌内效贴布和绷带剪刀。

➠ **体位**:患者站立或坐着,将受影响的手臂置于体侧。

➠ **准备**:清洗并擦干患者皮肤。为了保证使用的效果,可能需要剃除表面汗毛。把贴布直接贴在患者皮肤上。这项技术需要两条"Y"形贴布。

➠ **应用**:

 第1步:　在肱骨大结节上无张力地固定第1条"Y"形贴布底部。激活贴布的黏合剂(图 A-7A)。让患者主动将肩部内收,同时将颈部侧屈到对侧。

第2步:　沿肩胛冈方向,在斜方肌上部和中部之间,施以15%~25%的轻度张力,将贴布的上尾支固定在肩胛骨内侧缘的冈上窝处。无张力地固定远端。激活贴布的黏合剂。

第3步:　沿冈上肌,用15%~25%的轻度张力,将贴布的下尾支贴上。在没有张力的情况下固定贴布的远端。激活贴布的黏合剂。

第4步:　将第2条"Y"形贴布的底部无张力地锚定在三角肌粗隆处。激活贴布的黏合剂(图 A-7C)。指导患者主动地水平外展肩部,并将颈部向相反的方向侧屈。

第5步:　沿三角肌前侧轻拉贴布的前尾部(15%~25%的张力),固定在锁骨处。激活贴布的黏合剂。

第6步:　接下来,指导患者主动内收患侧肩关节,并使颈部向相反方向侧屈。沿着三角肌后侧轻拉贴布的后尾部(15%~25%的张力),锚定在三角肌外侧缘。激活贴布的黏合剂(图 A-7D)。

(待续)

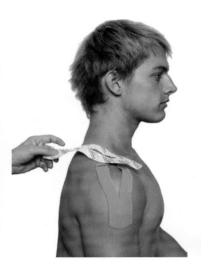

图 A-7A

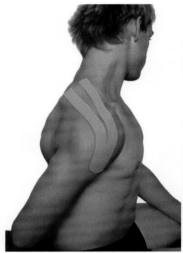

图 A-7B

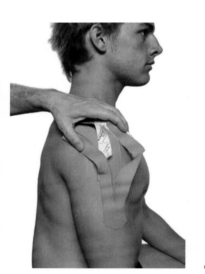

图 A-7C

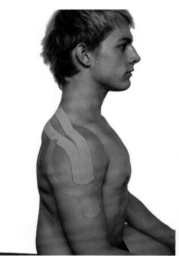

图 A-7D

相关链接

Kinesio

http://kinesiotaping.com/

　　● 该网站可查询肌内效贴扎产品、应用方法以及教学资源。

http://www.shopkinesio.com/

　　● 该网站提供关于订购肌内效贴布、技术指导和 DVD 的信息。

参考文献

1. Kase, K, Wallis, J, and Kase, T: Clinical Therapeutic Applications of the Kinesio Taping Method, ed 2. Kinesio Taping Association, Albuquerque, NM, 2003.

2. Parreira, Pdo C, Costa, Lda C, Hespanhol, LC Jr, Lopes, AD, and Costa, LO: Current evidence does not support the use of Kinesio Taping in clinical practice: A systematic review. J Physiother 60:31–39, 2014.

3. Montalvo, AM, Cara, EL, and Myer, GD: Effect of kinesiology taping on pain in individuals with muscu-

loskeletal injuries: Systematic review and meta-analysis. Phys Sportsmed 42:48–57, 2014.

4. Lim, EC, and Tay, MG: Kinesio taping in musculo-skeletal pain and disability that lasts for more than 4 weeks: Is it time to peel off the tape and throw it out with the sweat? A systematic review with meta-analysis focused on pain and also methods of tape application. Br J Sports Med 49:1558–1566, 2015.

5. Csapo, R, and Alegre, LM: Effects of Kinesio taping on skeletal muscle strength—A meta-analysis of current evidence. J Sci Med Sport 18:450–456, 2015.

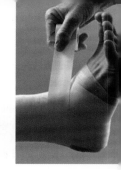

附录 **B**

专业词汇

A

Achilles tendinitis（跟腱炎）：可能累及跟腱及腱鞘的跟腱炎症。被动背屈可引起后足跟疼痛。

Acromioclavicular joint（AC关节，肩锁关节）：在锁骨远端和肩峰之间的滑动关节。

Adduct（内收）：身体某部分向身体中线的运动。

Amenorrhea（闭经）：没有月经。

Annular ligament（环状韧带）：环绕桡骨头和颈部，与桡尺关节稳定桡头。

Anterior（前面）：身体前部的表面。

Anterior cruciate ligament（ACL，前交叉韧带）：膝关节的两个十字韧带之一。从胫骨的前部连接到股骨外侧髁的内侧表面，阻止胫骨在股骨上向前移，防止胫骨在股骨上内外旋以及胫骨过伸。

Anterior dislocation/subluxation（前脱位/半脱位）：肱骨与关节窝完全或部分分离，朝向身体前部。

Anterior instability（前侧不稳定）：肩胛盂肱关节韧带松弛和肌肉无力，使肱骨头向前移位。

Anterior talofibular ligament（距腓前韧带）：连接距骨侧面与腓骨的韧带，限制距骨前移，是最常受伤的足踝韧带。

Anterior tibialis tendinitis（胫骨前肌腱炎）：胫骨前肌腱的炎症。足底被动跖屈可引起踝穴周围疼痛。

Anterior tibiofibular ligament（胫腓前韧带）：由腓骨前侧的远端连至胫骨。

Application area（应用领域）：卫生保健设施中专门用于贴扎、绷带、支具和防护衬垫技术的空间。

Avulsion fracture（撕脱骨折）：肌肉突然猛烈收缩，导致肌腱和韧带附着的小块骨头，从骨的主要部分撕裂而引起骨折。

Axilla（腋窝）：腋窝。

B

Bankart lesion（班卡特病变）：撕脱伤，导致肩胛盂前缘永久性损伤，常伴盂肱关节前脱位和（或）不稳定。

Bimalleolar fracture（双踝骨折）：内踝和外踝骨折。

Bloodborne pathogens（血源性病原体）：通过血液和体液传播的致病微生物。

Boxer's fracture（拳击者骨折）：第五掌骨骨折。

Bunion（hallux valgus，姆囊炎，姆外翻）：由于炎症和黏液囊变厚导致足姆趾的跖指关节增大，足趾经常向第二个足趾倾斜。

Bunionette（小趾囊炎）：第五趾跖趾关节因炎症和黏液囊增厚而增大，足趾常向第四趾倾斜。

Burner（烧灼感）：臂丛神经等神经损伤后导致的烧灼感和（或）刺痛感，常伴有麻木。

Bursitis（滑囊炎）：滑囊的炎症。

C

Calcaneofibular ligament（跟腓韧带）：从外踝连接到跟骨并抵抗距骨内翻。

Carpal tunnel syndrome（腕管综合征）：腕管正中神经受压，导致手部神经分布疼痛和刺痛。

Charley horse（thigh contusion，肌肉痉挛，大腿挫伤）：大腿前部挫伤，影响股四头肌。

Chondral fracture（软骨骨折）：关节软骨骨折。

Chondromalacia patella（髌骨软化）：指髌骨软骨面慢性损伤后，软骨出现肿胀、龟裂等改变，继而使与之相对的股骨髁软骨一同受累，而形成的髌骨关节的骨关节病。

Closed-cell foam（闭孔泡沫）：不允许空气从一个细胞转移到另一个细胞，快速恢复其原来的形状，并在低冲击水平下提供最低限度的保护。

Cock-up position（错位姿势）：不正确的关节对位等姿势。

Contusion（挫伤）：因压力造成的软组织损伤；瘀伤。

Cooper's ligament（库珀韧带）：胸壁上的乳房支持组织。

D

Deep infrapatellar bursa（髌下深囊）：位于胫骨结节和髌腱之间的膝关节囊。

Deltoid ligament（三角韧带）：连接从内踝内侧到距骨内侧、跟骨和舟状骨，抵抗外翻和旋转。四条内侧韧带的统称。

de Quervain's tenosynovitis（de Quervain腱鞘炎）：拇长展肌和拇短伸肌腱鞘炎。

Disinfectant（消毒剂）：应用于设备和表面以杀灭细菌的药剂。

Dislocation（脱位）：关节或关节面分离或移位。

Distal（远端）：远离身体中心。

Distal interphalangeal joint（DIP关节，远指间关节）：中节指骨与远节指骨底部之间的滑膜关节。

Distal-to-proximal（远端至近端）：从远离身体中心的地方向身体中心开始的贴扎和包扎技术顺序。

Dorsal（背侧）：身体后部或后表面。

Dorsiflexion（背屈）：身体某部分向背部或后表面的运动。

E

Erb's point（Erb点）：在锁骨上 2~3cm 的水平位置，在C6椎体横突前方。

Eversion（外翻）：足向外的运动。

Eversion sprain（外翻性扭伤）：踝关节创伤，导致内踝和距骨间距增宽。

Exertional compartment syndrome（劳累间室综合征）：因剧烈运动而引起的小腿间室疼痛和肿胀，休息后可缓解。

Exostosis（骨疣）：骨骼表面的骨骼生长。

Extension（伸展）：关节的远端部分沿轴与近端部分一致的定位。

External rotation（外旋）：身体部位沿轴向外旋转。

F

Flexion（屈曲）：使关节远端和近端接合的弯曲。

Foreseeable（可预见的）：看到或预见。

Functional position（功能位）：肢体在正常工作活动或运动过程中的体位。

G

Gamekeeper's thumb（猎人拇指）：第一掌指关节尺侧韧带损伤致使第一近节指骨过度外展和过伸。

Ganglion cyst（神经节囊肿）：囊性肿瘤团块。

Genu valgum（膝外翻）：指双足并立时，两侧膝关节碰在一起，而双足内踝无法靠拢。

Genu varus（膝内翻）：表现为患者双下肢自然伸直或站立时，双足可相互碰撞，而两膝无法靠拢。

Glenohumeral joint（盂肱关节）：位于肱骨头和肩胛骨盂之间的关节。

Greater trochanteric bursitis（大转子滑囊炎）：大转子滑囊无菌性炎症，导致大转子下移时疼痛。

Ground fault interrupter（GFI，接地故障断流器）：在功率电流为 5mA 或以上时，断流电路的一种设备。

H

Heterotopic ossification（异位骨化）：在不正常的位置形成骨。

Hill-Sachs lesion（希尔-萨克斯损伤）：在肱骨头后外侧小的软骨缺损，常合并前盂肱关节脱位。

Hip pointer（iliac crest contusion，骨盆痛点，

髂嵴挫伤）：髂嵴及周围组织挫伤。

Hyperextension（过伸）：身体某部分超出正常伸展范围的伸展。

Hyperflexion（过屈）：身体某一部位屈曲超过正常极限。

Hypostatic pneumonia（坠积性肺炎）：是老年卧床患者常见的并发症之一，患者因某种原因需要长期卧床，导致呼吸道分泌物难以咳出，蓄积在肺部，从而诱发的肺部感染。

I

Iliotibial band syndrome（髂胫束综合征）：也称跑步膝，主要因先天性解剖结构不良，或者不当的运动，导致髂胫束周围韧带出现无菌性炎症的一种疾病。其主要症状为膝关节外侧疼痛。

Inferior（下方）：低或更低的。

Inferior dislocation/subluxation（下脱位/半脱位）：关节部分脱位，或部分关节对位关系不良。

Inferior instability（下侧不稳）：盂肱关节韧带和肌肉无力，使肱骨头向下移位。

Infrapatellar fat pad（髌下脂肪垫）：位于膝关节前部滑膜和髌腱之间的脂肪垫。

Interdigital neuroma（指间神经瘤）：通常指第三与第四跖骨指间神经侵犯导致足趾之间蹼隙疼痛。

Internal rotation（内旋）：身体某部分沿轴向内转动。

Interphalangeal joint（IP关节，指间关节）：两个指骨之间的关节。

Inversion（内翻）：足向内的运动。

Inversion sprain（内翻性扭伤）：足内翻损伤，导致外侧副韧带损伤，外踝和距骨间距增大，是最常见的一种足踝扭伤。

Ipsilateral（同侧）：身体的同一侧。

L

Lateral（侧面的）：与侧面有关的，远离身体中线的。

Lateral collateral ligament（LCL，外侧副韧带）：膝关节两侧韧带之一。从股骨外上髁连接到腓骨头部，防止胫骨向股骨内移动（内翻应力）和防止

胫骨向股骨外旋。

Lateral epicondylitis（tennis elbow，肱骨外上髁炎，网球肘）：肱骨外上髁的炎症，可导致外上髁疼痛，并伴有腕部伸展受阻。

Lateral（fibular）**malleolus**（外踝）：腓骨的远端。

Lateral meniscus（外侧半月板）：附着在胫骨平台外侧的 O 形纤维软骨。

Longitudinal（纵向）：身体或身体部位的纵向。

Longitudinal arch（纵弓）：足弓的前后方向，从跟骨头到跖骨头。

Lumbar lordosis（脊柱前凸）：腰椎曲线异常前凸。

M

Maceration（浸润）：常见于炎细胞浸润和肿瘤细胞浸润。

Malleable（可塑的）：有能力被塑造、成形或被压力塑造的。

Mallet finger（槌状指）：远节指骨过度屈曲导致远节指伸肌腱断裂。

Medial（中间）：与身体的中心或中线相关的。

Medial collateral ligament（MCL，内侧副韧带）：从股骨内侧上髁连接到胫骨内侧，阻止胫骨在股骨上向外移动（外翻应力）和胫骨在股骨上的旋转运动。

Medial epicondylitis（golfer's elbow，肱骨内上髁炎，高尔夫球肘）：肱骨内上髁的炎症，引起内侧上髁远端和外侧疼痛，并导致腕关节的被动屈曲和旋前而引起疼痛。

Medial（tibial）**malleolus**（内踝）：胫骨远端的内侧，与距骨内侧面构成内侧踝关节。

Medial meniscus（内侧半月板）：附着在胫骨平台内侧的 C 形纤维软骨。内侧半月板的活动度不如外侧半月板。

Medial tibial stress syndrome（MTSS，胫骨中部应力综合征）：由超负荷、结构和肌肉异常引起的胫骨后内侧远端 1/3 的炎症和疼痛。

Metacarpophalangeal joint（MCP关节，掌指关节）：掌骨头和近端指骨基部之间的滑膜关节。

Metatarsal arch(横弓):前足从内侧到外侧的足弓,从第一跖骨头到第五跖骨头。

Metatarsalgia(跖痛):跖骨头周围的疼痛。

Metatarsophalangeal joint(MTP关节,跖趾关节):跖骨头与近端指骨底部之间的滑膜关节。

Multidirectional forces(多向力):发生在平面上的多个力。

Multidirectional instability(多向不稳定):一个以上平面的韧带松弛和肌肉无力。

Myositis ossificans(骨化性肌炎):伴随骨形成的肌肉组织的炎症。

N

Neutral(中立位):又称功能位,是人体运动的始发姿势,与解剖姿势基本相同,不同的是掌心贴于体侧。

Nonpliable(不易弯曲的):不易弯曲或成形的;僵硬。

O

Olecranon(尺骨鹰嘴):尺骨的近端,在肘部向后延伸。

Olecranon bursa(鹰嘴囊):鹰嘴囊位于肘关节后方,即尺骨鹰嘴和被覆的皮肤下。

Oligomenorrhea(月经过少):血流量受限或月经不频繁。

Open-cell foam(开孔泡沫):允许空气从一个细胞转移到另一个细胞,在压力下迅速变形,并提供低水平的减震。

Osgood-Schlatter disease(OSD,胫骨结节骨软骨炎):髌腱附着处胫骨结节的无菌性炎症和退行性改变。

Osteitis pubis(耻骨炎):耻骨联合的慢性炎症。

Osteochondral fracture(软骨骨折):骨和关节软骨的骨折。

Overuse(过劳损伤):过多、重复性动作、压力、撞击、不正确体位导致损伤。

P

Palmar(手掌):与手掌相关的。

Patella alta(高位髌骨):髌骨相对于股骨滑车的位置过高。

Patellar tendinitis(jumper's knee,髌腱炎,跳跃膝):髌腱的炎症,通常发生在髌骨下端或远端胫骨结节处。

Patellofemoral pain(PFP,髌骨痛):髌骨在股沟处的异常迹线,导致膝前疼痛。

Periosteum(骨膜):覆盖在骨骼上的血管和结缔组织细胞的外膜。

Peroneal retinaculum(腓骨支持带):位于外踝后部的纤维带,将腓骨肌腱固定在其沟内。

Peroneal tendinitis(腓骨肌腱炎):腓骨肌腱的炎症。足底负重运动可引起后侧外踝的疼痛。

Pes anserinus bursa(鹅足囊):位于鹅足肌腱(缝匠肌、股薄肌和半腱肌)下方的膝关节囊。

Pes anserinus tendinitis(鹅足肌腱炎):胫骨近端内侧止点处缝匠肌、股薄肌和半腱肌的炎症。

Pes cavus(高弓足):足弓较正常高。

Pes planus(扁平足):扁平足,无足弓。

Plantar(足底):足底或足底有关的。

Plantar fasciitis(足底筋膜炎):足底筋膜的疼痛和无菌性炎症,常见于足跟内侧。

Plantar flexion(跖屈):足向下或向下运动。

Plica(皱襞):滑膜的皱褶或增厚,延伸到关节腔内。

Posterior(后部):身体部分的背面。

Posterior cruciate ligament(PCL,后交叉韧带):胫骨后部与股骨内侧髁前外侧相连,防止胫骨相对股骨向后方移动、胫骨相对股骨内旋和胫骨的过伸。

Posterior dislocation/subluxation(后脱位/半脱位):骨相对于关节腔向身体后部完全或部分分离。

Posterior instability(后侧不稳定):韧带松弛和肌肉无力,使肱骨头向后移位。

Posterior talofibular ligament(距腓后韧带):连接距骨后侧和后外侧跟骨至外踝,可抵抗跖屈和内翻。

Posterior tibialis tendinitis(胫骨后肌腱炎):胫骨后肌腱的炎症。通过主动抵抗性足底屈曲和内翻,可引起内踝后部的疼痛。

Posterior tibiofibular ligament(胫腓后韧带):从胫后腓骨远端连接胫骨,连接骨骼。

Prepatellar bursa(髌前囊):位于髌骨前表面和皮肤之间的膝关节囊。

Pronate(旋前):手掌向下旋转,前臂向内旋转。

Prophylactic(预防的):保护或防止受伤的行为。

Proximal(近端的):离身体中心最近的。

Proximal interphalangeal joint(PIP关节,近指间关节):近节指骨头与中节指骨底部之间的滑膜关节。

Proximal-to-distal(近端到远端):从身体中心开始,从中心开始向远端的贴扎和包扎技术顺序。

Pulmonary contusion(肺挫伤):发生胸部外伤而引起的肺部损伤,为一种钝性损伤,可表现为胸部疼痛、呼吸急促等症状。

Q

Q-Angle(Q角):股四头肌的力线与髌腱之间形成的角,用于确定髌骨的轨迹。

R

Radial collateral ligament(桡侧副韧带):从肱骨外上髁连接到环状韧带,防止尺骨和桡骨向内移动(内翻应力)。

Radiocarpal joint(桡腕关节):桡骨远端与舟状骨、月状骨和三角骨之间形成的关节。

Radioulnar joint(尺桡关节):桡骨远端与尺骨之间形成的关节。

Retrocalcaneal bursitis(跟骨后滑囊炎):跟腱和跟骨之间的跟骨后滑囊发炎。

Reverse Hill-Sachs lesion(反向希尔-萨克斯损伤):肱骨头前部软骨的小缺损,常合并后盂肱关节脱位。

Rotary forces(旋转力):易导致损伤的扭转力。

Rotation(旋转):身体沿某一轴线转动。

Rotator cuff(肩袖):用于描述冈上肌、冈下肌、小圆肌和肩胛下肌群的术语。

S

Scoliosis(脊柱侧凸):脊柱的侧弯。

Semimembranosus bursa(半膜囊,贝克囊):位于腘窝半膜肌腱下方的膝关节囊。

Sesamoiditis(籽骨炎):第一跖骨头下籽骨的无菌性炎症。

Shoulder pointer(肩指针):锁骨远端及周围软组织挫伤。

Sinding-Larsen Johansson disease(SLJ,辛丁-拉森约翰逊病):髌骨下端髌腱起源处的炎症和疼痛。

Sternoclavicular joint(SC关节,胸锁关节):在胸骨柄和锁骨近端之间形成的关节。

Stress fracture(应力性骨折):又指疲劳性骨折,由于长期、反复、轻微的损伤作用于某一处骨骼导致的骨折。

Subluxation(半脱位):关节部分脱位。

Subtalar joint(距下关节):一起构成了距骨与跟骨之间的内外翻、旋前、旋后。

Superior(上方):上或以上。

Superior labrum anteroposterior(SLAP)lesion(上盂唇前后位损伤):肩胛上盂唇的缺损,从后向前延伸,损害二头肌腱长头的附着。

Supinate(旋后):当手臂下垂于自然位置时,固定上臂,手掌朝前外旋前臂的动作。

Syndesmosis sprain(韧带联合扭伤):导致胫腓骨远端关节间距增宽的踝关节损伤。

T

Tackler's exostosis(特殊的外生骨疣):常见于足球边线球员的肱骨前外侧的骨质增生。

Tactile(触觉的):触摸的感觉。

Talocrural joint(距小腿关节):又称踝关节,在胫骨远端和距骨、内踝和距骨、外踝和滑车之间形成的关节,此处踝关节可发生跖屈和背屈。

Taping area(贴扎区域):见应用区域。

Thenar web space(鱼际间隙):拇指和示指

之间的区域。

Transverse arch（横弓）：足内侧至外侧的足弓，从内侧楔形骨到骰骨。

Triangular fibrocartilage complex（TFCC，三角纤维软骨复合体）：位于尺骨头远端与月骨、三角骨之间的复合体，包括三角纤维软骨。

Turfburn（草地擦伤）：因接触人造草、木头或橡胶运动场地而造成肘部后和（或）前臂尺侧的擦伤。

U

Ulnar collateral ligament（UCL）elbow（肘部尺侧副韧带）：由三段组成，UCL 可防止外翻应力或肘关节内侧间距增宽。连接肱骨内上髁与尺骨冠状突，防止尺骨和桡骨相对肱骨向外（外翻应力）移动。

Ulnar collateral ligament（UCL）thumb（拇指尺侧副韧带）：从第一掌骨的背侧连接到近端第一指骨的掌侧，防止指骨在第一掌骨上向内（内翻应力）和向外（外翻应力）运动。

Ulnar styloid process（尺骨茎突）：尺骨远端内侧和后部小的骨状突出物。

Unidirectional forces（单向力）：发生在一个平面上的力。

V

Valgus（外翻）：足底远离中线的运动，导致内侧关节间隙增宽。

Varus（内翻）：足底朝向中线的运动，导致外侧关节间隙增宽。

W

Wryneck（斜颈）：颈部肌肉痉挛引起的疼痛和僵硬。

索　引

本书提供以下线上服务，可扫码获取

⭐ **精品配套资源** ▶ 快速获取更多贴扎知识

📝 **医学学习工具** ▶ 专业阅读资源一网打尽

📋 **本社推荐书单** ▶ 获取更多康复、按摩、骨科学图书推荐

🔲 **医学交流社群** ▶ 分享阅读心得，提升诊疗水平

📖 扫码解锁
本书配套资源

操作步骤指南

① 微信扫描本书二维码。

② 选取您需要的资源，点击获取。

③ 如需重复使用，可再次扫码，或添加到微信"📦收藏"功能。